PROCEDIMENTOS de ENFERMAGEM
para a PRÁTICA CLÍNICA

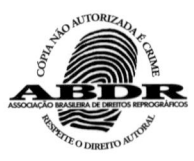 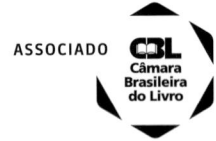

P963 Procedimentos de enfermagem para a prática clínica / Organizadoras, Alba Lucia Bottura Leite de Barros, Juliana de Lima Lopes, Sheila Coelho Ramalho Vasconcelos Morais. – Porto Alegre : Artmed, 2019.
xiv, 482 p. : il. ; 23 cm.

ISBN 978-85-8271-571-0

1. Enfermagem. I. Barros, Alba Lucia Bottura Leite de. II. Lopes, Juliana de Lima. III. Morais, Sheila Coelho Ramalho Vasconcelos.

CDU 616-083

Catalogação na publicação: Karin Lorien Menoncin – CRB 10/2147

Alba Lucia Bottura Leite de Barros
Juliana de Lima Lopes
Sheila Coelho Ramalho Vasconcelos Morais

ORGANIZADORAS

PROCEDIMENTOS de ENFERMAGEM
para a PRÁTICA CLÍNICA

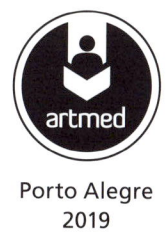

Porto Alegre
2019

© Artmed Editora Ltda., 2019

Gerente editorial: *Letícia Bispo de Lima*

Colaboraram nesta edição:

Coordenador editorial: *Alberto Schwanke*

Editora: *Tiele Patricia Machado*

Preparação de originais: *Sandra Godoy*

Leitura final: *Luísa Féres de Aguiar Rabaldo*

Capa: *Márcio Monticelli*

Editoração: *Clic Editoração Eletrônica Ltda.*

Nota

A enfermagem é uma ciência em constante evolução. À medida que novas pesquisas e a experiência clínica ampliam o nosso conhecimento, são necessárias modificações no tratamento e na farmacoterapia. Os autores desta obra consultaram as fontes consideradas confiáveis, em um esforço para oferecer informações completas e, geralmente, de acordo com os padrões aceitos à época da publicação. Entretanto, tendo em vista a possibilidade de falha humana ou de alterações nas ciências médicas, os leitores devem confirmar estas informações com outras fontes. Por exemplo, e em particular, os leitores são aconselhados a conferir a bula de qualquer medicamento que pretendam administrar, para se certificar de que a informação contida neste livro está correta e de que não houve alteração na dose recomendada nem nas contraindicações para o seu uso. Essa recomendação é particularmente importante em relação a medicamentos novos ou raramente usados.

Reservados todos os direitos de publicação, em língua portuguesa, à
ARTMED EDITORA LTDA., uma empresa do GRUPO A EDUCAÇÃO S.A.
Av. Jerônimo de Ornelas, 670 – Santana
90040-340 – Porto Alegre – RS
Fone: (51) 3027-7000   Fax: (51) 3027-7070

SÃO PAULO
Rua Doutor Cesário Mota Jr., 63 – Vila Buarque
01221-020 – São Paulo – SP
Fone: (11) 3221-9033

SAC 0800 703-3444 – www.grupoa.com.br

É proibida a duplicação ou reprodução deste volume, no todo ou em parte, sob quaisquer formas ou por quaisquer meios (eletrônico, mecânico, gravação, fotocópia, distribuição na Web e outros), sem permissão expressa da Editora.

IMPRESSO NO BRASIL
PRINTED IN BRAZIL

Autores

Alba Lucia Bottura Leite de Barros: Professora titular da Escola Paulista de Enfermagem da Universidade Federal de São Paulo (EPE/Unifesp). Especialista em Enfermagem Médico-cirúrgica pela EPE/Unifesp. Mestra em Fisiofarmacologia pela Escola Paulista de Medicina (EPM)/Unifesp. Doutora em Fisiofarmacologia pela EPM/Unifesp. *Fellow* pela NANDA International. Pesquisadora nível 1A do CNPq.

Juliana de Lima Lopes: Professora adjunta da EPE/Unifesp. Especialista em Enfermagem em Cardiologia pela Unifesp. Mestra e Doutora em Ciências pela Unifesp. Pós-doutorado em Enfermagem pela Unifesp.

Sheila Coelho Ramalho Vasconcelos Morais: Enfermeira. Professora adjunta da Universidade Federal de Pernambuco (UFPE). Mestra em Enfermagem pela Universidade Federal do Piauí (UFPI). Doutora em Ciências pela Escola de Enfermagem de Ribeirão Preto da Universidade de São Paulo (EERP-USP).

Agueda Mª Ruiz Zimmer Cavalcante: Enfermeira especialista em Assistência ao Paciente Crítico: Cardiologia. Professora adjunta da Faculdade de Enfermagem da Universidade Federal de Goiás (FEN/UFG). Especialista em Unidade de Terapia Intensiva (UTI) pela Pontifícia Universidade Católica de Goiás e em Cardiologia pela Unifesp. Mestra em Enfermagem pela FEN/UFG. Doutora em Ciências pela EPE/Unifesp.

Aline Tavares Domingos: Enfermeira. Preceptora da Residência Multiprofissional em Envelhecimento da Unifesp. Especialista em Enfermagem Geriátrica pela Unifesp. Mestranda em Ensino em Ciências da Saúde pelo Centro de Desenvolvimento do Ensino Superior em Saúde (CEDESS)/Unifesp.

Ana Cristina Tripoloni: Enfermeira. Especialista em Gestão em Enfermagem pela Unifesp.

Ana Laura Oliveira Guedes: Enfermeira. Docente em Ensino Técnico do Senac São Paulo.

Ana Maria Miranda Martins Wilson: Enfermeira. Especialista em Laboratório de Ensino e Simulação Realística da Escola de Enfermagem da USP (EEUSP). Especialista em Cardiologia pelo Instituto Dante Pazzanese de Cardiologia e em Administração Hospitalar e de Sistemas de Saúde pela Fundação Getúlio Vargas (FGV). Mestra em Ciências pela EPE/Unifesp. Doutoranda da EEUSP.

Ana Maria Ribeiro dos Santos: Enfermeira. Professora adjunta do Departamento de Enfermagem da UFPI. Especialista em Urgência e Emergência pelo Centro Universitário Uninovafapi. Mestra em Enfermagem pela Escola Anna Nery da Universidade Federal do Rio de Janeiro. Doutora em Ciências pela EERP-USP.

Ana Paula Dias de Oliveira: Enfermeira cardiologista. Especialista em Enfermagem Cardiovascular pela Sociedade Brasileira de Enfermagem Cardiovascular (SOBENC). Mestra em Enfermagem pela EPE/Unifesp. Doutoranda da EPE/Unifesp.

Ana Railka de Souza Oliveira-Kumakura: Enfermeira. Professora da Graduação e Pós-graduação em Enfermagem da Faculdade de Enfermagem da Universidade Estadual de Campinas (FEnf/Unicamp). Mestra e Doutora em Enfermagem pela Universidade Federal do Ceará (UFC). Pós-doutorado em Enfermagem pela EERP-USP.

Ana Rita de Cássia Bettencourt: Enfermeira. Especialista em Enfermagem Clínica e Cirúrgica pela Unifesp. Doutora em Ciências pela EPE/Unifesp.

Andréia Cascaes Cruz: Enfermeira neonatologista. Especialista em Neonatologia pelo Hospital das Clínicas da Faculdade de Medicina da Universidade de São Paulo (HCFMUSP). Mestra e Doutora em Ciências pela EEUSP.

Autores

Aretha Pereira de Oliveira: Enfermeira cardiointensivista. Enfermeira plantonista do Centro de Terapia Intensiva/Unidade Pós-operatória do Hospital do Câncer I do Instituto Nacional de Câncer José Alencar Gomes da Silva (INCa). Especialista em Enfermagem Intensivista pela Universidade do Estado do Rio de Janeiro (UERJ). Especialista em Enfermagem em Cardiologia pela Universidade Federal do Estado do Rio de Janeiro (Unirio). Mestra em Ciências do Cuidado em Saúde pela Universidade Federal Fluminense (UFF).

Ariane Ferreira Machado Avelar: Enfermeira pediátrica. Professora adjunta do Departamento de Enfermagem Pediátrica da EPE/Unifesp. Mestra em Enfermagem pela Unifesp. Doutora em Ciências pela Unifesp.

Bruna Tirapelli Gonçalves: Enfermeira oncológica. Especialista em Oncologia pela Unifesp e proficiência técnica em Hematologia/Hemoterapia pela Associação Brasileira de Hematologia, Hemoterapia e Terapia Celular. Mestra em Ciências da Saúde pela Unifesp.

Camila Takáo Lopes: Enfermeira. Professora adjunta do Departamento de Enfermagem Clínica e Cirúrgica da EPE/Unifesp. Especialista em Cardiologia pela Unifesp. Mestra em Ciências pela EPM/Unifesp. Doutora em Ciências pela EPE/Unifesp.

Camilla do Rosário Nicolino Chiorino: Enfermeira. Coordenadora corporativa de Educação Continuada do Hospital Beneficência Portuguesa de São Paulo. Especialista em Cardiologia e Gestão em Enfermagem pela Unifesp e em Docência pelo SENAC. Mestranda em Ciências da Unifesp.

Cássia Regina Vancini Campanharo: Enfermeira. Professora adjunta da EPE/Unifesp. Especialista em Enfermagem em Emergência pela Unifesp. Doutora em Ciências da Saúde pela Unifesp.

Cassiane Dezoti da Fonseca: Enfermeira nefrologista. Professora substituta do Departamento de Enfermagem Clínica e Cirúrgica da EPE/Unifesp. Mestra em Enfermagem na Saúde do Adulto pela EEUSP. Doutora em Ciências pela EEUSP.

Cintia Monteiro Lustosa: Enfermeira clínica especialista em Transplante de Medula Óssea. Mestra em Ciências em Saúde pela Unifesp.

Claudia Daniella Avelino Vasconcelos Benício: Enfermeira estomaterapeuta. Professora assistente do Departamento de Enfermagem da UFPI. Especialista em Estomaterapia pela Universidade Estadual do Ceará (UECE). Mestra e Doutoranda em Enfermagem pela UFPI.

Cláudia Silva: Enfermeira cardiologista. Especialista em Enfermagem em Cardiologia pela Secretaria Estadual de Saúde de Pernambuco (SES/PE).

Dalmo Machado: Enfermeiro. Professor associado da Escola de Enfermagem Aurora de Afonso Costa da UFF. Mestre em Enfermagem pela Unirio. Doutor em Enfermagem na Saúde do Adulto pela USP. Editor-chefe do *Online Brazilian Journal of Nursing* (OBJN).

Danielle Cristina Garbuio: Enfermeira. Professora tutora da Universidade Anhanguera. Especialista em Terapia Intensiva e Urgência e Emergência pela Faculdade de Medicina de São José do Rio Preto (FAMERP). Mestra em Enfermagem pela Universidade Federal de São Carlos. Doutora em Ciências pela EERP-USP.

Dayana Souza Fram: Enfermeira infectologista e epidemiologista. Orientadora do Programa de Pós-graduação em Enfermagem da Unifesp. Especialista em Infectologia e Epidemiologia Hospitalar pela Unifesp. Mestra e Doutora em Ciências pela Unifesp.

Dulce Aparecida Barbosa: Enfermeira clínica. Professora associada e Livre-docente da Unifesp. Especialista em Nefrologia e Infectologia pela Unifesp. Mestra em Biologia Molecular pela Unifesp. Doutora em Ciências da Saúde pela Unifesp.

Eduesley Santana Santos: Enfermeiro. Professor adjunto do Departamento de Enfermagem da Universidade Federal de Sergipe. Especialista em Enfermagem em Cardiologia pelo Instituto do Coração (InCor) do HCFMUSP. Doutor em Cardiologia pela USP.

Eliana Cavalari Teraoka: Enfermeira. Mestra e Doutora em Ciências pela EERP-USP.

Emilia Campos de Carvalho: Professora titular sênior da EERP-USP. Mestra e Doutora em Enfermagem pela USP.

Fernanda Faria Reis: Enfermeira. Especialista em Enfermagem Cardiovascular de Alta Complexidade pelo Instituto Nacional de Cardiologia. Mestra em Ciências Cardiovasculares pela UFF. Membro do Núcleo de Ensino, Pesquisa e Extensão em Cardiointensivismo Baseado em Evidências e Gestão de Informações e Conhecimento em Saúde (Cardiovisão) da UFF.
Graciana Maria de Moraes Coutinho: Enfermeira. Especialista em Gerenciamento dos Serviços de Enfermagem pela EPE/Unifesp. Mestra em Ciências da Saúde pelo IAMSPE.
Helena Aparecida de Rezende: Enfermeira. Professora sênior de Enfermagem da Bucks New University, Inglaterra. Especialista em Enfermagem em UTI pela Faculdade Unyleia. Mestra em Gestão dos Serviços de Saúde pelo Instituto Universitário de Lisboa, Portugal.
Isabela da Costa Maurino Amaya: Enfermeira. Especialista em Terapia Intensiva pela Unifesp. Mestra em Enfermagem pela EPE/Unifesp.
Julia Yaeko Kawagoe: Enfermeira epidemiologista. Docente do Mestrado Profissional em Enfermagem da Faculdade Israelita de Ciências da Saúde Albert Einstein. Especialista em Prevenção e Controle de Infecção e em Tecnologias da Educação pelo SENAC. Doutora em Saúde do Adulto pela EEUSP. Consultora técnico-científica *Patient Safety* da B. Braun.
Juliana Nogueira Tirado Rusteika: Enfermeira. Especialista em Psicossomática pela Faculdade de Ciências da Saúde de São Paulo. Especialista em Intervenção e Prática Sistêmica com Família e Terapia Familiar e de Casal pela Unifesp.
Juliany Lino Gomes Silva: Enfermeira estomaterapeuta. Enfermeira responsável pelo Laboratório de Habilidades da Faculdade de Ciências Médicas da Unicamp. Especialista em Estomaterapia pela FEnf/Unicamp. Especialista em Terapia Intensiva pelo Hospital Israelita Albert Einstein. Mestra e Doutoranda em Ciências da Saúde pela FEnf/Unicamp.
Karla Alexsandra de Albuquerque: Enfermeira paliativista. Professora adjunta de Enfermagem Médico-cirúrgica da UFPE. Especialista em Cuidados Paliativos pelo Instituto Paliar. Especialista em Enfermagem Médico-cirúrgica pela SES/PE. Mestra em Saúde da Criança pela UFPE. Doutora em Ciências pela EEUSP. Líder do grupo de pesquisa do CNPq sobre Enfermagem na Saúde do Adulto e Cuidados Paliativos.
Kelly Cristina Sbampato Calado Orsi: Enfermeira. Especialista em Enfermagem em Emergência pela Unifesp. Mestra em Ciências pela Unifesp. Doutoranda em Enfermagem da EPE/Unifesp.
Lídia Santiago Guandalini: Enfermeira. Especialista em Enfermagem em Cardiologia da Unifesp. Mestranda em Ciências pela Unifesp.
Magda Aparecida dos Santos Silva: Enfermeira. Professora titular da Graduação em Enfermagem da Universidade Paulista e da Graduação em Medicina da Universidade Anhembi Morumbi. Especialista em Cardiologia pelo InCor-HCFMUSP. Mestra em Saúde do Adulto e Doutora em Ciências pela EEUSP.
Maria Cristina Mazzaia: Enfermeira. Especialista, Mestra e Doutora em Saúde Pública pela Faculdade de Saúde Pública da USP.
Maria Zélia de Araújo Madeira: Enfermeira. Professora adjunta de Enfermagem da UFPI. Professora do Centro Universitário Uninovafapi. Especialista em Enfermagem Médico-cirúrgica e Mestra em Educação pela UFPI. Doutora em Ciências Médicas pela Unicamp.
Marina de Góes Salvetti: Enfermeira. Professora Doutora do Departamento de Enfermagem Médico-cirúrgica da EEUSP. Especialista em Aprimoramento em Terapia Cognitivo-comportamental pelo Instituto de Psiquiatria da FMUSP. Mestra em Saúde do Adulto e Doutora em Ciências pela EEUSP. Pós-doutorado em Enfermagem pela Universidade Federal do Rio Grande do Norte (UFRN).
Mavilde L. G. Pedreira: Professora associada e Livre-docente da Unifesp. Pesquisadora do CNPq. Especialista em Pediatria e Puericultura pela EPM. Doutora em Enfermagem e Livre-docente pela Unifesp.
Mônica Taminato: Professora Doutora da EPE/Unifesp.
Monyque Evelyn dos Santos Silva: Enfermeira. Professora auxiliar da Universidade Veiga de Almeida. Mestra em Ciências Cardiovasculares pela UFF.

Patricia Rezende do Prado: Enfermeira. Professora adjunta I da Universidade Federal do Acre (UFAC). Especialista em UTI pela FAMERP. Mestra em Saúde Coletiva pela UFAC/Fiocruz. Doutora em Ciências da Saúde pela EPE/Unifesp.

Renata Soares de Macedo: Enfermeira de UTI. Especialista em Administração Hospitalar pela Universidade Metodista. Mestra em Ciências pela EPE/Unifesp.

Rosali Isabel Barduchi Ohl: Enfermeira. Professora associada Doutora do Departamento de Enfermagem Clínica e Cirúrgica da EPE/Unifesp. Especialista em Enfermagem em Saúde Mental e Psiquiátrica pela EPM. Mestra em Fundamentos de Enfermagem e Doutora em Enfermagem pela EEUSP.

Sheilla Siedler Tavares: Enfermeira. Docente da Universidade de Sorocaba (Uniso). Especialista em Reabilitação Física pela USP, em UTI Pediátrica pela São Camilo e em Doação e Captação de Órgãos pelo Albert Eisntein. Mestra em Ciências Farmacêuticas pela Uniso. Doutoranda em Enfermagem Pediátrica pela Unifesp. Membro da Sociedade Brasileira de Enfermeiros Pediatras. Membro da Rede Brasileira de Enfermagem em Segurança do Paciente (coordenadora do Núcleo Sorocaba – gestão 2016-2019).

Suellen C. D. Emidio: Enfermeira. Especialista em Saúde da Criança e do Adolescente pela SES/PE. Mestra em Ciências pela Universidade Federal do Vale do São Francisco. Doutoranda em Enfermagem da Unicamp.

Suely Sueko Viski Zanei: Enfermeira. Professora adjunta de Enfermagem em Cuidados Intensivos e Emergência da EPE/Unifesp. Especialista em Enfermagem em Cuidados Intensivos e Cardiologia, Mestra em Enfermagem Fundamental e Doutora em Saúde do Adulto pela EEUSP.

Suzel Regina Ribeiro Chavaglia: Enfermeira. Professora associada da Graduação em Enfermagem da Universidade Federal do Triângulo Mineiro. Especialista em Gestão em Saúde pela FGV. Mestra e Doutora em Enfermagem pela EERP-USP.

Talita Raquel dos Santos: Enfermeira assistencial do Hospital Universitário da USP. Especialista em Terapia Intensiva pela Faculdade de Enfermagem do Instituto Israelita de Ensino Albert Einstein. MBA em Gestão e Controle de Infecção pelo INEP. Mestra em Ciências da Saúde pela EEUSP. Especializanda em Estomaterapia do Centro Universitário São Camilo.

Tânia A. Moreira Domingues: Enfermeira. Professora associada do Departamento de Enfermagem Clínica e Cirúrgica da EPE/Unifesp. Especialista em Cardiologia pelo InCor-HCFMUSP. Mestra em Fundamentos de Enfermagem e Doutora em Enfermagem da Saúde do Adulto pela EEUSP.

Vânia Lopes Pinto: Enfermeira. Técnica administrativa em Educação do Departamento de Enfermagem na Saúde da Mulher da EPE/Unifesp. Especialista em Cuidado Pré-natal pela Universidade Aberta do Brasil e Unifesp.

Vinicius Batista Santos: Enfermeiro. Coordenador das unidades de cardiologia do Hospital São Paulo. Especialista em Cardiologia e Mestre e Doutor em Ciências pela Unifesp.

Viviane Carrasco: Enfermeira. Professora de Ensino Superior da Universidade Estadual de Montes Claros (Unimontes). Preceptora de Internato Hospitalar, Clínica Médica e Bloco Cirúrgico do Curso de Enfermagem da Unimontes. Especialista em Educação em Saúde para Preceptores do SUS pelo Hospital Sírio Libanês. Mestra em Ciências da Saúde pela Universidade Federal da Grande Dourados. Doutoranda em Enfermagem da Unicamp.

Viviane de Moraes Sptiz: Enfermeira. Pesquisadora do Núcleo de Ensino, Pesquisa e Extensão em Cardiointensivismo Baseado em Evidências e Gestão da Informação e Conhecimento em Saúde da UFF. Especialista em CTI Cardiológico pela UFF. Mestra em Enfermagem Profissional pela UFF. Membro do Comitê de Ética em Pesquisa do Instituto Estadual de Diabetes e Endocrinologia Luiz Capriglione.

Wanda Cristina Sawicki: Enfermeira. Especialista em Enfermagem em Saúde Mental e Psiquiátrica pela EPE/Unifesp. Mestra em Enfermagem Psiquiátrica pela EEUSP. Doutora em Ciências da Saúde pela EPE/Unifesp.

Prefácio

Cada vez mais, a enfermagem moderna avança o seu corpo de conhecimento por meio de pesquisas que revelam diferentes níveis de evidência, gerando modelos teóricos que guiam o modo de exercer o cuidado de enfermagem nas suas diferentes dimensões e aprimorando os procedimentos realizados na prestação de cuidados aos pacientes em diferentes ambientes e complexidades.

O interesse em elaborar um livro para professores, estudantes, gestores de serviços e coordenadores de educação permanente baseou-se na experiência da primeira autora ao dirigir um serviço hospitalar durante o período entre 1992 e 2003, coordenar as disciplinas de Fundamentos do Cuidado em Enfermagem I e II entre fevereiro de 2012 e setembro de 2016, e realizar pesquisas nessa linha de investigação desde o início do exercício da sua profissão, em 1975.

Um grupo de enfermeiros docentes e técnicos administrativos das diferentes disciplinas que compõem o currículo da graduação em enfermagem, liderado pela primeira autora em colaboração com a Prof. Dra. Dayana Souza Fram, iniciou a discussão do conteúdo do livro. A obra seria coordenada por ambas, mas, no decorrer dessa construção, a Prof. Dra. Dayana Souza Fram optou por diferentes rumos em sua carreira. Há de se destacar a imensa contribuição que ela ofereceu na época.

Alguns caminhos foram trilhados e ajustes fizeram-se necessários ao continuar a organização desta obra. A participação das professoras Dra. Juliana de Lima Lopes e Dra. Sheila Coelho Ramalho Vasconcelos Morais na organização foi enriquecedora, pelo comprometimento em finalizar um produto de relevância para a prática de enfermagem. Um novo olhar foi dado ao desenho inicial dos capítulos que comporiam a obra, e desse modo reiniciamos os trabalhos e a concluímos com extrema satisfação.

Os 21 capítulos que compõem esta obra, em sua estrutura, iniciam introduzindo o assunto que será abordado, e então oferecem exemplos e destacam diagnósticos, intervenções e resultados de enfermagem apoiados nas mais recentes evidências, possibilitando o aprendizado de maneira fácil e atraente. No final de cada capítulo, exercícios objetivam a fixação do conteúdo; as respostas corretas são apresentadas no final do livro.

Esperamos que esta obra seja útil aos leitores e que sejam enviadas sugestões para o aperfeiçoamento das novas edições.

Alba Lucia Bottura Leite de Barros
Juliana de Lima Lopes
Sheila Coelho Ramalho Vasconcelos Morais

Sumário

1. **Processo de enfermagem** 1
   Agueda Mª Ruiz Zimmer Cavalcante; Alba Lucia Bottura Leite de Barros

2. **Registro de enfermagem** 11
   Danielle Cristina Garbuio; Sheila Coelho Ramalho Vasconcelos Morais;
   Emilia Campos de Carvalho

3. **Enfermagem baseada em evidências** 23
   Dulce Aparecida Barbosa; Mônica Taminato

4. **Comunicação terapêutica** 37
   Maria Cristina Mazzaia; Wanda Cristina Sawicki

5. **Segurança do paciente** 51
   Andréia Cascaes Cruz; Cintia Monteiro Lustosa; Sheilla Siedler Tavares;
   Mavilde L. G. Pedreira

6. **Precauções-padrão e específicas** 73
   Julia Yaeko Kawagoe; Mônica Taminato

7. **Sinais vitais** 89
   - 7.1 Temperatura 89
     Cassiane Dezoti da Fonseca; Juliana de Lima Lopes;
     Eduesley Santana Santos
   - 7.2 Pressão arterial 96
     Juliana de Lima Lopes; Cassiane Dezoti da Fonseca;
     Eduesley Santana Santos
   - 7.3 Frequência respiratória 105
     Cassiane Dezoti da Fonseca; Eduesley Santana Santos;
     Juliana de Lima Lopes
   - 7.4 Frequência cardíaca 110
     Eduesley Santana Santos; Cassiane Dezoti da Fonseca;
     Juliana de Lima Lopes
   - 7.5 Pulso 115
     Eduesley Santana Santos; Cassiane Dezoti da Fonseca;
     Juliana de Lima Lopes
   - 7.6 Dor 123
     Magda Aparecida dos Santos Silva; Marina de Góes Salvetti

8. Preparo de medicamentos 143
    8.1 Procedimento-padrão para preparo e administração de medicamentos 143
        Ana Paula Dias de Oliveira; Dayana Souza Fram
    8.2 Administração de medicamentos via oral 149
        Ana Paula Dias de Oliveira; Dayana Souza Fram
    8.3 Administração de medicamentos via auricular 154
        Ana Paula Dias de Oliveira; Dayana Souza Fram
    8.4 Administração de medicamentos via oftálmica em adultos 159
        Ana Paula Dias de Oliveira; Dayana Souza Fram
    8.5 Administração de medicamentos via nasal 164
        Ana Maria Miranda Martins Wilson; Cláudia Silva; Sheila Coelho Ramalho Vasconcelos Morais
    8.6 Administração de medicamentos via endovenosa 172
        Ana Paula Dias de Oliveira; Dayana Souza Fram
    8.7 Administração de medicamentos via subcutânea 178
        Ana Paula Dias de Oliveira; Dayana Souza Fram
    8.8 Administração de medicamentos via intramuscular em adultos ... 185
        Ana Paula Dias de Oliveira; Dayana Souza Fram
    8.9 Administração de medicamentos por hipodermóclise 192
        Juliana Nogueira Tirado Rusteika; Aline Tavares Domingos
    8.10 Administração de medicamentos via peridural 202
        Karla Alexsandra de Albuquerque; Lídia Santiago Guandalini; Alba Lucia Bottura Leite de Barros
    8.11 Administração de medicamentos via sonda enteral 210
        Tânia A. Moreira Domingues; Ana Cristina Tripoloni
    8.12 Administração de medicamentos com cateter agulhado 218
        Talita Raquel dos Santos; Camila Takáo Lopes
    8.13 Preparo e instalação de soluções em maiores volumes 226
        Camila Takáo Lopes; Talita Raquel dos Santos; Camilla do Rosário Nicolino Chiorino

9. Administração de dieta parenteral 235
    Ana Cristina Tripoloni ; Tânia A. Moreira Domingues

10. Administração de hemocomponentes 241
    Bruna Tirapelli Gonçalves

11. Higiene do paciente 253
    11.1 Higiene oral 253
        Juliana de Lima Lopes; Dalmo Machado; Monyque Evelyn dos Santos Silva; Viviane de Moraes Sptiz; Lídia Santiago Guandalini
    11.2 Higiene íntima 259
        Juliana de Lima Lopes; Dalmo Machado; Monyque Evelyn dos Santos Silva; Aretha Pereira de Oliveira; Lídia Santiago Guandalini
    11.3 Banho no leito 266
        Juliana de Lima Lopes; Dalmo Machado; Monyque Evelyn dos Santos Silva; Fernanda Faria Reis

Sumário

12. Preparo do corpo pós-morte 279
Rosali Isabel Barduchi Ohl; Suzel Regina Ribeiro Chavaglia

13. Inserção e curativos de cateteres 287
  13.1 Inserção de cateter periférico............................. 287
  Ariane Ferreira Machado Avelar; Kelly Cristina Sbampato Calado Orsi
  13.2 Inserção de PICC 295
  Vinicius Batista Santos; Ana Paula Dias de Oliveira
  13.3 Curativo de cateter venoso periférico 305
  Ana Paula Dias de Oliveira
  13.4 Curativo de cateter venoso central 310
  Ana Railka de Souza Oliveira-Kumakura; Viviane Carrasco;
  Juliany Lino Gomes Silva; Suellen C. D. Emidio
  13.5 Curativo de cateter peridural 317
  Magda Aparecida dos Santos Silva; Helena Aparecida de Rezende;
  Renata Soares de Macedo
  13.6 Curativo de PICC 327
  Ana Paula Dias de Oliveira; Vinicius Batista Santos
  13.7 Curativo de hipodermóclise 335
  Aline Tavares Domingos; Juliana Nogueira Tirado Rusteika

14. Coleta de sangue venoso.. 341
Eliana Cavalari Teraoka

15. Prevenção e curativos de lesões 349
  15.1 Prevenção de lesão por pressão 349
  Rosali Isabel Barduchi Ohl; Suzel Regina Ribeiro Chavaglia
  15.2 Curativo de ferida aberta 357
  Rosali Isabel Barduchi Ohl; Suzel Regina Ribeiro Chavaglia
  15.3 Curativo de incisão cirúrgica............................. 366
  Maria Zélia de Araújo Madeira; Ana Maria Ribeiro dos Santos;
  Claudia Daniella Avelino Vasconcelos Benício

16. Termoterapia e crioterapia 373
Rosali Isabel Barduchi Ohl; Suzel Regina Ribeiro Chavaglia;
Graciana Maria de Moraes Coutinho

17. Oxigenoterapia... 381
Graciana Maria de Moraes Coutinho; Ana Laura Oliveira Guedes

18. Aspiração de cânulas... 393
  18.1 Aspiração das vias aéreas em pacientes intubados.......... 393
  Suely Sueko Viski Zanei
  18.2 Aspiração das vias aéreas em pacientes traqueostomizados 404
  Suely Sueko Viski Zanei

Sumário

19. Inserção e cuidados com sonda nasoentérica e nasogástrica 413
    19.1 Inserção de sonda oro e nasogástrica/enteral 413
        Vânia Lopes Pinto; Tânia A. Moreira Domingues; Ana Cristina Tripoloni
    19.2 Administração de dieta enteral 422
        Ana Cristina Tripoloni; Tânia A. Moreira Domingues;
        Cassiane Dezoti da Fonseca
    19.3 Drenagem e avaliação de resíduo gástrico 429
        Tânia A. Moreira Domingues; Ana Cristina Tripoloni;
        Cassiane Dezoti da Fonseca

20. Manutenção de drenos 435
    20.1 Manutenção de dreno abdominal 435
        Cássia Regina Vancini Campanharo; Tânia A. Moreira Domingues
    20.2 Manutenção de dreno de tórax 444
        Ana Rita de Cássia Bettencourt; Isabela da Costa Maurino Amaya;
        Patricia Rezende do Prado

21. Procedimentos relacionados ao sistema urinário
e gastrintestinal 455
    21.1 Cateterismo vesical de demora 455
        Graciana Maria de Moraes Coutinho; Ana Laura Oliveira Guedes
    21.2 Cateterismo vesical de alívio 463
        Graciana Maria de Moraes Coutinho; Ana Laura Oliveira Guedes
    21.3 Enemas 470
        Sheila Coelho Ramalho Vasconcelos Morais; Tânia A. Moreira Domingues

Respostas 476

Índice 477

Processo de enfermagem

1

Agueda Mª Ruiz Zimmer Cavalcante
Alba Lucia Bottura Leite de Barros

Nos últimos anos, a enfermagem tem vivenciado um importante desenvolvimento, que pode ser observado pelo aumento na quantidade de cursos de pós-graduação, pela abrangência na atuação em diferentes áreas, pelo aumento do número de pesquisadores e de publicações, pela criação de linguagens padronizadas, entre outras conquistas. O propósito desse crescimento é alcançar uma assistência de enfermagem pautada na excelência e que ofereça promoção, manutenção, recuperação e reabilitação da saúde.[1]

No planejamento da assistência, o enfermeiro sistematiza as diferentes ações da sua prática de forma lógica, executando, gerenciando, avaliando e documentando-as. Esse processo de sistematização pode envolver protocolos e rotinas específicos de cada instituição. Entretanto, no contexto da sistematização da assistência de enfermagem, destaca-se o processo de enfermagem (PE), definido por Barros e colaboradores[2] como uma ferramenta intelectual de trabalho do enfermeiro que norteia o processo de raciocínio clínico e a tomada de decisão diagnóstica, de resultados e de intervenções.

Promulgada em 1986 pelo Conselho Federal de Enfermagem (COFEN), a Lei nº 7.498, de 25 de junho,[3] do Exercício Profissional da Enfermagem, estabelece como atividade privativa do enfermeiro a elaboração, a execução e a avaliação dos planos de cuidados assistenciais. Mais recentemente, a Resolução nº 358/2009[4] determinou a implementação do PE nas instituições de saúde brasileiras em cinco etapas inter-relacionadas, interdependentes e recorrentes:

- Coleta de dados de enfermagem (histórico de enfermagem)
- Diagnóstico de enfermagem
- Planejamento de enfermagem
- Implementação
- Avaliação de enfermagem

Por se tratar de exercício intelectual, o enfermeiro necessita de habilidades cognitivas que contribuam para a execução dessas etapas. Ele coleta os dados do paciente, analisa e os interpreta; identifica e elenca os diagnósticos; elabora um plano de cuidados coerente com as necessidades identificadas; e, por fim, avalia os resultados do indivíduo diante do cuidado prestado para o alcance das metas previamente instituídas. Durante esse processo dinâmico, as etapas podem interagir e influenciarem-se mutuamente, contribuindo para a aquisição de novas informações que sinalizarão a necessidade de refinar e aprimorar o planejamento dos cuidados.[5]

A forma como o PE é aplicado modifica-se ao longo do tempo e de acordo com os diferentes cenários da prática, podendo ser identificadas distintas gerações.[5] A primeira geração (1950-1970)[6] envolvia uma estrutura de pensamento clínico que privilegiava a solução de problemas. O cuidado de enfermagem era determinado de acordo com o problema, e as ações de enfermagem, o procedimento e as intervenções eram, então, realizados. Esses problemas eram predominantemente relacionados a condições fisiopatológicas e médicas.

A realização da primeira conferência para a classificação de diagnósticos de enfermagem (1973) e o movimento de identificação e classificação do diagnóstico de enfermagem marcam a segunda geração do PE.[6] Essa geração (1970-1990) foi influenciada por teorias e conceitos de processamento de informações e tomada de decisão. Nela, se iniciou o desenvolvimento das classificações de enfermagem.

Entretanto, é na terceira geração (2000-2010)[6] que o vocabulário clínico dos diagnósticos, intervenções e resultados passam em conjunto a emoldurar um novo processo de tomada de decisão clínica, com ênfase na especificação de resultados e testes em cuidados de saúde que sejam sensíveis às intervenções. A especificação do resultado que se quer alcançar se apoia no desenvolvimento de habilidades de julgamento clínico. É ainda possível o desenvolvimento de padrões e significados a partir dos dados observados, identificados e analisados, os quais auxiliam na tomada de decisão das intervenções e no cuidado de enfermagem.

A quarta geração do PE (2010-2020)[6] se caracteriza pelo uso de bases de dados e dos sistemas de linguagens padronizadas de forma a estabelecer relações entre os diagnósticos, intervenções e resultados, possibilitando estudos, como a avaliação da eficácia de intervenções mediante um diagnóstico de enfermagem.

Cada etapa do PE realizada pelo enfermeiro exigirá um determinado conhecimento que deve ser fundamentado em diferentes referenciais teóricos e modelos de cuidado, os quais sustentarão a tomada de decisão.[7] Esses conhecimentos são adquiridos ao longo da experiência acadêmica e profissional.

Na **coleta de dados**, habilidades no relacionamento interpessoal e de comunicação devem ser utilizadas. A observação deve estar presente durante todo o processo, mas, na coleta, tem valor inestimável, uma vez que direcionará o olhar e a atenção do profissional na busca de informações referentes aos fenômenos da enfermagem. Portanto, o desenvolvimento da *expertise* deve ir além de conhecimentos teóricos como os de fisiologia, patologia, semiologia, farmacologia, etc.

A utilização de modelos meramente biomédicos e epidemiológicos não conseguirá abarcar os fenômenos e a demanda dos cuidados de enfermagem. Essas ciências deverão complementar ou adicionar informações durante a coleta de dados, que, a partir do histórico de enfermagem, deverão ser identificados.[8]

Poderão ser fontes de informação durante a coleta de dados a entrevista, o exame físico, os resultados de provas diagnósticas, os recursos informativos do prontuário, as informações advindas de outros profissionais e, ainda, de familiares ou de cuidadores. O instrumento de coleta de dados deve ser fundamentado em referenciais teóricos da enfermagem ou de outras áreas, permitir o julgamento clínico e favorecer a identificação de informações relevantes, úteis, fidedignas e suficientemente abrangentes, visando a continuidade das demais etapas do PE.

As informações adquiridas durante a etapa da coleta de dados deverão ser julgadas e interpretadas a fim de constituir as respostas do indivíduo frente ao diagnóstico de enfermagem com foco no problema, ao diagnóstico de risco, ao diagnóstico de promoção da saúde ou ao diagnóstico de síndrome. Os enfermeiros devem sempre selecionar diagnósticos de enfermagem com acurácia, atividade que deve ser almejada e constantemente aprimorada. Inferências incorretas podem levar a erro de diagnóstico, e, uma vez que o diagnóstico é a base para as intervenções de enfermagem, a baixa acurácia conduz a resultados indesejados e pouco resolutivos.[9]

Para a identificação dos **diagnósticos de enfermagem** enquanto etapa do PE, sistemas de linguagens padronizadas são amplamente utilizados. A NANDA-I[10] é hoje a classificação de diagnósticos de enfermagem de maior difusão em todo o mundo. A sua versão mais atual (2018-2020) inclui 244 diagnósticos, os quais abordam problemas de enfermagem nas dimensões biopsicossocioespirituais, podendo ser diagnósticos com foco no problema, diagnósticos de risco, diagnósticos de promoção da saúde e, mais recentemente, diagnósticos de síndrome. Outros sistemas de linguagem padronizada podem também ser utilizados na prática clínica para a identificação de diagnósticos de enfermagem, como a *Classificação internacional para a prática de enfermagem* (CIPE).[11]

Uma vez identificados os diagnósticos de enfermagem, o enfermeiro deve planejar a assistência visando o alcance de metas (resultados) estabelecidas. Essa etapa de **planejamento de enfermagem** deve refletir a competência técnica e científica do profissional por meio da prescrição e execução das melhores intervenções, devendo ser continuamente revisada. É necessário que se levem em conta as condições de trabalho e os recursos humanos e tecnológicos disponíveis.[5]

Nessa etapa, pode-se utilizar a *Classificação dos resultados de enfermagem (NOC)*,[12] que oferece escalas de medida de 5 pontos (tipo *likert*) e visa estabelecer metas que possibilitarão avaliar os resultados sensíveis às intervenções de enfermagem. Na prescrição de cuidados de enfermagem, o enfermeiro pode adotar diretrizes (*guidelines*), protocolos clínicos e consensos, que, baseados em evidência, oferecerão maior segurança, respaldo e resultados positivos. Essas ações devem ser dirigidas aos fatores que contribuem para o problema visando eliminá-los ou minimizá-los. A ausência de intervenções de enfermagem ante um diagnóstico de enfermagem identificado coloca a saúde do indivíduo em risco.

As intervenções prescritas pelos enfermeiros podem ser de orientação, mensuração, monitoração, execução e supervisão, e estarão ou não atreladas à prática clínica de outra categoria profissional. São iniciadas pelo enfermeiro em resposta a um diagnóstico de enfermagem ou, ainda, iniciadas por outro profissional e executadas pelo enfermeiro e/ou pela equipe de enfermagem, sendo definidas como intervenções independentes, interdependentes e dependentes.[2]

Para essa etapa, o enfermeiro pode utilizar a *Classificação das intervenções de enfermagem (NIC)*,[13] que contém um conjunto de atividades (ações) para executá-las. As atividades ou ações anteriormente planejadas são implementadas em um processo organizado e responsável. A certificação das habilidades interpessoais, cognitivas e psicomotoras para a execução dos cuidados deve ser analisada previamente pelo profissional. Entre essas ações podem ser prescritos diferentes procedimentos que visam o alcance da meta estabelecida.

Os procedimentos de enfermagem geralmente são prescritos por enfermeiros ou médicos. É dever do enfermeiro a decisão quanto à competência para a execução do procedimento a ser realizado.[5] Alguns procedimentos são hoje respaldados pela lei do exercício profissional do enfermeiro (p. ex., sondagem vesical, sondagem de alívio, curativos). Para outros, contudo, não há respaldo legal (p. ex., intubação orotraqueal). Aqueles procedimentos cujas competências técnicas e legais são da equipe de enfermagem devem ser realizados com excelência, reduzindo riscos de complicações, prevenindo agravamento e promovendo melhora do estado de saúde.

Espera-se que os enfermeiros busquem gradativamente as evidências que fundamentem a realização, bem como o aprimoramento dos procedimentos em si, tendo em vista a resolução do problema em foco. Os princípios científicos da prática de enfermagem, como o julgamento sobre as respostas humanas, as intervenções exigidas e os resultados obtidos, devem estar presentes na realização dos procedimentos. Esclarecimentos ao indivíduo e à família/cuidador quanto ao procedimento a ser realizado, a preservação da privacidade do indivíduo durante a realização do procedimento e a comunicação efetiva que facilite o relacionamento terapêutico são cuidados importantes a serem considerados durante a realização de procedimentos como banho no leito, sondagens, coleta de exames, administração de medicamentos, entre outros.

Cada procedimento leva consigo responsabilidades e competências necessárias à sua boa execução.[5] Para a **implementação** das prescrições de enfermagem, os procedimentos necessários ao paciente devem ser realizados considerando as etapas minimamente descritas e a não interrupção dos princípios científicos, sendo realizados com a maestria e a destreza necessárias. Os pressupostos dos cuidados de enfermagem embasados no humanismo propõem a totalidade do ser humano, que, mesmo diante das necessidades de cuidados técnicos e da execução de procedimentos, não deve estar limitado aos cuidados meramente biológicos.

As ações do cuidado devem ser focalizadas no indivíduo e direcionadas à obtenção dos resultados esperados. Elas devem ser adequadamente registradas, mencionando-se as respostas do indivíduo.[14] Na **avaliação de enfermagem**, essas anotações são importantes, pois, associadas à anamnese e ao exame físico, possibilitam a identificação da melhora do paciente e a comparação com a meta estabelecida no planejamento da assistência de enfermagem.

A avaliação das intervenções de enfermagem e suas ações também pode ser realizada com a utilização da NOC,[12] que possibilita a comparação entre o estado do indivíduo antes e após a implementação das intervenções de enfermagem e suas ações. Essa avaliação identifica a melhora, a piora ou a inalteração do estado do paciente, podendo ser necessária a seleção de outro diagnóstico e/ou a implementação de novas intervenções/ações de enfermagem.

Na **Tabela 1.1**, encontra-se um exemplo da aplicação do PE e das classificações.

Tabela 1.1 Planejamento de enfermagem para um paciente hospitalizado com diagnóstico de enfermagem "Padrão respiratório ineficaz"

Diagnóstico de enfermagem: *Padrão respiratório ineficaz relacionado à dor caracterizado por anormalidade do padrão respiratório observado pela respiração curta e taquipneia.*							
	Resultado NOC selecionado: **"Estado respiratório"** – Estado atual: 14 pontos de 25						
	Meta: Melhorar o estado respiratório do paciente – Aumentar para: 25 em 3 dias						
			Graduação geral do resultado	Desvio grave da variação normal	Desvio substancial da variação normal	Desvio moderado da variação normal	Desvio leve da variação normal	Nenhum desvio da variação normal
Planejamento	Indicadores avaliados	Frequência respiratória	1	2	**3**	4	5
		Ritmo respiratório	1	2	**3**	4	5
		Profundidade da inspiração	1	2	**3**	4	5
		Uso dos músculos acessórios	1	**2**	3	4	5
		Sons respiratórios adventícios	1	2	**3**	4	5

(Continua)

Tabela 1.1 Planejamento de enfermagem para um paciente hospitalizado com diagnóstico de enfermagem "Padrão respiratório ineficaz" *(Continuação)*

	Intervenção NIC selecionada: "Controle da dor" e "Controle de vias aéreas"		
	Ações (NIC)	**Prescrição**	**Aprazamento**
Implementação	Realizar uma avaliação abrangente da dor, que inclua o local, as características, o início, a duração, a frequência, a qualidade, a intensidade ou a gravidade da dor e os fatores precipitantes.	**1.1.** Avaliar a dor (característica, localização, intensidade) e o desconforto respiratório. *Usar escala de dor.*	8 – 12 – 16 – 20
	Ensinar o uso de técnicas não farmacológicas; promover o repouso/sono adequado para facilitar o alívio da dor.	**1.2.** Realizar exercícios de relaxamento.	8 –16 – 20
	Oferecer alívio ideal da dor, com o uso dos analgésicos prescritos, e avaliar a eficácia das medidas de controle da dor.	**1.3.** Observar a reposta aos medicamentos e comunicar melhora ou piora.	8 – 14 – 20
	Encorajar a respiração lenta e profunda, a mudança de posição e o tossir.	**2.1.** Ajudar e orientar quanto aos exercícios de respiração profunda.	8 – 12 – 16 – 20
	Posicionar o paciente de forma a maximizar o potencial ventilatório.	**2.2.** Manter cabeceira elevada a 45°.	8 – 10 – 12 – 14 – 16 – 18 – 20 – 22 – 24 – 2 – 4 – 6
	Auscultar os sons respiratórios, observando as áreas de ventilação diminuídas ou ausentes e a presença de ruídos adventícios.	**3.1.** Auscultar sons pulmonares e avaliar a frequência e a profundidade das respirações, uso da musculatura acessória e alterações na coloração de pele e mucosas.	8 –16 – 20

(Continua)

Tabela 1.1 Planejamento de enfermagem para um paciente hospitalizado com diagnóstico de enfermagem "Padrão respiratório ineficaz" *(Continuação)*

	Graduação geral do resultado	Desvio grave da variação normal	Desvio substancial da variação normal	Desvio moderado da variação normal	Desvio leve da variação normal	Nenhum desvio da variação normal
Avaliação / Indicadores avaliados	Frequência respiratória	1	2	3	4	**5**
	Ritmo respiratório	1	2	3	4	**5**
	Profundidade da inspiração	1	2	3	4	**5**
	Uso dos músculos acessórios	1	2	3	**4**	5
	Sons respiratórios adventícios	1	2	3	**4**	5

Exercícios *(respostas no final do livro)*

1. Em relação ao processo de enfermagem, assinale a alternativa correta:

    a. O processo de enfermagem possui cinco etapas inter-relacionadas, interdependentes e recorrentes: coleta de dados de enfermagem (histórico de enfermagem); diagnóstico de enfermagem; planejamento de enfermagem; implementação; avaliação de enfermagem.

    b. A coleta de dados, realizada durante a terceira fase do processo de enfermagem, faz parte das funções e responsabilidades do enfermeiro. Constitui-se em um requisito fundamental do processo de enfermagem, influenciando as fases subsequentes e, por essa razão, deve ser realizada exclusivamente e sem a participação dos demais membros da equipe de enfermagem.

    c. A construção de um instrumento de coleta de dados deve refletir a cultura da instituição onde será utilizado, demonstrar a filosofia de trabalho e o tipo de paciente assistido, podendo ou não adotar referenciais teóricos e modelos conceituais exclusivos da enfermagem.

    d. As intervenções de enfermagem são definidas como intervenções independentes, interdependentes e dependentes, ou seja, iniciadas apenas pelo enfermeiro em resposta a um diagnóstico de enfermagem, realizadas juntamente com o enfermeiro em parceria com outro profissional ou conduzidas por outro profissional sem a presença do enfermeiro.

    e. A etapa de avaliação do processo de enfermagem finaliza o método científico e fornece uma apreciação das ações da enfermagem, levando à necessidade de rever o processo como um todo, sendo reiniciado a partir da identificação de novas intervenções.

2. A Resolução COFEN nº 358/2009 dispõe sobre a sistematização da assistência de enfermagem (SAE) e a implementação do processo de enfermagem em ambientes, públicos ou privados, nos quais ocorre o cuidado profissional de enfermagem. Diante do exposto, assinale a alternativa correta:

   a. O processo de enfermagem indica um trabalho profissional específico e pressupõe uma série de ações dinâmicas e inter-relacionadas para sua realização.
   b. O processo de enfermagem é aplicável somente no ambiente hospitalar.
   c. É atividade privativa do enfermeiro o diagnóstico de enfermagem em função das respostas da pessoa, família ou coletividade em um dado momento do processo de saúde e doença; já as prescrições de enfermagem podem ser realizadas pelos demais membros da equipe de enfermagem, com ou sem a participação do enfermeiro.
   d. A NANDA-I é a classificação utilizada para a identificação das intervenções de enfermagem.
   e. A NOC é a classificação utilizada para a identificação dos diagnósticos de enfermagem.

Referências

1. Almeida MCP, Mishima SM, Pereira MJB, Palha PF, Villa TCS, Fortuna CM, et al. Enfermagem enquanto disciplina: que campo de conhecimento identifica a profissão? Rev Bras Enferm. 2009;62(5):748-52.
2. Barros ALBL, Sanchez CG, Lopes JL, Dell'Acqua MCQ, Lopes MHBM, Silva RCG, et al. Processo de enfermagem: guia para a prática. São Paulo: COREN-SP; 2015.
3. Brasil. Conselho Federal de Enfermagem. Lei nº 7.498, de 25 de junho de 1986. Dispõe sobre a regulamentação do exercício de enfermagem e dá outras providências [Internet]. Diário Oficial da União. 26 jun. 1986;Seção 1:9.273-75 [capturado em 11 mar. 2019]. Disponível em: http://www.cofen.gov.br/lei-n-749886-de-25-de-junho-de-1986_4161.html.
4. Brasil. Conselho Federal de Enfermagem. Resolução nº 358, de 15 de outubro de 2009. Dispõe sobre a sistematização da assistência de enfermagem e a implementação do processo de enfermagem em ambientes, públicos e privados, em que ocorre o cuidado profissional de enfermagem, e dá outras providências. Diário Oficial da União. 23 out. 2009;Seção 1:179.
5. Garcia TR, Nobrega MML. Processo de enfermagem: da teoria à prática assistencial e de pesquisa. Esc Anna Nery. 2009;13(1):816-18.
6. Weaver CA, Delaney CW, Weber P, Carr RL. Nursing and informatics for the 21st century: an International look at practice trends and the future. Chicago: HIMSS; 2006.
7. Griffith JW, Christensen PJ. Nursing process: application of theories, frameworks and models. 2nd ed. St. Louis: Mosby; 1986.
8. Ramalho Neto JM, Fontes WD, Nóbrega MML. Instrumento de coleta de dados de enfermagem em Unidade de Terapia Intensiva Geral. Rev Bras Enferm. 2013;66(4):535-42.

9. Lunney M. Critical thinking and accuracy of nurses' diagnoses. Int J Nurs Terminol Classif. 2003;14(3):96-107.
10. Herdman TH, Kamitsuru S, editors. NANDA International nursing diagnoses: definitions and classification: 2018-2020. 11th ed. New York: Thieme; 2018.
11. Garcia TR, organizadora. Classificação internacional para a prática de enfermagem (CIPE)®: versão 2017. Porto Alegre: Artmed; 2018.
12. Moorhead S, Johnson M, Mass ML, Swanson E, editors. Nursing outcomes classification (NOC). 5th ed. St. Louis: Mosby; 2012.
13. Bulechek GM, Butcher HK, Dochterman JM, Wagner C, editors. Nursing interventions classification (NIC). 6th ed. St. Louis: Mosby; 2012.
14. Barros ALBL, Lopes JL. A legislação e a sistematização da assistência de enfermagem. Enfermagem em Foco. 2010;1(2):63-5.

Registro de enfermagem

2

Danielle Cristina Garbuio
Sheila Coelho Ramalho Vasconcelos Morais
Emilia Campos de Carvalho

O processo de cuidar, em enfermagem, envolve um conjunto de atividades cognitivas e procedimentais alicerçadas no conhecimento científico, nas melhores práticas e em regras ético-morais e legais regidas pelos códigos e legislações que norteiam o exercício profissional da área.

Podemos dizer que documentar o cuidado de enfermagem significa registrar as etapas do processo de enfermagem (PE), que se inicia na investigação, passa pela identificação das necessidades do indivíduo ao nomear os diagnósticos de enfermagem, pelo planejamento ao determinar os resultados esperados, pela intervenção ou prescrição de enfermagem ao direcionar as ações de cuidado e finaliza na avaliação ou evolução de enfermagem, em que se verificam as mudanças do estado do paciente, determinando-se os efeitos das intervenções, isto é, se elas alcançaram o resultado esperado ou não.[1,2] Quando as etapas são registradas no prontuário do paciente pela equipe de enfermagem, refletem a assistência de enfermagem, a profissão e o profissional.[3]

Os conteúdos registrados compõem um documento legal e devem retratar de forma real aquilo que ocorreu, permitindo, assim, uma comunicação entre a equipe de enfermagem e entre as equipes de saúde acerca dos cuidados prestados. Em síntese, devem ser anotadas as informações referentes a todos os cuidados prestados e aos sinais e sintomas identificados, bem como os dados da avaliação do profissional; as intercorrências, as intervenções e os resultados e respostas do paciente também devem estar contidos nesses registros.[4]

O registro não deve ser entendido apenas como uma norma a ser cumprida; é necessária a conscientização de sua importância para toda a equipe, bem como das implicações resultantes de seu não preenchimento ou não realização de forma adequada. A não realização do registro contribui para que o trabalho realizado pela equipe de enfermagem não tenha visibilidade, reduz as informações dos cuidados prestados e contribui para o aumento das glosas.[5] Quando o registro de enfermagem é realizado de forma não adequada, a qualidade da assistência pode ficar comprometida; geralmente pode haver problemas de comunicação entre os membros da equipe e a segurança do paciente pode ser afetada.[6,7] Além de poder comprometer a segurança do paciente, tais situações deixam de proteger o profissional em face de uma suposta imperícia, imprudência ou negligência.[8,9]

O profissional de enfermagem tem a responsabilidade e o dever de registrar de modo adequado todas as informações relacionadas ao processo de cuidado prestado. Além disso, as informações sobre o gerenciamento do processo de trabalho da enfermagem também devem ser registradas, considerando que elas asseguram a qualidade e a continuidade da assistência.[10]

O Conselho Federal de Enfermagem (COFEN) publicou resoluções e manuais com informações relevantes e orientações para a prática do registro em enfermagem. As principais estão apresentadas na **Tabela 2.1**.

Assim, o cuidado de enfermagem, quando documentado, contribui para a visibilidade do trabalho realizado pela equipe de enfermagem e para uma prática segura, favorece o processo gerencial da instituição, possibilita a avaliação dos resultados do atendimento prestado, oferece dados para pesquisa clínica, auditoria e processos judiciais, além de dar suporte ao ensino e ao direcionamento para treinamentos com vista à busca da qualidade da assistência.[3-6,11]

A documentação do cuidado de enfermagem, utilizando linguagem padronizada (sistema de linguagem padronizada – SLP), independentemente de qual se empregue, retrata a uniformização das informações sobre os diagnósticos de enfermagem, as intervenções direcionadas aos problemas do paciente e aos resultados dessas intervenções. O uso dos SLPs aprimora a coleta de dados, podendo inclusive servir de guia para quais evidências seriam relevantes para cada situação, como nos casos de emprego de *checklist*; a depender da taxonomia empregada, valida o raciocínio clínico realizado pelo profissional; auxilia na seleção ou identificação de vazios na escolha dos possíveis resultados esperados para a situação, assim como para as intervenções e seus respectivos cuidados ou ações de enfermagem; e, por fim, permite empregar critérios para se avaliar os efeitos dos cuidados empregados ou sugeridos. Ainda, melhora a disponibilização das informações, permitindo seu rápido uso para avaliação de resultados, podendo, desse modo, resultar em melhora da assistência.[6]

O registro de enfermagem, quando documentado por meio dos SLPs, reflete a qualidade da assistência, a produtividade do trabalho e é considerado um instrumento de apoio para a realização de auditoria, seja ela retrospectiva e/ou operacional (recorrente), o que permite construir melhores práticas assistenciais em busca de bons resultados operacionais.[6]

Ademais, o uso de SLPs melhora a qualidade dos registros e assegura a continuidade do cuidado. Há uma relação direta entre a qualidade do atendimento prestado e o registro realizado.[12] A incorporação dos SLPs, como a NANDA-I,[13] a *Classificação dos resultados de enfermagem* (NOC)[14] e a *Classificação das*

Tabela 2.1 Legislações em enfermagem referentes ao registro de enfermagem

Título	Ano de publicação	Finalidade
Resolução COFEN 545	2017	Anotação de enfermagem e mudanças nas siglas das categorias profissionais: ENF – enfermeiro OBST – obstetriz TE – técnico de enfermagem AE – auxiliar de enfermagem PAR – parteira
Guia de recomendações para o registro de enfermagem no prontuário do paciente e outros documentos de enfermagem	2015	Nortear os profissionais em relação à prática dos registros de enfermagem no prontuário do paciente.
Resolução COFEN 429	2012	Dispõe sobre o registro das ações profissionais no prontuário do paciente e em outros documentos próprios da enfermagem.
Resolução COFEN 358	2009	Dispõe sobre a sistematização da assistência de enfermagem e a implementação do PE em ambientes, públicos ou privados, em que ocorre o cuidado profissional de enfermagem.
Resolução COFEN 311 Código de ética dos profissionais de enfermagem	2007	**Direitos** Art. 68 Registrar no prontuário e em outros documentos próprios da enfermagem informações referentes ao processo de cuidar da pessoa. **Responsabilidade e deveres** Art. 25 Registrar no prontuário do paciente as informações inerentes e indispensáveis ao processo de cuidar. Art. 54 Apor o número e categoria de inscrição no Conselho Regional de Enfermagem em assinatura, quando no exercício profissional. Art. 71 Registrar as informações inerentes e indispensáveis ao processo de cuidar. Art. 72 Registrar as informações inerentes e indispensáveis ao processo de cuidar de forma clara, objetiva e completa. **Proibições** Art. 35 Registrar informações parciais e inverídicas sobre a assistência prestada. Art. 42 Assinar as ações de enfermagem que não executou, bem como permitir que suas ações sejam assinadas por outro.

PE, processo de enfermagem.
Fonte: Brasil. Conselho Federal de Enfermagem.[4,10,15-17]

intervenções de enfermagem (NIC),[18] nos registros de saúde eletrônicos, permite "identificar, analisar ou comparar os dados para avaliar se o cuidado do paciente atende aos padrões de cuidado baseados na qualidade".[14] Questões levantadas pelo enfermeiro ou por gestores sobre a prática clínica de quais intervenções ou combinações de intervenções são mais efetivas para alcançar os resultados desejados do paciente poderiam ser respondidas por meio dos SLPs.[14]

Ainda, o uso da NIC pode colaborar na documentação das atividades inerentes à gestão dos serviços de saúde, uma vez que possui intervenções direcionadas para esse fim descritas em sua taxonomia.[18]

A documentação do raciocínio clínico ou do seu emprego nas fases do PE pressupõe acurácia na obtenção e análise dos dados clínicos, assim como a tomada de decisão precisa para garantir a continuidade do cuidado e a segurança do paciente e do profissional. Essa documentação, quando apoiada em um SLP, fornece informações interinstitucionais sobre o paciente e proporciona o desenvolvimento da ciência, da produção do conhecimento e da contribuição da enfermagem nos diversos cenários de cuidado. Contudo, quando não estruturada, não codificada e sem a utilização de um SLP, contribui para a realização de documentação e registro menos efetivos.[19]

Portanto, a comunicação clínica de boa qualidade compreende o registro de dados acurados, relevantes, confidenciais, válidos, confiáveis, completos e seguros.[2,7]

O ato de registrar no prontuário do paciente, por meio tradicional (papel) ou eletrônico, assegura que as informações a ele referentes estarão disponíveis a todos os profissionais envolvidos na assistência. O prontuário do paciente é um documento legal que exige uma comunicação escrita legível, objetiva, clara, sucinta, em registro próprio sem rasuras, emenda, borrão ou cancelamento e seguido de data e identificação do profissional.[4]

Os problemas mais encontrados no registro inapropriado em prontuários são a dificuldade em distinguir anotação e evolução de enfermagem, registro ilegível, erros de ortografia, terminologia incorreta, siglas não padronizadas, ausência de carimbo ou identificação ilegível.[6,20]

Entre os registros, chamamos a atenção para a diferença entre anotação e evolução de enfermagem. O conteúdo da anotação de enfermagem reflete o momento presente, é pontual, informa o que foi observado e executado e pode ser documentado por todos os membros da equipe de enfermagem. Para tanto, pode ser registrado de maneira descritiva, cursiva, ou em impressos específicos, utilizando o formato de gráfico para facilitar a visualização dos parâmetros vitais, *checklist* ou dados pontuais sobre controles como glicemia, drenagem de drenos, ingestão e eliminação. O tipo de anotação pode ainda ser documentado com o uso de sinais gráficos com a finalidade de informar, por exemplo, que a ação ou o cuidado foi prestado – ao se adotar o sinal (/) – ou a não realização de uma ação ou de um cuidado – utilizando-se o sinal círculo (O).[4,20] As anotações de enfermagem colaboram para a qualificação do atendimento, uma vez que fornecem dados para o planejamento, a realização e a continuidade do plano de cuidados nas suas diferentes fases.[4]

Já a evolução de enfermagem é uma atividade privativa do enfermeiro, que tem a finalidade de comparar os dados anteriores com os atuais, referindo-se, entre outras coisas, às últimas 24 horas de cuidado. Em situações de instabilidade ou de mudança do estado do paciente, esse período deve ser reavaliado. A evolução de enfermagem exige do enfermeiro uma reflexão e contextualização dos dados para avaliar os resultados alcançados e (re)direcionar a intervenção de enfermagem, com base nos possíveis diagnósticos.[4,20] Assim, a evolução de enfermagem é contemplada no PE na etapa da avaliação. Nesse momento, as informações referentes ao estado inicial e condições atuais são reunidas e analisadas sistematicamente para, então, serem registradas no prontuário.[4,15]

Segue, para finalizar, a apresentação de um caso clínico fictício, acompanhado, na sequência, de exemplos de anotação e evolução de enfermagem, utilizando como SLP os diagnósticos de enfermagem da NANDA-I,[13] os resultados de enfermagem pela NOC[14] e as intervenções de enfermagem pela NIC.[18]

Apresentação do caso: Sr. J.P.S., 35 anos, é admitido na Unidade de Clínica Cirúrgica do Hospital Jardim após um procedimento cirúrgico decorrente de um ferimento por arma de fogo. A enfermeira que realizou sua admissão no setor procedeu à seguinte anotação:

16/02/2018 – 5h10 – Paciente vítima de ferimento por arma de fogo em região abdominal em pós-operatório imediato de laparotomia; Escala de Coma de Glasgow: 14, frequência respiratória: 23 rpm, temperatura: 36,1°C, frequência cardíaca: 98 bpm, pressão arterial sistêmica: 110×60 mmHg. À inspeção geral, apresenta pele pálida, fria, com incisão cirúrgica no flanco esquerdo com curativo oclusivo com pouca quantidade de sangue; movimentos respiratórios simétricos, predominantemente torácicos; bolsa de colostomia no quadrante inferior esquerdo drenando pouca quantidade de fezes pastosas; mucosas hidratadas e levemente descoradas (+/4+). Ausculta pulmonar com murmúrios vesiculares presentes sem ruídos adventícios, expansibilidade torácica preservada. Ausculta cardíaca com bulhas rítmicas normofonéticas em 2 tempos sem sopros ou anormalidades. Ausculta abdominal com ruídos hidroaéreos presentes. Sem dispositivos urinários; até o momento sem presença de diurese. Acesso venoso periférico no dorso da mão direita com boa perfusão. Refere dor (8/10) em região abdominal.

ENF Andreia Fernandes COREN 1880800.

A partir dos dados coletados, a enfermeira elaborou o planejamento do cuidado para o Sr. J.P.S., mostrado na **Tabela 2.2**.

Tabela 2.2 Planejamento do cuidado de enfermagem

Diagnósticos (NANDA-I)	Resultados esperados (NOC)		Intervenções selecionadas (NIC)	
	Título	Indicador	Título	Atividades/prescrição de enfermagem
Dor aguda (00132) relacionada a agente físico lesivo (procedimento cirúrgico) evidenciada por autorrelato da intensidade usando instrumento padronizado	Controle da dor (1605)	■ Reconhece o início da dor (160502) – escore 4 ■ Descreve fatores causadores (160501) – escore 3 ■ Relata mudanças nos sintomas de dor ao profissional de saúde (160513) – escore 4	Controle da dor (1400)	■ Avaliar a dor (localização, característica, início/duração, frequência, qualidade, intensidade ou severidade da dor e fatores precipitantes). ■ Proporcionar o alívio ideal da dor com o uso dos analgésicos prescritos e medidas não farmacológicas. ■ Medicar antes de uma atividade para aumentar a participação do paciente (p. ex., banho, mobilização no leito).
			Monitoramento dos sinais vitais (6680)	■ Monitorar pressão arterial, pulso e respirações antes, durante e após atividades.
Risco de infecção (00004) relacionado a procedimento invasivo	Gravidade da infecção (0703)	■ Febre (070307) – escore 5 ■ Dor (070333) – escore 5 ■ Colonização do dispositivo de acesso vascular (070335) – escore 5	Controle de infecção (6540)	■ Orientar os visitantes a lavarem as mãos na entrada e na saída do quarto. ■ Garantir técnicas de cuidados de ferida apropriados.
			Proteção contra infecção (6550)	■ Monitorar sinais e sintomas sistêmicos e localizados da infecção.

(Continua)

Tabela 2.2 Planejamento do cuidado de enfermagem *(Continuação)*

Diagnósticos (NANDA-I)	Resultados esperados (NOC)		Intervenções selecionadas (NIC)	
Integridade tissular prejudicada (00044) relacionada a procedimento cirúrgico evidenciada por dano tecidual	Cicatrização de feridas: primeira intenção (1102)	■ Formação de cicatriz (110220) – escore 1 ■ Eritema na pele ao redor da lesão (110208) – escore 5 ■ Edema perilesão (110209) – escore 5	Cuidados com o local de incisão (3440)	■ Inspecionar o local da incisão para detecção de vermelhidão, edema, deiscência ou evisceração. ■ Monitorar a incisão para detecção de sinais e sintomas de infecção. ■ Trocar curativo em intervalos apropriados.
			Monitoramento dos sinais vitais (6680)	■ Monitorar pressão arterial, pulso e respirações antes, durante e após atividades.
			Cuidado com ostomias (0480)	■ Monitorar a incisão/cicatrização do estoma. ■ Monitorar complicações pós-operatórias (p. ex., obstrução intestinal, fístula, íleo paralítico ou separação mucocutânea). ■ Monitorar o tecido de cicatrização do estoma e a adaptação ao equipamento da ostomia. ■ Esvaziar a bolsa de ostomia conforme apropriado. ■ Monitorar padrões de eliminação.

ENF Andreia COREN 1880800. 16/02/2018 – 6 h
Fonte: Herdman TH e Kamitsuru S,[13] Moorhead e colaboradores[14] e Bulechek e colaboradores.[18]

2 • Registro de enfermagem

Exemplo de anotação dos parâmetros vitais do paciente J.P.S. pela equipe de enfermagem:

Data: 16/02/2018	Sinais vitais			
	Temperatura	Frequência cardíaca	Frequência respiratória	Pressão arterial sistêmica
Hora: 5h10	36,1°C	98 bpm	23 rpm	110×60 mmHg
Anotação	5h40: Paciente com dor (8/10) e administrado dipirona conforme prescrição médica. TE Sandra COREN 1002500.			
	6h30 Paciente refere melhora na dor (5/10) na incisão cirúrgica após a medicação. TE Sandra COREN 1002500.			

TE, técnica de enfermagem.

Anotação de enfermagem na prescrição de cuidados do paciente J.P.S.:

Prescrição de enfermagem	Horário
1. Monitorar os sinais vitais a cada 6 horas.	06̶ 12̶ 18̶ 24̶ ENF Andreia COREN 1880800
2. Avaliar a dor.	06̶ 12̶ 18̶ 24̶ ENF Andreia COREN 1880800
3. Administrar analgésico conforme prescrição médica.	06̶ 12̶ 18̶ 24̶ ENF Andreia COREN 1880800
4. Administrar analgésico prescrito 30 min antes das atividades (banho, mobilização no leito).	6:30̶ TE Sandra COREN 1002500
5. Informar medidas não farmacológicas para alívio da dor: posicionamento, técnicas de relaxamento.	06̶ 18̶ ENF Andreia COREN 1880800
6. Orientar as visitas a lavarem as mãos ao entrar no quarto do paciente e ao sair dele.	06̶ ⑫ 18̶ 24̶ TE Sandra COREN 1002500
7. Esvaziar a bolsa de ostomia conforme apropriado.	06̶ 12̶ 18̶ 24̶ TE Sandra COREN 1002500
8. Avaliar padrão de eliminação e funcionamento de ostomia.	06̶ 18̶ ENF Andreia COREN 1880800
9. Monitorar padrões de eliminação.	06̶ 12̶ 18 24̶ TE Sandra COREN 1002500

(Continua)

10. Realizar curativo com soro fisiológico a 0,9% em incisão cirúrgica.	09 ENF Andreia COREN 1880800
11. Avaliar a cicatrização e sinais flogísticos na incisão cirúrgica.	09 ENF Andreia COREN 1880800
12. Monitorar o tecido de cicatrização do estoma e a adaptação ao equipamento da ostomia.	06 12 18 24 TE Sandra COREN 1002500
A intervenção 6 não foi realizada às 12 h, pois não havia acompanhantes ou visitas no quarto.	

ENF, enfermeira; TE, técnica de enfermagem.

Evolução de enfermagem

17/02/2018 – 8 h – Paciente no 1º dia pós-operatório por laparotomia mantém-se consciente, orientado, apresentando fácies de dor, verbaliza dor intermitente no local da incisão cirúrgica localizada no flanco esquerdo (4/10; escore NOC 2), que melhora após administração de medicamento analgésico (escore NOC 4). Quanto aos indicadores NOC do controle da dor, apresentou melhora no reconhecimento do início da dor (escore 4 para 5), no relato de mudanças nos sintomas de dor (escore 4 para 5) e na descrição dos fatores que pioram a dor (escore 3 para 4). Ausência de febre no período, mantendo indicador NOC escore 5. Acesso venoso com boa permeabilidade, sem sinais flogísticos, mantendo indicador NOC escore 5. Curativo de incisão cirúrgica com pequena quantidade de sangue e sem presença de sinais flogísticos no entorno da lesão (mantendo indicador NOC escore 5); melhora no indicador NOC de formação de cicatriz de escore 1 (nenhuma) para 2 (limitado); estoma mantendo drenagem adequada (250 mL em 6 h), sem sinais de infecção ou de complicações. Diurese espontânea sem alterações (1.000 mL em 6 h).

ENF Andreia COREN 1880800.

No exemplo citado, com registro de enfermagem a partir do uso de uma linguagem padronizada, podem-se observar informações claras e objetivas e a mudança de estado do paciente a partir dos indicadores NOC selecionados. O uso de SLPs e a realização de um registro adequado facilitam a compreensão do PE em todas as suas etapas.

Diante do exposto neste capítulo, consideramos que o registro no prontuário do paciente pela equipe de enfermagem por meio do uso de SLPs é fundamental para uma comunicação efetiva entre os profissionais e entre as equipes de saúde; também, por ser um documento legal, reflete todo o cuidado prestado, as intercorrências e as respostas do paciente ante as intervenções prescritas, auxiliando na tomada de decisão clínica e na continuidade da assistência de maneira segura. O ato de registrar pela anotação ou evolução de enfermagem no prontuário do paciente é um dever do profissional e torna visível a contribuição da enfermagem em todo o processo de cuidado ao paciente.

Exercícios *(respostas no final do livro)*

1. O registro de enfermagem é um documento com efeito legal que descreve os processos de cuidar, permitindo, assim, a comunicação dos cuidados prestados. Com base nisso, analise as afirmações que seguem:

   I. A documentação do cuidado de enfermagem tem como significado o registro de todas as etapas do PE, desde a coleta de dados até a avaliação.

   II. Quando o registro não é realizado, o trabalho da equipe de enfermagem perde sua visibilidade; além disso, podem ocorrer problemas na auditoria, gerando mais glosas ao hospital.

   III. Apesar da importância dos registros, faculta-se ao profissional de enfermagem a escolha de quais informações devem ser registradas ao longo do processo de cuidado prestado.

   Assinale a alternativa que contém as afirmações corretas:
   a. I e III.
   b. I, II e III.
   c. II e III.
   d. I e II.

2. Existem basicamente dois tipos de registro de enfermagem, chamados de anotação e evolução. Leia atentamente as informações disponibilizadas na coluna da esquerda e faça as associações adequadas com ambos os tipos de registro.

   Agora, assinale a alternativa que apresenta a adequada associação entre as informações:

   A. Reflete o momento presente de forma pontual e informa o que foi observado e realizado.

   B. Atividade privativa do enfermeiro com a finalidade de comparar os dados anteriores com os atuais.

   C. Demanda do profissional uma reflexão para avaliar os resultados alcançados e (re)direcionar a intervenção.

   D. Pode ser documentado por todos os membros da equipe de enfermagem.

   I. Anotação de enfermagem
   II. Evolução de enfermagem

   a. A-I, B-II, C-I, D-II.
   b. A-I, B-I, C-II, D-II.
   c. A-I, B-II, C-II, D-I.
   d. A-II, B-II, C-I, D-I.

3. A adequada documentação do cuidado de enfermagem contribui para a visibilidade do trabalho realizado. Considerando essa premissa e o uso de sistemas de linguagem padronizadas (SLPs) para esse fim, analise as afirmativas que seguem e assinale a alternativa correta:

   a. Quando realizada utilizando SLPs, não são retratadas informações importantes sobre resultados e intervenções.
   b. O uso dos SLPs pode aprimorar a coleta de dados, mas não contribui para direcionar a escolha de quais evidências seriam relevantes para cada situação.
   c. É possível afirmar que, mesmo melhorando a qualidade dos registros, não há uma relação direta entre a qualidade do atendimento prestado e o registro realizado.
   d. O registro de enfermagem, quando documentado por meio dos SLPs, pode ser considerado um instrumento de apoio para a realização de auditoria.

Referências

1. Matos FGOA, Cruz DALM. Development of an instrument to evaluate diagnosis accuracy. Rev Esc Enferm. 2009;43(n. spe):1088-97.
2. Carvalho EC, Cruz DALM, Herdman TH. Contribuição das linguagens padronizadas para a produção do conhecimento, raciocínio clínico e a prática clínica da enfermagem. Rev Bras Enferm. 2013;66(n. esp):134-41.
3. Carrijo AR, Oguisso T. Trajetória das anotações de enfermagem: um levantamento em periódicos nacionais (1957-2005). Rev Bras Enferm. 2006;59(n. esp):454-8.
4. Brasil. Conselho Federal de Enfermagem. Guia de recomendações: para registro de enfermagem no prontuário do paciente e outros documentos de enfermagem [Internet]. [Brasília]: COFEN, [s.d., capturado em 11 mar. 2019]. Disponível em: http://www.cofen.gov.br/wp-content/uploads/2016/08/Guia-de-Recomenda%C3%A7%C3%B5es-CTLN-Vers%C3%A3o-Web.pdf.
5. Pedrosa KKA, Souza MFG, Monteiro AI. O enfermeiro e o registro de enfermagem em um hospital público de ensino. Rev Rene. 2011;12(3):568-73.
6. Setz VG, D'Innocenzo M. Avaliação da qualidade dos registros de enfermagem no prontuário por meio da auditoria. Acta Paul Enferm. 2009;22(3):313-7.
7. Kautz DD, Van Horn ER. An exemplar of the use of NNN Language in developing evidence-based practice guidelines. Int J Nurs Terminol Classif. 2008;19(1):14-9.
8. Cortez EA, Soares GRS, Silva ICM, Carmo TG, Carmo TG. Preparo e administração venosa de medicamentos e soros sob a ótica da Resolução COFEN n° 311/07. Acta Paul Enferm. 2010;23(6):843-51.
9. Faklh FT, Freitas GF, Secoli SR. Medicação: aspectos ético-legais no âmbito da enfermagem. Rev Bras Enferm. 2009;62(1):132-5.
10. Brasil. Conselho Federal de Enfermagem. Resolução n° 429, de 30 de maio de 2012. Dispõe sobre o registro das ações profissionais no prontuário do paciente, e em outros documentos próprios da Enfermagem, independente do meio de suporte – tradicional ou eletrônico. Diário Oficial da União. 8 jun. 2012;Seção 1:288-9.

11. Borges FFD, Azevedo CT, Amorim TV, Figueiredo MAG, Ribeiro RGM. Importância das anotações de enfermagem segundo a equipe de enfermagem: implicações profissionais e institucionais. Revista de Enfermagem do Centro-Oeste Mineiro. 2017;7:e1147.
12. Linch GFC, Müller-Staub M, Silva ERR. Qualidade dos registros de enfermagem e linguagem padronizada: revisão de literatura. OBJN. 2010;9(2):1-11.
13. Herdman TH, Kamitsuru S, organizadores. Diagnósticos de enfermagem da NANDA-I: definições e classificação 2018-2020. 11. ed. Porto Alegre: Artmed; 2018.
14. Moorhead S, Johnson M, Maas ML, Swanson E. NOC: classificação dos resultados de enfermagem. 5. ed. Rio de Janeiro: Elsevier; 2016.
15. Brasil. Conselho Federal de Enfermagem. Resolução nº 358, de 15 de outubro de 2009. Dispõe sobre a sistematização da assistência de enfermagem e a implementação do processo de enfermagem em ambientes, públicos e privados, em que ocorre o cuidado profissional de enfermagem, e dá outras providências. Diário Oficial da União. 23 out. 2009;Seção 1:179.
16. Brasil. Conselho Federal de Enfermagem. Resolução nº 311/2007 – revogada pela Resolução COFEN nº 564/2007. Aprova a reformulação do código de ética dos profissionais de enfermagem [Internet]. Brasília: Conselho Federal de Enfermagem; 2017 [capturado em 11 mar. 2019]. Disponível em: http://www.COFEn.gov.br/resoluo-COFEn-3112007_4345.html.
17. Brasil. Conselho Federal de Enfermagem. Resolução nº 545, de 9 de maio de 2017. Atualiza a norma que dispõe sobre a forma de anotação e o uso do número de inscrição pelos profissionais de enfermagem. Diário Oficial da União. 17 maio 2017;Seção 1:135.
18. Bulechek MG, Butcher HK, Dochterman JM, Wagner CM. NIC: classificação das intervenções de enfermagem. 6. ed. Rio de Janeiro: Elsevier; 2016.
19. Ali S, Sieloff CL. Nurse's use of power to standardise nursing terminology in electronic health records. J Nurs Manag. 2017;25(5):346-353.
20. Gonçalves VLM. Anotação de enfermagem. In: Cianciarullo TI, Gualda DMR, Melleiro MM, Anabuki MH. Sistema de assistência de enfermagem: evolução e tendência. São Paulo: Ícone; 2001.

Enfermagem baseada em evidências

3

Dulce Aparecida Barbosa
Mônica Taminato

A tecnologia e o acesso a informações evoluem de forma muito acelerada, e a formação do profissional enfermeiro deve acompanhar esse desenvolvimento. Para isso, muitos desafios devem ser superados, e diversas competências e habilidades são necessárias para transpor as novas demandas do mercado de trabalho, que a academia e a sociedade propõem a esse profissional.

Outro grande desafio é formar profissionais com capacidade de divulgar em literatura indexada e avaliar o impacto das intervenções de enfermagem que contribuam de maneira preventiva, com redução da morbimortalidade e melhoria da qualidade de vida dos pacientes, dos familiares e dos sistemas de saúde.[1]

Profissionais da saúde, consumidores, pesquisadores e formuladores de políticas têm acesso à quantidade crescente de informação científica disponível. É improvável, contudo, que todos terão tempo e recursos para identificar e avaliar essas evidências e incorporá-las às decisões em saúde.[2]

A revisão sistemática (RS) é um método moderno utilizado para a avaliação de um conjunto de informações contidas na literatura de forma não tendenciosa. O consumo desse tipo de estudo é uma alternativa para atualização profissional, incorporação de inovações e facilitação da tomada de decisão em saúde.[2] Tem como uma das funções primárias resumir informações de vários estudos com a finalidade de responder a uma pergunta/questão de diagnóstico, prevenção ou tratamento por meio da síntese e avaliação crítica das evidências.[3]

Determinar quais intervenções apresentam melhor resposta terapêutica ou menos efeitos adversos é extremamente importante para os usuários, profissionais e formuladores de políticas. Pesquisas individuais raramente são suficientes para definir tais efeitos.[2]

A RS constitui um método moderno de pesquisa, classicamente chamado de estudo secundário, por utilizar, simultaneamente, estudos primários e um conjunto de dados. Embora possa ser aplicada em várias áreas da medicina ou da biologia, a RS é mais frequentemente utilizada para que sejam obtidas provas científicas de intervenções na saúde.[4]

A RS da literatura tem por objetivo reunir estudos semelhantes e disponíveis, avaliando-os criticamente em sua metodologia e reunindo-os em uma síntese ou nova análise estatística chamada metanálise. Por sintetizar estudos primários sobre a mesma temática, mesmo delineamento e adequada qualidade metodológica, é considerada o melhor nível de evidência para tomada de decisões em questões sobre terapêutica.[1,2]

Esse método é objetivo e transparente para identificar, avaliar e resumir todos os resultados relevantes da pesquisa. Quando bem conduzida, fornece as evidências mais confiáveis sobre os efeitos de testes, tratamentos, eventos adversos, eficácia e segurança.

Evolução da pesquisa em enfermagem à prática baseada em evidências

Florence Nightingale é considerada a precursora da enfermagem moderna. Nos hospitais militares ingleses, exerceu a função de superintendente e selecionou enfermeiras para executarem os cuidados aos doentes. Realizou um brilhante trabalho na organização dos espaços hospitalares, transformando-os em unidades de recuperação da saúde dos soldados.[6]

Foi na década de 1970 que teve início a origem da prática baseada em evidências (PBE). Para alcançar maior eficiência e efetividade na aplicação de recursos do Sistema de Saúde do Reino Unido, o epidemiologista Archibald Cochrane preconizou decisões à base de pesquisas, principalmente ensaios clínicos randomizados, que norteassem diretrizes para a prática clínica e a contenção de gastos.[7]

Na década de 1980, foi organizada, na Universidade McMaster, do Canadá, a medicina baseada em evidências, entendida pela utilização de critérios de maior certeza, apoiados em um processo previamente estipulado de busca, avaliação e uso dos resultados de pesquisas, como base para decisões clínicas de diagnóstico, prognóstico, tratamento ou gerenciamento.[4]

Na década de 1990, foi criada a *Cochrane Collaboration*, rede internacional de informações de revisões, com ensaios clínicos, que disponibilizam informações científicas em todos os campos da saúde. Com a pretensão de reprodutibilidade, tal processo articula o tripé epidemiologia, bioestatística e informática.[7]

O movimento designado de PBE teve origem na constatação de que as evidências geradas por pesquisadores em todo o mundo não chegavam aos profissionais da saúde e pacientes de modo atualizado e confiável.

Esse movimento se desenvolveu com o propósito de preencher essa lacuna entre pesquisa e prática. Fundamenta-se na aplicação de conhecimentos básicos de epidemiologia e bioestatística para avaliar a evidência clínica quanto à sua validade e utilidade potencial. Praticar com base em evidências é integrar as melhores evidências de pesquisa à habilidade clínica do profissional e à preferência do paciente.[2,5]

A qualidade da evidência é atribuída conforme sua validade e relevância. Isso quer dizer que, antes de se usar uma informação em uma decisão clínica, ela deve ser avaliada quanto à sua acurácia, relevância e aplicabilidade na situação em questão e deve ser utilizada cotidianamente para busca de soluções de problemas da assistência à saúde para tomada de decisões em saúde. O uso da informação baseada em evidências deve estar aliado a consensos de especialistas, habilidade/experiência clínica, preferências do usuário e legislações.[2]

A enfermagem baseada em evidência pode ser definida como o uso consciencioso, explícito e criterioso de informações derivadas de teorias e pesquisas para a tomada de decisão sobre o cuidado prestado a indivíduos ou grupo de pacientes, levando em consideração as necessidades individuais e preferências.[1]

A enfermagem baseada em evidências requer habilidades que não são tradicionais na prática clínica, pois exige identificar as questões essenciais nas tomadas de decisão, buscar informações científicas pertinentes à pergunta e avaliar a validade das informações.[1]

Entre essas habilidades, destacamos:

- **Conceituais:** raciocínio clínico, poder de síntese e atualização contínua
- **Participativas:** envolvimento, capacitação e potencial facilitador da interdisciplinaridade
- **Liderança:** capacidade de transformação, envolvimento da equipe e administração interativa
- **Assistenciais:** assistência a pacientes com diferentes níveis de complexidade
- **Habilidades e competências:** promover, prevenir e recuperar por meio do cuidar e da educação permanente, preservando a identidade individual e familiar de cada paciente

Revisão sistemática

Após os anos 2000, houve um aumento expressivo de publicações, o que trouxe desafios constantes para a tomada de decisões e para a análise sobre uma condição de saúde, evento adverso ou mesmo melhoria de qualidade de vida, pois muitos estudos são publicados sobre o mesmo assunto.[2,8]

A alternativa mais consciente para delinear e distinguir abordagens distintas sobre o mesmo assunto é o consumo de RS realizadas por profissionais e estudiosos que se dedicam a analisar criteriosamente, sintetizar informações e conhecimentos sobre um determinado assunto e desenvolver um novo estudo, utilizando as melhores pesquisas da área, a fim de que o produto final seja de alta qualidade e confiabilidade e de fácil acesso e entendimento para os consumidores.[2,3]

Importância da revisão sistemática na difusão de informações em saúde

O processo de tomada de decisões em saúde é geralmente baseado na aplicação consciente de informações por regras explicitamente definidas. Essa informação pode ser quantificada, modelada e inserida em diretrizes de conduta clínica baseadas em evidência.[1,2,9]

No entanto, grande parte do conhecimento na área de enfermagem não é difundida. Teses e dissertações deixam de ser publicadas e estudantes e profissionais não são encorajados a mensurar os resultados obtidos a partir de uma determinada intervenção de enfermagem. Por isso, é necessário esforço para disseminar achados e sínteses de pesquisas (RS com ou sem metanálise), que gerarão diretrizes clínicas de enfermagem baseada em evidências.[1,10]

Em contrapartida, a quantidade e a complexidade de informações na área da saúde e o tempo limitado dos profissionais geram a necessidade do desenvolvimento de processos que proporcionem maior agilidade e confiabilidade no acesso aos resultados oriundos de pesquisas. Assim, a RS é um recurso importante da PBE, em que os resultados de pesquisas são coletados, categorizados, avaliados e sintetizados.[1,10]

Dessa forma, se os enfermeiros ou outros profissionais da saúde procuram basear suas práticas na melhor evidência, os artigos de revisão apresentam-se como uma boa alternativa para se conhecer as principais e mais atualizadas evidências em uma questão específica.

A RS é um método de pesquisa que agrupa estudos primários sobre uma questão clínica específica, avaliando e sintetizando as informações obtidas. Os métodos de seleção e avaliação dos artigos incluídos na revisão são bem definidos e explicitados aos leitores, permitindo que estes avaliem possíveis vieses, melhorando a segurança e a acurácia das conclusões.

Ela difere da revisão tradicional por procurar superar o risco de viés em todas as etapas, seguindo um método rigoroso de busca e seleção de pesquisas, avaliação da relevância e validade dos estudos a serem incluídos, assim como na forma de agrupar os resultados encontrados.[2]

As Práticas em Saúde Baseada em Evidências devem sustentar e integrar a prática clínica e assistencial, auxiliando na tomada de decisão de maneira cotidiana desde os profissionais da ponta aos gestores.

Elaboração do projeto de revisão sistemática

Formulação da questão central da pesquisa

A publicação de um artigo único com o que há de melhor em termos de evidência na área exige uma **pergunta (questão central)** que seja relevante e inédita, evitando, assim, esforços duplicados.

O primeiro passo, então, para a realização de uma pesquisa é a definição da pergunta do estudo, que deve ser bem formulada. É a primeira instância de uma proposta de pesquisa e está relacionada a questionamentos, dúvidas ou dados conflitantes encontrados pelo próprio pesquisador em relação a uma intervenção, cuidado ou política de saúde.[1]

A prática clínica diária costuma ser uma fonte rica de problemas sujeitos à investigação, norteando o pesquisador para perguntas clinicamente significativas, com respostas que impactem no manejo das condições clínicas e na melhor condição de saúde da população.

Outra fonte cotidiana são os aspectos sociais de relevância para a equipe de saúde, que podem trazer à tona questões clínicas sobre condições atuais. Bons exemplos são: medidas de prevenção de infecção, tecnologias em infusões, populações especiais, entre outras.

A pergunta precisa ser originada de uma necessidade potencial ou real dos profissionais ou da sociedade, podendo sua resposta gerar ou refinar o conhecimento na área de enfermagem e influenciar a prática clínica. Resumindo, os problemas de pesquisa devem ser focados em preocupações reais e atuais, ser metodologicamente viáveis e procurar construir conhecimentos ou teorias.

Pergunta principal

A pergunta da pesquisa pode ser desmembrada em quatro partes didáticas: tema, problema, questão e hipótese.

O **tema** pode ser descrito como a área de interesse do pesquisador ou o assunto mais abrangente que ele deseja desenvolver, enquanto o **problema** da pesquisa é a situação específica que causa inquietação e curiosidade. A finalidade da pesquisa é solucionar esse problema ou ainda contribuir para sua solução.

A **questão** da pesquisa se dá pela conversão desse problema em uma pergunta a ser respondida. Ela orientará quais dados serão coletados e como isso será feito, ou seja, o tipo de estudo.

A **hipótese** é uma proposição antecipada à comprovação de uma realidade. É uma pressuposição que antecede a constatação dos fatos e, por esse motivo, pode ser definida como uma formulação provisória do que se procura conhecer e, consequentemente, são sugeridas respostas para o problema ou assunto da pesquisa. Dessa forma, a hipótese é a previsão de resposta que o investigador acredita que irá encontrar, podendo ser corroborada ou refutada ao término do estudo.

Protocolo de revisão sistemática

O protocolo de RS deve contemplar as seguintes etapas: introdução, critérios de inclusão e exclusão, estratégias de busca, seleção dos estudos, extração dos dados, avaliação da qualidade metodológica e síntese dos dados.

O método **PICOS** é uma forma de esboçar a ideia de forma prática e que ajudará a organizar o raciocínio para escrever o projeto de RS, além de ser a base para a elaboração da estratégia de busca dos estudos.

O "P" significa população – qual população você pretende estudar? Por exemplo, adultos com câncer ou crianças com câncer. Definir a população é um passo importante para escrever como será feita a seleção dos participantes.

O "I" significa intervenção – qual(is) será(ão) a(s) intervenção(ões) analisada(s)?

O "C" significa comparação – a intervenção será comparada com o quê? Por exemplo, intervenções de exercício físico e intervenções farmacológicas comparadas a nenhuma intervenção ou a placebo. Pensar nas intervenções contribuirá na delimitação do tema.

O "O" significa desfechos (*outcomes*) – qual(is) desfecho(s) será(ão) analisado(s)? Por exemplo, a qualidade de vida, a mortalidade. Os desfechos devem ser relevantes primeiramente ao paciente.

O "S" significa tipos de estudo (*study design*) – qual(is) tipo(s) de estudo(s) será(ão) incluído(s) na RS? Por exemplo, somente ensaios clínicos randomizados (ECR) ou outros estudos, como coortes, séries de casos, entre outros.

A realização de uma RS se dá com participação de um determinado grupo de pesquisadores. Os autores definem um tema específico, geralmente com a finalidade de buscar melhores evidências sobre uma intervenção ou tipo de cuidado, e questionamentos sobre a indicação de uma determinada terapêutica, obedecendo à sequência descrita na **Figura 3.1**.[1,2]

Busca por referências em bases de dados

As principais bases de dados indicadas para a pesquisa das melhores evidências em saúde são:

- Medline via Pubmed
  http://www.ncbi.nlm.nih.gov/pubmed
- Scielo
  http://www.scielo.br

Tópicos de projeto de revisão

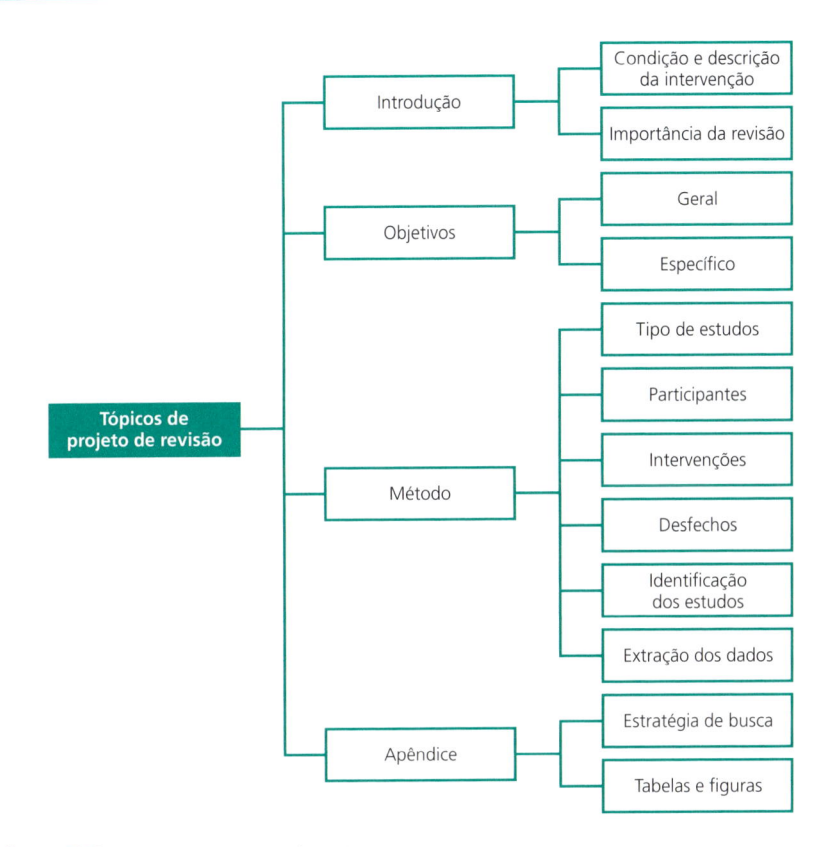

- **Introdução**
  - Condição e descrição da intervenção
  - Importância da revisão
- **Objetivos**
  - Geral
  - Específico
- **Método**
  - Tipo de estudos
  - Participantes
  - Intervenções
  - Desfechos
  - Identificação dos estudos
  - Extração dos dados
- **Apêndice**
  - Estratégia de busca
  - Tabelas e figuras

Figura 3.1 Tópicos de projeto de revisão.

- Portal de Periódicos CAPES/MEC
  http://www.periodicos.capes.gov.br
- Biblioteca Virtual em Saúde
  http://bvsalud.org
- Embase
  http://www.elsevier.com/solutions/embase-biomedical-research
- Lilacs
  http://lilacs.bvsalud.org

A fim de poupar tempo e esforços desnecessários, é importante entender um pouco a linguagem com a qual os buscadores trabalham. Os operadores booleanos permitem que uma pesquisa seja mais sensível ou mais específica sobre o tema a ser pesquisado.[1]

Outro fato que deve ser mencionado são os termos comuns utilizados para indexar informações nas bases de dados – por exemplo, os termos *Medical Subject Headings* (MeSH) ou descritores em ciências da saúde (DeCS), utilizados nas principais bases de dados citadas anteriormente.

Apesar de parecer algo simples, realizar buscas que encontrem o que realmente procuramos exige um entendimento sobre a linguagem dos buscadores das bases de dados.

Termos indexadores em bases de dados

Descritores, termos indexadores e *emtrees* são modelos de palavras que indexam assuntos; por exemplo, se estiver procurando por textos sobre avaliação em enfermagem, estes têm como sinônimo nos DeCS "protocolos em enfermagem". Já no MeSH, *Nursing Assessment* têm como sinônimos: *Assessment, Nursing; Assessments, Nursing; Nursing Assessments; Protocols, Nursing; Nursing Protocol; Protocol, Nursing; Nursing Protocols*.

O método PICOS será utilizado como base para a elaboração da estratégia de busca eletrônica. Geralmente, os desfechos (**O**) não são incluídos na estratégia de busca.

Duas formas de estratégias de busca podem ser utilizadas. Uma busca sensibilizada tem por objetivo encontrar o maior número de artigos possíveis, utilizando todos os termos de interesse. Nessa busca, um maior número de artigos será encontrado; assim, os pesquisadores terão mais trabalho para separar os artigos que atendam aos critérios de inclusão. O lado positivo dessa estratégia de busca é que termos que são da prática ou termos que não são indexados são utilizados, diminuindo a probabilidade de perder algum artigo original que possa ser importante.

A outra estratégia de busca é chamada de específica. Ela se caracteriza por incluir menos termos, ter menor amplitude e obter como resultado a combinação de termos. Nessa busca, serão encontrados menos artigos, e corre-se o risco de perder estudos importantes para a RS.[7]

Uma estratégia de busca deve considerar primeiro: a população-alvo (**P**); a intervenção de interesse (**I**); a(s) intervenção(ões) que deseja comparar (**C**); e o(s) tipo(s) de estudo (**S**) que pretende incluir.

Com a explosão de informação da atualidade e com a tendência anual de crescimento, é cada vez maior a necessidade de entendimento de como os buscadores funcionam. Esse conhecimento poupa tempo e trabalho na seleção de artigos e, mais importante, reduz vieses.

Avaliação da qualidade metodológica

A avaliação da qualidade metodológica é um desafio para a PBE, sendo um aspecto fundamental para ser avaliado nos estudos primários que serão utilizados como fonte de geração de evidências.

Por intermédio dos instrumentos preconizados, observamos aspectos que comprometem a qualidade metodológica e, muitas vezes, aumentam o risco de viés, como falhas, conflito de interesses e manipulação de dados.

O profissional de saúde, além da necessidade de se manter atualizado, deve saber julgar a qualidade da evidência. Várias ferramentas estão disponíveis para a avaliação da qualidade metodológica e/ou risco de viés dos estudos, como *Strengthening the Reporting of Observational Studies in Epidemiology* (STROBE)[10] para estudos observacionais, *Assessing the Methodological Quality of Systematic Reviews* (AMSTAR)[11] e a *ferramenta Cochrane*, utilizada em ECR.[2]

Os enfermeiros, especialmente diante dos desafios das Práticas Avançadas, devem consumir, propor e disseminar evidências, a fim de atender às competências necessárias por meio de guias e relatórios de maneira íntegra, clara e transparente para melhor atender os usuários, diminuindo custos, mortalidade e eventos adversos.[1,12]

A prática clínica baseada na melhor evidência disponível depende da qualidade e da força dos estudos, devendo ser discutida entre o profissional de saúde, os pacientes e os gestores para a tomada de decisão.

Os delineamentos de pesquisa produzem diferentes níveis de evidências e qualidade. Os estudos experimentais são considerados superiores em relação aos observacionais, portanto a primeira estratégia para verificar o nível da evidência produzido por determinado estudo é examinar o tipo de delineamento utilizado.

O instrumento clássico de avaliação da qualidade da evidência é o publicado pelo Oxford Centre for Evidence-based Medicine,[13] no qual a evidência é classificada em 1a, 1b, 1c, 2a, 2b, 2c, 3a, 3b, 4 e 5, conforme a **Tabela 3.1**.

Para que esse processo funcione, é necessário que o profissional mantenha-se atualizado. Contudo, esse é um desafio complexo, considerando o mundo globalizado, a velocidade das informações divulgadas, a grande quantidade e a qualidade variável das informações disponíveis. Uma ferramenta foi desenvolvida por um grupo colaborativo de pesquisadores com objetivo de uniformizar as avaliações e critérios para definição da qualidade das evidências e a força das recomendações. Atualmente, mais de 80 instituições internacionais utilizam o GRADE (Grading of Recommendations Assessment, Development and Evaluation), entre elas a Organização Mundial da Saúde, o National Institute for Health and Clinical Excellence (NICE), a Scottish Intercollegiate Guidelines Network (SIGN), o Centers for Disease Control and Prevention (CDC) e a Cochrane Collaboration.[14]

Tabela 3.1 Nível de evidência científica segundo o Oxford Centre for Evidence-based Medicine

Grau de recomendação	Nível de evidência	Tratamento – Prevenção – Etiologia	Prognóstico	Diagnóstico	Diagnóstico diferencial / Prevalência de sintomas
A	1a	Revisão sistemática de ensaios clínicos controlados randomizados	Revisão sistemática de coortes desde o início da doença. Critério prognóstico validado em diversas populações.	Revisão sistemática de estudos diagnósticos nível 1. Critério diagnóstico de estudos nível 1b, em diferentes centros clínicos.	Revisão sistemática de estudos de coorte (contemporânea ou prospectiva)
	1b	Ensaio clínico controlado randomizado com intervalo de confiança estreito	Coorte desde o início da doença, com perda < 20%. Critério prognóstico validado em uma única população.	Coorte validada, com bom padrão de referência. Critério diagnóstico testado em um único centro clínico.	Estudo de coorte com poucas perdas
	1c	Resultados terapêuticos do tipo "tudo ou nada"	Série de casos do tipo "tudo ou nada"	Sensibilidade e especificidade próximas de 100%	Série de casos do tipo "tudo ou nada"
B	2a	Revisão sistemática de estudos de coorte	Revisão sistemática de coortes históricas (retrospectivas) ou de seguimento de casos não tratados de grupo controle de ensaio clínico randomizado	Revisão sistemática de estudos diagnósticos de nível > 2	Revisão sistemática de estudos sobre diagnóstico diferencial de nível > 2
	2b	Estudo de coorte (incluindo ensaio clínico randomizado de menor qualidade)	Estudo de coorte histórica, seguimento de pacientes não tratados de grupo de controle de ensaio clínico randomizado. Critério prognóstico derivado ou validado somente de amostras fragmentadas.	Coorte exploratória com bom padrão de referência. Critério diagnóstico derivado ou validado em amostras fragmentadas ou banco de dados.	Estudo de coorte histórica ou com seguimento de casos comprometido (número grande de perdas)

(Continua)

Tabela 3.1 Nível de evidência científica segundo o Oxford Centre for Evidence-based Medicine *(Continuação)*

Grau de recomendação	Nível de evidência	Tratamento – Prevenção – Etiologia	Prognóstico	Diagnóstico	Diagnóstico diferencial / Prevalência de sintomas
	2c	Observação de resultados terapêuticos (*outcomes research*). Estudo ecológico.	Observação de evoluções clínicas (*outcomes research*)	–	Estudo ecológico
	3a	Revisão sistemática de estudos de caso-controle	–	Revisão sistemática de estudos diagnósticos de nível > 3b	Revisão sistemática de estudos de nível > 3b
	3b	Estudo de caso-controle	–	Seleção não consecutiva de casos, ou padrão de referência aplicado de forma pouco consistente	Coorte com seleção não consecutiva de casos, ou população de estudo muito limitada
C	4	Relato de casos (incluindo coorte ou caso-controle de menor qualidade)	Série de casos (e coorte prognóstica de menor qualidade)	Estudo de caso-controle ou padrão de referência pobre ou não independente	Série de casos, ou padrão de referência superado
D	5	Opinião de especialistas desprovida de avaliação crítica ou baseada em matérias básicas (estudo fisiológico ou estudo com animais)			

Fonte: Howick.[13]

As recomendações do GRADE têm por objetivo organizar um sistema acessível de evidências, linguagem e avaliações universais, por meio de um instrumento abrangente no processo de avaliação. O foco da avaliação não é apenas no delineamento dos estudos, como é utilizado em outros sistemas de avaliação de evidências; o processo é transparente e sensível para graduar a qualidade das evidências e a força das recomendações analisadas para cada desfecho.[13,14]

Com base na ferramenta GRADE[14] a qualidade da evidência é classificada em quatro níveis: alta, moderada, baixa e muito baixa. É uma ferramenta útil e necessária para a elaboração de diretrizes, protocolos e políticas em saúde, pois auxilia no processo de tomada de decisão e desenvolvimento das recomendações ao analisar a força das recomendações, questão clínica, desfechos e qualidade da evidência, levando em consideração aspectos de equidade, aceitabilidade e viabilidade.[14,15]

Nesse sentido, as PBEs são caracterizadas pela utilização da epidemiologia clínica; ferramentas específicas, sensíveis e transparentes são fundamentais para a sustentação da tomada de decisão individual ou coletiva, podendo contribuir para a fundamentação de uma decisão clínica ou de saúde pública.

Para mais informações

Grupo de Pesquisa CNPq e "Grupo de Epidemiologia, Revisão Sistemática e Modelos Matemáticos em Saúde" da Escola Paulista de Enfermagem: http://dgp.cnpq.br/dgp/espelhorh/3626639720691828

Exercícios (respostas no final do livro)

1. As revisões sistemáticas são classicamente conhecidas como:
   a. Estudo experimental
   b. Estudo secundário
   c. Estudo primário
   d. Estudo observacional

2. Qual ferramenta de avaliação da qualidade metodológica é mais apropriada para os estudos observacionais?
   a. AMSTAR
   b. PRISMA
   c. GRADE
   d. STROBE

Referências

1. Barbosa D, Taminato M, Fram D, Belasco A. Enfermagem: baseada em evidências. São Paulo: Atheneu; 2014.
2. Higgins JPT, Green S, editors. Cochrane handbook for systematic reviews of interventions: version 5.1.0: [updated March 2011]. [S. l.]: The Cochrane Collaboration; 2011.
3. Bhurke S, Cook A, Tallant A, Young A, Williams E, Raftery J. Using systematic reviews to inform NIHR HTA trial planning and design: a retrospective cohort. BMC Medical Research Methodology. 2015;15:108.
4. Atallah NA, Castro AA. Revisões sistemáticas da literatura e metanálise: a melhor forma de evidência para tomada de decisão em saúde e a maneira mais rápida de atualização terapêutica. Diagnóstico & Tratamento. 1997;2(2):12-5.
5. Tonini NS, Fleming SF. História de enfermagem: evolução e pesquisa. Arq Cienc Saúde Unipar. 2002;6(3)131-134.
6. Cochrane AL. Effectiveness and efficiency: random reflections on health services. London: Nuffield Provincial Hospitals Trust; 1972.

7. Silva V, Grande AJ, Martimbianco AL, Riera R, Carvalho AP. Overview of systematic reviews – a new type of study: part I: why and for whom? Sao Paulo Med J. 2012;130(6):398-404.
8. Khangura S, Polisena J, Clifford TJ, Farrah K, Kamel C. Rapid review: an emerging approach to evidence synthesis in health technology assessment. Int J Technol Assess Health Care. 2014;30(1):20-7.
9. Galvão CM, Sawada NO, Trevizan MA. Revisão sistemática: recurso que proporciona a incorporação das evidências na prática da enfermagem. Rev Latino-Am Enfermagem. 2004;12(3):549-56.
10. von Elm E, Altman DG, Egger M, Pocock SJ, Gøtzsche PC, Vandenbroucke JP, et al. Strengthening the Reporting of Observational Studies in Epidemiology (STROBE) statement: guidelines for reporting observational studies. J Clin Epidemiol. 2008;61(4):344-9.
11. Shea BJ, Reeves BC, Wells G, Thuku M, Hamel C, Moran J, et al. AMSTAR 2: a critical appraisal tool for systematic reviews that include randomised or non-randomised studies of healthcare interventions, or both. BMJ. 2017;358:j4008.
12. Buccheri RK, Sharifi C. Critical appraisal tools and reporting guidelines for evidence-based practice. Worldviews Evid Based Nurs. 2017;14(6):463-472.
13. Howick J, Chalmers I, Glasziou P, Greenhalgh T, Heneghan C, Liberati A, et al. The 2011 Oxford CEBM levels of evidence: introductory document [Internet]. Oxford: Centre for Evidence-Based Medicine; 2016 [capturado em 11 mar. 2019]. Disponível em: https://www.cebm.net/index.aspx?o=5653.
14. Guyatt G, Oxman AD, Sultan S, Brozek J, Glasziou P, Alonso-Coello P, et al. GRADE guidelines: 11. Making an overall rating of confidence in effect estimates for a single outcome and for all outcomes. Journal of Clinical Epidemiology. 2013;66(2):151-7.

4 Comunicação terapêutica

Maria Cristina Mazzaia
Wanda Cristina Sawicki

Comunicação é um meio de relacionamento pelo qual os indivíduos compartilham opiniões, ideias, informações, mensagens e sentimentos, podendo influenciar comportamentos e causar reações; sofre influência das crenças, da cultura, da realidade e da história de vida dos envolvidos.[1]

Nos serviços de atenção à saúde, a comunicação entre profissionais, gestores e usuários configura-se primordial para a humanização da assistência, conforme estabelecido por uma das diretrizes da Política Nacional de Humanização, que discorre sobre a importância do estabelecimento de vínculos, a construção de redes de cooperação e a participação coletiva no processo de gestão, ou seja, aspectos importantes em processos comunicacionais.[2] Processos efetivos de comunicação, com abordagens claras e concisas, também influenciam ações de segurança para o cuidado, não somente para a equipe e o serviço de saúde, mas, principalmente, para o usuário, pois promove a continuidade e a integralidade da assistência.[3]

O relacionamento interpessoal entre profissionais de saúde e usuários utiliza, então, a comunicação como elemento básico, permitindo aos envolvidos no processo a compreensão de seus problemas e das propostas para um possível plano de tratamento.[1] O profissional que demonstra habilidades em comunicação pode ser mais eficaz para lidar com diversas situações. Assim, comunicar-se é uma habilidade essencial na formação dos profissionais da saúde.[4]

A prática do cuidado de enfermagem se dá na interação entre o profissional de enfermagem e o paciente, pois, na maior parte das vezes, essa prática promove aproximação e necessidade de conhecimento mútuo, de tal modo que, mesmo que palavras não sejam trocadas, o processo de comunicação se estabelece de alguma forma.

Peplau,[5] na teoria das relações interpessoais em enfermagem, enfoca o potencial terapêutico do relacionamento interpessoal e mostra que, embora o enfermeiro possa administrar medicamentos e auxiliar em outros tratamentos, o principal modo como ele influencia o atendimento ao indivíduo é por meio do uso que faz do seu conhecimento e habilidades a respeito de relacionamento e comunicação, ou seja, por meio da sua atitude relacional. Para que seja possível contribuir com o indivíduo por meio do relacionamento, é necessário que se desenvolva um sentimento de confiança e respeito mútuo, resultando no aprendizado e no crescimento de ambos.[4]

Existem alguns conhecimentos e habilidades que um enfermeiro deve apresentar para que se estabeleça um bom relacionamento interpessoal: observação, comunicação, aceitação, empatia e disponibilidade para ouvir o que o outro tem a dizer, além de disposição para ofertar ajuda.[6]

O comportamento empático, que é a capacidade de se colocar no lugar de alguém e aproximar-se de seus sentimentos sem ter necessariamente que passar pelo que o outro passa, facilita a sintonia do enfermeiro com as necessidades do indivíduo, sendo uma característica essencial para que se estabeleça um relacionamento interpessoal fundamentado no respeito.

Os enfermeiros necessitam de conhecimentos e habilidades em relação aos dois tipos de comunicação, verbal e não verbal. A comunicação verbal diz respeito à utilização da palavra falada ou escrita, e a comunicação não verbal diz respeito à utilização de outras formas de comunicação, principalmente gestos, expressões, forma de se vestir, modulações verbais, que, combinadas à comunicação verbal, acabam por constituir o processo de comunicação.[7]

O comportamento observável é o resultado da comunicação não verbal, o que comunicamos sem a utilização da palavra falada, podendo tanto confirmar como não confirmar a comunicação verbal, e também é o principal veículo de comunicação de sentimentos.

Então, além de habilidades de comunicação, o enfermeiro deve desenvolver habilidades para a observação de comportamentos, instrumento básico do cuidado que possibilita a aproximação do profissional de saúde à subjetividade e singularidade da pessoa. É importante destacar, ainda, que, assim como os pacientes comunicam não verbalmente, também o profissional de saúde o faz, e este é observado por aqueles durante todo o tempo de interação ou até quando distantes. Assim, o profissional de saúde deve perceber-se, conhecer-se e atentar para o que possa estar transmitindo de forma não verbal. Tudo isso é importante para que sua comunicação, de forma global, seja assertiva, efetiva e realmente terapêutica.[8]

Comunicação terapêutica

O profissional de saúde contribui para o desenvolvimento do indivíduo quando utiliza todo o seu conhecimento sobre comunicação para ajudá-lo a compreender aquilo que lhe é transmitido, perceber-se na situação que vivencia, aceitar situações que são apresentadas como imutáveis, perceber possibilidades em situações avaliadas como limítrofes, perceber suas potencialidades e limites na resolução de conflitos, buscar uma forma autônoma de viver e viver de forma a sentir-se realizado.

Segundo Stefanelli e Carvalho,[9] a utilização da comunicação conforme descrita é uma competência a ser desenvolvida pelos profissionais de saúde e, assim, denomina-se comunicação terapêutica quando utilizada nos cenários de atenção em saúde, independentemente do nível de atenção.

O enfermeiro deve ampliar seu conhecimento sobre comunicação e utilizá-lo com propriedade, adequando-o a cada situação, ou seja, respeitando a singularidade e subjetividade de cada indivíduo e/ou grupo, utilizando-se de flexibilidade e criatividade para a realização do processo de enfermagem. Comunicar-se de forma efetiva é uma habilidade que deve ser desenvolvida para alcançar as competências relacionais.

A comunicação terapêutica, então, constitui-se de estratégias para promover o processo de comunicação e o processo relacional. Os termos "técnica" e "estratégia" podem sugerir algo metódico e repetitivo; no entanto, para que a comunicação se torne terapêutica, é necessário que técnicas e/ou estratégias sejam utilizadas com criatividade, respeitando o nível de compreensão dos envolvidos no processo.

Para facilitar não somente o aprendizado, como também a utilização da comunicação terapêutica enquanto estratégia, esta foi dividida em três grupos de técnicas por Stefanelli e Carvalho:[9] de **expressão**, de **clarificação** e de **validação**.

Maldonado e Canella[10] discorrem sobre formas benéficas de comunicação e formas típicas de comunicação. A primeira contempla estratégias que facilitam as relações, e a segunda, mais utilizada, dificulta os processos relacionais e de desenvolvimento pessoal semelhantes à comunicação terapêutica e não terapêutica de Stefanelli e Carvalho.[9]

São apresentadas, a seguir, as estratégias de comunicação classificadas como terapêuticas e não terapêuticas, baseadas nos estudos de Stefanelli e Carvalho,[9] Maldonado e Canella.[10]

Técnicas de comunicação terapêutica – expressão

As técnicas de expressão são utilizadas para facilitar a expressão de pensamentos e sentimentos dos indivíduos e são as mais apropriadas para iniciar uma interação. Para o enfermeiro experiente, iniciar uma interação pode não ser um momento tenso, porém, para aquele em processo de formação ou recentemente formado, o início dessa interação pode, sim, representar uma situação muito tensa.

Com o conhecimento e utilização das estratégias de expressão, a ansiedade e a tensão podem ser reduzidas nos primeiros passos de uma relação, contribuindo de forma efetiva para a coleta de dados. As técnicas de expressão contribuem para que o indivíduo perceba suas necessidades e torne-se mais objetivo e eficaz em sua comunicação.

As principais estratégias no que tange à expressão são: usar frases descritivas, permitir ao indivíduo que escolha o tema, fazer perguntas, ouvir reflexivamente, verbalizar aceitação, verbalizar interesse, usar frases com sentido aberto ou reticente, repetir comentários ou últimas palavras ditas pelo indivíduo, devolver a pergunta feita, colocar em foco a ideia principal, verbalizar dúvidas, dizer não, estimular a expressão de sentimentos subjacentes e usar terapeuticamente o humor.

A linguagem clara, com mensagens resumidas e informações precisas, facilita a compreensão; assim, termos técnicos e profissionais devem ser evitados, sendo preferível a utilização de **frases descritivas** e bem explicadas em todas as situações. O enfermeiro deve utilizar sua criatividade para ser bem compreendido, comunicando todo o conteúdo necessário, porém de forma concisa.

A utilização de **temas de interesse** do indivíduo é uma forma de dar início ao contato; assim, o enfermeiro também deve utilizar sua criatividade para, ao desenvolver o tema do indivíduo, introduzir os temas de interesse para a realização da atenção necessária.

Fazer perguntas é uma técnica que estimula o indivíduo a se expressar, já que ele precisará responder aos questionamentos, devendo ser realizada de forma clara e utilizando palavras e termos conhecidos pelos interlocutores. O enfermeiro deve esperar o tempo necessário para a compreensão da pergunta e elaboração da resposta pelo indivíduo, principalmente na presença de pessoas que podem estar lentificadas por idade já avançada, devido a sofrimento psíquico ou a outras alterações mentais, ou mesmo pelo uso de medicamentos.

No momento da realização da anamnese de enfermagem, o profissional enfermeiro realiza um grande número de perguntas. Algumas são objetivas, já que necessitam de informações precisas, como idade, local de nascimento, estado marital, entre outras. Outras, no entanto, devem ser realizadas de forma a propiciar que o indivíduo fale; se essa for a necessidade, o enfermeiro deve evitar questões que possam ser respondidas com "sim" ou "não". O início de questionamentos com "por que" ou "como" deve ser evitado, a não ser na situação em que o enfermeiro já tenha estabelecido um vínculo de confiança com seu interlocutor e, mesmo assim, deve utilizar as palavras citadas com critério.

Prevenir o interlocutor sobre a quantidade de perguntas e, dependendo da situação, sobre alguns conteúdos desses questionamentos, facilita a aceitação para respostas e muitas vezes estimula a colocação de conteúdos. As perguntas são realizadas para a obtenção de informações, mas também, e principalmente, para ajudar os indivíduos a refletirem sobre o que ouvem ou dizem.

O enfermeiro deve evitar a realização de perguntas que podem **induzir respostas**. Isso pode ocorrer de forma involuntária, mas também pode ser utilizada de forma a induzir o outro a responder aquilo que desejamos ouvir. Quando questionamos, devemos dar oportunidade ao outro de escolher como quer ou necessita responder àquele questionamento. Esse cuidado promove a possibilidade de conhecer a real situação do outro; assim, perguntar como o indivíduo tem passado ou passou a noite é a maneira correta de questionar, e não perguntar se o indivíduo tem passado bem ou se passou bem a noite, pois, assim, induzimos o indivíduo a responder que passou bem.

A realização de perguntas é fundamental na atenção em saúde, e isso só deve ser feito quando existir aplicação para os conteúdos a serem revelados. Deve-se, portanto, atentar para a curiosidade do profissional, pois esta deve estar alinhada às necessidades dos indivíduos atendidos.

Para que seja possível a compreensão do que realmente é importante para o indivíduo, o enfermeiro deve lançar mão do **ouvir reflexivamente**, que é um processo voluntário para o qual se faz necessário atenção. O enfermeiro deve, então, estar focado no conteúdo transmitido pelo outro para relacionar os pontos de interesse, percebendo o que é de interesse do outro, mas que não está sendo apresentado. Utilizar, em alguns momentos, expressões como "continue", "estou te acompanhando", entre outras, contribui para que o outro perceba que está sendo acompanhado e valorizado. O enfermeiro deve ouvir atentamente, ser compreensivo e analisar sem realizar julgamento valorativo do que está sendo explanado.

Aceitar o outro é uma condição para que este se sinta seguro e pronto para interagir e implica no comportamento empático do enfermeiro. **Aceita-se** o indivíduo, e não seu comportamento, e isso deve ficar claro a ele, pois a condição de saúde abalada pode suscitar comportamentos inadequados e regredidos. Abordar o indivíduo sobre seu comportamento, demonstrando preocupação com ele, de forma empática e sem julgamentos, favorece a percepção de que é aceito e de que o que ele está verbalizando e expressando é valorizado; por esse motivo, o enfermeiro deve ficar atento à congruência entre o que é expressado verbalmente e não verbalmente.

O enfermeiro **demonstra interesse** pelo indivíduo quando o trata pelo nome, reforçando sua importância e olhando nos olhos dele durante a interação, assim como deve verbalizar a percepção dos esforços do indivíduo e também de suas mudanças de comportamento com expressão positiva da compreensão do que está sendo expresso. Ao ter conhecimento das percepções do enfermeiro, o indivíduo sente-se acompanhado e seguro para se expressar e mais envolvido em seu processo de tratamento.

Usar frases com sentido aberto ou reticentes e **repetir comentários** são importantes para que o indivíduo possa ser mantido no tema de interesse para seu cuidado; além disso, também contribui para que o indivíduo volte a falar no caso de ter interrompido o diálogo. O enfermeiro utiliza a estratégia, repetindo informações dadas pelo indivíduo, acrescentando entonação da voz, sugerindo que complete a frase iniciada pelo enfermeiro. Nesse caso, o indivíduo sente-se aceito e compreendido e pode refletir sobre seus conteúdos, pois estes são utilizados pelo enfermeiro. Como neste exemplo: "O Sr. vinha referindo que a orientação sobre seu curativo foi...".

Outra forma de manter o indivíduo no tema de interesse e também de demonstrar a ele que o que pensa é o que realmente importa é a **devolução da pergunta** realizada por ele. A técnica deve ser utilizada, principalmente, quando o indivíduo solicita ao enfermeiro sugestões sobre quais decisões deve tomar. Quando o enfermeiro devolve a questão de forma respeitosa, reforça ser esse o foco da interação e estimula sua autoestima e sensação de confiança. As oportunidades de responder algumas questões realizadas pelos indivíduos devem ser consideradas pelos profissionais de saúde com a finalidade de aproximar o indivíduo e fortalecer vínculos.

Os temas que preocupam o indivíduo nem sempre são apresentados de forma clara; assim, o enfermeiro deve ouvir reflexivamente para identificar o que realmente preocupa o indivíduo que apresenta dificuldade ou sente-se envergonhado para comunicar. Em geral, os **temas de interesse** se repetem, são iniciados e não desenvolvidos. O enfermeiro pode realizar perguntas relacionadas à **ideia principal** percebida, de forma discreta, oportunizando ao indivíduo o desenvolvimento do tema. Outra possibilidade é a **verbalização de dúvidas**.

Outro aspecto que pode ser observado no momento em que o enfermeiro busca a ideia principal são os sentimentos apresentados pelo indivíduo, porém não percebidos por ele; assim, o enfermeiro pode contribuir, relatando a ele, de forma discreta e cuidadosa, sobre sua percepção e pode solicitar, também, a sua confirmação. Ressalta-se que o estímulo à **expressão de sentimentos subjacentes** ocorre na medida em que o enfermeiro já tenha desenvolvido um vínculo com o indivíduo e o conhece, além de seu comportamento, atitudes e crenças.

Para que o enfermeiro **utilize de forma terapêutica o humor**, ele também deve ter um conhecimento mais aprofundado do indivíduo e utilizar o humor no advento de temas gerais e não pessoais. A aproximação entre enfermeiro e indivíduo é necessária para que ambos tenham compreensão de que observações utilizando o humor são para descontração e relaxamento, para a quebra de tensão, não devendo nunca ser interpretadas como situações de desrespeito.

Cabe lembrar que manter-se em silêncio ou falar de forma ininterrupta podem ser sinais de ansiedade e medo, e falar sobre essa sensação e esse sentimento contribui para reduzir o nível de ansiedade e facilita processos comunicacionais e o foco nos temas de interesse.

Técnicas de comunicação terapêutica – clarificação

As mensagens devem ser compreendidas pelos envolvidos no processo de comunicação, assim a linguagem deve ser comum, portanto, clara.

São técnicas de comunicação de clarificação: estimular comparações, solicitar o esclarecimento de termos incomuns ou desconhecidos, solicitar que sejam identificados o sujeito da ação e descrever eventos em sequência lógica.

Na interação não é incomum a não compreensão de algumas situações apresentadas pelo indivíduo, visto que o relato é sempre imbuído de emoção e afeto já vivenciados, e, nesses casos, a explanação descritiva pode não ocorrer. Assim, é necessário que o enfermeiro, algumas vezes, realize **comparações** para que sejam confirmadas pelo indivíduo, como no caso de comparar a intensidade da dor com outra situação de dor vivenciada e conhecida pelo enfermeiro. Comparar uma situação de dor com situação anterior pode tornar o profissional de saúde informado sobre como o indivíduo percebe a situação atual e com que intensidade.

A solicitação de **esclarecimento de termos incomuns** deve ser muito explorada, principalmente quando estão envolvidas diferenças sociais, culturais ou mesmo de idioma. Como exemplo, temos uma situação em que o enfermeiro, ao entrar em uma enfermaria onde esperava encontrar dois pacientes, mas encontrou apenas um, indagou àquele que se encontrava no leito sobre o paradeiro do outro, ao que foi respondido "foi viajar". O enfermeiro preocupou-se com a possibilidade de evasão do paciente quando este adentrou ao quarto. Ocorre que "ir viajar" era a forma do informante dizer que alguém tinha ido ao banheiro evacuar! Destaca-se, com isso, a necessidade de tornar clara a comunicação antes de qualquer reação.

Utilizar termos como "eles" e "todos" são comuns nos relatos dos indivíduos, assim como ouvir: "Eles entram aqui e fazem isto...". Quem são eles? Essa é a indagação que não deve ser negligenciada pelo enfermeiro. Quando se **identifica o sujeito da ação**, tornam-se conhecidos não somente os fatos, mas também os envolvidos. Além disso, deve-se procurar saber a **ordem cronológica** dos fatos ocorridos; ou seja, solicitar ao indivíduo que narre as situações de interesse conforme o ocorrido – primeiro, o que deu início à situação e, após, o que ocorreu em sua sequência, e assim por diante, pois isso proporciona a compreensão do desenvolvimento da ocorrência, como também de possibilidades de intervenção.

Técnicas de comunicação terapêutica – validação

As mensagens transmitidas pelos indivíduos devem ser não somente clarificadas, mas também validadas por eles, e isso permite ao enfermeiro evitar avaliações baseadas em sua vivência e impressões pessoais, o que seria um julgamento de valor. Na verdade, quando validamos uma mensagem, estamos consultando o indivíduo sobre se a nossa compreensão está de acordo com o conteúdo que ele quis transmitir.

Uma forma de validar seria **repetir**, com a utilização de palavras e termos próprios, a mensagem do indivíduo, o que oportunizará a ele ouvir seu conteúdo e refletir sobre ele, além de perceber informações que necessitem ser acrescentadas ou, caso necessário, corrigidas. O enfermeiro pode referir ao indivíduo que vai **repetir a mensagem da maneira que foi entendida** e solicitar que ele faça correções de sua explanação quando julgar necessário.

Pedir ao indivíduo que **repita o que foi dito** também contribui para validar, já que ele pode manter ou modificar o que foi dito. O enfermeiro deve ter o cuidado de não deixar dúvidas quanto à sua intenção, que é a de que todo o conteúdo fique claro e conhecido, não deixando margens para que o indivíduo ache que a solicitação se deve ao fato de o profissional não acreditar nele. Assim, devem e podem ser utilizadas expressões como "não foi possível para mim compreender a sequência do que ocorreu..." ou "tenho dúvidas sobre se o que entendi é exatamente o que o Sr. quis me dizer...". Essas observações preparam o indivíduo para repetir a mensagem, além de demonstrarem respeito e envolvimento do profissional que o atende.

Outra estratégia seria **resumir o conteúdo expresso** pelo indivíduo, destacando os aspectos enfatizados por ele e percebidos pelo enfermeiro como os mais relevantes. A observação da comunicação não verbal do indivíduo, que demonstra a relevância temática, e o ouvir reflexivamente permitem ao enfermeiro a realização desse resumo com destaque aos aspectos relevantes e contribuem para o processo de avaliação crítica do profissional.

Todas oportunidades de interação com um indivíduo, seja na execução de um cuidado ou procedimento ou mesmo em consulta, devem ser compreendidas e utilizadas como oportunidades de comunicação, com o objetivo de proporcionar instrumentos para o autogerenciamento, independência e, principalmente, autonomia. A cada interação, o indivíduo deve tornar-se mais fortalecido para apropriar-se de seus cuidados, para melhora ou manutenção de seu nível de saúde.

Comunicação não terapêutica

Podemos nos referir a este tema como aquele que se apresenta contrário ao que foi explanado como terapêutico. Quando não proporcionamos ao outro a possibilidade de expressar-se, estamos atuando de forma não terapêutica.

Profissionais inseguros e não envolvidos com as reais necessidades do outro, ou que estão mais preocupados com cumprimento de rotinas e horários, em geral se utilizam muito de comunicação não terapêutica, como veremos a seguir.

Não saber ouvir, comunicar-se unidirecionalmente, dar conselhos e persuadir, usar termos técnicos, utilizar-se de falso apoio ou tranquilização, julgar o comportamento, induzir respostas, manter-se na defensiva, pôr o paciente à prova, mudar de tema subitamente e ignorar o problema do indivíduo, dar ordens, ameaçar, dar lições de moral, utilizar mensagens contraditórias – todas são formas não terapêuticas de comunicação.

Inicialmente, não **estar disponível para ouvir** ou não saber ouvir torna-se não terapêutico, configurando-se inclusive como uma barreira para a comunicação, já que, dessa forma, dificulta-se a compreensão dos conteúdos relevantes comunicados, além de não proporcionar atenção à comunicação não verbal. Algumas situações podem dificultar o ato de ouvir reflexivamente, como o estado de tensão e ansiedade do profissional, além de cansaço e fadiga; tais situações devem ser identificadas pelo profissional para minimizar os efeitos de sua dificuldade de concentrar-se no que está sendo comunicado.

Alguns profissionais **se comunicam unidirecionalmente**, ou seja, somente eles falam, não sabem ouvir e, quando o fazem, negligenciam o que ouviram. Isso pode levar o indivíduo a sentir-se desprestigiado e desvalorizado e a ter como desfecho uma atitude de passividade e falta de comprometimento no seu processo de saúde.

O enfermeiro precisa avaliar o indivíduo, e não dar **conselhos**, pois estes são baseados em interpretações próprias e não na consideração das variáveis da situação. Essa conduta pode sugerir ao indivíduo que ele é incapaz de cuidar-se, o que pode retardar seu processo de desenvolvimento pessoal, já que todo o processo de cuidado deve ser utilizado como oportunidade de educar e desenvolver. Oferecer-se para examinar a situação juntamente com o indivíduo mostra que ambos são corresponsáveis. Essa postura mostra interesse do profissional de apresentar-se como um colaborador, e não como alguém que quer convencer o indivíduo a realizar aquilo que ele próprio (o profissional) julga ser o melhor. Persuadir o indivíduo, então, não é terapêutico.

A utilização de **terminologia técnica** demonstra o quanto o profissional tem dificuldade de expressar-se e de sintonizar-se com o indivíduo. É necessário observar as capacidades racionais e emocionais dos indivíduos antes de se optar por utilizar terminologia técnica. Além disso, essa atitude demonstra um desrespeito do profissional diante das necessidades do outro. A compreensão deve ser a meta de toda interação.

Também é desrespeitosa a utilização de **frases feitas** como "não se preocupe, vocês ainda são jovens..." ou "amanhã vai ser outro dia...". A utilização do **falso apoio ou tranquilização** mostra a dificuldade do profissional de ouvir e entender as preocupações do outro e serve mais para reduzir a ansiedade do profissional do que a do indivíduo que precisa de ajuda. Essa atitude pode estar vinculada à necessidade do profissional de ter resposta para tudo, de forma onipotente; além disso, dificulta que o indivíduo continue a explanação de medos, preocupações ou tristeza. A utilização do falso apoio acaba, na verdade, por poupar o profissional. Não tomar conhecimento sobre um problema ou **reprimir a expressão de sentimentos** sobre esse problema pode dificultar a formação do vínculo. O ideal seria que o profissional se fortalecesse para poder compartilhar as preocupações do outro.

Utilizar adjetivos para qualificar comportamentos, decisões ou a fala de alguém implica previamente ter realizado um julgamento, fundamentado em valores e crenças próprias, caracterizando o **julgamento de valor** anteriormente citado. Essa situação acaba por retirar da pessoa julgada a responsabilidade e a oportunidade de aprendizado com suas experiências, pois ela passa a basear-se na avaliação de terceiros, eximindo-se, assim, das consequências – isso se assemelha ao uso de conselhos. Outra consequência do julgamento de valor realizado pelo enfermeiro é o indivíduo sentir-se menos capaz e ter rebaixada sua autoestima, já que o julgamento pode ser compreendido como uma crítica, promovendo ressentimento e dificuldade de vínculo. Não deixa de ser uma forma agressiva de comunicação por parte de um profissional de saúde. O indivíduo pode compreender o comportamento do enfermeiro como arrogância. Ajudar o indivíduo a perceber a forma como se comporta e que consequências isso trará para sua realidade será mais educativo e proporcionará estímulo à participação.

Outra questão importante é o cuidado na realização de perguntas, como já apresentado, pois reforça-se que a **indução de respostas** é uma forma não terapêutica de comunicação, mesmo quando realizada de forma inconsciente.

Os indivíduos também tecem julgamentos a respeito do trabalho dos profissionais de saúde. O enfermeiro deve estar preparado para receber críticas e aproveitar essas situações para refletir sobre a forma como tem atuado. Comportamentos reativos com **agressividade** ou **sarcasmo** por parte do enfermeiro são inadequados. Espera-se que o profissional preparado não reaja a uma situação, mas reflita e aproveite para compreender os motivos que levam aquele indivíduo a criticá-lo, o que pode, inclusive, contribuir para o aprendizado do outro para que também passe a se comportar da mesma forma na presença de uma crítica.

Situações que preocupam as pessoas podem ser expressas de forma a chamar a atenção daqueles que julgamos capazes de nos ajudar, e o uso de situações não verdadeiras são muito comuns nesses casos. Quando o enfermeiro percebe a utilização desse artifício, deve investigar o nível de preocupação do indivíduo, e não denunciar ou criticar a utilização do subterfúgio da não verdade, com tom de reprovação. Isso se caracterizaria num **confronto** e **colocaríamos o indivíduo à prova** nessa situação, o que não o ajudaria a refletir sobre ou expressar suas dificuldades. Assim, quando o indivíduo referir que determinado procedimento não foi realizado, quando na verdade o foi, questionar o indivíduo sobre sua preocupação a respeito promove a relação e proporciona espaço para que situações preocupantes sejam reveladas e possam ser discutidas.

Mudar bruscamente de assunto é uma forma de dizer ao outro que não queremos conversar sobre determinado tema. Os motivos que levam a isso são inúmeros, no entanto, quando o enfermeiro ou o profissional de saúde assim procede, pode dar a entender ao indivíduo que o profissional não está atento às suas necessidades e que, de certa forma, ignora o problema do indivíduo. Nesse caso, saber lidar com determinadas situações com franqueza e honestidade é mais saudável para os envolvidos. Quando não se sentir preparado para discutir sobre determinado tema ou fornecer determinada orientação, o profissional pode referir ao indivíduo que, em respeito à sua necessidade, buscará aprofundar o conhecimento sobre a orientação solicitada e lhe retornará, ou, se não for de sua alçada fornecer determinada informação, estimulará o indivíduo a buscar informação com outro profissional – por exemplo, comunicar um diagnóstico de doença que cabe ao médico.

É importante que se destaque que o enfermeiro realiza indicações terapêuticas, e não dá **ordens**. É possível sugerir algo em vez de exigir que seja realizado – é uma forma diferente de expressar a mesma orientação. Também o enfermeiro pode se utilizar de orientações e exposição de situações/fatos e suas consequências, não com o intuito de amedrontar o outro, o que seria uma **ameaça**, mas com o intuito de torná-lo consciente das consequências de suas escolhas. Assim, dar ordens ou ameaçar nunca é terapêutico e pode, simplesmente, afastar o indivíduo de comportamentos mais adequados e esperados.

Por último e não menos importante, muito pelo contrário, pois obriga atenção à observação da congruência entre comunicação verbal e não verbal, são as **mensagens contraditórias**. Quando lidamos com indivíduos internados ou que realizam atendimento por um número grande de especialistas, a presença da mensagem contraditória é quase um fato, e não deveria ser. A equipe de saúde deve estar atenta a essa situação. Aquilo que for transmitido ao indivíduo deve ser socializado para a equipe de saúde como um todo para que não sejam geradas situações de ansiedade, insegurança e confusão para indivíduos e profissionais. Não é incomum o indivíduo ter orientações realizadas por um profissional e desqualificadas por outro. Os profissionais devem compreender que não estão em uma competição, e sim que suas ações devem funcionar de forma sinérgica para a melhora da condição de determinado indivíduo. Assim, se existe a percepção de que algo pode ser melhorado, isso deve ser incorporado ao conteúdo já assimilado pelo indivíduo. Se a situação necessita ser totalmente modificada, e isso pode ocorrer, a forma de se expressar do profissional será determinante para que o indivíduo mantenha a confiança na equipe e empenho em seu tratamento. Como exemplo, o enfermeiro, ao assumir uma expressão de surpresa e tristeza ao verificar o resultado de um exame e depois dizer ao indivíduo que está tudo bem, é contraditório e gera confusão. Profissionais devem estar preparados para utilizarem de honestidade e autenticidade, tendo como limite o respeito ao outro.

Dado o que foi explanado aqui, entende-se que as habilidades de comunicação terapêutica facilitam os processos relacionais, devendo, assim, ser utilizadas pelo enfermeiro nos contextos de sua vida profissional nas relações pessoais que se estabelecem com a equipe de saúde, entre colegas de trabalho e, principalmente, como técnica que facilita o relacionamento interpessoal com indivíduos que necessitam de ajuda por apresentarem fragilidades que ocorrem no processo da vida, principalmente no processo de adoecimento.

Exercícios *(respostas no final do livro)*

1. A comunicação terapêutica é composta por estratégias para promover o processo de comunicação e relacional entre enfermeiro e indivíduo/usuário. Assinale a alternativa correta quanto às técnicas de comunicação terapêutica:

   a. A técnica de comunicação de expressão é utilizada para facilitar a expressão de pensamentos e sentimentos entre enfermeiro e indivíduo.

   b. As mensagens não devem ser compreendidas pelo enfermeiro no processo de comunicação, e não há necessidade de clareza no processo.

   c. O enfermeiro na técnica de comunicação de clarificação não deve utilizar comparações ou solicitar o esclarecimento de termos incomuns.

   d. O enfermeiro na técnica de comunicação de validação deve realizar avaliações baseadas em sua vivência e impressões pessoais.

2. Assinale a alternativa incorreta em relação à comunicação terapêutica na enfermagem:

   a. O enfermeiro não estar disponível para ouvir ou não saber ouvir cria uma barreira para a comunicação.

   b. O enfermeiro que se comunica de forma unidirecional – onde somente ele fala – negligencia a comunicação e compromete o processo de saúde.

   c. O enfermeiro necessita avaliar o indivíduo/usuário e lhe dar conselhos, pois estes são baseados em interpretações próprias.

   d. O enfermeiro que utiliza terminologia técnica demonstra ter dificuldade de se expressar e sintonizar com o indivíduo.

Referências

1. Silva MJP. Comunicação tem remédio: a comunicação nas relações interpessoais em saúde. 10. ed. São Paulo: Loyola; 2015.
2. Brasil. Ministério da Saúde. Secretaria de Atenção à Saúde. Núcleo Técnico da Política Nacional de Humanização. Humaniza SUS: Documento base para gestores e trabalhadores do SUS. 4. ed. Brasília: Ministério da Saúde; 2010.
3. Brasil. Ministério da Saúde. Fundação Oswaldo Cruz. Agência Nacional de Vigilância Sanitária. Documento de referência para o programa nacional de segurança do paciente. Brasília: Ministério da Saúde; 2014.
4. Munari DB, Bezerra ALQ. Inclusão da competência interpessoal na formação do enfermeiro como gestor. Rev Bras Enferm. 2004;57(4):484-6.
5. Peplau HE. Interpersonal relations in nursing. New York: G.P. Putnam's Sons; 1952.
6. Santos FQ, Sawicki WC. Paciente ambulatorial psiquiátrico. In: Barbosa DA, Vianna LAC. Enfermagem ambulatorial e hospitalar. São Paulo: Manole; 2010.
7. Martins BM, Araújo TCCF. Comunicação no contexto de reabilitação: o encontro entre enfermeiro e paciente. Psicol Argum. 2008;26(53):109-16.
8. Sequeira C. Comunicação terapêutica em saúde mental. Revista Portuguesa de Enfermagem de Saúde Mental. 2014;(12):6-8.
9. Stefanelli MC, Carvalho EC. A comunicação nos diferentes contextos da enfermagem. 2 ed. São Paulo: Manole; 2012.
10. Maldonado MT, Canella P. Recursos de relacionamento para profissionais de saúde: a boa comunicação com clientes e seus familiares em consultórios, ambulatórios e hospitais. Rio de Janeiro: Reichmann & Affonso; 2009.

Segurança do paciente   5

Andréia Cascaes Cruz
Cintia Monteiro Lustosa
Sheilla Siedler Tavares
Mavilde L. G. Pedreira

A segurança do paciente constitui umas das mais atuais e desafiantes áreas de intervenção em sistemas de saúde. Diz respeito ao estudo das interações que ocorrem no sistema de saúde e que podem resultar em erros e eventos adversos. A segurança do paciente tem sido considerada prioridade nas políticas públicas de países desenvolvidos. No Brasil, destaca-se a implantação do Programa Nacional de Segurança do Paciente pelo Ministério da Saúde em 2013, que considera necessário "desenvolver estratégias, produtos e ações direcionadas aos gestores, profissionais e usuários da saúde sobre segurança do paciente, que possibilitem a promoção da mitigação da ocorrência de evento adverso na atenção à saúde".[1]

O estudo do erro humano pressupõe que as medidas de promoção de mudanças contínuas para a criação de barreiras direcionadas à sua prevenção têm como fundamento uma visão sistêmica, ou seja, são as alterações ou o redesenho do sistema que proporcionam condições para que seres humanos desempenhem sua capacidade cognitiva e pessoal de modo pleno, de modo a alcançarem os melhores resultados possíveis. Esse é um processo contínuo e dinâmico, que resulta em avanços e evolução dos sistemas para a busca contínua de qualidade.

Para James Reason,[2] os erros humanos devem ser entendidos como não intencionais. Podem ser caracterizados como erros de planejamento (a ação é executada corretamente, mas o plano é errado) ou de ação (o plano é correto, mas a ação é executada de modo errado). Diferem diametralmente das violações, atos conscientes de mudança de uma norma, regra ou processo.

Destaca-se que o termo **segurança do paciente** é empregado mundialmente para designar ações que visam propriamente alcançar **segurança na saúde**, termo considerado mais apropriado por aproximar-se mais da terminologia empregada em outras atividades humanas, como segurança na aviação, segurança industrial, entre outras. Implica não apenas a promoção da segurança em usuários do sistema de saúde que estejam em hospitais e clínicas, mas também em serviços de ambulatório, domiciliar, postos de saúde, entre outros ambientes de atenção à saúde.

Para a Organização Mundial da Saúde (OMS) e a Aliança Global para a Segurança do Paciente, estima-se que 1 em cada 10 usuários do sistema de saúde poderá ser vítima de erros e eventos adversos evitáveis. A Aliança tem difundido diretrizes e campanhas com vistas à adoção de medidas para a promoção da segurança do paciente, destacando-se: "Cuidado limpo é cuidado mais seguro", "Cirurgias seguras salvam vidas", "Segurança na medicação", entre outras.[3]

Para promoção da qualidade e segurança no sistema de saúde, as mudanças no sistema devem ser acompanhadas de mudanças de comportamento. A cultura de segurança para melhoria de qualidade contínua tem como fundamento que a assistência à saúde deve ser: equânime (sem barreiras), pontual (na hora certa), efetiva (realizada da maneira certa), eficiente (realizada na primeira vez), centrada no paciente e na família (participação do paciente e da família) e segura (assumindo que a atividade é de risco).[4]

Vincent e Amalberti[5] destacam que, para a promoção de segurança do paciente, estratégias devem ser implantadas no "mundo real", ou seja, faz-se necessário que cada sistema analise suas ações e desenhe mudanças, direcionando esforços para se melhorar a prática clínica, os processos e o sistema, implementando constante análise e intervenção para o controle de risco, com a melhor capacidade de monitorar, adaptar e responder à ocorrência de eventos adversos, a fim de mitigar sua ocorrência.

A segurança do paciente é um tema amplo e um problema que se coloca em contextos nos quais múltiplos atores, políticas, organizações, indivíduos e grupos afetam o sistema, sendo difícil assegurar um único fator como responsável pelos efeitos ocasionados.[6]

Nesse contexto, a enfermagem destaca-se em todo o mundo como a profissão capaz de alterar resultados e efetivamente promover ações que resultem na segurança do paciente. O enfermeiro é o agente de interligação entre o sistema de saúde e o paciente ou usuário, possui a formação necessária e é o único membro da equipe interdisciplinar em posição de promover a segurança na saúde.[7]

A seguir, destacam-se alguns aspectos considerados como relevantes na promoção de segurança do paciente que recebe cuidados de enfermagem.

O cuidado centrado no paciente e na família e a segurança do paciente

Definição de cuidado centrado no paciente e na família

A filosofia institucional dos serviços de saúde engloba missão, visão e valores dos ambientes de cuidado, constituindo-se como premissa fundamental do planejamento estratégico, o qual é definido como o processo administrativo que oferece fundamentação metodológica para determinar o melhor caminho a ser seguido pela instituição.[8]

Nesse sentido, a filosofia preconizada pelo serviço de saúde deve enfatizar a abordagem de cuidado que deve ser adotada, de modo que as ações praticadas de forma individual e coletiva sejam consonantes com os princípios e metas estabelecidos. Em contexto hospitalar, de modo geral, é possível defrontar-se com três distintas abordagens de cuidado: centrada na doença, centrada no paciente e centrada no paciente e na família.

O cuidado centrado no paciente e na família (CCPF) é uma abordagem para o planejamento, a prestação e a avaliação dos cuidados de saúde, que se baseia em parcerias mutuamente benéficas entre os prestadores de cuidados em saúde, pacientes e famílias. Constituem-se como princípios centrais do CCPF:[9]

1. *Dignidade e respeito*: profissionais de saúde devem ouvir e honrar as perspectivas e escolhas dos pacientes e famílias, cujos conhecimentos, valores, crenças e contextos culturais devem ser incorporados ao planejamento e à prestação de cuidados.
2. *Partilha de informações*: profissionais de saúde devem comunicar e compartilhar informações completas e imparciais com os pacientes e familiares, de modo que elas sejam afirmativas e úteis. Para participarem efetivamente do cuidado e das tomadas de decisão, os pacientes e familares devem receber informações oportunas, completas e verdadeiras.
3. *Participação*: pacientes e familiares devem ser apoiados e encorajados a participar do cuidado e dos processos de tomada de decisão no nível que escolherem.
4. *Colaboração*: pacientes e familiares devem ser incluídos em uma base institucional ampla. Líderes das instituições de saúde, profissionais, pacientes e famílias devem trabalhar juntos no desenvolvimento, implementação e avaliação de políticas e programas, no planejamento das instalações de cuidado em saúde e na educação profissional, bem como na prestação de cuidados ao paciente.

Enfermeiros encontram-se em uma posição privilegiada para praticar os princípios do CCPF, pois são os profissionais que detêm maior proximidade física e relacional com pacientes e famílias nos diferentes contextos de cuidado em saúde. Do mesmo modo, como afirma Pedreira,[7] a enfermagem encontra-se em posição singular para promover a segurança do paciente, uma vez que se configura como elemento de conexão entre o sistema de saúde e o paciente.

Paciente e família promovendo sua própria segurança

A participação ativa da família nos cuidados como estratégia promotora da saúde dos indivíduos, em que profissionais e pacientes são vistos como sujeitos capazes de atuar como agentes fomentadores de comportamentos seguros de saúde,[10] vem sendo reconhecida pela OMS desde 1986, com a publicação da Carta de Ottawa, seguida pela Declaração de Budapeste sobre Hospitais Promotores da Saúde, em 1991, e pelas Recomendações de Viena sobre Hospitais Promotores da Saúde, em 1997.

No contexto norte-americano, uma cultura de segurança centrada no paciente e na família foi afirmada por meio da estratégia denominada "Pacientes e famílias na segurança do paciente: nada sobre mim, sem mim", desenvolvida nos Estados Unidos, no ano de 2001, pela Fundação Nacional de Segurança do Paciente.[11]

Em 2005, a OMS lançou o programa Pacientes pela Segurança do Paciente, consolidando a ideia de que os pacientes deveriam ser tratados como parceiros para prevenir todo mal evitável em saúde. Tal programa parte do pressuposto de que haverá melhora na segurança dos pacientes se os próprios e suas famílias forem considerados como centro dos cuidados e incluídos como parceiros nos ambientes de saúde.[12]

No Brasil, é recente a correlação entre o tema segurança do paciente e a participação do paciente e da família em estratégias e políticas governamentais, sendo descrita no Programa Nacional de Segurança do Paciente (PNSP), instituído em 2013, o qual estabeleceu, entre outros, o objetivo de envolver pacientes e familiares nas ações de segurança do paciente.[1] Contudo, carece de definições e medidas explícitas para colocar em prática tal meta.

O que todas as iniciativas supracitadas têm em comum com o CCPF é a parceria entre pacientes, famílias e profissionais de saúde como componente central, tanto para garantir a segurança do paciente como para promover o CCPF. Pode-se afirmar, assim, que o conceito de **parceria** é o elemento-chave para garantir a segurança do paciente por meio do CCPF. O construto **parceria** foi introduzido na área de enfermagem dentro da especialidade pediátrica[13] e atualmente continua sendo mais prevalente no campo da pesquisa e da prática dentro desse contexto.

Parceria implica reconhecer a igualdade entre os indivíduos (profissionais, pacientes e famílias) envolvidos no relacionamento estabelecido. Isso quer dizer que o amplo conhecimento do profissional sobre aspectos clínicos de saúde é tão reconhecido e valorizado quanto o conhecimento do paciente e da família sobre sua história de vida, interesses, propósitos e questões de saúde e doença vivenciadas por eles. Configuram-se como principais atributos da parceria a responsabilidade, a informação e a tomada de decisões compartilhadas, os quais são apoiados pelos atributos da comunicação, da verdade, do respeito e da reciprocidade.[14]

Em termos práticos, significa que profissionais, pacientes e famílias devem estar abertos para ouvir o que cada um tem para falar, discutindo os diferentes pontos de vista antes que qualquer decisão acerca do cuidado seja tomada. Há um elevado senso de confiança e respeito entre as pessoas, não havendo espaço para o estabelecimento de relações hierárquicas (poder vs. subordinação).

A comunicação é aberta e honesta, sendo a negociação um componente essencial para que o conhecimento e os valores de cada um possam ser considerados nas ações realizadas na prática clínica.[14]

A Fundação Nacional de Segurança do Paciente[11] enumera ações a serem realizadas pelas instituições de saúde para que possam ser construídas parcerias com pacientes e famílias. Dentre elas, destacamos:

i. Ensinar e incentivar habilidades de comunicação eficaz, tanto para os pacientes e famílias quanto para os profissionais de saúde.
   - Um sistema eficaz só pode funcionar por meio de uma comunicação aberta entre os profissionais de saúde e deles com a sua liderança.
   - Aos pacientes e famílias deve ser ensinado como comunicar de forma eficaz suas preocupações, e eles devem ser incentivados a partilhar toda a informação com os profissionais.
ii. Envolver a liderança da instituição na promoção e na capacitação de profissionais sobre a comunicação aberta no que tange a erros.
   - Habilidades de comunicação eficazes são importantes antes de um erro, sendo também essenciais diante da ocorrência dele.
   - Os profissionais devem comunicar-se abertamente com os pacientes e famílias, fornecendo informações completas sobre todas as circunstâncias envolvidas em um erro, pedir desculpas, se for apropriado, e discutir de que forma a instituição resolverá o problema para evitar erros semelhantes no futuro.
iii. Empoderar representantes dos pacientes e famílias nos ambientes hospitalares para efetivamente defenderem e facilitarem a comunicação com pacientes e famílias durante e após a ocorrência de um erro.
   - Os representantes devem ser treinados em questões relacionadas à segurança do paciente e ao erro médico e suas funções devem ser abertamente comunicadas para os pacientes e suas famílias.
   - Os representantes dos pacientes são facilitadores do processo relacional, não devendo substituir ou eximir os profissionais de saúde de realizarem uma comunicação eficaz e estabelecerem parcerias com pacientes e famílias.
iv. Estabelecer conselhos consultivos de pacientes e famílias.
   - Cada instituição deve tentar assegurar que a perspectiva do paciente e da família esteja representada em todos os aspectos da prestação de cuidados por meio dos conselhos. Esses conselhos consultivos devem ter participação junto às altas lideranças dos hospitais, para efetivamente integrar a *expertise* dos pacientes, famílias e profissionais de saúde em uma cultura de segurança.

No que diz respeito ao envolvimento dos consumidores em questões relacionadas à segurança, a campanha *Speak Up*[TM], lançada em 2001 pela Joint Commission on Accreditation of Healthcare Organizations (JCAHO),[15] elucida ações que devem ser realizadas pelos pacientes e famílias para fomentar e concretizar sua participação em questões relacionadas à segurança do paciente:

i. Fale se tiver dúvidas ou preocupações: é seu direito saber.
ii. Preste atenção aos cuidados que você está recebendo.
iii. Eduque-se sobre o seu diagnóstico, exames e tratamento.
iv. Peça a um familiar ou a um amigo de confiança para ser seu representante.
v. Saiba quais medicamentos você toma e por que os utiliza.
vi. Use um provedor de cuidados de saúde que pratique uma autoavaliação rigorosa em relação aos padrões de segurança.
vii. Participe de todas as decisões sobre o seu cuidado.

Ocorre que a maior parte dos pacientes não conhece seus direitos e os que conhecem, muitas vezes, não são compreendidos pelos profissionais da saúde quando tentam reivindicá-los. Parte dos profissionais da saúde reage mal a indagações dos pacientes e famílias sobre qual o tipo de medicamento está sendo administrado. Além disso, raros são os estabelecimentos de saúde que preparam seus profissionais para informar pacientes e famílias que um erro foi cometido.[15]

Os esforços empreendidos não têm sido suficientes para avançar nos resultados acerca da segurança do paciente.

> "Como outras indústrias aprenderam, a segurança não depende apenas de medição, práticas e regras, nem depende de quaisquer métodos específicos de melhoria; depende de alcançar uma cultura de confiança, comunicação, transparência e disciplina. Para as organizações de saúde, em todos os países, isso exige grande mudança de cultura".[16]

Essa cultura deve ser aberta, transparente, solidária e comprometida com a aprendizagem; onde os médicos, enfermeiros e todos os profissionais de saúde tratem uns aos outros e seus pacientes e famílias com competência e respeito; onde o interesse do paciente seja sempre primordial; e onde os pacientes e as famílias estejam plenamente envolvidos nos seus cuidados.[16]

Os serviços de saúde não devem ser organizados sem levar em consideração que os profissionais podem errar. Errar é humano. Cabe ao sistema criar mecanismos para evitar que o erro atinja o paciente.[17] Assim, o CCPF vem sendo destacado como uma estratégia imprescindível, que precisa ser cada vez mais reconhecida e incorporada pelos serviços de saúde para promover a qualidade e a segurança do paciente, em todas as especialidades e nos diferentes níveis de assistência.

A percepção dos profissionais de que eles sabem o que é melhor para o paciente e família tem que ser substituída por uma visão de que nenhuma decisão ou ação sobre o paciente e família pode ser tomada ou realizada sem a participação deles. Isso inclui a tomada de decisão compartilhada, a participação ativa dos pacientes e famílias nas discussões clínicas e passagens de plantão à beira do leito e remoção de limites sobre horários de visitas das famílias. Família não é visita, família é parceira.

Segurança do paciente e prática clínica de enfermagem

O enfermeiro exerce função essencial na garantia da segurança do paciente, uma vez que realiza a gestão de toda equipe de enfermagem, presta assistência direta e permanente ao paciente e à família e possui competência para solucionar problemas, promovendo, assim, instituições mais seguras e efetivas.

Os eventos adversos ocorrem, sobretudo, em razão da complexidade do sistema de saúde e não estão exclusivamente relacionados à competência dos profissionais envolvidos no cuidado.[18]

Entre os principais fatores correlacionados com a assistência segura, podem ser citados: maior número de enfermeiros envolvidos na assistência direta aos pacientes, melhor qualificação profissional, menor nível de estresse e fadiga dos enfermeiros, desenvolvimento de uma cultura de segurança, comunicação efetiva, ambiente ergonômico adequado, processos educativos contínuos, padronização dos processos e procedimentos e a promoção de cuidados baseados em evidências científicas capazes de modificar os fatores que predispõem a erros.

Assim, é fundamental identificar os erros e as causas que propiciam a ocorrência de eventos adversos por meio da análise da causa raiz (p. ex., *Failure Mode and Effect Analysis* [FMEA], *Plan/Do/Check/Act* [PDCA], Diagrama de Ishikawa). A partir dessa identificação, os gestores e as equipes de enfermagem podem elaborar estratégias de prevenção e intervenções eficazes que promovam a segurança do paciente.

Identificação do paciente

Erros de identificação podem acarretar intervenção clínica indevida que resulte em erros de medicação, de transfusão de hemocomponentes, de testes diagnósticos, em procedimentos realizados em pacientes errados ou em locais errados, em troca de recém-nascidos, entre outros.[19]

Dessa forma, a identificação é prática indispensável para assegurar que o paciente correto seja submetido ao tratamento e procedimento que necessita. Tal medida não requer custos exacerbados para o sistema, sendo factível sua implementação, além de evitar gastos adicionais decorrentes de erros. Um estudo realizado em 2007 observou que entre os 24.382 erros registrados, 2.900 (11,9%) estavam relacionados à identificação dos pacientes, estimando-se um custo superior a US$ 13 milhões para reparar tais falhas.[20]

Consensos e relatórios de especialistas indicam reduções significativas na ocorrência de erros após a instituição de processos de identificação do paciente.[19] Contudo, essa etapa do cuidado não recebe a atenção necessária por parte dos profissionais, não sendo realizada de forma efetiva, podendo, assim, interferir nos demais processos.

Ressalta-se que, quando a identificação é realizada adequadamente, ela se torna uma das principais ferramentas para interceptar a ocorrência de erros. Para tal prática, é recomendado estabelecer protocolos institucionais para que haja padronização do processo, garantir a utilização da pulseira de identificação desde a admissão até a alta hospitalar, utilizar pulseira branca impermeável, utilizar pelo menos dois códigos identificadores (p. ex., nome completo e data de nascimento) – preferencialmente a identificação deve ser impressa de forma digital –, realizar a conferência da pulseira de identificação verbalmente por todos os profissionais com o paciente/família antes de todas as etapas do cuidado e adotar estratégias de capacitação permanente dos profissionais.

Ademais, recomenda-se a utilização de pulseiras de identificação dos riscos dos pacientes, como: queda, alergias, jejum, isolamentos; com padronização das cores em todas as instituições.

Cuidado limpo é cuidado mais seguro

De acordo com o Centers for Disease Control and Prevention,[21] 1 em cada 20 pacientes adquire infecção relacionada à assistência à saúde (IRAS) durante a hospitalização. Tal ocorrência está associada às elevadas taxas de morbimortalidade, maior tempo de internação, resistência antimicrobiana, óbitos possíveis de serem prevenidos e custos elevados.

Para que a meta "Cuidado limpo é cuidado mais seguro" seja alcançada é fundamental melhorar a prática e a adesão de higienização das mãos (HM), implementar pacotes de intervenções baseados em evidências (*bundles*), utilizar equipamentos e insumos livres de contaminações microbiológicas e assegurar procedimentos e cirurgias limpas.

As mãos constituem a principal via de transmissão de patógenos durante a assistência aos pacientes, por meio de contato direto ou indireto. Portanto, a HM **(Figs. 5.1 e 5.2)** é a medida mais simples, eficaz, de baixo custo, relevante e imprescindível na prevenção de IRAS.[22] Contudo, a adesão ao procedimento é insatisfatória em todo o mundo. Em revisão sistemática, foi identificado que a adesão média à HM foi de 34,1%, sendo de 56,9% a taxa média após realização de intervenções,[23] revelando, assim, a necessidade de implementar ações que promovam a adesão a esse procedimento de modo contínuo.

5 • Segurança do paciente 59

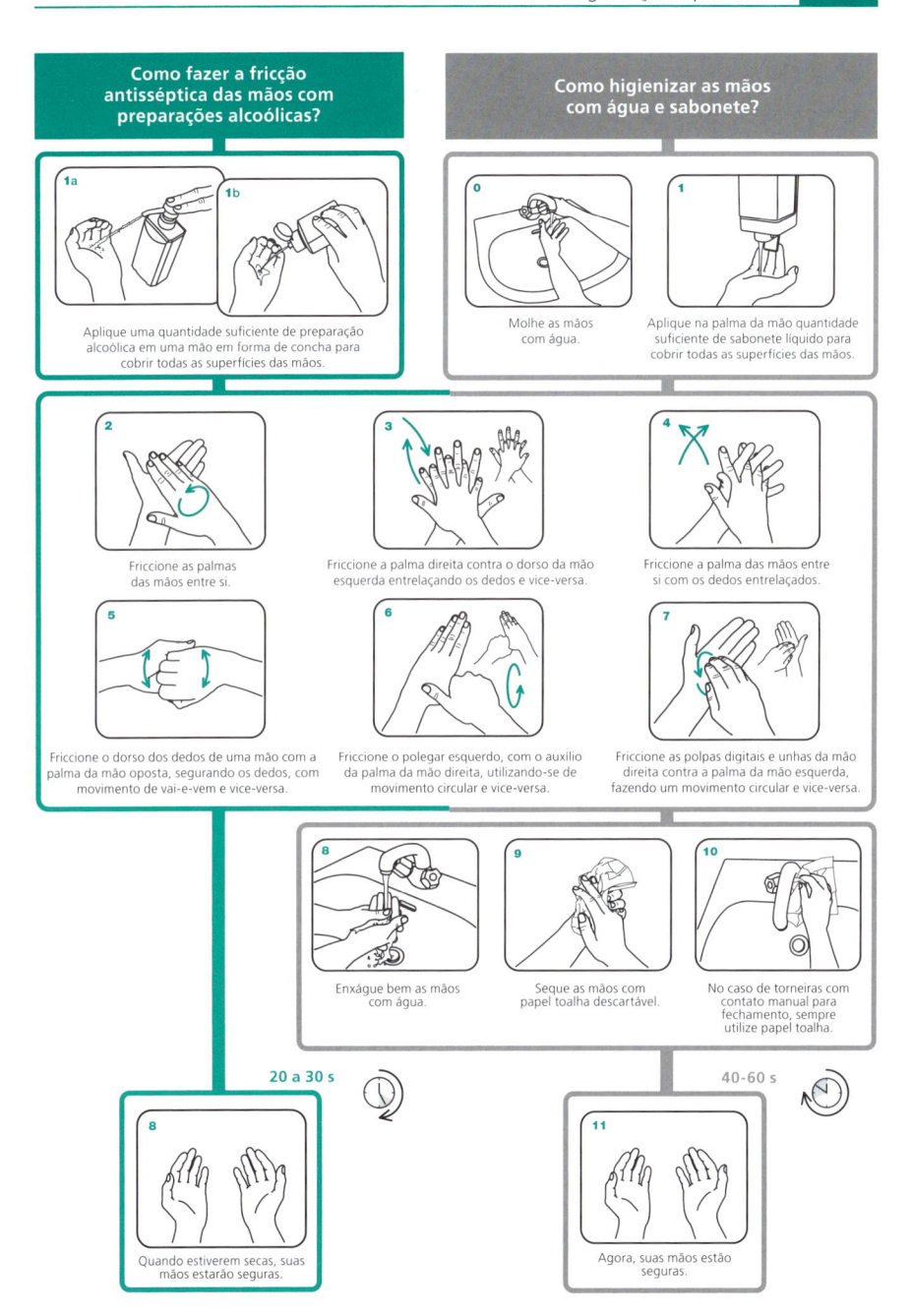

Como fazer a fricção antisséptica das mãos com preparações alcoólicas?

1a / 1b: Aplique uma quantidade suficiente de preparação alcoólica em uma mão em forma de concha para cobrir todas as superfícies das mãos.

2: Friccione as palmas das mãos entre si.

3: Friccione a palma direita contra o dorso da mão esquerda entrelaçando os dedos e vice-versa.

4: Friccione a palma das mãos entre si com os dedos entrelaçados.

5: Friccione o dorso dos dedos de uma mão com a palma da mão oposta, segurando os dedos, com movimento de vai-e-vem e vice-versa.

6: Friccione o polegar esquerdo, com o auxílio da palma da mão direita, utilizando-se de movimento circular e vice-versa.

7: Friccione as polpas digitais e unhas da mão direita contra a palma da mão esquerda, fazendo um movimento circular e vice-versa.

8: Quando estiverem secas, suas mãos estarão seguras.

20 a 30 s

Como higienizar as mãos com água e sabonete?

0: Molhe as mãos com água.

1: Aplique na palma da mão quantidade suficiente de sabonete líquido para cobrir todas as superfícies das mãos.

(passos 2 a 7 conforme acima)

8: Enxágue bem as mãos com água.

9: Seque as mãos com papel toalha descartável.

10: No caso de torneiras com contato manual para fechamento, sempre utilize papel toalha.

11: Agora, suas mãos estão seguras.

40-60 s

Figura 5.1 Técnicas de higienização das mãos.
Fonte: Organização Pan-Americana da Saúde.[24]

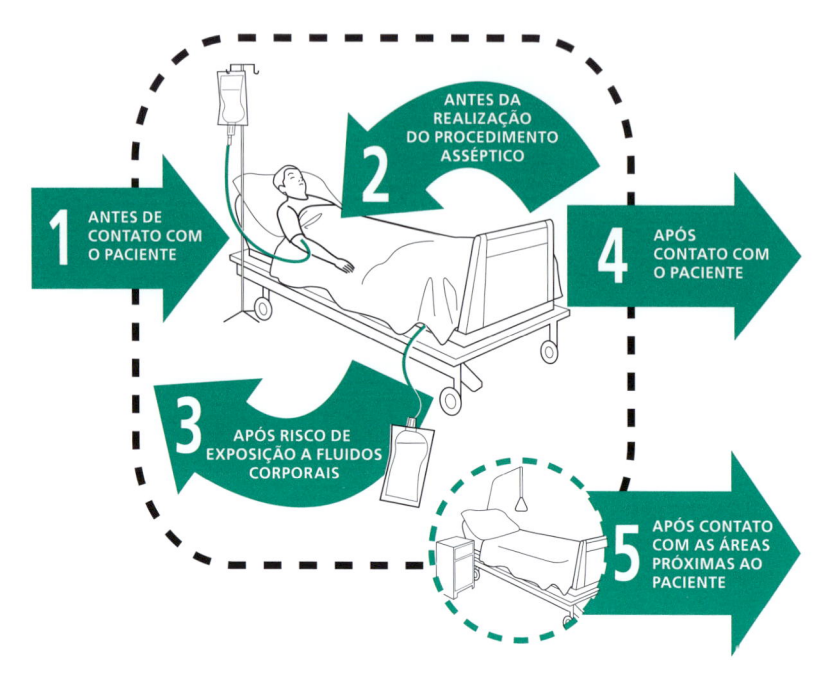

Figura 5.2 • Cinco momentos para a higienização das mãos.
Fonte: Organização Pan-Americana da Saúde.[24]

Conexões de cateteres e sondas

Os conectores do tipo luer são utilizados desde 1897 e, o que outrora foi considerado solução *fits-all*, atualmente representa riscos devido ao seu uso em diversos produtos para a saúde que possuem as mais diferentes aplicabilidades (terapia endovenosa, oral, peridural, urinária, enteral e outras),[25] possibilitando conexões indevidas e, consequentemente, a infusão de soluções em vias erradas (p. ex., soluções enterais administradas em cateteres endovenosos). Esses erros podem resultar em eventos adversos graves e até mesmo letais para os pacientes.

A manipulação de cateteres, sondas e seringas para administração de fármacos e soluções constitui prática comum no cotidiano da enfermagem, sendo imprescindível avaliar todas as etapas desse processo a fim de eliminar fatores que contribuam para a ocorrência de erros. A **Tabela 5.1** descreve os principais fatores que contribuem para a ocorrência de conexões errôneas de cateteres e sondas e sugere algumas medidas para prevenir tais erros.

Destaca-se que, em muitos países, tornou-se lei o uso de diferentes tecnologias e materiais para a administração de medicamentos por via parenteral e enteral, impedindo a administração de dietas por via parenteral, erro comumente

Tabela 5.1 Fatores que contribuem para a ocorrência de conexões errôneas de cateteres e sondas e ações preventivas

Fatores contribuintes	Ações preventivas
Semelhança e compatibilidade entre conectores.	Padronizar conectores com *design* diferente para cada tipo de infusão, priorizando dispositivos que previnam conexões incorretas (ISO 80369-1).
Grande número de dispositivos inseridos no paciente.	Identificar diferentes tipos de sistema de infusão com cores distintas.
Utilização de equipos extensores endovenosos para outras vias.	Evitar a utilização de injetores laterais e verificar todos os dispositivos, desde a inserção até a conexão, em todas as manipulações.
Utilização de uma mesma bomba de infusão para administração de soluções endovenosas e enterais.	Utilizar bombas de infusão específicas para cada fim e padronizar equipos de cor azul para infusão de dietas enterais.
Risco desconhecido da possível ocorrência de conexões incorretas.	Orientar os pacientes e familiares a não manusear os dispositivos e capacitar os profissionais continuamente.
Quantidade de tarefas, distração, interrupções, fadiga, pouca luminosidade e outros.	Assegurar condições físicas e laborais adequadas.

vivenciado em todo o mundo e com consequências desastrosas. Nesses países, as taxas desse tipo de erro tenderam a zero, pois a tecnologia em saúde deve levar em consideração o fator humano, desenvolvendo-se de modo a garantir a segurança do paciente. Esperamos que, em breve, no Brasil, tenhamos implementado tal política, que culminará na salvação de centenas de vidas.

Prevenção de erros de medicação

Conceitos, incidência, fatores de risco, tipos e estratégias para redução dos erros

A terapia medicamentosa tem sido amplamente discutida no âmbito da segurança do paciente com foco multidisciplinar e sistêmico, visando prestar uma assistência livre de danos ao enfermo. Medicação é o ato de preparar e administrar o fármaco; é, portanto, a "fatia" do processo do sistema de medicação na qual a equipe de enfermagem se faz presente, com uma das suas principais funções: a administração de medicamentos, exigindo dos profissionais responsabilidade, conhecimentos e habilidades, fatores que garantem a segurança do paciente.[26]

Como equipe multidisciplinar, os profissionais envolvidos no processo de medicação na prática clínica geralmente são os mesmos envolvidos no processo de prescrição, distribuição, dispensação, transcrição, administração da prescrição e monitoração nos serviços de saúde. No Brasil, médicos, enfermeiros e equipes de enfermagem convivem com uma realidade onde a execução da prescrição de medicamentos é feita por auxiliares e técnicos de enfermagem, farmacêuticos e, por vezes, nutricionistas focalizados nas interações fármacos-nutrientes.

Por definição, erro de medicação é qualquer erro que ocorra durante o processo de uso do medicamento, podendo ou não gerar agravos ao paciente. Abrange aspectos sistêmicos, referentes à fabricação, apresentação, rotulagem, embalagem, prescrição, dispensação, preparo, administração, monitoração da eficácia e adesão do paciente ao tratamento, entre outros.[27]

Os erros de medicação causam 1 a cada 131 mortes de pacientes ambulatoriais e 1 a cada 854 mortes de pacientes internados, sendo que a taxa de erros, em pacientes hospitalizados, varia de 4,8 a 5,3%; desses, somente 0,9% levam a danos. Entre os medicamentos mais associados a erros, estão as insulinas, os analgésicos opioides, os anticoagulantes, os antimicrobianos, os anti-histamínicos e os medicamentos para resfriados. Como fator de risco, são apontados os pacientes com funções renais e hepáticas comprometidas, considerando o déficit cognitivo, as comorbidades e a polimedicação.[28]

Embora existam estudos distintos sobre a temática, os mesmos são frágeis quanto aos desfechos. Nenhuma das obras consultadas para a produção deste capítulo aponta a extensão dos danos causados pelos erros de medicação.

A **Tabela 5.2** mostra os tipos de erros, com exemplos de estratégias de melhoria para minimizá-los.

Pensando além dos medicamentos

A **Tabela 5.3** mostra os problemas relacionados à terapia medicamentosa e algumas estratégias de atuação.

A análise dos erros deve ser feita de forma multissistêmica e multifatorial, com vistas a contribuir para uma filosofia mundial, favorável à segurança do paciente. Dessa forma, todas as partes envolvidas no processo do erro terão a possibilidade de ajustes e acertos, contribuindo para uma assistência livre de danos e para um desfecho mais justo entre os profissionais de saúde e todos que fazem parte dos serviços e processos da saúde.

Comunicação efetiva e segurança nas transições de cuidado e a terapia medicamentosa

Estudos mostram que a comunicação efetiva é essencial para a transição do cuidado e para promoção da segurança do paciente, independentemente do âmbito

Tabela 5.2 Tipos de erros de medicação e estratégias de prevenção

Tipos de erros (exemplos)	Estratégias para minimizar os erros
Erros de preparo e erros de administração: • Diluição e administração de medicamentos[29] • Fármaco administrado de forma errada[30] • Desinfecção inapropriada de frascos e ampolas de medicamentos e não higienização das mãos antes do preparo de antimicrobianos[31] • Via de administração de medicamentos errada, hora errada, velocidade errada, preparo errado, técnica errada, concentração errada[32] • Preparo muito precoce dos medicamentos, acondicionamento inapropriado, interrupções durante o preparo[33]	• Reestruturar o sistema de medicação (gestores da instituição): com adequados recursos humanos, quanto ao ambiente de trabalho e acesso a informações científicas • Ter a presença do farmacêutico clínico • Ter protocolos de diluição atualizados • Ter acesso à internet[29] • Evitar siglas e abreviaturas • Evitar prescrição verbal[30] • Alterar a organização dos serviços de saúde com vistas à segurança do paciente • Ter informações sobre as ocorrências dos eventos adversos relacionados aos fármacos em cada unidade de saúde[31]
Dispensação[29-34]	• Distribuir medicamentos por dose unitária • Trabalhar sem fontes de distração e evitar interrupções • Padronizar armazenamento adequado, estruturado e identificação completa e clara de todos os medicamentos utilizados na instituição • Identificar e destacar a concentração de um mesmo medicamento de diferentes fabricantes • Incluir um farmacêutico clínico na equipe multidisciplinar • Disponibilizar acesso a informações científicas atualizadas e relevantes a todos os profissionais da equipe • Desenvolver e implementar programas de educação centrados nos princípios gerais da segurança do paciente • Conhecer os rótulos dos medicamentos e certificar-se de que estão de acordo com a prescrição • Implementar dupla checagem ou checagem eletrônica de medicamentos antes da dispensação • Efetuar a identificação dos medicamentos nos veículos de emergência com o nome genérico e conferir frequentemente[29-34]

(Continua)

Tabela 5.2 Tipos de erros de medicação e estratégias de prevenção *(Continuação)*

Tipos de erros (exemplos)	Estratégias para minimizar os erros
Deterioração:[29-34] ■ Administração do medicamento com data de validade expirada ■ Administração do medicamento com integridade física ou química comprometida	■ Adquirir conhecimentos fundamentais sobre farmacologia ■ Seguir e atualizar os protocolos institucionais de administração de medicamentos ■ Realizar o preparo do medicamento imediatamente antes da administração, a não ser que haja recomendação diferente do fabricante ■ Supervisionar o controle da temperatura da geladeira de acondicionamento ■ Identificar corretamente os frascos de medicamentos manipulados que serão armazenados ■ Disponibilizar acesso a informações científicas atualizadas e relevantes a todos os profissionais da equipe ■ Prever a supervisão de técnicos e auxiliares de enfermagem no preparo e administração de medicamentos[29-34]
Monitoração:[29-34] ■ Falha em rever um esquema prescrito para devida adequação ou detecção de problemas ■ Falha em monitorar dados clínicos e laboratoriais antes, durante e após a administração de um medicamento para avaliar a resposta do paciente à terapia prescrita	■ Adquirir conhecimentos fundamentais sobre farmacologia ■ Identificar evidências referentes ao uso de todos os medicamentos administrados no paciente e identificar necessidades de monitoração ■ Desenvolver e implementar programas de educação centrados nos princípios da segurança do paciente ■ Buscar orientação com outros profissionais (outros enfermeiros, médicos, farmacêuticos) e consultar artigos, bases de dados de farmacologia e protocolos institucionais em caso de dúvidas acerca do medicamento ■ Discutir com a equipe multiprofissional (médico, farmacêutico, nutricionista) e realizar o aprazamento de medicamentos que vise a prevenção de incompatibilidade medicamentosa ■ Informar ao paciente e família sobre eventuais reações adversas aos medicamentos e como relatar à equipe de saúde ■ Supervisionar técnicos e auxiliares de enfermagem no preparo e administração de medicamentos[35,36]
Não adesão do paciente e/ou família[29-34]	■ Estabelecer meios eficazes de comunicação entre a equipe multiprofissional e entre os componentes da equipe, paciente e família ■ Orientar paciente e família quanto à terapia medicamentosa[29-34]

(Continua)

5 • Segurança do paciente 65

Tabela 5.2 Tipos de erros de medicação e estratégias de prevenção *(Continuação)*

Tipos de erros (exemplos)	Estratégias para minimizar os erros
Outros: ■ Distribuição de medicamentos e fatores intrínsecos da equipe de enfermagem[34] ■ Erros de dosagem, programação, fármacos não autorizados pelo prescritor, erros na conta técnica, doses extras, erros de prescrições, omissões[36] ■ Falta de comunicação com o paciente, falha na identificação, incapacidade de identificar o fármaco ou material e falhas nas organizações de tarefas[36]	■ Ter prescrição computadorizada ■ Usar código de barra nos medicamentos ■ Melhorar embalagens dos medicamentos ■ Fazer reconciliação medicamentosa ■ Seguir protocolo institucional sobre a comunicação de erros de medicação ao paciente e família[34] ■ Criar condições logísticas para não faltar medicamentos para a prática clínica ■ Prezar pela implementação cotidiana de uma cultura de segurança do paciente[36] ■ Distribuir medicamentos em dose unitária, uso de códigos de barras para confirmação do uso dos medicamentos e prevenção de erros[36] ■ Oferecer cursos de formação contínua ■ Não delegar a administração de medicamentos de alto risco para técnicos de enfermagem ■ Garantir a efetiva participação do enfermeiro no processo de terapia medicamentosa[36]

Tabela 5.3 Problemas relacionados à terapia medicamentosa

Problemas	Estratégia de atuação
Uso não racional dos medicamentos	■ Praticar a prescrição estratégica e discussão colaborativa com equipe e família ■ Manter maior vigilância em relação a efeitos adversos ■ Utilizar novos fármacos e novas indicações com cautela ■ Estabelecer com os pacientes uma agenda compartilhada mais deliberativa ■ Considerar efeitos de longo prazo
Reações adversas a medicamentos (RAM)	■ Identificar grupos de risco para RAM da sua unidade ■ Notificar as possíveis RAM ■ Treinar a equipe de enfermagem quanto a RAM ■ Conhecer e manejar RAM adequadamente ■ Conhecer os grupos farmacológicos que mais causam RAM ■ Estabelecer formas de manejo de RAM nos serviços de saúde

(Continua)

Tabela 5.3 Problemas relacionados à terapia medicamentosa *(Continuação)*

Problemas	Estratégia de atuação
Incompatibilidades	■ Utilizar a sistematização da assistência de enfermagem (SAE) para a supervisão do preparo e administração dos medicamentos ■ Realizar o aprazamento dos medicamentos ■ Implementar instrumentos para consulta da equipe de enfermagem com outros dados – como estabilidade, volume de diluição, rediluição, reconstituição – para padronizar a prática de preparo de medicamentos
Erros de medicação	■ Não delegar o preparo e a administração de medicamentos de risco ■ Padronizar a prática de preparo e administração ■ Prescrever cuidados de enfermagem a serem seguidos pela equipe técnica no preparo e administração de medicamentos ■ Conscientizar a equipe quanto aos tipos de erros de medicação ■ Acompanhar os resultados de notificações de erros de medicação das unidades e/ou serviço ■ Medir os erros; estabelecer estratégias de melhoria; medir novamente e reavaliar
Nomes de medicamentos parecidos ou medicamentos semelhantes	■ Disponibilizar lista com nomes de medicamentos parecidos (disponíveis nos *sites* da Anvisa e do Instituto para Práticas Seguras no Uso de Medicamentos [ISMP]) ■ Promover estratégias de armazenamento de medicamentos que considerem possibilidade de erros com medicamentos com nomes parecidos ■ Analisar os erros de forma multifatorial e multissistêmica
Reconciliação medicamentosa	■ Utilizar os instrumentos para consulta de incompatibilidades

Fonte: Wachter[36] e Nassarala.[37]

da assistência de saúde que estamos prestando, pois permeia todo o cuidado dispensado ao paciente. Na terapia medicamentosa, no entanto, é essencial que haja uma comunicação clara, concisa, completa e uniforme para a continuidade do cuidado de forma segura.

A comunicação ineficaz está na raiz de mais de 70% dos erros na atenção à saúde, entre eles as interrupções e a falta de trabalho em equipe, favorecendo o evento adverso. Para que as informações sejam consistentemente transmitidas, são necessários conhecimentos, habilidades e atitudes da equipe e, particularmente, uma comunicação adequada.[36-38] O trabalho por equipes em turnos favorece o surgimento de erros; logo, estratégias que propiciem uma comunicação eficaz entre os membros da equipe devem fazer parte da cultura institucional.[38]

As estratégias para minimizar os erros referentes à comunicação efetiva, com vistas à segurança do paciente na terapia medicamentosa, estão pautadas em:

- Passagem de plantão com comunicação adequada, baseada em **SBAR** (Tab. 5.4);
- Aprazamento dos medicamentos realizado pelo enfermeiro;
- Supervisão da prática de preparo de administração de medicamentos;
- Clarificação em todo o processo de terapia medicamentosa;
- Enfermeiro intermediador da equipe multidisciplinar.

Tabela 5.4 SBAR

SBAR
Situação: Quem você é – a razão do chamado; o que está acontecendo.
Background (contexto): Diagnóstico de admissão – história resumida; tratamento atual.
Avaliação: O que mudou – dados do exame físico; resultados significativos.
Recomendação: Transferir o paciente – venha ver imediatamente; sugira exames ou testes adicionais.

Fonte: Institute for Healthcare Improvement.[39]

O foco do treinamento, na maioria das vezes, é na equipe de enfermagem, utilizando-se SBAR, uma ferramenta para estruturar a comunicação, de forma a capturar sua atenção e gerar uma ação apropriada.[36]

Na **Tabela 5.5**, estão descritos exemplos de situações, antes e após treinamento SBAR.

Tabela 5.5 Exemplo de situação com o treinamento SBAR

PRÉ-SBAR
Olá, Doutor. O Sr. Chow está tendo uma dor torácica. Ele estava caminhando pelo corredor mais cedo e comeu bem o jantar. Realmente não sei o que está acontecendo, mas pedi um eletrocardiograma. Ele estava sudorético quando teve a dor, mas lhe dei todos os medicamentos, incluindo a insulina e o antibiótico. Ele foi submetido a cirurgia hoje mais cedo e está com uma bomba de infusão para analgesia contínua agora.
PÓS-SBAR
Aqui é Grace Jones. Sou a enfermeira do 7º Norte e estou acompanhando o seu paciente Edward Chow. Ele teve uma dor torácica de grau 8 em uma escala de 10 há cerca de 5 minutos, associada a dificuldade respiratória, sudorese e palpitação (situação). É um homem de 68 anos, sem história prévia de doença cardíaca, que sofreu ontem uma ressecção abdominoperitoneal, sem complicações (contexto). Pedi um eletrocardiograma, e minha preocupação é que ele possa estar tendo uma isquemia cardíaca ou uma tromboembolia pulmonar (avaliação). Estou aplicando nitroglicerina conforme a prescrição médica e seria muito importante se você pudesse estar aqui dentro dos próximos 5 minutos (recomendação).

Fonte: Wachter.[36]

Existe também a técnica para melhorar a comunicação – **CUS words**. Essa técnica envolve níveis de escala de preocupação e pode ser aplicada por todos os profissionais da equipe da saúde – qualquer um, mais abaixo na hierarquia, que precise da atenção de alguém acima. Em ordem escalonada, começa com "Estou preocupado (**concerned**) com...", depois "Estou desconfortável (**uncomfortable**)..." e, finalmente, "Essa é uma questão de segurança (**safety**)!". A técnica deve ser ensinada a todos, que receberão e passarão as mensagens, avaliando os conteúdos adequadamente, usando a técnica de forma apropriada, assegurando que tenha o impacto pretendido.[36]

Enquanto os profissionais se alternam, o paciente e a família são os mesmos e, nessa perspectiva, estão em posição-chave para, em parceria com a equipe, assegurar a continuidade do cuidado. Cabe aos multicentros, formados de forma multissistêmica por multiprofissionais, elaborar estratégias para dar continuidade aos cuidados, livres de danos aos pacientes e suas famílias, independentemente das peculiaridades dos serviços e equipes de saúde.[39]

Nessas questões de comunicação entre os profissionais de saúde e/ou entre os enfermeiros e suas equipes de enfermagem, nesse âmbito da terapia medicamentosa, faz-se necessário sistematizar e uniformizar a linguagem entre todos, com vistas à aproximação do condutor da equipe para a supervisão dessa prática – preparo de administração dos medicamentos.

Segurança e tecnologia em saúde

A tecnologia utilizada no âmbito da saúde traz uma importante contribuição para as condições de trabalho das pessoas. De fato, não é possível modificar a condição humana, mas as condições de trabalho, sim; ainda que seja necessário um investimento proporcional, o custo-benefício será efetivo.

Os erros de medicação podem ocorrer em qualquer etapa da terapia medicamentosa: na prescrição, na transcrição, na dispensação, na distribuição, no preparo, na administração e/ou na monitoração.[36]

Entre outras medidas, referenciadas na literatura, temos, como estratégias para redução e prevenção dos erros de medicação nas instituições hospitalares, um investimento em tecnologias, como implantação da prescrição eletrônica, uso de código de barras, automatização da dispensação e do sistema de dispensação de medicamentos por dose unitária, bem como uso de bombas de infusão "inteligentes".[36]

Na **Tabela 5.6**, as estratégias voltadas à tecnologia estão descritas juntamente com os conceitos e argumentos.

Tabela 5.6 Estratégias tecnológicas e seus conceitos e argumentos

Estratégias tecnológicas	Conceitos/argumentos
Prescrição eletrônica	■ Utiliza um sistema computadorizado, de digitação, seguindo um modelo de disposição de dados ■ Pode variar em seu formato: desde sistemas bem estruturados e que alertam o prescritor quanto às alergias, interações medicamentosas e doses máximas, até sistemas mais simples ■ Amplia a segurança dos medicamentos devido à legibilidade e, durante a execução da prescrição, fornece informações ao prescritor, permitindo que o erro seja corrigido no momento[40,41]
Códigos de leitura por máquinas na identificação do paciente	■ Permitem identificar que o medicamento em mãos é o medicamento prescrito; também registram quem administrou e o intervalo de tempo ■ Códigos de barras são mais rápidos que os olhos humanos e não se cansam[42]
Automatização da dispensação e o sistema de distribuição de medicamentos por dose unitária	■ Favorecem a redução de custos ■ Diminuem prejuízos financeiros causados por datas de validades vencidas, pelo acondicionamento inadequado, pelo distanciamento entre o gasto com aquisição e recebimento pelo uso do medicamento ■ Menor probabilidade de erro, devido a gama de medicamentos existentes ■ Medicamento é dispensado na dose exata, de acordo com a prescrição médica; não há reconstituição do medicamento pela equipe de enfermagem, e nem realização de cálculos; minimiza o gasto de tempo pelos profissionais de enfermagem no preparo dos fármacos[43]
Uso de sistemas "inteligentes" de bombas de infusão	■ Detecta muitos erros envolvendo administração de medicamentos por via endovenosa e tem um potencial para reduzir erros graves[45] ■ Apresenta informações acerca do medicamento, como uma biblioteca *on-board*; auxílio do fabricante com execução do sistema; contínua exposição do fármaco, da dose prescrita e de todos os cuidados com a administração do medicamento, com limites para doses insuficientes ou sobredoses; alertas de registros de administração dos medicamentos e ações corretivas que devem ser tomadas[44]

Alguns mecanismos pelos quais a tecnologia da informação pode melhorar a segurança do paciente são apontados por alguns autores, como melhorar a comunicação, tornar o conhecimento mais prontamente acessível, fornecer informações-chave, ajudar com cálculos, monitorar, checar em tempo real e fornecer suporte à decisão.[36,45]

Os investimentos em tecnologia na saúde, com relação à terapia medicamentosa, podem contribuir com a diminuição do tempo de internação, bem como com a manutenção da força de trabalho de forma qualificada e satisfatória.[44]

Exercícios *(respostas no final do livro)*

1. Qual conceito é considerado o elemento-chave para garantir a segurança do paciente por meio do cuidado centrado no paciente e na família?
   a. Colaboração
   b. Negociação
   c. Parceria
   d. Empoderamento

2. Quanto à identificação do paciente, é recomendado:
   a. Utilizar pelo menos dois códigos de identificação.
   b. Identificação de forma manual com caneta azul.
   c. Utilização durante a internação hospitalar.
   d. Conferência verbal dos dados de identificação com outro profissional de saúde.

Referências

1. Brasil. Ministério da Saúde. Portaria nº 529, de 1º de abril de 2013. Institui o Programa Nacional de Segurança do Paciente (PNSP). Diário Oficial da União. 2 abr. 2013;Seção 1:43-4.
2. Reason J. Safety in the operating theatre – part 2: human error and organizational failure. Qual Saf Health Care. 2005;14(1):56-60.
3. World Health Organization. World alliance for patient safety [Internet]. Geneva: WHO; c2019 [capturado em 11 mar. 2019]. Disponível em: http://www.who.int/patientsafety/worldalliance/en/.
4. United States. Institute of Medicine. Committee on Quality Health Care in America. Crossing the quality chasm: a new health system for the 21st century. Washington: National Academy; 2001.
5. Vincent C, Amalberti R. Safer healthcare: strategies for the real world. Cham: Springer; 2016.
6. Dixon-Woods M, Pronovost PJ. Patient safety and the problem of many hands. BMJ Qual Saf. 2016;25(7):485-8.
7. Pedreira MLG. Enfermagem para a segurança do paciente. Acta Paul Enferm. 2009;22(4):V-VI.
8. Oliveira DPR. Planejamento estratégico: conceitos, metodologia, práticas. 33. ed. São Paulo: Atlas; 2015.
9. Institute for Patient- and Family-Centered Care. Home [Internet]. Bethesda: IPFCC; [s.d., capturado em 11 mar. 2019]. Disponível em: http://www.ipfcc.org/.
10. Pereira FGF, Matias EO, Ceatano JA, Lima FET. Segurança do paciente e promoção da saúde: uma reflexão emergente. Rev Baiana Enferm. 2015;29(3):271-7.
11. The National Patient Safety Foundation. National agenda for action: patients and families in patient safety – nothing about me, without me [Internet]. Chicago: NPSF; 2003-2008 [capturado em 11 mar. 2019]. Disponível em: https://c.ymcdn.com/sites/www.npsf.org/resource/collection/ABAB3CA8-4E0A-41C5-A480-6DE8B793536C/Nothing_About_Me.pdf.
12. World Health Organization. World alliance for patient safety: forward programme [Internet]. Geneva: WHO; 2004 [capturado em 11 mar. 2019]. Disponível em: http://www.who.int/patientsafety/en/brochure_final.pdf.

13. Casey A. A partnership with child and family. Senior Nurse. 1988;8(4):8-9.
14. Splaine Wiggins M. The partnership care delivery model: an examination of the core concept and the need for a new model of care. J Nurs Manag. 2008;16(5):629-38.
15. Brasil. Ministério da Saúde. Fundação Oswaldo Cruz. Agência Nacional de Vigilância Sanitária. Documento de referência para o programa nacional de segurança do paciente. Brasília: Ministério da Saúde; 2014.
16. Leape L, Berwick D, Clancy C, Conway J, Gluck P, Guest J, et al. Transforming healthcare: a safety imperative. Qual Saf Health Care. 2009;18(6):424-8.
17. Reason J. Human error: models and management. BMJ. 2000;320(7237):768-70.
18. World Health Organization. Patient safety curriculum guide for medical schools [Internet]. Geneva: WHO; 2009 [capturado em 15 abr. 2019]. Disponível em: https://www.who.int/patientsafety/education/curriculum_guide_medical_schools/en/.
19. who.int [Internet]. Patient safety solutions. Geneva: WHO; 2007 [capturado em 15 abr. 2019]. Disponível em: https://www.who.int/patientsafety/topics/solutions/en/.
20. Mayor S. Hospitals must standardise patients' wristbands to reduce risk of wrong care. BMJ. 2007;335(7611):118.
21. cdc.gov [Internet]. Healthcare-associated infections. Atlanta: CDC; 2018 [capturado em 15 abr. 2019]. Disponível em: https://www.cdc.gov/hai/index.html.
22. World Health Organization. WHO guidelines on hand hygiene in health care [Internet]. Geneva: WHO; 2009 [capturado em 15 abr. 2019]. Disponível em: https://apps.who.int/iris/bitstream/handle/10665/44102/9789241597906_eng.pdf;jsessionid=4D039B1B56EB7CDC5315BCE9861C0FA8?sequence=1.
23. Kingston L, O'Connell NH, Dunne CP. Hand hygiene-related clinical trials reported since 2010: a systematic review. J Hosp Infect. 2016;92(4):309-20.
24. Organização Pan-Americana da Saúde, Agência Nacional de Vigilância Sanitária. Manual para observadores: estratégia multimodal da OMS para a melhoria da higienização das mãos. Brasília: Organização Pan-Americana da Saúde; 2008.
25. Koda E. Conexões e conectores: a mudança do bem? [S. l.: S. n.; 2012].
26. Pedreira MLG, Harada MJCS, Viana DL. Enfermagem no cuidado crítico neonatal, pediátrico e de adulto. In: Pedreira MLG, Harada MJCS, organizadores. Segurança do paciente na unidade de cuidados intensivos. São Caetano do Sul: Yendis; 2015. V. 1, p.69-83.
27. Toffoleto MC, Canales JMA, Moreira Arce D, Ordenes Guerra A, Vergara Rodríguez CA. Errores en la preparacion y administración de medicamentos: una revision integradora de la Literatura Latinoamericana. Enferm Glob. 2015;14(37):350-60.
28. Mendes AEM, Magalhães F, Frandoloso GA, Pachaly MA, Carvalho M. Erros de medicação: uma abordagem para os clínicos. Rev Med UFPR. 2014;1(4):169-71.
29. Pedreira MLG, Peterlini MAS, Harada MJCS. Erros de medicação: aspectos relativos à prática do enfermeiro. In: Harada MJCS, Pedreira MLG, Peterlini MAS, Pereira SR. O erro humano e a segurança do paciente. 2. ed. São Paulo: Atheneu; 2006. p.123-48.
30. Elliot M, Liu Y. The nine rights of medication administration: an overview. Br J Nurs. 2010;19(5):300-5.
31. Abrams AC. Farmacoterapia clínica: princípios para a prática de enfermagem. 7. ed. Rio de Janeiro: Guanabara Koogan; 2006.

32. Kusahara DM, Chanes DC. Enfermagem dia a dia segurança do paciente. In: Pedreira MLG, Harada MJCS, organizadores. Segurança na medicação. São Caetano do Sul: Yendis; 2009. p.119-46.
33. Wong IC, Wong LY, Cranswick NE. Minimising medication errors in children. Arch Dis Child. 2009;94(2):161-4.
34. Miller MR, Robinson KA, Lubomski LH, Rinke ML, Pronovost PJ. Medication errors in paediatric care: a systematic review of epidemiology and an evaluation of evidence supporting reduction strategy recommendations. Qual Saf Health Care. 2007;16(2):116-26.
35. Lehmann CU, Kim GR. Prevention of medication errors. Clin Perinatol. 2005;32(1):107-23, vii.
36. Wachter RM. Compreendendo a segurança do paciente. 2. ed. Porto Alegre: Artmed; 2013.
37. Nassaralla CL, Naessens JM, Hunt VL, Bhagra A, Chaudhry R, Hansen MA, et al. Medication reconciliation in ambulatory care: attempts at improvement. Qual Saf Health Care. 2009;18(5):402-7.
38. Rede Brasileira de Enfermagem e Segurança do Paciente. Estratégias para a segurança do paciente: manual para profissionais da saúde. Porto Alegre: EDIPUCRS; 2013.
39. Institute for Healthcare Improvement. SBAR: Situation background assessment recommendation [Internet]. Boston: IHI; 2017 [capturado em 5 abr. 2019]. Disponível em: http://www.ihi.org/resources/Pages/Tools/SBARToolkit.aspx.
40. Poissant L, Pereira J, Tamblyn R, Kawasumi Y. The impact of electronic health records on time efficiency of physicians and nurses: a systematic review. J Am Med Inform Assoc. 2005;12(5):505-16.
41. Rosenbloom ST, Denny JC, Xu H, Lorenzi N, Stead WW, Johnson KB. Data from clinical notes: a perspective on the tension between structure and flexible documentation. J Am Med Inform Assoc. 2011;18(2):181-6.
42. Poon EG, Keohane CA, Bane A, Featherstone E, Hays BS, Dervan A, et al. Impact of barcode medication administration techonology on how nurses spend their time providing patient care. J Nurs Adm. 2008;38(12):541-9.
43. Poon EG, Cina JL, Churchill W, Patel N, Featherstone E, Rothschild JM, et al. Medication dispensing errors and potential adverse drug events before and after implementing bar code technology in the pharmacy. Ann Intern Med. 2006;145(6):426-34.
44. Williams CK, Maddox RR, Heape E, Richards HE, Griffiths DL, Crass, RE, et al. Application of the IV Medication Harm Index to assess the nature of harm averted by "smart" infusion safety systems. J Patient Saf. 2006;2(3):132-9.
45. Keohane CA, Hayes J, Saniuk C, Rothschild JM, Bates DW. Intravenous medication safety and smart infusion systems: lessons learned and future opportunities. J Infus Nurs. 2005;28(5):321-8.

Precauções-padrão e específicas

6

Julia Yaeko Kawagoe
Mônica Taminato

A infecção relacionada à assistência à saúde (IRAS), anteriormente denominada infecção hospitalar, é definida como uma infecção que se desenvolve em um serviço de saúde (SS) onde se presta assistência à saúde – hospital, instituição de longa permanência, ambulatório, centro de diálise, unidades clínicas e cirúrgicas, unidade de pronto atendimento e assistência domiciliar – e que não está presente nem em incubação na admissão do paciente. Também inclui as infecções ocupacionais adquiridas pelos profissionais de saúde (PS) durante suas atividades laborais.[1]

As IRAS constituem um dos maiores e mais graves problemas relacionados à segurança por atingirem um número expressivo de pacientes em todo o mundo, tendo como causa vários fatores relacionados aos sistemas e processos de prestação de cuidados, assim como o comportamento dos PS e pacientes. É um dos eventos adversos mais frequentes que acometem pacientes de países desenvolvidos e em especial de países em desenvolvimento, onde se estima que o risco de adquirir IRAS é 2 a 20 vezes maior quando comparado a países desenvolvidos, sendo que a proporção de pacientes infectados pode exceder 25%.[2]

As causas atribuídas ao aumento das IRAS em países em desenvolvimento são: condições inadequadas de higiene, infraestrutura deficiente, equipamentos inadequados/insuficientes, falta de informação microbiológica, superlotação, profissionais insuficientes, falha de conhecimento ou preparo inadequado dos profissionais, uso inadequado de antibióticos, população mais doente, condições sociais desfavoráveis, falta de políticas e programas nacionais e custos arcados por pacientes.[3]

No Brasil, um estudo avaliou a estrutura de 153 hospitais de cinco regiões quanto à prevenção das IRAS e revelou que há grandes diferenças entre os hospitais avaliados, mas que existem, sobretudo, problemas relacionados à estrutura para higiene das mãos (HM), centro de material e esterilização e laboratório de microbiologia.[4]

As IRAS podem ter como consequências o prolongamento da internação hospitalar; o aumento da resistência de microrganismos a antimicrobianos; o alto custo financeiro adicional para os sistemas de saúde, para os pacientes e suas famílias; a incapacidade a longo prazo; e o aumento da mortalidade atribuível.[2]

O risco de transmissão de microrganismos existe em qualquer SS na prestação de cuidados ao paciente, principalmente por meio dos PS ou equipamentos/materiais médicos. Os pacientes colonizados, em período de incubação ou com infecção (identificados ou não), representam risco de transmissão microbiana para outros pacientes e para PS. As medidas das precauções (padrão e específicas) constituem a base das melhores práticas de prevenção e controle das infecções e devem ser aplicadas nos vários SS, seja hospital, ambulatório, instituição de longa permanência e assistência domiciliar (*home care*), entre outros.[5,6]

Histórico

As primeiras recomendações para isolamento de pacientes surgiram nos Estados Unidos, em 1877, cujo manual recomendava colocar aqueles com doenças infecciosas em lugares especiais – que, posteriormente, constituiriam os hospitais de doenças infecciosas –, porém sem separação ou cuidados específicos a esses pacientes. Entre os anos 1890 e 1900, passou-se a definir locais separados para pacientes com diagnósticos infecciosos semelhantes e também a praticar "procedimentos assépticos", sendo estes modificados em 1910, com a introdução de cubículos, locais onde os PS usavam aventais, lavavam as mãos com antisséptico após contato com o paciente e desinfetavam os objetos contaminados usados pelo paciente. Esses procedimentos passaram a ser designados "barreiras de enfermagem", permitindo a internação de pacientes com doenças infectocontagiosas, incluindo tuberculose, em hospitais gerais.[7]

O National Communicable Disease Center – denominação anterior do Centers for Disease Control and Prevention (CDC) – publicou, em 1970, o primeiro manual, *Isolation techniques for use in hospitals*[8] (técnicas de isolamento para uso em hospitais), revisado e publicado em 1975 com o mesmo título. Com a evolução do conhecimento sobre a epidemiologia das doenças e seus mecanismos de transmissão, essas técnicas foram, posteriormente, atualizadas. Em 1983, foi publicado o manual *Guideline for isolation precautions in hospitals*[7] (diretriz de precauções de isolamento em hospitais) com novas orientações, como, por exemplo, não utilizar isolamento protetor por não ser mais efetivo que a ênfase em lavagem das mãos nos cuidados a pacientes imunologicamente comprometidos. Também caberia ao hospital optar e montar seu próprio sistema de isolamento, tendo duas alternativas: **isolamento específico por doença** ou **isolamento específico por categoria** (agrupamento em sete categorias: isolamento estrito, isolamento de contato, isolamento respiratório, isolamento para tuberculose, precauções entéricas, precauções com drenagem/secreções e precauções com sangue e fluidos corporais).[7]

Em 1985, foi introduzida uma nova estratégia de precaução – **precauções universais** (PU) – tendo como principal causa a epidemia pelo HIV. As medidas das PU aplicavam-se a sangue e a quaisquer outros fluidos corporais contendo sangue, mas não incluía fezes, secreções nasais, pus, suor, lágrimas, urina ou vômitos. Porém, em 1987, uma nova categoria de cuidados – **isolamento de substâncias corporais** (ISC) –, foi adotada por um grupo de pesquisadores do Harborview Medical Center, em Seattle, e da Universidade da Califórnia, em San Diego, como uma alternativa aos sistemas de isolamento do CDC por diagnósticos. O ISC se aplicava a todas as substâncias corporais potencialmente infectantes (sangue, fezes, urina, escarro, saliva, drenagem de feridas e outros fluidos corporais) de todos os pacientes, independentemente de seu presumido estado infeccioso, com indicação do uso de luvas limpas antes do contato com mucosas e pele não íntegra do paciente e sempre que se pudesse antecipar o contato com substâncias corporais, contendo ou não sangue. Em razão de haver dois tipos de precauções – PU e ISC –, houve certa confusão quanto à aplicação de cada uma. Passou-se a dar mais ênfase sobre quais fluidos ou substâncias corporais requeriam precauções sob a perspectiva das PU e ISC, prescindindo de implementação de barreiras para bactérias Gram-positivas e Gram-negativas multirresistentes e tuberculose, ou seja, esses agentes passaram a não ser reconhecidos como alvo para implementação de medidas preventivas, não sendo reconhecidos como problemas a serem contidos.[6,7]

O CDC publicou, então, em 1996, o *Guideline for isolation precautions in hospitals*[7] (diretriz de precauções de isolamento em hospitais), que visava os seguintes objetivos: ser epidemiologicamente embasado; reconhecer a importância dos fluidos corporais, secreções e excreções na transmissão de patógenos nosocomiais; conter precauções adequadas para infecções transmitidas por via aérea, gotículas e contato; ser simples e prático; diminuir a confusão de termos utilizados em manuais lançados anteriormente (PU, ISC, entre outros). Foram realizadas três mudanças importantes nessa revisão:[6]

- **As medidas das PU e do ISC foram sintetizadas em precauções-padrão** (PP), cujas barreiras devem ser utilizadas em todos os pacientes independentemente do estado infeccioso, contemplando um grande número de doenças ou condições que anteriormente requeriam isolamento específico por doença ou por categoria de doença como era preconizado pelo guia do CDC de 1983 (p. ex., hepatite B e hepatite C).
- Resumo das categorias de isolamentos em três conjuntos de cuidados baseados nas **vias de transmissão de determinados patógenos (alta importância epidemiológica)**: **contato, gotículas, aérea/aerossóis**. A estas devem ser adicionadas **sempre** as PP.

- Recomendação de instituição **empírica** das precauções, em caso de suspeita de infecção, considerando o modo de transmissão – contato, gotículas ou aéreas/aerossóis – até que se faça o diagnóstico definitivo, devendo ser adicionadas as medidas das PP.

Por fim, em 2007, foi publicado o Manual do CDC, intitulado *2007 Guideline for isolation precautions: preventing transmission of infectious agents in healthcare settings* (diretrizes de 2007 para precauções de isolamento: prevenindo a transmissão de agentes infecciosos em ambientes de cuidados de saúde),[6] com grandes avanços na prevenção e controle de IRAS, como novas terminologias, abordagem de novas doenças e patógenos emergentes e descrição de procedimentos para prevenir a transmissão de agentes na assistência domiciliar e ambulatorial:

i. O termo IRAS passa a ser utilizado no lugar de infecção hospitalar, pois o paciente pode ser colonizado ou exposto a patógenos em potencial em unidades extra-hospitalares, assim como pode se locomover entre os vários serviços/unidades dentro de um sistema de saúde.
ii. Inclusão de "higiene respiratória" ou "tosse com etiqueta" às recomendações das PP, cuja indicação se aplica amplamente a todas as pessoas que circulam em um SS, incluindo PS, pacientes e visitantes.
iii. O termo *airborne precautions* (precauções aéreas) foi suplementado com o termo *airborne infection isolation room (AIIR)* – **quarto de isolamento de infecção de transmissão aérea** (QIITA) para ser consistente com as recomendações de outros manuais.*
iv. Um conjunto de medidas preventivas denominado *Protective Environment* (**ambiente protetor**) foi adicionado às PP, tendo o desenho e engenharia do ambiente do quarto, com o objetivo de diminuir o risco de exposição a fungos ambientais aos pacientes submetidos a transplante alogênico de células hematopoiéticas (severamente imunossuprimidos).

Cadeia de transmissão microbiana em serviços de saúde

A transmissão de microrganismos e a infecção subsequente dentro de um SS podem ser representadas por uma "cadeia", sendo que cada elo da cadeia representa um fator relacionado à transmissão de microrganismos. Essa transmissão irá

Guidelines for Environmental Infection Control in Healthcare Facilities, 2003; *Guidelines for Preventing The Transmission of* Mycobacterium tuberculosis *in Health-Care Settings*, 2005; e *The American Institute of Architects (AIA) Guidelines for Design and Construction of Hospitals*, 2006.

ocorrer somente se todos os seis elementos da cadeia de transmissão estiverem presentes.[7,9]

Portanto, compreender os componentes da cadeia de transmissão microbiana é fundamental para determinar os riscos de infecção e as intervenções para interromper ou mitigar a transmissão microbiana e prevenir a infecção. Isso permite que a equipe identifique e proteja pacientes vulneráveis e também se proteja.[7,9]

Cada elo, em ordem sequencial, deve estar presente para que o microrganismo seja transferido e a infecção ocorra **(Fig. 6.1)**.

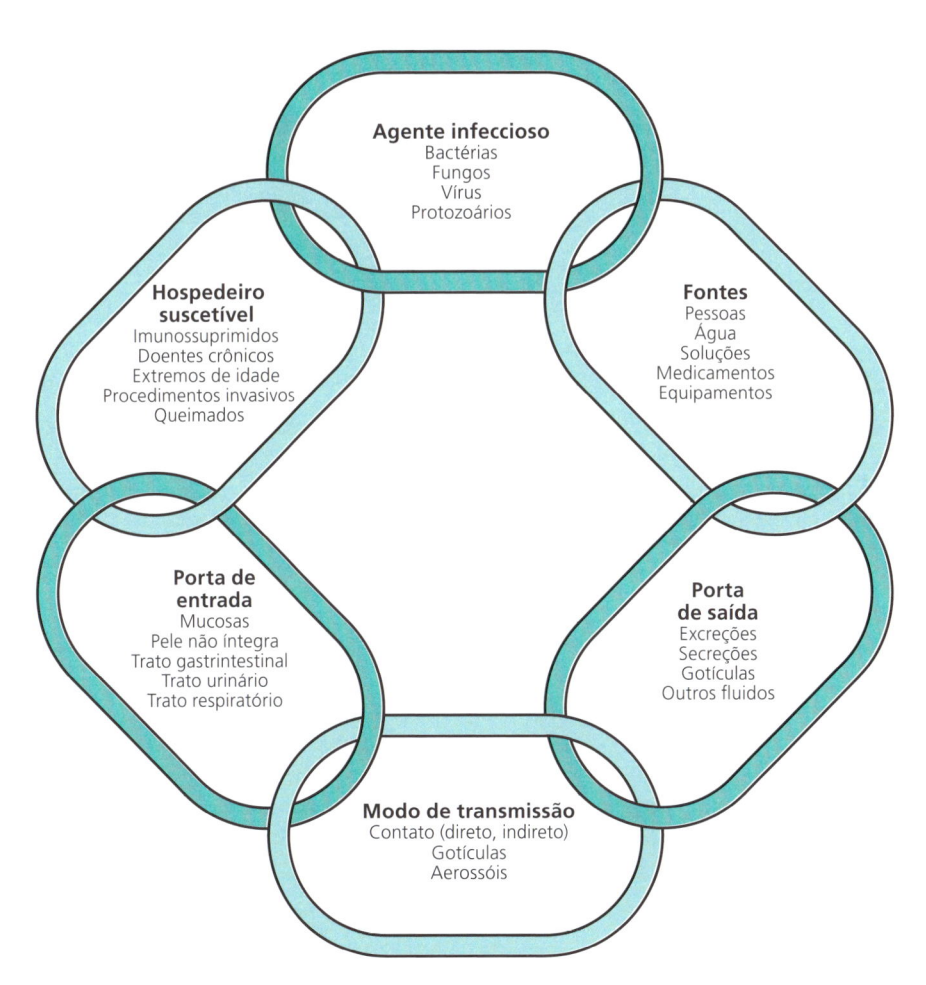

Agente infeccioso
Bactérias
Fungos
Vírus
Protozoários

Hospedeiro suscetível
Imunossuprimidos
Doentes crônicos
Extremos de idade
Procedimentos invasivos
Queimados

Fontes
Pessoas
Água
Soluções
Medicamentos
Equipamentos

Porta de entrada
Mucosas
Pele não íntegra
Trato gastrintestinal
Trato urinário
Trato respiratório

Porta de saída
Excreções
Secreções
Gotículas
Outros fluidos

Modo de transmissão
Contato (direto, indireto)
Gotículas
Aerossóis

Figura 6.1 Cadeia de transmissão de microrganismos.

Precauções-padrão

As medidas das PP incluem um conjunto de práticas de prevenção de infecção que se aplicam a todos os pacientes, independentemente do *status* de suspeito ou confirmado, em qualquer ambiente em que a assistência à saúde é prestada, e inclui: HM, uso de equipamentos de proteção individual (luvas, avental, máscara, proteção para os olhos ou viseira, dependendo da exposição antecipada), cuidados com o ambiente, manejo de materiais e equipamentos assistenciais, manejo de roupas hospitalares[6,7,9] **(Tab. 6.1)**.

Tabela 6.1 Recomendações para aplicação de medidas de precauções-padrão para os cuidados assistenciais de todos os pacientes em todos os SS

Componente	Recomendação
Higiene das mãos (HM)[10,11] (Deve ser realizada, de preferência, com preparação alcoólica, se não houver sujeira visível nas mãos; caso haja sujeira nas mãos, lavá-las com sabonete se houver.)	Realizar a HM nos 5 momentos **(Fig. 5.2)**: ■ Antes de tocar o paciente; ■ Antes de realizar procedimento limpo/asséptico; ■ Após risco de exposição a fluidos corporais; ■ Após tocar o paciente; ■ Após tocar as superfícies próximas ao paciente.
Luvas	Se houver risco de as mãos terem contato com sangue, fluidos corporais, secreções, excreções, itens contaminados; para tocar membranas mucosas e pele não intacta.
Avental	Se houver risco do contato da roupa ou pele exposta do PS com sangue, fluidos corporais, secreções, excreções.
Máscara, óculos protetores ou proteção facial*	Se houver risco de exposição da face a salpicos ou espirro de sangue, fluidos corporais, secreções.
Equipamentos de assistência ao paciente	Manejar adequadamente para impedir a transferência de microrganismos para os outros e para o meio ambiente; reprocessar entre os usos no mesmo paciente e entre os pacientes.
Higiene ambiental	Desenvolver procedimentos para cuidados de rotina, limpeza e desinfecção de superfícies ambientais, especialmente superfícies de áreas próximas ao paciente que são frequentemente tocadas.
Roupas e lavanderia	Manejar roupas limpas e sujas, de uma maneira que impeça a transferência de microrganismos para o paciente, para os outros e para o ambiente.
Agulhas e outros objetos cortantes	Não reencapar, dobrar, quebrar ou manipular com as mãos as agulhas usadas; utilizar dispositivos de segurança quando disponível; colocar objetos cortantes utilizados em recipiente resistente a perfurações.

(Continua)

Tabela 6.1 Recomendações para aplicação de medidas de precauções-padrão para os cuidados assistenciais de todos os pacientes em todos os SS *(Continuação)*

Componente	Recomendação
Reanimação do paciente	Usar bocal, reanimador, outros dispositivos de ventilação para evitar o contato com a boca e secreções orais.
Acomodação do paciente	Priorizar quarto individual nos casos em que há maior risco de transmissão microbiana: possibilidade de contaminar o ambiente, higiene inadequada ou risco aumentado de adquirir infecção ou desenvolver resultado adverso após a infecção (em caso de enfermaria de paciente submetido a transplante de órgãos sólidos).
Higiene respiratória/tosse com etiqueta (contenção da fonte de secreções respiratórias em pacientes sintomáticos, no ponto inicial do encontro: áreas de triagem e recepção em serviços de emergência e consultórios médicos)	■ Instruir pessoas sintomáticas a cobrirem boca/nariz ao espirrar/tossir; usar lenços de papel descartáveis e descartá-los em recipiente sem toque (lixeira com pedal); ■ Higienizar as mãos após tocar as secreções respiratórias (tossir, espirrar ou coçar o nariz); ■ Providenciar máscara cirúrgica se o paciente tolerar ou manter separação espacial de mais de 1 metro, se possível.

*Durante os procedimentos de geração de aerossol em pacientes com infecções suspeitas ou comprovadas transmitidas por aerossóis respiratórios (p. ex., síndrome respiratória aguda grave [SARS]), usar máscara N95 ou PFF2, além de luvas, avental e proteção facial/ocular.
Fonte: Adaptada de Wiksten[5] e Siegel e colaboradores.[6]

Medidas de precauções específicas baseadas no modo de transmissão

Precauções específicas são aquelas baseadas no modo de transmissão – **contato, gotículas ou aéreas/aerossóis** – a serem utilizadas em pacientes com suspeita ou confirmação diagnóstica de infecção ou colonização com agentes infecciosos de alta transmissibilidade ou importância epidemiológica, necessitando de medidas de controle adicionais para prevenir a transmissão desses agentes (além das precauções-padrão).[6,12]

Precauções de contato

Destinadas a pacientes com suspeita ou diagnóstico de infecções facilmente transmitidas pelo contato direto (contato físico) ou indireto (mãos ou materiais, equipamentos ou superfícies no ambiente do paciente). Devem ser empregadas para os seguintes microrganismos: *Clostridium difficile*, vírus sincicial respiratório, rotavírus e alguns microrganismos epidemiologicamente importantes, como as bactérias multirresistentes (*Enterococcus* spp. multirresistente, *S. aureus* oxacilino-resistente, *Pseudomonas aeruginosa*, *Klebsiella* spp., *Acinetobacter* spp. resistentes à ceftazidima, cefepima e imipeném, entre outras, de acordo com a epidemiologia do SS), conforme descrito na **Tabela 6.2**.

O PS deve sinalizar a porta do quarto e o prontuário com o identificador específico. O objetivo é alertar a equipe envolvida na assistência ao paciente quanto aos cuidados e à utilização de equipamento de proteção individual (EPI) adequado.[6,12]

Tabela 6.2 Recomendações para aplicação de medidas de precauções de contato

Procedimentos	Precauções de contato
Situação do paciente	■ Colocar o paciente em quarto individual; se não disponível, colocar o paciente com outros que tenham colonização ou infecção pelo mesmo agente e nenhuma outra infecção ou colonização por outro agente (coorte).
Higiene das mãos	■ Realizar **sempre** antes de entrar e ao sair do quarto; antes de vestir avental e calçar luvas; após retirar luvas e avental. ■ **Ver os '5 momentos' na Tabela 6.1.**
Luvas Deixá-las disponíveis na embalagem original, em local limpo e seco	■ Calçá-las **sempre** que entrar no quarto, ao tocar materiais, equipamentos, mobiliário e o paciente, trocando-as após contato com material infectante (fezes e drenagem de feridas) e entre os procedimentos. ■ Retirá-las antes de sair do quarto, higienizar as mãos e não tocar superfícies e materiais.
Máscara/protetor ocular/escudo facial	■ Ver precauções-padrão.
Avental	■ Vesti-lo **sempre** que entrar no quarto. ■ Retirá-lo após cada uso, descartando-o.
Copa	■ Deixar a bandeja/refeição na mesa de refeição e higienizar as mãos. ■ Organizar a rotina de coleta de materiais da copa para evitar risco de contaminação cruzada. ■ Recolher o material e colocá-lo em saco plástico branco ou transparente. ■ Higienizar as mãos.
Equipamentos e materiais	■ Disponibilizar panos de limpeza e produto desinfetante para assegurar limpeza e desinfecção de itens envolvidos no contato direto com o paciente (equipamento de beira de leito, superfícies próximas, entre outros), a cada plantão e, no mínimo, diariamente. ■ Restringir ao paciente (se possível) o uso de itens como estetoscópio, esfigmomanômetro, comadre, termômetro, material de banho, bandeja de medicação, entre outros ou reprocessar antes de utilizá-los em outro paciente. ■ Separar o número mínimo e suficiente de materiais para realizar o procedimento.

(Continua)

Tabela 6.2 Recomendações para aplicação de medidas de precauções de contato *(Continuação)*

Procedimentos	Precauções de contato
Roupa de cama	■ **Roupa limpa**: separar as roupas necessárias antes de entrar no quarto. ■ **Roupa suja**: colocá-las no quarto, dentro do *hamper*, encaminhando-o à sala de roupa suja quando atingir dois terços da capacidade; higienizar as mãos.
Transporte do paciente	■ Limitar o transporte do paciente a finalidades essenciais e manter as precauções. Assegurar-se de que as áreas contaminadas/colonizadas/infectadas estejam cobertas e contidas. ■ Notificar o setor que irá receber o paciente e também o serviço de transporte interno quanto às precauções. ■ O funcionário do transporte deve desinfetar a cabeceira, laterais e pés para manipulação segura. Durante o transporte, não é necessário o uso de luvas e avental (para não tocar as superfícies, como botão do elevador e maçaneta de porta, durante o transporte); eles devem ser utilizados somente na transferência maca-cama. Ou utilizar as normas estabelecidas pela instituição.
Limpeza ambiental e retirada de resíduo	■ Proceder à limpeza concorrente pelo menos a cada plantão. ■ Retirar o resíduo conforme padronizado. ■ Higienizar as mãos após a retirada das luvas.
Suspensão das precauções	■ Transferir o paciente de quarto para que seja feita limpeza terminal no quarto de origem. ■ Não retirar a placa de precauções da porta do quarto até que realizem a limpeza terminal.
Equipamento de proteção individual (EPI)	■ **Todos os profissionais de saúde** devem utilizar os EPIs padronizados nas precauções, inclusive para aquelas doenças para as quais se encontram imunizados (p. ex., varicela).

Fonte: Adaptada de Siegel e colaboradores[6] e Berends e Walesa.[12]

Precauções para transmissão por gotículas

São medidas empregadas para transmissão microbiana por gotículas provenientes da tosse, espirro ou fala. Essas gotículas (> 5 micra) podem se depositar à curta distância (1 a 1,5 metro) na conjuntiva, mucosa oral ou nasal. São indicadas nos casos de infecção por *Neisseria meningitidis, Haemophilus influenzae,* pneumococo, rubéola, caxumba, pertússis e outros. Além das precauções-padrão, incluem-se o quarto privativo para o paciente e o uso de máscara cirúrgica pelos PS e visitantes,[7,9-12] conforme descrito na **Tabela 6.3**.

Os profissionais da saúde devem sinalizar a porta do quarto e o prontuário com o identificador específico. O objetivo é alertar a equipe envolvida na assistência ao paciente quanto aos cuidados e à utilização de EPI adequado.[6,12]

Tabela 6.3 Recomendações para aplicação de medidas de precauções para transmissão por gotículas

Procedimentos	Precauções por gotículas
Situação do paciente	■ Utilizar quarto privativo; se não disponível, colocar o paciente junto a outros pacientes com mesmo diagnóstico etiológico infeccioso (coorte). ■ Colocar **máscara cirúrgica** no paciente sempre que houver necessidade de **transportá-lo** para fora do quarto ou unidade (transferência, exames, entre outros).
Proteção respiratória	■ Usar máscara cirúrgica ao entrar no quarto e **desprezá-la** ao sair do quarto (**não utilizar máscara N95**).
Transporte do paciente	■ Limitar o transporte do paciente para fora do quarto ao mínimo necessário. ■ Se o transporte for indispensável, colocar **máscara cirúrgica** no paciente. ■ Notificar o setor que irá receber o paciente sobre as precauções.
Medidas adicionais – tosse com etiqueta	■ Orientar o paciente a cobrir a boca e nariz ao tossir e espirrar e higienizar as mãos imediatamente após (ver "tosse com etiqueta", nas precauções-padrão, para informações adicionais).
Equipamento de proteção individual (EPI)	■ **Todos os profissionais de saúde** devem utilizar os EPIs padronizados nas precauções, inclusive para aquelas doenças para as quais se encontram imunizados (p. ex., caxumba, rubéola, entre outros).

Fonte: Adaptada de Siegel e colaboradores[6] e Berends e Walesa.[12]

Precauções para transmissões aéreas/aerossóis

São medidas indicadas na transmissão microbiana através de aerossóis (< 5 micra). Devem ser utilizadas em casos de tuberculose pulmonar ou laríngea, sarampo, varicela, herpes-zóster disseminado e herpes-zóster localizado em pacientes imunossuprimidos. O paciente deve permanecer em quarto privativo, preferencialmente com pressão negativa em relação à área externa. A porta do quarto deve permanecer fechada. Essas precauções incluem o uso de máscara de alta eficiência (N95) ou PFF2,[6,12] conforme descrito na **Tabela 6.4**.

Os profissionais da saúde devem sinalizar a porta do quarto e o prontuário com o identificador específico. O objetivo é alertar a equipe envolvida na assistência ao paciente quanto aos cuidados e utilização de EPI adequado.[6,12]

Tabela 6.4 Recomendações para aplicação de medidas de precauções para transmissões aéreas/aerossóis

Procedimentos	Precauções aéreas/aerossóis
Situação do paciente	■ Utilizar quarto privativo com pressão negativa e manter a porta fechada. ■ Na unidade de terapia intensiva – adulto e pediátrico –, manter a porta do *box* ou do quarto sempre fechada.

(Continua)

Tabela 6.4 Recomendações para aplicação de medidas de precauções para transmissões aéreas/aerossóis *(Continuação)*

Procedimentos	Precauções aéreas/aerossóis
Proteção respiratória	■ Usar máscara tipo **respirador (N95)** ou PFF2 antes de entrar no quarto e retirá-la após sair do quarto. ■ A máscara é de uso individual e a durabilidade depende da frequência de uso e do acondicionamento adequado, devendo ser descartada caso suje ou sinta-se dificuldade em respirar (saturação da máscara). ■ Guardá-la embalada em saco plástico, identificado com seu nome (não escrever o nome na máscara).
Transporte do paciente	■ Limitar o **transporte** do paciente a propósitos essenciais. ■ Se o transporte for indispensável, colocar **máscara cirúrgica** no paciente.
Medidas adicionais – tosse com etiqueta	■ Orientar o paciente a cobrir a boca e o nariz ao tossir e espirrar e higienizar as mãos imediatamente após (ver "tosse com etiqueta", nas precauções-padrão, para informações adicionais).
Suspensão das precauções	■ Transferir o paciente do quarto de origem, realizar limpeza terminal. ■ Não retirar a placa de Precauções da porta do quarto até que se realize a limpeza terminal.
Equipamento de proteção individual (EPI)	■ **Todos os profissionais de saúde** devem utilizar os EPIs padronizados nas precauções, inclusive para aquelas doenças para as quais se encontram imunizados (p. ex., sarampo, varicela).

Fonte: Adaptada de Siegel e colaboradores[6] e Berends e Walesa.[12]

Instituição empírica das precauções específicas – contato, gotículas ou aéreas/aerossóis

Devem-se instituir as precauções (contato, gotículas ou aéreas/aerossóis) empiricamente em algumas situações ou condições clínicas, enquanto se aguarda confirmação diagnóstica, levando-se em consideração sinais e sintomas relevantes,[6] conforme descritos na **Tabela 6.5**.

Tabela 6.5 Síndromes clínicas para instituição empírica das precauções (contato, gotículas ou aéreas/aerossóis)

Condição ou síndrome clínica[†]	Patógenos potenciais[‡]	Precauções a instituir empiricamente (com as precauções-padrão)
Diarreia		
Diarreia aguda (provável causa infecciosa em paciente incontinente e usuário de fraldas)	Patógenos entéricos[§]	Precauções de contato (pediátrico e adulto).

(Continua)

Tabela 6.5 Síndromes clínicas para instituição empírica das precauções (contato, gotículas ou aéreas/aerossóis) *(Continuação)*

Condição ou síndrome clínica†	Patógenos potenciais‡	Precauções a instituir empiricamente (com as precauções-padrão)
Meningites	*N. meningitidis*	Precauções por gotículas durante as primeiras 24 horas de terapia antimicrobiana; máscara e proteção da face para intubação.
	Enterovírus	Precauções de contato para lactentes e crianças.
	M. tuberculosis	Precauções aéreas/aerossóis em caso de infiltrado pulmonar. Precauções aéreas/aerossóis mais precauções de contato em caso de drenagem de fluidos potencialmente infecciosos.
Erupção cutânea ou exantemas, generalizada, etiologia desconhecida		
Petequial/equimótica com febre (geral) – em caso de história positiva de viagem para uma área com um surto contínuo de febres hemorrágicas virais nos 10 dias antes do início da febre	*N. meningitidis*	Precauções por gotículas para as primeiras 24 horas de terapia antimicrobiana.
	Vírus Ebola, Lassa ou Marburg	Precauções por gotículas mais precauções de contato, com proteção facial/olhos, enfatizando cuidados com perfurocortantes e precauções de barreira quando houver risco de exposição a sangue. Usar máscara N95/PFF2 ou proteção respiratória superior quando for realizar procedimento com geração de aerossóis.
Vesicular	Vírus varicela-zóster	Precauções aéreas/aerossóis e precauções de contato. Também em caso de zóster localizado em paciente imunocomprometido.
Maculopapular com tosse, coriza e febre	Vírus do sarampo	Precauções aéreas/aerossóis.
Infecções respiratórias		
Tosse/febre/infiltrado pulmonar em lobo superior em um paciente HIV-negativo ou em paciente de baixo risco para o HIV	*M. tuberculosis*, vírus respiratórios, *S. pneumoniae*, *Staphylococcus aureus* (MSSA ou MRSA)*	Precauções aéreas/aerossóis e precauções de contato.

(Continua)

Tabela 6.5 Síndromes clínicas para instituição empírica das precauções (contato, gotículas ou aéreas/aerossóis) *(Continuação)*

Condição ou síndrome clínica†	Patógenos potenciais‡	Precauções a instituir empiricamente (com as precauções-padrão)
Tosse/febre/infiltrado pulmonar em qualquer local do pulmão em um paciente HIV-infectado ou um paciente de alto risco para a infecção pelo HIV	*M. tuberculosis*, vírus respiratórios, *S. pneumoniae, S. aureus* (MSSA ou MRSA)*	Precauções aéreas/aerossóis além de precauções de contato. Usar proteção para os olhos/face, caso o procedimento gere aerossol ou contato com secreções respiratórias. Se a tuberculose for improvável, instituir as precauções por gotículas no lugar de precauções por aerossóis.
Tosse/febre/infiltrado pulmonar em qualquer local do pulmão em um paciente com uma história de viagem recente (10 a 21 dias) para países com surtos ativos de SARS, gripe aviária	*M. tuberculosis*, vírus da síndrome respiratória aguda (coronavírus SARS-CoV), gripe aviária (vírus influenza – H5N1)	Precauções de contato mais precauções por aerossóis e proteção para os olhos. Se SARS e tuberculose forem improváveis, instituir as precauções por gotículas no lugar de precauções por aerossóis.
Infecções respiratórias, particularmente bronquiolite e pneumonia, em lactentes e crianças jovens	Vírus sincicial respiratório, vírus parainfluenza, adenovírus, vírus da gripe, metapneumovírus	Precauções de contato mais precauções por gotículas; precauções por gotículas podem ser suspensas quando adenovírus e influenza forem descartados.
Infecções de pele ou ferida		
Ferida ou abscesso com drenagem que não possa ser contida com cobertura	*Staphylococcus aureus* (MSSA ou MRSA)*, estreptococos do grupo A	Precauções de contato. Adicionar precauções por gotículas durante as primeiras 24 horas de terapia antimicrobiana adequada quando houver suspeita de doença estreptocócica do grupo A.

Os profissionais de controle de infecção devem modificar ou adaptar esta tabela de acordo com as condições locais. Para garantir que as precauções sejam implementadas empiricamente, os hospitais devem ter sistemas adequados para avaliar os pacientes rotineiramente de acordo com estes critérios, como parte de sua pré-admissão.

*MRSA, *Staphylococcus aureus* resistente à meticilina; MSSA, *Staphylococcus aureus* sensível à meticilina.
†Os pacientes com as síndromes ou condições listadas podem apresentar sinais ou sintomas atípicos. O índice clínico de suspeita deve ser guiado pela prevalência de condições específicas da comunidade, bem como pelo julgamento clínico.
‡Os patógenos indicados não representam diagnósticos definitivos, ou mesmo os mais prováveis, mas, sim, os possíveis agentes etiológicos que requerem medidas das precauções adicionais além das medidas das precauções-padrão, até que eles possam ser descartados.
§Esses patógenos incluem *Escherichia coli* O157 êntero-hemorrágica: H7, *Shigella* spp., vírus da hepatite A, norovírus, rotavírus, *C. difficile*.
Fonte: Adaptada de Siegel e colaboradores.[6]

Considerações finais

De acordo com recomendações internacionais, cerca de 30% das IRAS são passíveis de prevenção. Há necessidade de ações, como identificar os fatores de riscos relacionados às IRAS, educar e sensibilizar os profissionais envolvidos nas unidades de assistência à saúde para a magnitude do problema das infecções e aderir aos programas de prevenção e controle de infecção.[6,9] As medidas das precauções-padrão e das precauções específicas fazem parte das principais práticas de prevenção e controle de infecções para fornecer assistência segura em todos os SS.[5-7,9-13] Todas as ações fazem parte de um desafio global e com o objetivo de tratar e prevenir doenças infecciosas de maneira eficaz e segura, garantindo a segurança do paciente e qualidade da assistência, assim como a segurança do PS.[14]

Exercícios *(respostas no final do livro)*

1. Assinale a alternativa correta quanto às medidas de precauções-padrão:
   a. As medidas de precaução-padrão são: higiene das mãos e uso de EPI.
   b. As medidas de precaução-padrão devem ser utilizadas apenas para pacientes portadores ou com suspeita de infecção por HIV, hepatite B ou hepatite C.
   c. A limpeza e desinfecção de equipamentos é uma medida de prevenção exclusiva das precauções de contato.
   d. São medidas de precaução-padrão: higiene das mãos, uso de EPI, tosse com etiqueta, higiene ambiental, reprocessamento de produtos médicos, reprocessamento de roupas hospitalares, cuidados com material perfurocortante, entre outros.
   e. As medidas de precaução-padrão visam exclusivamente a segurança do paciente e do ambiente.

2. Para o atendimento de paciente em precaução por aerossóis, o profissional de saúde deve:
   a. Colocar a máscara cirúrgica antes de entrar no quarto e retirá-la somente após sair do quarto e ter fechado a porta.
   b. Colocar máscara cirúrgica ao entrar no quarto e retirá-la antes de sair do quarto.
   c. Colocar a máscara N95 ou PFF2 dentro do quarto e retirá-la ao sair do quarto.
   d. Colocar a máscara (cirúrgica ou N95/PFF2) ao se aproximar do paciente, aproximadamente 1 metro de distância, e retirá-la ao sair do quarto.
   e. Colocar a máscara N95/PFF2 antes de entrar no quarto e retirá-la somente após sair do quarto.

3. Quanto à instituição das precauções específicas, assinale a alternativa correta:

   a. As precauções (contato, gotículas ou aéreas/aerossóis) devem ser instituídas somente após comprovação diagnóstica do agente infeccioso.

   b. As precauções (contato, gotículas ou aéreas/aerossóis) devem ser instituídas empiricamente quando houver suspeita de agente etiológico de acordo com o modo de transmissão, considerando os sinais e sintomas, enquanto se aguarda a confirmação diagnóstica.

   c. Paciente em precaução por aerossóis ou em precaução por gotículas deve utilizar a máscara N95/PFF2 durante o transporte para realização de exames.

   d. Nos cuidados ao paciente em precauções de contato, o uso de luvas e avental é necessário somente se houver possível contato com sangue, excretas e fluidos corporais.

   e. Ao cuidar de paciente com suspeita ou diagnóstico de varicela, o profissional não necessita usar EPI (luvas, avental e máscara) se for imunizado – teve a doença ou tomou vacina contra varicela.

Referências

1. World Health Organization. Report on the burden of endemic health care-associated infection worldwide: clean care is safer care [Internet]. Geneva: WHO; 2011 [capturado em 14 fev. 2018]. Disponível em: http://apps.who.int/iris/bitstream/10665/80135/1/9789241501507_eng.pdf.
2. World Health Organization. World alliance for patient safety: global patient safety challenge 2005-2006: clean care is safer care [Internet]. Geneva: WHO; 2005 [capturado em 14 fev. 2018]. Disponível em: http://www.who.int/patientsafety/events/05/GPSC_Launch_ENGLISH_FINAL.pdf.
3. Allegranzi B, Pittet D. Healthcare-associated infection in developing countries: simple solutions to meet complex challenges. Infect Control Hosp Epidemiol. 2007;28(12):1323-7.
4. Padoveze MC, Fortaleza CM, Kiffer C, Barth AL, Carneiro IC, Giamberardino HI, et al. Structure for prevention of health care-associated infections in Brazilian hospitals: a countrywide study. Am J Infect Control. 2016;44(1):74-9.
5. Wiksten T. Standard Precautions. In: Association for Professionals in Infection Control and Epidemiology. APIC text of infection control and epidemiology [Internet]. Arlington: APIC; 2014 [capturado em 14 fev. 2018]. Disponível em: http://text.apic.org/toc/basic-principles-of-infection-prevention-practice/standard-precautions.
6. Siegel JD, Rhinehart E, Jackson M, Chiarello L, The Healthcare Infection Control Practices Advisory Committee. 2007 Guideline for isolation precautions: preventing transmission of infectious agents in healthcare settings. Atlanta: CDC; 2007 [capturado em 24 fev. 2018]. Disponível em: http://www.cdc.gov/hicpac/pdf/isolation/Isolation2007.pdf.
7. Garner JS. Guideline for isolation precautions in hospitals. The Hospital Infection Control Practices Advisory Committee. Infect Control Hosp Epidemiol. 1996;17(1):53-80.
8. Centers for Disease Control and Prevention. Isolation techniques for use in hospitals. Atlanta: CDC; 1975.

9. Fiutem C. Risk factors facilitating transmission of infectious agents. In: Association for Professionals in Infection Control and Epidemiology. APIC text of infection control and epidemiology [Internet]. Arlington: APIC; 2014 [capturado em 14 fev. 2018]. Disponível em: http://text.apic.org/toc/microbiology-and-risk-factors-for-transmission/risk-factors-facilitating-transmission-of-infectious-agents.
10. Brasil. Agência Nacional de Vigilância Sanitária. Nota Técnica nº 01/2018 GVIMS/GGTES/ANVISA: orientações gerais para higiene das mãos em serviços de saúde [Internet]. Brasília: ANVISA; 2017 [capturado em 14 fev. 2018]. Disponível em: https://www20.anvisa.gov.br/segurancadopaciente/index.php/alertas/item/nota-tecnica-n-01-2018-gvims-ggtes-anvisa-orientacoes-gerais-para-higiene-das-maos-em-servicos-de-saude.
11. Organização Pan-Americana da Saúde, Agência Nacional de Vigilância Sanitária. Manual para observadores: estratégia multimodal da OMS para a melhoria da higienização das mãos. Brasília: Organização Pan-Americana da Saúde; 2009.
12. Berends C, Walesa B. Isolation precautions (transmission-based precautions). In: Association for Professionals in Infection Control and Epidemiology. APIC text of infection control and epidemiology [Internet]. Arlington: APIC; 2014 [capturado em 14 fev. 2018]. Disponível em: http://text.apic.org/toc/basic-principles-of-infection-prevention-practice/isolation-precautions-transmission-based-precautions.
13. Centers for Disease Control and Prevention. Core infection prevention and control practices for safe healthcare delivery in all settings – recommendations of The Healthcare Infection Control Practices Advisory Committee [Internet]. Atlanta: CDC; 2017 [capturado em 15 abr. 2019]. Disponível em: https://www.cdc.gov/hicpac/pdf/core-practices.pdf.
14. World Health Organization. Guidelines on core components of infection prevention and control programmes at The National and Acute Health Care Facility Level [Internet]. Geneva: WHO; 2016 [capturado em 14 fev. 2018]. Disponível em: http://apps.who.int/iris/bitstream/handle/10665/251730/9789241549929-eng.pdf?sequence=1.

Sinais vitais

7

7.1

Temperatura

Cassiane Dezoti da Fonseca
Juliana de Lima Lopes
Eduesley Santana Santos

Introdução

A temperatura corporal central de uma pessoa saudável é mantida pelo centro de termorregulação do hipotálamo. Mensagens de receptores térmicos de frio e calor, localizados em todo o corpo, são enviadas para o centro termorregulador com o objetivo de manter a temperatura entre 36°C e 37,5°C, sendo esse um estado de homeotermia.[1,2] Vários fatores podem interferir na manutenção da temperatura corporal. Os **ritmos circadianos** identificam diferenças na temperatura ao longo de 24 horas. A temperatura corporal está 0,6°C mais baixa no período da manhã em comparação com a noite.[3,4] **Crianças e bebês** são sensíveis às diferenças das temperaturas ambientais.[5] **Idosos** são mais suscetíveis aos extremos de temperatura por perderem parte do controle termorregulador.[6] **Mulheres** durante a ovulação apresentam um aumento de temperatura corporal de 0,5°C a 1°C.[7]

A **temperatura ambiental** pode levar à hipotermia (baixa da temperatura corporal), quando há exposição ao frio intenso, e à hipertermia (temperatura corporal elevada), quando há exposição ao calor por longos períodos.[5,8]

A temperatura corporal normal é classificada como afebril (36,5°C a 37,5°C). A elevação da temperatura corporal é classificada como hipertermia ou estado febril (acima de 37,8°C), que é resultante de uma reação a infecções bacterianas ou virais, como sepse, e reações tissulares, como embolia pulmonar, câncer, traumas e cirurgias. A redução da temperatura corporal é classificada como hipotermia (abaixo de 35°C), que pode ocorrer em situações de exposição intensa ao frio, como imersão em águas geladas e neve. Além disso, a hipertermia pode estar relacionada com o controle ineficiente da temperatura corporal; a febre neurogênica pode resultar de lesões na região do hipotálamo, e a febre de origem desconhecida é aquela em que não é possível determinar a causa da hipertermia. A febre pode ser classificada de acordo com a temperatura atingida, sua duração e com a variação de valores em um determinado intervalo de tempo **(Tab. 7.1.1)**.[1,2]

Tabela 7.1.1 Termos e definições para os tipos de febre

Termo	Definição
Contínua/constante	A temperatura permanece elevada e tem uma variação < 2°C em um período de 24 h, podendo estender-se para até 3-4 dias. Ex.: febre tifoide, pneumonia por microrganismo Gram-negativo, infecção do trato urinário, meningite bacteriana.
Intermitente	A febre ocorre durante um determinado número de horas, regressando a valores fisiológicos pelo menos 1 vez em 24 h. Ex.: malária, tuberculose, leptospirose, linfoma.
Remitente	A febre ocorre por flutuações da temperatura de vários graus (> 2°C), sem que se atinjam valores normais no período avaliado. Por exemplo: brucelose, endocardite infecciosa (*Streptococcus* β-hemolítico).
Recorrente/recidivante	Ocorre alternância entre período febril e afebril, com intervalos de dias ou semanas. Ex.: síndromes hereditárias autoinflamatórias, doença de Hodgkin.
Febrícula	A temperatura corporal é inferior a 38°C, tem predomínio vespertino entre 16-18 h. Ex.: tuberculose pulmonar, tonsilite, colecistite aguda.
Febre com picos matinais	A elevação da temperatura no período da manhã é rara e está relacionada com a produção de hormônios esteroides produzidos pelas glândulas suprarrenais. Ex.: febre tifoide, poliarterite nodosa, tuberculose miliar.

Fonte: Ogoina.[9]

A temperatura corporal pode ser medida por dispositivos que dependem do local, do método e do conhecimento do profissional que irá executar. Os termômetros clínicos eletrônicos e digitais medem a temperatura oral, retal ou axilar. Os termômetros de sensores ultravermelhos são utilizados para a temperatura da membrana timpânica e frontal. Os termômetros descartáveis e de uso único registram a temperatura em segundos e previnem as infecções relacionadas à assistência à saúde (IRAS). Os termômetros de vidro são utilizados para verificar a temperatura corporal, no entanto estão em desuso por terem mercúrio em sua constituição, que é tóxico para o homem.[1,10]

Definição

A temperatura corporal é um estado de equilíbrio por meio da produção, manutenção e perda de calor. A temperatura difere em várias partes do corpo, sendo as temperaturas centrais mais elevadas do que as da superfície do corpo.[1,2]

Indicação

A aferição da temperatura é indicada para controle desse sinal vital, para fins de diagnóstico, no ambiente hospitalar, ambulatorial ou domiciliar.

Aspectos legais

A aferição da temperatura deve ser realizada por profissional treinado com um dispositivo regulamentado pelo Instituto Nacional de Metrologia, Qualidade e Tecnologia (Inmetro).

Material necessário

- Bandeja
- Algodão com álcool a 70%
- Termômetro digital ou eletrônico segundo as recomendações do Inmetro (Fig. 7.1.1)

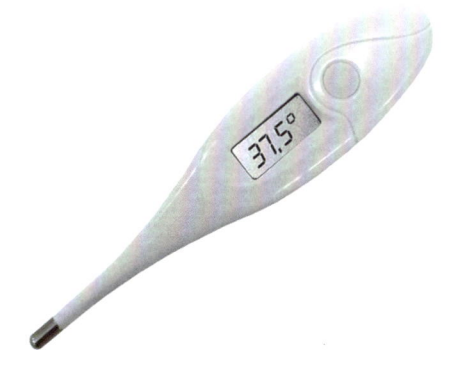

Figura 7.1.1 Termômetro digital para aferir temperatura oral e axilar.
Fonte: MedJet.[11]

Etapas	Justificativas
1. Reunir o material.	Realizar um procedimento correto com o mínimo de erros.[12]
2. Testar o equipamento.	Um equipamento danificado pode fornecer dados incorretos do paciente, prejudicando a sua segurança.[2]
3. Explicar o procedimento ao indivíduo.	Todos os indivíduos têm direito à informação para que possam participar ativamente nas decisões referentes ao cuidado de sua saúde.[13]
4. Lavar as mãos.	Evitar infecções, devendo ser realizada sempre antes e após o contato com as pessoas ou superfícies próximas a elas.[14,15]
5. Posicionar o indivíduo de maneira confortável com exposição das axilas.	Proporcionar conforto durante a medição, impedindo ou minimizando a ocorrência de erros de medidas.[2]
6. Realizar a desinfecção do termômetro com álcool a 70%.	Evitar a infecção e respeitar as boas práticas de controle de infecção hospitalar.[16]
7. Colocar a extremidade do termômetro no centro da axila. Fazer o paciente baixar o braço e mantê-lo junto ao corpo.	A parte mais côncava da axila oferece a medida mais precisa, cercar o bulbo com a superfície da pele assegura uma medida mais confiável.[1,2]
8. Manter a extremidade na axila até escutar um *beep*; depois retirá-la. Observar a temperatura registrada.	Os termômetros digitais ou eletrônicos apresentam o alerta de notificação do tempo, que varia de 3-5 minutos.[1,2]
9. Realizar a limpeza e a desinfecção do termômetro com álcool a 70% após contato com o paciente.	Evitar infecções e respeitar as boas práticas de controle de infecção hospitalar.[16]
10. Lavar as mãos.	Evitar infecções, devendo ser realizada sempre antes e após o contato com as pessoas ou superfícies próximas a elas.[10,12]
11. Anotar os valores exatos e o local em que a temperatura foi medida.[2] Comunicar o resultado para o paciente. Os valores da temperatura encontram-se na **Tabela 7.1.2**.[1,2]	O registro adequado e a comunicação são fundamentais para a boa prática da segurança do paciente.[17]

A temperatura axilar é a mais utilizada na prática clínica, seguida da oral e da retal.

- Temperatura oral: colocar o termômetro na cavidade oral, sob a língua do paciente, e solicitar que ele mantenha a boca fechada no momento da aferição. O termômetro deve ser de uso individual. Atentar para não aplicar essa

Tabela 7.1.2 Temperatura corporal média em adultos saudáveis conforme o local de aferição

Local	Temperatura (°C)
Oral	33,2 – 38,2
Retal	34,4 – 37,8
Axilar	35,5 – 37
Timpânica	35,4 – 37
Frontal	34,4 – 38

Fonte: Taylor e colaboradores[1] e Rodrigues e Paula.[2]

mensuração em pacientes inconscientes, com problemas respiratórios e com lesões na cavidade oral.[1,2]

- Temperatura retal: colocar luvas de procedimento, posicionar o paciente em decúbito lateral esquerdo com a perna direita flexionada. Aplicar lubrificante cerca de 2,5 cm da extremidade do termômetro. Inserir a extremidade do termômetro no ânus, cerca de 3,5 cm nos adultos e 2,5 cm em crianças.[1,2]

A temperatura timpânica e a frontal utilizam sensores infravermelhos para detecção do calor liberado pela membrana timpânica e pela região frontal. O uso é mais frequente em crianças (**Fig. 7.1.2**).

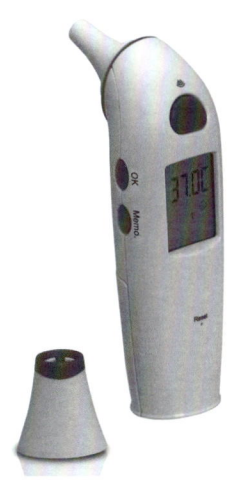

Figura 7.1.2 Termômetro com sensores infravermelhos para aferir temperatura timpânica e frontal.
Fonte: Incoterm.com.[18]

Diagnósticos, intervenções e resultados

Diagnósticos de enfermagem[17]	Intervenções de enfermagem[19]	Resultados de enfermagem[20]
Hipertermia	Tratamento da febre	Termorregulação
Hipotermia	Tratamento da hipotermia	Termorregulação
Termorregulação ineficaz	Regulação da temperatura	Termorregulação

Exercícios (respostas no final do livro)

1. A temperatura corporal depende de:
   a. Peso e etnia
   b. Ritmo circadiano e peso
   c. Ritmo circadiano e temperatura ambiental
   d. Sexo e etnia

2. O posicionamento adequado do termômetro na região axilar favorece:
   a. A redução de infecções no ambiente hospitalar.
   b. Uma medida mais correta e confiável da temperatura corporal.
   c. Um tempo de avaliação da temperatura corporal de 5 a 7 minutos.
   d. Uma medida confiável da temperatura frontal.

Referências

1. Taylor C, Lillis C, LeMone P, Lynn P. Fundamentos de enfermagem: a arte e a ciência do cuidado de enfermagem. 7. ed. Porto Alegre: Artmed; 2014.
2. Rodrigues AB, Paula MFC. Assistência de enfermagem na aferição de sinais vitais: pressão arterial, pulso, frequência cardíaca, frequência respiratória, temperatura e avaliação da dor. In: Paula MFC, Santos ER, Silva MR, Bergamasco EC. Semiotécnica: fundamentos para a prática assistencial de enfermagem. Rio de Janeiro: Elsevier; 2017.
3. Edwards B, Waterhouse J, Reilly T, Atkinson G. A comparison of the suitabilities of rectal, gut, and insulated axilla temperatures for measurement of the circadian rhythm of core temperature in field studies. Chronobiol Int. 2002;19(3):579-97.
4. Thomas KA, Burr R, Wang SY, Lentz MJ, Shaver J. Axillary and thoracic skin temperatures poorly comparable to core body temperature circadian rhythm: results from 2 adult populations. Biol Res Nurs. 2004;5(3):187-94.
5. Handhayanti L, Rustina Y, Budiati T. Differences in temperature changes in premature infants during invasive procedures in incubators and radiant warmers. Compr Child Adolesc Nurs. 2017;40(sup1):102-106.

6. Leyva EWA, Beaman A, Davidson PM. Health impact of climate change in older people: an integrative review and implications for nursing. J Nurs Scholarsh. 2017;49(6):670-8.
7. Wark JD, Henningham L, Gorelik A, Jayasinghe Y, Hartley S, Garland SM. Basal temperature measurement using a multi-sensor armband in Australian young women: a comparative observational study. JMIR Mhealth Uhealth. 2015;3(4):e94.
8. Muzik O, Reilly KT, Diwadkar VA. "Brain over body" – A study on the willful regulation of autonomic function during cold exposure. Neuroimage. 2018;172:632-641.
9. Ogoina D. Fever, fever patterns and diseases called 'fever'--a review. J Infect Public Health. 2011;4(3):108-24.
10. Ataş Berksoy E, Bağ Ö, Yazici S, Çelik T. Use of noncontact infrared thermography to measure temperature in children in a triage room. Medicine (Baltimore). 2018;97(5):e9737.
11. MedJet. Termômetro clínico digital haste flexível med flex Incoterm [Internet]. Joinville: MedJet; 2019 [capturado em 12 mar. 2019]. Disponível em: https://www.medjet.com.br/produto/termometro-clinico/termometro-clinico-digital-haste-flexivel-med-flex-incoterm/192/25.
12. Carmagnani MIS, Fakih FT, Canteras LMS, Tereran NP, Carneiro IA. Procedimentos de enfermagem: guia prático. 2. ed. Rio de Janeiro: Guanabara Koogan; 2017.
13. Cloter J. O respeito à autonomia e aos direitos dos pacientes. Revista da AMRIGS. 2009;53(4):432-5.
14. Centers for Disease Control and Prevention. Handwashing: clean hands save lives [Internet]. Chapel Hill: CDC; 2018 [capturado em 11 mar. 2019]. Disponível em: http://www.cdc.gov/handwashing/.
15. Brasil. Agência Nacional de Vigilância Sanitária. Segurança do paciente: higienização das mãos. [Internet]. Brasília: ANVISA; 2014 [capturado em 16 abr. 2019]. Disponível em: http://www.anvisa.gov.br/servicosaude/manuais/paciente_hig_maos.pdf.
16. Brasil. Ministério da Saúde. Portaria nº 529, de 1º de abril de 2013. Institui o Programa Nacional de Segurança do Paciente (PNSP). Diário Oficial da União. 2 abr. 2013;Seção 1:43-4.
17. Herdman TH, Kamitsuru S, organizadores. Diagnósticos de enfermagem da NANDA-I: definições e classificação 2018-2020. 11. ed. Porto Alegre: Artmed; 2018.
18. Incoterm.com [Internet]. Porto Alegre: Incoterm; 2019 [capturado em 16 abr. 2019]. Disponível em: https://www.incoterm.com.br/.
19. Bulechek MG, Butcher HK, Dochterman JM, Wagner CM. NIC: classificação das intervenções de enfermagem. 6. ed. Rio de Janeiro: Elsevier; 2016.
20. Moorhead S, Johnson M, Maas ML, Swanson E. NOC: classificação dos resultados de enfermagem. 5. ed. Rio de Janeiro: Elsevier; 2016.

Leitura recomendada

Brasil. Ministério da Saúde. Coordenação de Controle de Infecção Hospitalar. Processamento de artigos e superfícies em estabelecimentos de saúde. 2. ed. Brasília: Ministério da Saúde; 1994.

7.2
Pressão arterial

Juliana de Lima Lopes
Cassiane Dezoti da Fonseca
Eduesley Santana Santos

Introdução

A pressão arterial (PA) depende do **débito cardíaco**, que é a quantidade de sangue ejetado pelo ventrículo esquerdo em 1 minuto, e da **resistência vascular periférica**, que mede a pós-carga ou a resistência do ventrículo esquerdo.[1] A aferição da PA é essencial para a identificação e o controle de doenças cardíacas e vasculares e, principalmente, da hipertensão arterial sistêmica (HAS). A HAS frequentemente se associa a distúrbios metabólicos e a alterações funcionais e/ou estruturais de órgãos-alvo.[2]

No Brasil, a HAS atinge 36 milhões de adultos e mais de 60% dos idosos.[3] Dessa forma, os profissionais da saúde devem identificar precocemente a doença com o intuito de propor intervenções e tratamento precoce. Uma das formas de se realizar o diagnóstico é aferindo-se a PA.

A PA pode ser aferida de forma direta ou indireta. Pela forma direta, obtém-se a PA de forma invasiva, utilizando um cateter introduzido nas artérias radiais, braquiais ou femorais. Já a forma indireta pode ser executada pelo método oscilométrico ou auscultatório, sendo o último o mais utilizado na prática clínica. Esse é um procedimento não invasivo e fácil de ser realizado, porém o profissional deve fazê-lo corretamente para que o valor seja exato. Apesar da importância da execução correta, estudos apontam que os profissionais ainda o executam de forma inadequada,[4] comprometendo a assistência aos indivíduos.

Além da técnica, o profissional da saúde deve ter conhecimento dos fatores relativos ao ambiente, ao equipamento, ao observador e ao paciente, que interferem na medida da PA. O ambiente deve ser tranquilo, silencioso e com temperatura agradável. O equipamento deve ser adequadamente validado e calibrado, com boas condições de uso, o tamanho do manguito deve ser adequado para o tamanho da circunferência do braço e os equipamentos não devem estar muito frios. O observador deve conhecer e aplicar a técnica correta, sua posição deve estar confortável, não deve aproximar valores para os terminados em zero e cinco (p. ex., 95 ou 100 mmHg) e deve ter interação adequada com o paciente.

O paciente deve estar em posição confortável, em repouso e posicionado de acordo com as recomendações da diretriz e não deve ter ingerido substâncias que interferem na medida.[5] Deve-se estar atento também às condições fisiológicas, como estado de sono e vigília, variações posturais, dor, estresse emocional e idade, que podem alterar os valores da PA.

Definição

A PA é a pressão exercida pelo sangue contra a parede dos vasos sanguíneos e é obtida pelo produto do débito cardíaco e da resistência vascular periférica.[1] A PA máxima é denominada pressão arterial sistólica (PAS) e a PA mínima, pressão arterial diastólica (PAD). A pressão arterial média (PAM) é a média da pressão durante o ciclo cardíaco e é calculada pela fórmula:

$$PAM = \frac{PAS + (PAD \times 2)}{3}$$

Indicação

A aferição da PA é indicada para controle desse sinal vital, seja para fins de diagnóstico ou de tratamento, no ambiente hospitalar, ambulatorial ou domiciliar.

Aspectos legais

A aferição da PA pela técnica auscultatória deve ser realizada por profissional treinado.

Material necessário

- Bandeja
- Algodão com álcool
- Esfigmomanômetro com braçadeira e manguito de tamanhos adequados para o indivíduo
- Estetoscópio
- Pode-se utilizar aparelhos automáticos ou semiautomáticos, digitais e calibrados para substituir o esfigmomanômetro e estetoscópio; esses equipamentos devem ser validados, e sua calibração deve ser verificada anualmente, segundo

as recomendações do Instituto Nacional de Metrologia, Qualidade e Tecnologia (Inmetro)[2].

Etapas	Justificativas
1. Explicar o procedimento ao indivíduo.[2]	Todos os indivíduos têm direito à informação para que possam participar ativamente nas decisões referentes ao cuidado de sua saúde.[6]
2. Deixar o indivíduo em repouso de 3 a 5 minutos.[2]	Promover o relaxamento e ajudar a evitar leituras falsamente elevadas.[7]
3. Orientar o indivíduo a não conversar durante a aferição.[2]	Conversar com o paciente enquanto mensura a PA poderá causar aumentos de 10 a 40% nos valores.[7]
4. Assegurar que o indivíduo não esteja com a bexiga cheia, que não tenha praticado exercícios físicos há pelo menos 60 minutos, que não tenha ingerido bebidas alcoólicas, café ou alimentos e que não tenha fumado nos 30 minutos antes da aferição da PA.[2] Também deve-se assegurar que a pessoa não realizou mastectomia (remoção cirúrgica da mama) e que não possui fístula arteriovenosa (acesso vascular permanente, realizado cirurgicamente com a ligação de uma artéria a uma veia, utilizado por pacientes em hemodiálise), queimaduras, hemiparesia (diminuição da força motora de um dos lados do corpo) ou hemiplegia (ausência de força de um dos lados do corpo) no membro em que a PA será aferida, pois essas condições são contraindicações para aferição da PA.[2,8]	Bexiga cheia, exercícios físicos, bebidas alcoólicas, café e fumo causam elevação da PA.[7] Indivíduos com fístula arteriovenosa, hemiparesia, hemiplegia e mastectomias podem apresentar redução da circulação na extremidade, e a aplicação da pressão do manguito inflado pode restringir temporariamente a circulação sanguínea, comprometendo mais ainda a circulação na extremidade.[7,8]
5. Preparar o material[2] e verificar a calibração do esfigmomanômetro, a integridade da borracha, da pêra e das conexões.[9]	Assegurar a acurácia da medida.[9]
6. Lavar as mãos.[10,11]	Evitar infecções, devendo ser realizada sempre antes e após o contato com as pessoas ou superfícies próximas a elas.[10,11]
7. Posicionar o indivíduo sentado, com pernas descruzadas, pés apoiados no chão, dorso recostado na cadeira e relaxado.[2]	O posicionamento adequado do paciente causa conforto durante a medição, minimizando a ocorrência de erros de medida. A posição sentada é preferida em relação à deitada. A pressão arterial diastólica (PAD) é em média 5 mmHg maior quando aferida com o indivíduo sentado.[7] As pernas cruzadas poderão elevar falsamente a pressão arterial sistólica (PAS).[7]

(Continua)

7.2 • Pressão arterial

8. Posicionar o braço do indivíduo na altura do coração, com o cotovelo levemente fletido, apoiado com a palma da mão voltada para cima e a roupa não deve garrotear o membro.[2]	O braço estendido e não sustentado fará o indivíduo realizar um exercício isométrico, o que poderá aumentar a PAD.[7] O braço colocado acima do nível do coração provoca uma falsa leitura, podendo acarretar uma redução de 2 mmHg para cada 2,5 cm acima do nível do coração.[7] Roupas apertadas podem elevar falsamente a PA.[7]
9. Determinar a circunferência do braço no ponto médio entre o acrômio e o olécrano[2] (Fig. 7.2.1).	A circunferência do braço deve ser determinada para que o profissional possa escolher o tamanho adequado do manguito.
10. Selecionar o manguito do tamanho adequado ao braço[2] (Tab. 7.2.1).	O tamanho inadequado do manguito pode causar erros na medida.[2]
11. Colocar o manguito, sem deixar folgas, 2 a 3 centímetros acima da fossa cubital[2] (Fig. 7.2.2).	A colocação inadequada do manguito causa erro na medida.[12]
12. Centralizar o meio da parte compressiva do manguito sobre a artéria braquial.[2]	A colocação inadequada do manguito causa erro na medida.[12]
13. Estimar o nível da PAS pela palpação do pulso radial. Deve-se palpar a artéria radial e insuflar o manguito até o desaparecimento do pulso – este será o valor estimado da PAS; após, deve-se desinflar rapidamente o manguito*[2] (Fig. 7.2.3).	Estimar o nível da PAS previne erros de medida que podem ocorrer por insuflação insuficiente ou excessiva do manguito ou por causa de hiatos auscultatórios.[7,12] Desinflar rapidamente o manguito previne uma congestão venosa e leituras falsamente altas.[7]
14. Palpar a artéria braquial na fossa cubital e colocar a campânula ou o diafragma do estetoscópio sem compressão excessiva.*[2]	A escolha de locais inadequados para colocar a campânula ou o diafragma resulta em amplificação fraca dos sons, levando a leituras imprecisas.[7,12]
15. Inflar rapidamente até ultrapassar de 20 a 30 mmHg o valor estimado da PAS obtido pela palpação.*[2]	A inflação rápida garante que a pressão sistólica seja medida corretamente.[7]
16. Realizar a deflação lentamente (2 mmHg/segundo).*[2]	A deflação rápida pode ocasionar erro de medida.[12]
17. Determinar a PAS pela ausculta do primeiro som e, após, aumentar ligeiramente a velocidade de deflação.*[2]	O primeiro som reflete a PAS.[7]
18. Determinar a PAD no desaparecimento dos sons.*[2]	O início do desaparecimento dos sons indica a PAD.[2]
19. Auscultar cerca de 20 a 30 mmHg abaixo do último som para confirmar seu desaparecimento e depois proceder à deflação rápida e completa.*[2]	Deve-se auscultar de 20 a 30 mmHg abaixo do último som para garantir que houve o seu desaparecimento. A contínua inflação causa oclusão arterial, resultando em dormência e formigamento no braço do indivíduo e, portanto, deve-se proceder à deflação rápida e completa.[7]

(Continua)

20. Caso os sons persistam até o nível zero, determinar a PAD no abafamento dos sons e anotar valores da PAS/PAD/zero.*[2]	Algumas doenças, como a insuficiência valvar aórtica, podem fazer com que os batimentos persistam até o nível zero e, nesses casos, deve--se considerar o abafamento dos sons para determinar a PAD.[13]
21. Realizar pelo menos duas medições, com intervalo de 1 minuto, e medir em ambos os braços na primeira aferição do indivíduo, utilizando, como referência, o valor do braço onde foi obtida a maior pressão.[2]	Valores diferentes de pressão entre os braços direito e esquerdo podem indicar um risco aumentado de doença vascular periférica e cardíaca.[14]
22. Informar o valor da PA ao indivíduo.[2]	Todos os indivíduos têm direito à informação para que possam participar ativamente nas decisões referentes ao cuidado de sua saúde.[6]
23. Lavar as mãos.[10,11]	Evitar infecções, devendo ser realizada sempre antes e após o contato com as pessoas ou superfícies próximas a elas.[10,11]
24. Anotar os valores exatos e o braço em que a PA foi medida.[2] Os valores da PA encontram-se na **Tabela 7.2.2**.	Valores com arredondamentos podem não diagnosticar ou tratar inadequadamente determinada doença.

*Itens realizados exclusivamente na técnica auscultatória

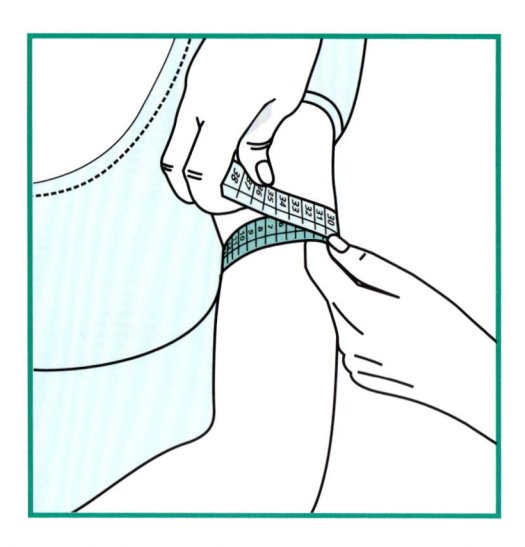

Figura 7.2.1 Obtenção da circunferência do braço para obtenção do tamanho adequado do manguito.

Tabela 7.2.1 Tamanho do manguito de acordo com a circunferência do braço

Circunferência do braço (cm)	Denominação do manguito	Largura do manguito (cm)	Comprimento da bolsa (cm)
≤ 6	Recém-nascido	3	6
6-15	Criança	5	15
16-21	Infantil	8	21
22-26	Adulto pequeno	10	24
27-34	Adulto	13	30
35-44	Adulto grande	16	38
45-52	Coxa	20	42

Fonte: Malachias e colaboradores.[2]

Tabela 7.2.2 Classificação da pressão arterial para indivíduos a partir de 18 anos de idade

Classificação	Pressão arterial sistólica (mmHg)	Pressão arterial diastólica (mmHg)
Normal	≤ 120	≤ 80
Pré-hipertensão	121-139	81-89
Hipertensão estágio 1	140-159	90-99
Hipertensão estágio 2	160-179	100-109
Hipertensão estágio 3	≥ 180	≥ 110

Quando a PAS e a PAD situam-se em categorias diferentes, a maior deve ser utilizada para classificação da PA. Considera-se hipertensão sistólica isolada se PAS ≥ 140 mmHg e PAD < 90 mmHg, devendo ser classificada em estágios 1, 2 e 3.
Fonte: Malachias e colaboradores.[2]

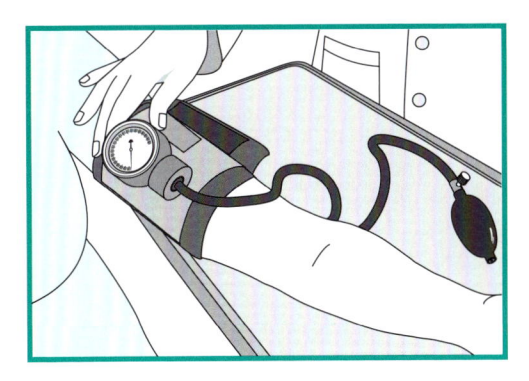

Figura 7.2.2 Posicionamento adequado do manguito.

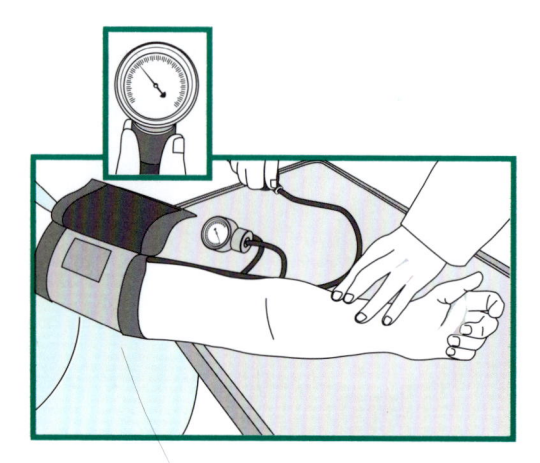

Figura 7.2.3 Estimativa da pressão arterial sistólica.

Ressalta-se que alguns grupos de indivíduos merecem atenção especial. Os idosos, devido a alterações próprias do envelhecimento, podem apresentar maior frequência do hiato auscultatório, que consiste no desaparecimento dos sons durante a deflação do manguito.[2] Deve-se utilizar manguitos mais longos e mais largos para obesos com circunferência do braço superior a 50 cm; em casos nos quais não há manguito disponível, pode-se realizar a aferição da PA no antebraço e o pulso a ser auscultado é o radial.[6] A PA das gestantes também pode ser obtida na posição de decúbito lateral esquerdo em repouso, não devendo diferir do valor obtido na posição sentada.[2] Em pacientes que não é possível aferir a PA nos membros superiores, pode-se utilizar a coxa, utilizando o manguito de tamanho adequado, colocando-se o manguito no terço inferior da coxa e a ausculta deve ser realizada na artéria poplítea.[8]

Autocuidado

Os indivíduos que necessitam aferir a pressão no domicílio devem ser orientados quanto à técnica e aos momentos de aferição. A técnica utilizada é a mesma recomendada anteriormente, entretanto sugere-se a utilização de equipamentos semiautomáticos e automáticos devido à facilidade de uso.[2] Ressalta-se que esses aparelhos devem ser validados e calibrados anualmente.[2] Essas aferições devem ser estimuladas, uma vez que é possível obter um maior número de medidas, os valores obtidos refletem as atividades usuais dos examinados, não há a interferência ou há a redução do efeito do avental branco e contribui para um maior engajamento dos indivíduos no diagnóstico e seguimento das doenças.[2]

Diagnósticos, intervenções e resultados

Diagnósticos de enfermagem[15]	Intervenções de enfermagem[16]	Resultados de enfermagem[17]
Risco de perfusão tissular periférica ineficaz	Precauções circulatórias	Estado circulatório
Disposição para melhora do autocuidado	Ensino: indivíduo	Controle de riscos: hipertensão

Exercícios *(respostas no final do livro)*

1. A pressão arterial depende de:
   a. Débito cardíaco e resistência vascular periférica
   b. Débito cardíaco e resistência vascular pulmonar
   c. Manguito e pêra
   d. Estetoscópio e débito cardíaco

2. A pressão arterial estimada é importante porque:
   a. Previne erros de medida que podem ocorrer por inflação insuficiente ou excessiva do manguito ou por causa de hiatos auscultatórios.
   b. A inflação rápida garante que a pressão sistólica seja medida corretamente.
   c. Conversar com o paciente enquanto mensura a pressão arterial poderá causar aumentos de 10 a 40% nos valores.
   d. Valores diferentes de pressão entre os braços direito e esquerdo podem indicar um risco aumentado de doença vascular periférica e cardíaca.

Referências

1. Lopes JL. Avaliação do sistema cardiovascular, principais distúrbios e cuidados de enfermagem no adulto. In: Pedreira MLG, Harada MJS, Viana DL, organizadores. Enfermagem no cuidado crítico: neonatal, pediátrico e de adulto. São Paulo: Yendis; 2015. p. 520-47.
2. Malachias MVB, Souza WKSB, Plavnik FL, Rodrigues CIS, Brandão AA, Neves MFT, et al. 7ª Diretriz brasileira de hipertensão arterial. Arq Bras Cardiol. 2016;107(3 supl. 3):1-83.
3. Heerspink HJ, Ninomiya T, Zoungas S, de Zeeuw D, Grobbee DE, Jardine MJ, et al. Effect of lowering blood pressure on cardiovascular events and mortality in patients on dialysis: a systematic review and meta-analysis of randomised controlled trials. Lancet. 2009;373(9668):1009-15.

4. Veiga EV, Nogueira MS, Cárnio EC, Marques S, Lavrador MAS, Moraes AS, et al. Assessment of the techniques of blood pressure measurement by health professionals. Arq Bras Cardiol. 2003;80(1):89-93.
5. Schmidt A, Pazin Filho A, Maciel BC. Medida indireta da pressão arterial sistêmica. Medicina (Ribeirão Preto). 2004;37(3/4):240-5.
6. Cloter J. O respeito à autonomia e aos direitos dos pacientes. Revista da AMRIGS. 2009;53(4): 432-5.
7. Potter PA, Perry AG, Stockert PA, Hall AM. Fundamentos de enfermagem. 8. ed. Rio de Janeiro: Elsevier; 2013.
8. Pickering TG, Hall JE, Appel LJ, Falkner BE, Graves J, Hill MN, et al. Recommendations for blood pressure measurement in humans and experimental animals: part 1: blood pressure measurement in humans: a statement for professionals from the Subcommittee of Professional and Public Education of the American Heart Association Council on High Blood Pressure Research. Circulation. 2005;111(5):697-716.
9. Rodrigues AB, Paula MFC. Assistência de enfermagem na aferição de sinais vitais: pressão arterial, pulso, frequência cardíaca, frequência respiratória, temperatura e avaliação da dor. In: Paula MFC, Santos ER, Silva MR, Bergamasco EC. Semiotécnica: fundamentos para a prática assistencial de enfermagem. Rio de Janeiro: Elsevier; 2017.
10. Centers for Disease Control and Prevention. Handwashing: clean hands save lives [Internet]. Chapel Hill: CDC; 2018 [capturado em 11 mar. 2019]. Disponível em: http://www.cdc.gov/handwashing/.
11. Brasil. Agência Nacional de Vigilância Sanitária. Segurança do paciente: higienização das mãos. [Internet]. Brasília: ANVISA; 2014 [capturado em 11 abr. 2019]. Disponível em: http://www.anvisa.gov.br/servicosaude/manuais/paciente_hig_maos.pdf.
12. Moreira TMM, Oliveira TC, Araújo TL. O processo ensino-aprendizagem na verificação da pressão arterial. Rev Bras Enferm. 1999;52(1):67-78.
13. Mann DL, Zipes DP, Libby P, Bonow RO, editores. Braunwald: tratado de medicina cardiovascular. 10. ed. Rio de Janeiro: Elsevier; 2018.
14. Clark CE, Taylor RS, Shore AC, Ukoumunne OC, Campbell JL. Association of a difference in systolic blood pressure between arms with vascular disease and mortality: a systematic review and meta--analysis. Lancet. 2012;379(9819):905-914.
15. Herdman TH, Kamitsuru S, organizadores. Diagnósticos de enfermagem da NANDA-I: definições e classificação 2018-2020. 11. ed. Porto Alegre: Artmed; 2018.
16. Bulechek MG, Butcher HK, Dochterman JM, Wagner CM. NIC: classificação das intervenções de enfermagem. 6. ed. Rio de Janeiro: Elsevier; 2016.
17. Moorhead S, Johnson M, Maas ML, Swanson E. NOC: classificação dos resultados de enfermagem. 5. ed. Rio de Janeiro: Elsevier; 2016.

7.3
Frequência respiratória

Cassiane Dezoti da Fonseca
Eduesley Santana Santos
Juliana de Lima Lopes

Introdução

A respiração é uma atividade vital e envolve as demandas de oxigênio do corpo. Quimiorreceptores localizados nos músculos, articulações, arco aórtico, artérias carótidas e reguladores neurais são responsáveis pelo controle da frequência e profundidade da respiração.[1,2] A troca de gases respiratórios que ocorre entre o ambiente e o sangue resulta de atividades coordenadas como a **ventilação** (o ar da atmosfera chega aos alvéolos), a **perfusão** (o sangue venoso procedente do coração chega aos capilares alveolares) e a **difusão** (o oxigênio dos alvéolos passa para o sangue, e o gás carbônico passa para os alvéolos). Um alvéolo é a unidade funcional da respiração, constituída de uma bolsa de tecido pulmonar, contendo ar e envolvida por capilares.[3]

A inspiração (o ar entra para dentro dos pulmões) é considerada um processo ativo da respiração por envolver a contração do diafragma para a movimentação dos pulmões e da parede torácica. A expiração (o ar sai de dentro dos pulmões) é um processo passivo, visto que o diafragma relaxa e o pulmão e a parede torácica voltam à posição original.[2,3]

A frequência respiratória é um parâmetro clínico para avaliação da ventilação pulmonar e depende do reconhecimento dos movimentos torácicos e abdominais normais. A frequência respiratória normal (**eupneia**) varia com a idade **(Tab. 7.3.1)**.[2]

Existem diversos padrões respiratórios, que possuem características específicas quanto a frequência, ritmo e profundidade **(Tab. 7.3.2)**.[1,3] Além disso, a descrição da natureza e da profundidade das respirações pode ser classificada como apneia (período em que não há respiração), dispneia (dificuldade para respirar) e ortopneia (respirar em posição deitada).[1,2]

A equipe multiprofissional em saúde deve atentar para alterações nos padrões respiratórios, utilizando, além da frequência respiratória, a avaliação dos gases do sangue arterial e o uso de oxímetro de pulso para determinar a oxigenação do sangue.[1-3]

Tabela 7.3.1 Frequência respiratória conforme a idade

Idade	Frequência respiratória (respiração por minuto)
Recém-nascido	30-60
Lactente (6 meses)	30-50
Criança pequena (2 anos)	25-32
Adolescente	16-19
Adulto	12-20

Fonte: Potter e colaboradores.[2]

Tabela 7.3.2 Padrões respiratórios

	Descrição	Padrão	Fatores relacionados
Normal	12-20 respirações/min; respiração regular		Padrão normal
Taquipneia	> 24 respirações/min; respiração superficial		Febre, ansiedade, exercícios
Bradipneia	< 10 respirações/min; respiração regular		Lesão cerebral, depressão no centro respiratório por medicamento
Respiração de Cheyne-Stokes	Períodos alternados de respiração profunda e rápida, seguidos de apneia; regular		Insuficiência cardíaca, disfunção renal, aumento da pressão intracraniana
Respiração de Biot	Respiração com profundidade e frequência variadas, seguida de apneia; irregular		Meningite, lesão cerebral grave
Respiração de Kussmaul	Respiração anormalmente profunda, regular e de alta frequência		Acidose metabólica, uremia, sepse

Fonte: Taylor e colaboradores[1] e Rodrigues e Paula.[3]

Definição

A frequência respiratória é o número de ciclos respiratórios completos (uma inspiração e uma expiração) no período de 1 minuto.[2,3]

Indicação

A verificação da frequência respiratória é indicada para controle desse sinal vital, seja para fins de diagnóstico ou tratamento, no ambiente hospitalar, ambulatorial ou domiciliar.

Aspectos legais

A verificação da frequência respiratória deve ser realizada por profissional treinado.

Material necessário

- Relógio com ponteiro de segundos

Etapas	Justificativas
1. Reunir o material.[4]	Realizar um procedimento correto com o mínimo de erros.[4]
2. Testar o equipamento.[3]	Um equipamento danificado pode fornecer dados incorretos do paciente, prejudicando a sua segurança.[3,5]
3. Explicar o procedimento ao indivíduo.[6]	Todos os indivíduos têm direito à informação para que possam participar ativamente nas decisões referentes ao cuidado de sua saúde.[6]
4. Lavar as mãos.[7,8]	Evitar infecções, devendo ser realizada sempre antes e após o contato com as pessoas ou superfícies próximas a elas.[8]
5. Posicionar o indivíduo de maneira confortável.[2,3]	O posicionamento adequado do paciente causa conforto durante a verificação da frequência respiratória e evita alterações no resultado.[2,3]

(Continua)

6. Contar a frequência respiratória durante 1 minuto. Em pacientes conscientes, colocar a mão no seu pulso radial, como se fosse controlá-lo, e observar os movimentos respiratórios sem que o paciente perceba.[1,4]	A frequência respiratória é equivalente ao número de respirações por minuto. A suspeita de irregularidades requer uma avaliação que dure pelo menos 1 minuto.[2]
7. Lavar as mãos.[7,8]	Evitar infecções, devendo ser realizada sempre antes e após o contato com as pessoas ou superfícies próximas a elas.[8]
8. Anotar o valor exato da frequência respiratória verificada e comunicar o resultado ao paciente.[5,6]	O registro adequado e a comunicação são fundamentos para a boa prática da segurança do paciente.[5]

Diagnósticos, intervenções e resultados

Diagnósticos de enfermagem[9]	Intervenções de enfermagem[10]	Resultados de enfermagem[11]
Padrão respiratório ineficaz	Controle respiratório	Estado respiratório
Ventilação espontânea prejudicada	Controle respiratório	Estado respiratório
Troca de gases prejudicada	Controle respiratório	Estado respiratório

Exercícios *(respostas no final do livro)*

1. Quais padrões respiratórios estão relacionados a febre, exercícios, lesão cerebral grave e meningite:
   a. Taquipneia e Biot
   b. Bradipneia e Kussmaul
   c. Taquipneia e Kussmaul
   d. Bradipneia e Biot

2. A frequência respiratória normal varia com a idade. Qual alternativa apresenta a respiração eupneica de um adulto:
   a. 16-19 respirações por minuto
   b. 25-32 respirações por minuto
   c. 30-50 respirações por minuto
   d. 12-20 respirações por minuto

Referências

1. Taylor C, Lillis C, LeMone P, Lynn P. Fundamentos de enfermagem: a arte e a ciência do cuidado de enfermagem. 7. ed. Porto Alegre: Artmed; 2014.
2. Potter PA, Perry AG, Stockert PA, Hall AM. Fundamentos de enfermagem. 8. ed. Rio de Janeiro: Elsevier; 2013.
3. Rodrigues AB, Paula MFC. Assistência de enfermagem na aferição de sinais vitais: pressão arterial, pulso, frequência cardíaca, frequência respiratória, temperatura e avaliação da dor. In: Paula MFC, Santos ER, Silva MR, Bergamasco EC. Semiotécnica: fundamentos para a prática assistencial de enfermagem. Rio de Janeiro: Elsevier; 2017.
4. Carmagnani MIS, Fakih FT, Canteras LMS, Tereran NP, Carneiro IA. Procedimentos de enfermagem: guia prático. 2. ed. Rio de Janeiro: Guanabara Koogan; 2017.
5. Brasil. Ministério da Saúde. Portaria nº 529, de 1º de abril de 2013. Institui o Programa Nacional de Segurança do Paciente (PNSP). Diário Oficial da União. 2 abr. 2013;Seção 1:43-4.
6. Cloter J. O respeito à autonomia e aos direitos dos pacientes. Revista da AMRIGS. 2009;53(4): 432-5.
7. Centers for Disease Control and Prevention. Handwashing: clean hands save lives [Internet]. Chapel Hill: CDC; 2018 [capturado em 11 mar. 2019]. Disponível em: http://www.cdc.gov/handwashing/.
8. Brasil. Agência Nacional de Vigilância Sanitária. Segurança do paciente: higienização das mãos. [Internet]. Brasília: ANVISA; 2014 [capturado em 16 abr. 2019]. Disponível em: http://www.anvisa.gov.br/servicosaude/manuais/paciente_hig_maos.pdf.
9. Herdman TH, Kamitsuru S, organizadores. Diagnósticos de enfermagem da NANDA-I: definições e classificação 2018-2020. 11. ed. Porto Alegre: Artmed; 2018.
10. Bulechek MG, Butcher HK, Dochterman JM, Wagner CM. NIC: classificação das intervenções de enfermagem. 6. ed. Rio de Janeiro: Elsevier; 2016.
11. Moorhead S, Johnson M, Maas ML, Swanson E. NOC: classificação dos resultados de enfermagem. 5. ed. Rio de Janeiro: Elsevier; 2016.

7.4
Frequência cardíaca

Eduesley Santana Santos
Cassiane Dezoti da Fonseca
Juliana de Lima Lopes

Introdução

A frequência cardíaca (FC) representa o número de vezes que o coração bate em 1 minuto e é um forte indicador do trabalho cardíaco. É controlada pelo nó sinusal (SA), também conhecido como o marca-passo natural do coração.

O valor de referência da FC pode variar com a idade, sendo maior na infância e menor na idade adulta e na velhice. Diversos fatores podem afetar a FC normal, como atividade física, estresse, emoções, febre, lipotimia, entre outras causas que estimulem o sistema nervoso simpático ou o parassimpático, aumentando ou diminuindo a FC, respectivamente.[1]

Nos adultos, a frequência cardíaca normal varia entre 60 e 100 batimentos por minuto. Quando a frequência cardíaca se encontra abaixo de 60 batimentos por minuto denomina-se bradicardia e, quando se encontra acima de 100 batimentos por minuto, taquicardia.[2]

O mecanismo envolvido na bradicardia está relacionado com a alteração na formação do impulso elétrico no nível do nó sinusal ou com a diminuição da velocidade de condução do impulso elétrico pelo nó atrioventricular e sistema His--Purkinje. A bradicardia pode ser causada por fatores intrínsecos, como na presença de doença do nó sinusal, ou extrínsecos, quando associado à utilização de agentes farmacológicos, hipotermia, hipotireoidismo e tônus vasovagal excessivo.[3] Em atletas profissionais, a bradicardia é bem tolerada, uma vez que o músculo cardíaco se desenvolve com os músculos esqueléticos. Um músculo cardíaco mais forte torna-se mais eficiente, aumentando o volume sistólico a cada contração, exigindo, assim, menos batimentos por minuto para a manutenção do débito cardíaco adequado.[1]

A taquicardia ocorre em consequência de distúrbios na formação e/ou condução do impulso elétrico, seja por um aumento da FC ou pela presença de um batimento precoce – chamado extrassístole. Os principais fenômenos envolvidos na gênese da taquicardia são o hiperautomatismo e o mecanismo de reentrada nodal.[4]

A FC é geralmente mensurada por meio do estetoscópio posicionado na região apical do tórax (no 5º espaço intercostal na linha hemiclavicular esquerda) ou por meio da visualização do cardioscópio, naqueles pacientes que se encontram sob monitoração, e é importante a comparação entre a frequência e a medida do pulso **(Cap. 7.5)**.

Definição

A FC é o número de vezes que o coração se contrai durante o período de 1 minuto.[5]

Indicação

A verificação da FC é indicada para controle desse sinal vital, seja para fins de diagnóstico ou tratamento, no ambiente hospitalar, ambulatorial ou domiciliar.

Aspectos legais

A verificação da frequência cardíaca deve ser realizada por profissional treinado.

Material necessário

- Bandeja
- Algodão com álcool a 70%
- Estetoscópio **(Fig. 7.4.1)**
- Relógio com ponteiro de segundos

Etapas	Justificativas
1. Reunir o material.[6]	Realizar um procedimento correto com o mínimo de erros.[7]
2. Testar o equipamento.[6]	Um equipamento danificado pode fornecer dados incorretos do paciente, prejudicando a sua segurança.[2]
3. Explicar o procedimento ao indivíduo.[6]	Todos os indivíduos têm direito à informação para que possam participar ativamente nas decisões referentes ao cuidado de sua saúde.[7]
4. Lavar as mãos.[8,9]	Evitar infecções, devendo ser realizada sempre antes e após o contato com as pessoas ou superfícies próximas a elas.[8]

(Continua)

5. Posicionar o indivíduo de maneira confortável.[2]	Proporcionar conforto durante a verificação da FC e evitar alterações no resultado.[2]
6. Realizar a desinfecção do estetoscópio com álcool a 70%.[10]	Evitar infecções e respeitar as boas práticas de controle de infecção hospitalar.[10]
7. Colocar o diafragma do estetoscópio diretamente sobre a pele do paciente no 5º espaço intercostal esquerdo, na linha hemiclavicular.[5,11]	Nessa região encontra-se o *ictus cordis*, ou ponta de choque do coração, na parede torácica.[1]
8. Contar a FC durante 1 minuto.[5,11]	É necessária a observação da FC com o estetoscópio por 60 segundos para se observar o ritmo cardíaco do indivíduo.[6,7]
9. Realizar a limpeza e desinfecção do estetoscópio com álcool a 70% após contato com o paciente.[10]	Evitar infecções e respeitar as boas práticas de controle de infecção hospitalar.[10]
10. Lavar as mãos.[8,9]	Evitar infecções, devendo ser realizada sempre antes e após o contato com as pessoas ou superfícies próximas a elas.[8]
11. Anotar o valor exato da FC verificada e comunicar o resultado para o paciente.[1,2]	O registro adequado e a comunicação são fundamentais para a boa prática da segurança do paciente.[12]

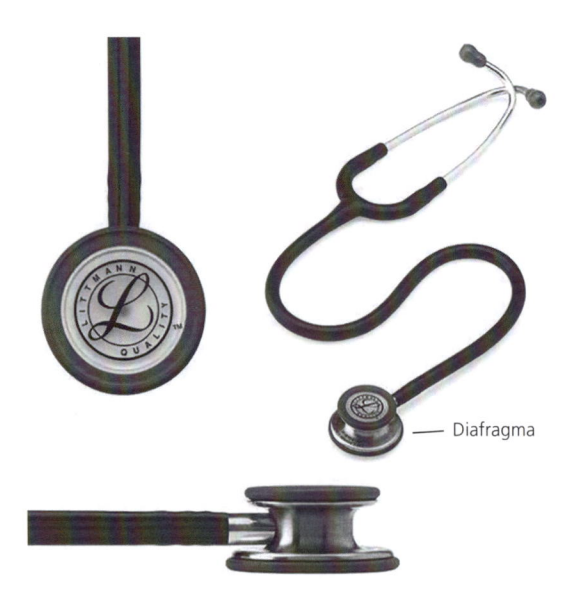

Figura 7.4.1 Estetoscópio.
Fonte: 3M.[13]

Diagnósticos, intervenções e resultados

Diagnósticos de enfermagem[14]	Intervenções de enfermagem[15]	Resultados de enfermagem[16]
Risco de perfusão tissular cardíaca diminuída	Precauções cardíacas	Perfusão tissular cardíaca
Débito cardíaco diminuído	Cuidados cardíacos	Eficácia da bomba cardíaca
Risco de choque	Precauções circulatórias	Estado circulatório

Exercícios *(respostas no final do livro)*

1. As influências que o sistema nervoso simpático e parassimpático exercem na frequência cardíaca de um indivíduo são definidas, respectivamente, por:
   a. Bradicardia e taquicardia
   b. Normocardia e bradicardia
   c. Taquicardia e bradicardia
   d. Taquicardia e normocardia

2. Complete a sentença com a resposta mais apropriada: A frequência cardíaca mais baixa, quando observada em um atleta...
   a. está associada ao hiperautomatismo.
   b. está associada à degeneração do nó sinusal.
   c. é motivo de preocupação, e esse indivíduo deve procurar um médico com brevidade para avaliação do estado de saúde.
   d. está relacionada com o aumento do volume sistólico, em decorrência da maior eficiência do miocárdio.

Referências

1. Mann DL, Zipes DP, Libby P, Bonow RO, editores. Braunwald: tratado de medicina cardiovascular. 10. ed. Rio de Janeiro: Elsevier; 2018.
2. Sociedade Brasileira de Cardiologia. Treinamento de emergências cardiovasculares da Sociedade Brasileira de Cardiologia: avançado: curso oficial da SBC. Barueri: Manole; 2013. p. 25-39.
3. Sallai VS, Polastri TF. Bradiarritmias. In: Lopes JL, Ferreira FG. Eletrocardiograma para enfermeiros. São Paulo: Atheneu; 2013. p. 67-76.
4. Sallai VS, Polastri TF. Taquiarritmias. In: Lopes JL, Ferreira FG. Eletrocardiograma para enfermeiros. São Paulo: Atheneu; 2013. p. 45-66.
5. Jarvis C. Exame físico e avaliação de saúde para enfermagem. 6. ed. Rio de Janeiro: Elsevier; 2012.
6. Carmagnani MIS, Fakih FT, Canteras LMS, Tereran NP, Carneiro IA. Procedimentos de enfermagem: guia prático. 2. ed. Rio de Janeiro: Guanabara Koogan; 2017.

7. Cloter J. O respeito à autonomia e aos direitos dos pacientes. Revista da AMRIGS. 2009;53(4): 432-5.
8. Centers for Disease Control and Prevention. Handwashing: clean hands save lives [Internet]. Chapel Hill: CDC; 2018 [capturado em 11 mar. 2019]. Disponível em: http://www.cdc.gov/handwashing/.
9. Brasil. Agência Nacional de Vigilância Sanitária. Segurança do paciente: higienização das mãos. [Internet]. Brasília: ANVISA; 2014 [capturado em 16 abr. 2019]. Disponível em: http://www.anvisa.gov.br/servicosaude/manuais/paciente_hig_maos.pdf.
10. Rodrigues AB, Paula MFC. Assistência de enfermagem na aferição de sinais vitais: pressão arterial, pulso, frequência cardíaca, frequência respiratória, temperatura e avaliação da dor. In: Paula MFC, Santos ER, Silva MR, Bergamasco EC. Semiotécnica: fundamentos para a prática assistencial de enfermagem. Rio de Janeiro: Elsevier; 2017.
11. Santos ESF, Passos VCS. Procedimentos de verificação de sinais vitais e controles do cliente. In: Volpato ACB, Passos VCS, organizadores. Técnicas básicas de enfermagem. 4. ed. São Paulo: Martinari; 2014.
12. Brasil. Ministério da Saúde. Portaria nº 529, de 1º de abril de 2013. Institui o Programa Nacional de Segurança do Paciente (PNSP). Diário Oficial da União. 2 abr. 2013;Seção 1:43-4.
13. 3M. 3M™ Littmann® Classic III™ Preto 5620 [Internet]. Embu das Artes: 3M; [2019, capturado em 12 mar. 2019]. Disponível em: https://www.loja3m.com.br/black-friday/black-friday-2018/3m--littmann-classic-iii-preto-5620?skuId=7891040218813.
14. Herdman TH, Kamitsuru S, organizadores. Diagnósticos de enfermagem da NANDA-I: definições e classificação 2018-2020. 11. ed. Porto Alegre: Artmed; 2018.
15. Bulechek MG, Butcher HK, Dochterman JM, Wagner CM. NIC: classificação das intervenções de enfermagem. 6. ed. Rio de Janeiro: Elsevier; 2016.
16. Moorhead S, Johnson M, Maas ML, Swanson E. NOC: classificação dos resultados de enfermagem. 5. ed. Rio de Janeiro: Elsevier; 2016.

Leituras recomendadas

Lopes JL, Barros IBL. Avaliação do eletrocardiograma: principais ritmos cardíacos. In: Barros ALBL, organizadora. Anamnese e exame físico: avaliação diagnóstica de enfermagem no adulto. 2. ed. Porto Alegre: Artmed; 2010. p. 375-95.

Potter PA, Perry AG, Stockert PA, Hall AM. Fundamentos de enfermagem. 8. ed. Rio de Janeiro: Elsevier; 2013.

7.5
Pulso

Eduesley Santana Santos
Cassiane Dezoti da Fonseca
Juliana de Lima Lopes

Introdução

Cada batimento do coração promove a saída de uma quantidade de sangue do ventrículo esquerdo para a aorta. Nos adultos, esse volume varia de 60 a 80 mL, e é chamado volume sistólico. A força que o sangue exerce nas paredes dos vasos arteriais gera uma onda de pressão, que pode ser sentida na periferia na forma de pulso. Durante a realização do exame físico, a palpação dos pulsos periféricos fornece informações importantes relativas à frequência e ao ritmo cardíaco, além da condição local de artérias.[1]

Assim como a frequência cardíaca **(Cap. 7.4)**, a frequência de pulso está relacionada com a quantidade de vezes que o coração se contrai. Entretanto, diferente da verificação da frequência cardíaca, na qual utilizamos o estetoscópio sobre o tórax, a verificação da frequência de pulso é feita a partir da compressão de uma artéria contra um dos ossos sob ela, utilizando-se as pontas dos dedos.[2]

Qualquer fator que interfira na frequência de contração cardíaca igualmente afetará a frequência de pulso, uma vez que uma depende da outra. Ambas podem sofrer variações em decorrência de fatores como a idade, ciclo circadiano (as frequências tendem a ser mais baixas pela manhã e mais altas no final do dia), sexo (ligeiramente maior nas mulheres), estrutura corporal (indivíduos longilíneos apresentam frequência de pulso mais lenta quando comparados aos brevilíneos), exercício e atividade (a frequência aumenta com a atividade e diminui no repouso), temperatura corporal (para o aumento de cada grau centígrado há elevação de 15 batimentos por minuto na frequência cardíaca e do pulso) e volume de sangue (grandes perdas de volume sanguíneo, independente da causa, implicam aumento das frequências de pulso e cardíaca).[3,4]

Os pulsos periféricos de um lado do corpo devem ser comparados com aqueles do lado oposto, e a presença de qualquer alteração poderá ser percebida. Os pulsos carotídeo, radial, braquial, femoral, poplíteo, tibial posterior e pedioso ou dorsal do pé são geralmente os mais avaliados.

Os pulsos radiais encontram-se entre a apófise estiloide do rádio e o tendão dos flexores **(Fig. 7.5.1)**. O pulso carotídeo pode ser palpado medialmente ao músculo esternoclidomastóideo bem relaxado, aproximadamente ao nível da cartilagem cricóidea **(Fig. 7.5.2)**. O pulso braquial pode ser palpado na fossa cubital, entre o braço e o antebraço, e está localizado medialmente ao tendão do bíceps braquial, sendo essa região utilizada para a esfigmomanometria na aferição da pressão arterial **(Fig. 7.5.3)**. Os femorais são palpados no ponto médio entre a crista ilíaca superior e a sínfise púbica de cada lado **(Fig. 7.5.4)**. O pulso da artéria poplítea é avaliado com o joelho do indivíduo ligeiramente flexionado, usando os dedos indicador e médio para pressionar a artéria poplítea contra a tíbia **(Fig. 7.5.5)**. O pulso poplíteo, quando muito acentuado, pode indicar um

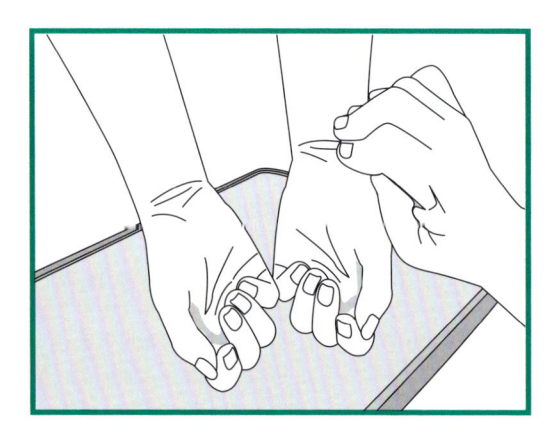

Figura 7.5.1   Pulso radial.

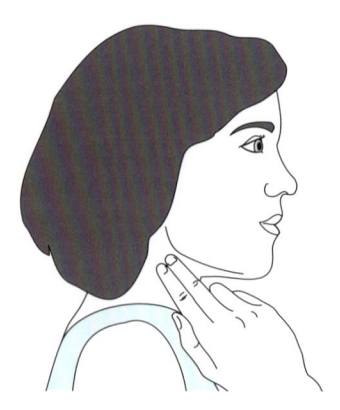

Figura 7.5.2   Pulso carotídeo.

7.5 • Pulso 117

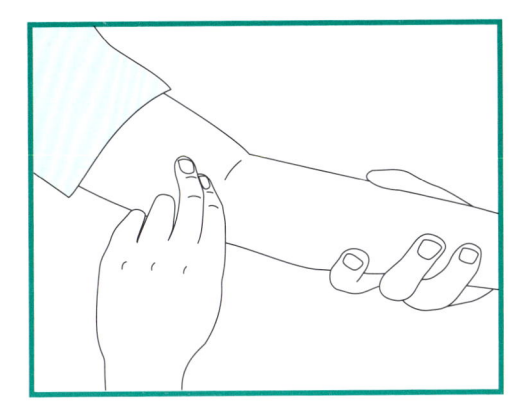

Figura 7.5.3 Pulso braquial.

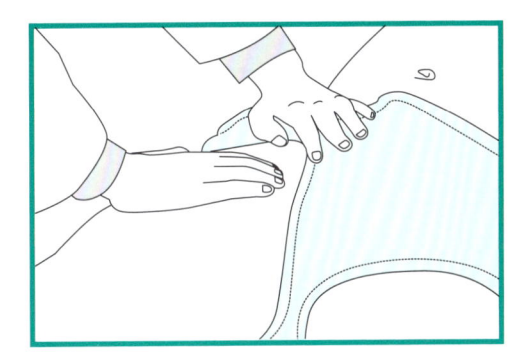

Figura 7.5.4 Pulso femoral.

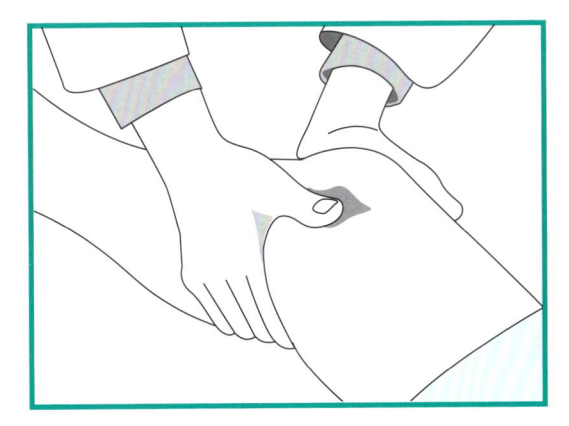

Figura 7.5.5 Pulso poplíteo.

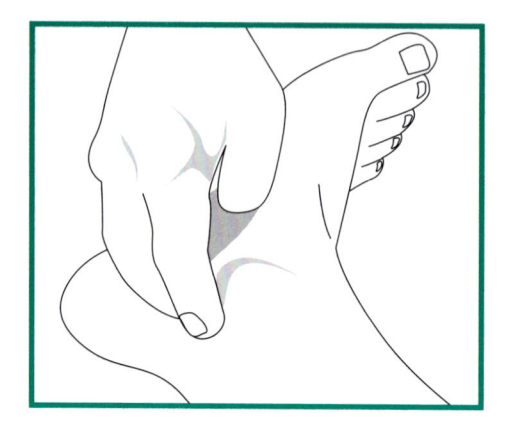

Figura 7.5.6 Pulso tibial posterior.

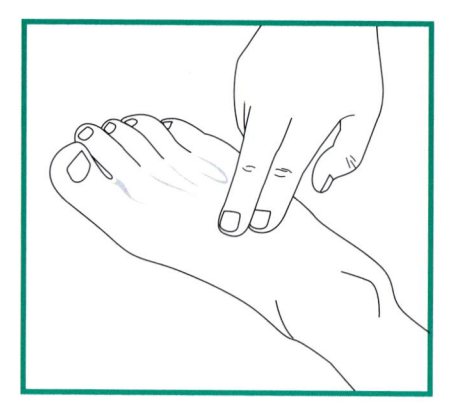

Figura 7.5.7 Pulso pedioso.

aneurisma de artéria poplítea. O pulso tibial posterior é palpado logo atrás do maléolo medial **(Fig. 7.5.6)**, e o pulso pedioso, sobre o osso navicular lateral ao tendão extensor longo do hálux **(Fig. 7.5.7)**. O pulso fibular não é possível de ser palpado.[5] Os pulsos devem ser registrados como ausentes, filiforme, fraco, normal ou cheio **(Tab. 7.5.1)**.[2]

Tabela 7.5.1 Tabela de identificação do volume do pulso

Valor	Definição	Descrição
0	Ausência de pulso	Não é possível sentir o pulso, mesmo quando se exerce maior pressão à palpação.
+1	Pulso filiforme	Dificuldade de sentir a pulsação, e uma pressão leve é suficiente para que o pulso desapareça.
+2	Pulso fraco	Mais forte que o pulso filiforme, entretanto uma pressão leve é suficiente para que o pulso desapareça.
+3	Pulso normal	O pulso é facilmente sentido, mas desaparece com uma pressão moderada.
+4	Pulso cheio	O pulso é forte e, mesmo com pressão moderada, ele não desaparece.

Fonte: Timby.[2]

Quando uma pressão leve é capaz de ocluir o pulso ou quando o fluxo sanguíneo está gravemente comprometido, como na presença de uma doença arterial periférica, a utilização do aparelho de Doppler de ultrassom torna-se bastante útil. O Doppler é um aparelho eletrônico que detecta o movimento do fluxo sanguíneo nos vasos periféricos em um som audível. Para a utilização do aparelho, é necessária a aplicação de um gel condutor na superfície da pele sobre a artéria a ser avaliada. O transdutor é posicionado em um ângulo de aproximadamente 60° sobre a pele, até que um som pulsante possa ser ouvido **(Fig. 7.5.8)**.[6]

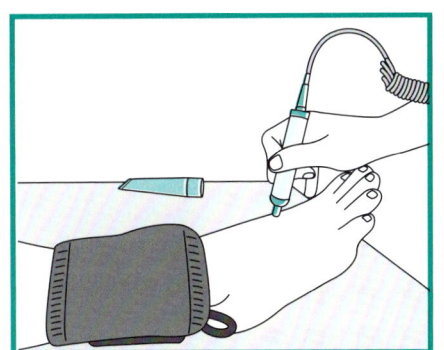

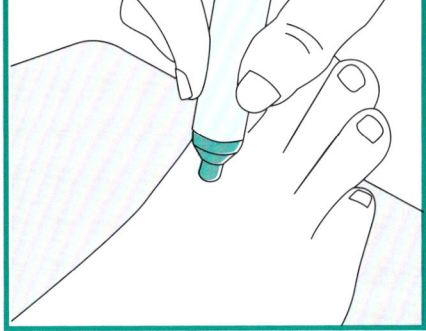

Figura 7.5.8 Avaliação do pulso dorsal do pé com aparelho de Doppler em um pé saudável. Angulação de 60° graus do transdutor em relação à pele.

Definição

O pulso é uma pulsação sentida como onda, que pode ser palpada em uma artéria periférica, e é produzido pelo movimento do sangue durante a sístole.[7]

Indicação

A verificação do pulso está indicada para controle desse sinal vital, seja para fins de diagnóstico ou tratamento, no ambiente hospitalar, ambulatorial ou domiciliar, como na avaliação da doença arterial periférica.

Aspectos legais

A verificação do pulso deve ser realizada por profissional treinado.

Material necessário

- Documento próprio para o registro dos sinais vitais
- Relógio com ponteiro de segundos

Etapas	Justificativas
1. Reunir o material.[8]	Realizar um procedimento correto com o mínimo de erros.[8]
2. Explicar o procedimento ao indivíduo.[9]	Todos os indivíduos têm direito à informação para que possam participar ativamente nas decisões referentes ao cuidado de sua saúde.[10]
3. Lavar as mãos.[11,12]	Evitar infecções, devendo ser realizada sempre antes e após o contato com as pessoas ou superfícies próximas a elas.[11,12]
4. Posicionar o indivíduo de maneira confortável. Apoiar o antebraço do paciente com o punho estendido.[9]	Promover o conforto do paciente durante a medição e minimizar erros de medidas, além de proporcionar acesso mais fácil à artéria radial e colocar o punho em posição relaxada.[2]
5. Pressionar levemente os dedos indicador e médio, com o polegar fixado no dorso do punho do paciente, usando a mão direita para examinar o pulso esquerdo e vice-versa.[1,2]	A pressão intensa pode ocluir o vaso dificultando a observação do pulso.[5]
6. Contar a frequência do pulso durante 1 minuto.[1,2]	É necessária a observação do pulso por 60 segundos para se observar o ritmo do pulso do indivíduo.[8,9]

(Continua)

7.5 • Pulso

7. Reposicionar o indivíduo de maneira confortável.[9]	Demonstrar responsabilidade pelo cuidado ao indivíduo, sua segurança e conforto.[2]
8. Lavar as mãos.[9,10]	Evitar infecções, devendo ser realizada sempre antes e após o contato com as pessoas ou superfícies próximas a elas.[9,10]
9. Anotar o valor exato do pulso verificado.[2] Comunicar o resultado para o paciente.[1,2]	O registro adequado e a comunicação são fundamentais para a boa prática da segurança do paciente.[13]

Diagnósticos, intervenções e resultados

Diagnósticos de enfermagem[14]	Intervenções de enfermagem[15]	Resultados de enfermagem[16]
Perfusão tissular periférica ineficaz	Cuidados circulatórios: insuficiência arterial	Estado circulatório Perfusão tissular periférica
Débito cardíaco diminuído	Cuidados circulatórios: insuficiência arterial	Eficácia da bomba cardíaca Perfusão tissular periférica
Risco de choque	Controle do choque	Estado circulatório Perfusão tissular periférica

Exercícios *(respostas no final do livro)*

1. Durante a avaliação do pulso de um indivíduo, o enfermeiro observa que uma pressão leve é suficiente para que o pulso desapareça, além de dificuldade de sentir a pulsação. Ao realizar o registro desse achado, o enfermeiro deve registrar que o pulso se encontra:
   a. Normal
   b. Fraco
   c. Filiforme
   d. Ausente

2. A utilização do Doppler de ultrassom como método complementar ao exame dos pulsos está indicada nos casos em que:
   a. O pulso é forte e mesmo com pressão moderada ele não desaparece.
   b. O pulso é facilmente sentido, mas desaparece com uma pressão moderada.
   c. Não é possível sentir o pulso, mesmo quando se exerce maior pressão à palpação.
   d. Dificuldade de sentir a pulsação e uma pressão leve é suficiente para que o pulso desapareça.

Referências

1. Jarvis C. Exame físico e avaliação de saúde para enfermagem. 6. ed. Rio de Janeiro: Elsevier; 2012.
2. Timby BK. Conceitos e habilidades fundamentais no atendimento de enfermagem. 10. ed. Porto Alegre: Artmed; 2014.
3. Porth CM, Matfin G. Pathophysiology: concepts of altered health states. 8th ed. Philadelphia: Wolters Kluwer Health; 2009.
4. Mann DL, Zipes DP, Libby P, Bonow RO, editores. Braunwald: tratado de medicina cardiovascular. 10. ed. Rio de Janeiro: Elsevier; 2018.
5. Bailey MA, Griffin KJ, Scott DJ. Clinical assessment of patients with peripheral arterial disease. Semin Intervent Radiol. 2014;31(4):292-9.
6. Sociedade Brasileira de Cardiologia. Treinamento de emergências cardiovasculares da Sociedade Brasileira de Cardiologia: avançado: curso oficial da SBC. Barueri: Manole; 2013. p. 25-39.
7. Oliveira RP, Andreoli RLF, Pinheiro PAPC. Monitoração hemodinâmica não invasiva. In: Palomo JSH, editora. Enfermagem em cardiologia: cuidados avançados. Barueri: Manole; 2007. p. 29-55.
8. Carmagnani MIS, Fakih FT, Canteras LMS, Tereran NP, Carneiro IA. Procedimentos de enfermagem: guia prático. 2. ed. Rio de Janeiro: Guanabara Koogan; 2017.
9. Rodrigues AB, Paula MFC. Assistência de enfermagem na aferição de sinais vitais: pressão arterial, pulso, frequência cardíaca, frequência respiratória, temperatura e avaliação da dor. In: Paula MFC, Santos FR, Silva MR, Bergamasco EC. Semiotécnica: fundamentos para a prática assistencial de enfermagem. Rio de Janeiro: Elsevier; 2017.
10. Cloter J. O respeito à autonomia e aos direitos dos pacientes. Revista da AMRIGS. 2009;53(4): 432-5.
11. Centers for Disease Control and Prevention. Handwashing: clean hands save lives [Internet]. Chapel Hill: CDC; 2018 [capturado em 11 mar. 2019]. Disponível em: http://www.cdc.gov/handwashing/.
12. Brasil. Agência Nacional de Vigilância Sanitária. Segurança do paciente: higienização das mãos. [Internet]. Brasília: ANVISA; 2014 [capturado em 16 abr. 2019]. Disponível em: http://www.anvisa.gov.br/servicosaude/manuais/paciente_hig_maos.pdf.
13. Brasil. Ministério da Saúde. Portaria nº 529, de 1º de abril de 2013. Institui o Programa Nacional de Segurança do Paciente (PNSP). Diário Oficial da União. 2 abr. 2013;Seção 1:43-4.
14. Herdman TH, Kamitsuru S, organizadores. Diagnósticos de enfermagem da NANDA-I: definições e classificação 2018-2020. 11. ed. Porto Alegre: Artmed; 2018.
15. Bulechek MG, Butcher HK, Dochterman JM, Wagner CM. NIC: classificação das intervenções de enfermagem. 6. ed. Rio de Janeiro: Elsevier; 2016.
16. Moorhead S, Johnson M, Maas ML, Swanson E. NOC: classificação dos resultados de enfermagem. 5. ed. Rio de Janeiro: Elsevier; 2016.

Leitura recomendada

Potter PA, Perry AG, Stockert PA, Hall AM. Fundamentos de enfermagem. 8. ed. Rio de Janeiro: Elsevier; 2013.

7.6
Dor

Magda Aparecida dos Santos Silva
Marina de Góes Salvetti

Introdução

A avaliação da dor é um passo essencial para seu controle.[1] O enfermeiro tem um papel importante no manejo da dor, devendo, portanto, conhecer as etapas essenciais para a avaliação e controle.

Definição

A Associação Internacional para Estudos da Dor (IASP)[1] define dor como um dano real ou potencial ou descrito em termos de tal lesão, que resulta em uma experiência que afeta negativamente aspectos sensoriais e emocionais. Uma atualização da definição de dor foi proposta por Williams e Craig,[2] em 2016: *"Dor é uma experiência angustiante, associada a dano tecidual real ou potencial, com componentes sensoriais, emocionais, cognitivos e sociais"*.

Considerando a subjetividade da dor, apenas quem a experimenta pode descrevê-la adequadamente. Cada indivíduo constrói o significado da dor por meio de vivências ao longo da vida, de forma que há grande variabilidade na percepção e expressão da dor. Fatores neuro-humorais, psicológicos, estratégias de enfrentamento e aspectos culturais influenciam a magnitude e a expressão da dor. O relato verbal da dor é considerado o padrão-ouro, no entanto a incapacidade de se comunicar verbalmente não representa ausência de dor, necessitando também de avaliação e tratamento.[1-3]

A dor pode ser classificada de diversas formas. Do ponto de vista temporal, a dor pode ser subdividida em aguda e crônica.[1]

Dor aguda: está associada a lesão ou injúria, em geral é bem delimitada, tem função de alerta e intensidade variável. A dor aguda é mais frequente em afecções traumáticas, inflamatórias ou infecciosas e tem repercussões clínicas negativas. Dor pós-operatória, traumatismos, queimaduras e dor relacionada ao parto são exemplos de dor aguda.[1,2,4-6]

A presença de dor aguda pode resultar em impacto orgânico negativo, caracterizado por aumento do trabalho cardíaco (taquicardia e hipertensão), taquipneia, agitação, sudorese, contração muscular, aumento dos níveis de cortisol, ansiedade, medo, prejuízo do sono, alteração do apetite, dificuldade para deambular, dificuldade para mexer-se na cama, dificuldade para respirar profundamente, dificuldade para tossir, aumento do tempo de internação e risco aumentado de processos tromboembólicos e infecciosos.[1,2,5-12]

Dor crônica: possui mecanismo fisiopatológico complexo, persiste além do período esperado para a cura de uma lesão e, em geral, persiste por mais de 3 meses, podendo durar anos. Não tem função biológica conhecida e pode ter relação com subtratamento da dor aguda.[1,12-18] A ocorrência de dor pode gerar estresse físico e emocional para os pacientes e seus cuidadores, sendo considerada um problema de saúde pública, causador de morbidade, absenteísmo e incapacidade temporária ou permanente, gerando elevados custos à sociedade e ao sistema de saúde. A dor crônica está frequentemente associada a incertezas, sofrimento e medo, afetando atividades profissionais e sociais, além de prejudicar o ritmo de sono, o apetite, o lazer e a qualidade de vida. Cefaleia, dor lombar, dor relacionada ao câncer, fibromialgia, neuropatias e dores reumáticas são exemplos de dor crônica.[1,11-21]

Indicação

O controle da dor deve ser realizado em todos os pacientes hospitalizados, ambulatoriais ou em clínicas. A avaliação da dor bem executada é o primeiro passo para o sucesso no alívio da dor. O tratamento da dor deve se adequar à necessidade de cada indivíduo, visando o alívio do sintoma. Assim, cada instituição deve elaborar o seu protocolo de avaliação da dor, bem como do seu tratamento e do manejo dos efeitos colaterais provenientes dos fármacos.

Aspectos legais

O controle da dor é um direito do paciente,[22] e sua não realização pode ferir princípios da bioética, como o princípio da beneficência, o princípio da autonomia (direito ao não sofrimento, "algofobia") e o princípio da justiça (relacionado à demanda/sobrecarga dos serviços de saúde e à dificuldade de acesso ao tratamento).[23]

O princípio da beneficência apresenta três aspectos que podem ser aplicados ao controle da dor: o tratamento inadequado, ocasionado por insuficiência terapêutica (desinformação sobre métodos para o controle da dor e aplicação imprópria do tratamento farmacológico), o descaso assistencial (autoritarismo, estoicismo, concepções errôneas) e a postura paternalista.[22,23]

Material necessário

A dor é um fenômeno subjetivo, multidimensional e complexo. Para avaliá-la, o enfermeiro deve ouvir o relato do paciente, investigar as características da dor, realizar o exame físico e utilizar escalas com boas propriedades psicométricas. O uso de escalas ajuda a padronizar a avaliação, permite dimensionar a intensidade e avaliar o impacto da dor nas atividades. Os materiais necessários para o seu controle dependem da intervenção selecionada e podem incluir bolsa para compressa quente/fria, creme para massagem de conforto, coxins para posicionamento, entre outros.

Etapas

As etapas necessárias para avaliação e controle da dor são: avaliação da dor e sintomas associados, registro dos achados, estabelecimento da frequência de avaliação, estabelecimento de metas e intervenções de enfermagem.

1. Avaliação da dor e sintomas associados

O exame físico e a história clínica detalhada constituem os elementos essenciais da avaliação, pois auxiliam na busca de possíveis mecanismos fisiológicos e emocionais envolvidos. Nos casos de dor, o exame físico deve ser completo, com atenção especial à avaliação neurológica e às alterações de sensibilidade. A história clínica de dor deve conter as informações descritas na **Tabela 7.6.1**.

Tabela 7.6.1 Etapas da avaliação da dor

Etapas	Justificativas
1. Intensidade da dor (quanto?)	É importante selecionar a escala ideal de acordo com as características do paciente,[1] observando: capacidade de comunicação verbal e cognitiva (ver a seguir as principais escalas para avaliação da dor). **Implicação:** Dor ≥ 4: controle inadequado.[2]

(Continua)

Tabela 7.6.1 Etapas da avaliação da dor *(Continuação)*

Etapas	Justificativas
2. Localização da dor (onde?)	Observar se a dor está restrita ao sítio de lesão ou se irradia para além dessa área. Solicitar que o indivíduo indique o(s) local(is) de dor.[1] Para facilitar essa demonstração, ele pode apontar no próprio corpo ou em um diagrama corporal. O preenchimento pode ser feito pelo profissional, paciente ou família. **Implicação:** Drenos torácicos são exemplos de condições dolorosas que irradiam para além da área da inserção (região dorsal, pescoço).
3. Início da dor (quando?)	Perguntar ao indivíduo quando a dor iniciou e como foi esse início (súbito ou gradual).[1] **Implicação:** Importante para verificar se está relacionado a procedimentos (p. ex., curativo, cuidados com dreno), movimentos (p. ex., banho, cuidados pessoais, exercícios de fisioterapia) ou não. Assim, pode-se adequar a analgesia de horário ou de demanda para auxiliar na reabilitação do indivíduo.
4. Periodicidade (período, duração e frequência)	■ Verificar se há um período do dia em que a dor se agrava (p. ex., dor noturna).[1] ■ Verificar a frequência da dor: dor contínua ou episódica (p. ex., dor piora antes do próximo horário de analgesia, após procedimento ou no caso de terapia analgésica insuficiente).[1] ■ Duração da dor.[1] **Implicação:** Esta investigação auxilia na previsão analgésica ao longo do dia e da noite e na identificação da necessidade de ajustes terapêuticos de horário e de demanda.
5. Qualidade da dor (como?)	Importante para oferecer pistas sobre os mecanismos de dor envolvidos (neuropática, visceral, mista e somática) e direcionar o tratamento.[1] **Implicação:** Auxilia na prescrição analgésica (p. ex., dor em choque ou queimação sugere mecanismo neuropático envolvido).
6. Fatores de piora ou melhora da dor ou impactos advindos da dor	Investigar com o indivíduo o que auxilia na melhora ou piora da dor;[1] também a limitação causada pela dor para executar as atividades de vida diária. **Implicação:** Melhor aplicação terapêutica.
7. Outras	Avaliação do estado clínico do paciente, exame físico e presença de outros sintomas além da dor.[1] **Implicação:** Avaliação multiprofissional para melhor aplicação terapêutica e segurança do paciente.

Nota: Os registros de enfermagem devem contemplar não somente a intensidade da dor, mas também incluir as características citadas nesta tabela. Dor de intensidade ≥ 4 indica controle inadequado e requer reavaliações em períodos mais curtos (após cada intervenção analgésica).[24,25]

Assim, os aspectos a serem analisados são:

- Intensidade da dor
- Local da dor
- Duração da dor: contínua ou intermitente
- Início da dor
- O que ocasionou a dor
- Período de piora: manhã, tarde e/ou noite
- Descrição da dor
- Fatores que aliviam
- Fatores que pioram
- Prejuízos da dor

1.1 Escalas de avaliação da dor

Nesta seção, são apresentadas as escalas para avaliação da dor em populações diversas. Para a escolha da melhor estratégia de avaliação, o profissional deve considerar a capacidade de comunicação verbal e cognitiva do indivíduo a ser avaliado.

1.1.1 Avaliação da dor em pacientes com comunicação preservada

A **Tabela 7.6.2** mostra as escalas unidimensionais mais utilizadas para a avaliação da dor.

Tabela 7.6.2 Escalas unidimensionais de dor

Tipo de escala	Representação	Idade
Escala visual analógica (EVA)	Ausência de dor ———————————— Dor insuportável	A partir de 7 anos
Escala numérica de dor	0 1 2 3 4 5 6 7 8 9 10 Ausência de dor — Dor insuportável	A partir de 7 anos
Escala de descritores verbais	■ Ausência de dor (zero) ■ Dor leve (1-3) ■ Dor moderada (4-6) ■ Dor intensa (7-9) ■ Dor insuportável (10)	A partir de 7 anos
Escala de faces (Wong & Baker)	0 2 4 6 8 10 Ausência de dor — Dor insuportável	A partir de 3 anos

Fonte: Pimenta,[3] Jensen e colaboradores,[25] Pimenta e Teixeira[26] e Jensen e Karoly.[27]

1.1.2 Avaliação de pacientes com comunicação verbal prejudicada

Para indivíduos impossibilitados de se comunicar verbalmente, recomenda-se o uso de escalas validadas,[25,27-37] além da observação dos "sinais de dor",[30] que podem ajudar a melhorar a acurácia da avaliação.[25,27-37]

Uma revisão publicada recentemente analisou instrumentos disponíveis para avaliar a dor em pacientes com dificuldades de comunicação em unidades de terapia intensiva e concluiu que existem instrumentos de boa qualidade para avaliação da dor nessa população, mas a maior parte dos instrumentos disponíveis não está validado em língua portuguesa.[38] Os instrumentos mais citados para avaliar a dor em pacientes com dificuldade de comunicação verbal são: *Behavioral Pain Scale*, *Critical-Care Pain Observation Tool*, *Nociception Coma Scale* e *Nociception Coma Scale-Revised*.[38]

A escala comportamental de dor (*Behavioral Pain Scale* [BPS])[33,36] é a única escala traduzida e adaptada para a língua portuguesa,[34,35] mas a *Critical-Care Pain Observation Tool* também está em processo de validação psicométrica e, em breve, estará disponível em nosso meio.

A BPS[33,36] avalia a dor de pacientes críticos sob ventilação mecânica, inconscientes ou sedados por meio da observação do profissional e deve ser aplicada em repouso e durante procedimentos potencialmente dolorosos, como aspiração traqueal ou mudança de decúbito **(Tab. 7.6.3)**. A escala é composta por três domínios (expressão facial, movimento de membros superiores e aceitação da ventilação mecânica) e o escore total varia de 3 (ausência de dor) a 12 (pior dor imaginável). Escores ≥ 6 indicam a presença de dor, porém não há evidência científica suficiente para tal informação ou para a estratificação da dor em leve, moderada ou intensa. Essa escala foi traduzida e adaptada para a língua portuguesa e tem sido utilizada em serviços de saúde, mas, até o momento, não passou por todas as etapas de validação psicométrica, o que indica a necessidade de novos estudos para garantir suas propriedades.[33,36]

Na **Tabela 7.6.4**, estão descritos alguns "sinais de dor" que podem ajudar a guiar o enfermeiro na avaliação.

1.1.3 Avaliação da dor em pacientes com prejuízos cognitivos

A *Pain Assessment in Advanced Dementia* (PAINAD-Br)[37] **(Tab. 7.6.5)** é uma escala para avaliar a dor em pacientes com demência avançada ou déficits cognitivos. Para sua aplicação, deve-se observar o paciente quando não estiver sendo realizado nenhum procedimento (p. ex., banho, mudança de decúbito, curativo e outros), por 3 a 5 minutos. A pontuação da escala varia de 0 a 10, podendo ser classificada nas seguintes categorias: 0 – sem dor; 1 a 3 – dor leve; 4 a 6 – dor moderada; e 7 a 10 – dor intensa. Contudo, essa estratificação em leve, moderada

Tabela 7.6.3 Escala comportamental de dor

Item	Descrição	Escore
Expressão facial	Relaxada	1
	Parcialmente franzida (p. ex., testa franzida)	2
	Totalmente franzida (p. ex., pálpebras firmemente fechadas)	3
	Semblante fechado ou caretas	4
Movimentos dos membros superiores	Imóveis	1
	Parcialmente tensos, curvados ou inclinados	2
	Totalmente tensos, com flexão dos dedos	3
	Permanentemente retraídos	4
Aceitação da ventilação mecânica	Boa tolerância à ventilação mecânica	1
	Tosse aos movimentos respiratórios	2
	Assincronia com o ventilador	3
	Intolerância à ventilação mecânica	4

Fonte: Morete e colaboradores.[35]

Tabela 7.6.4 Sinais de dor

Comportamentais	Fisiológicos
Expressão facial de sofrimento (observar faces de dor)	Taquicardia
Gemidos, choro, agitação/inquietação, movimentação dos membros (mesmo após medidas de conforto)	Hipertensão arterial
Dificuldade ou diminuição da ventilação mecânica	Taquipneia
Alteração do padrão do sono e do apetite	Queda na saturação de oxigênio
Imobilidade ou diminuição da mobilidade, postura de proteção (evitando movimentação mesmo durante os cuidados), reflexo de retirada da área dolorosa com a manipulação	Arritmias cardíacas

Nota: A ausência de sinais fisiológicos de dor (p. ex., taquicardia ou hipertensão arterial) nem sempre significa ausência de dor. Assim, esse parâmetro não deve ser utilizado isoladamente para indicar a presença de dor.
Fonte: Gélinas e colaboradores[30] e Gélinas e Arbour.[32]

e intensa ainda não possui comprovação científica. A PAINAD-Br foi traduzida e adaptada culturalmente para o Brasil e, segundo o tradutor, apresenta equivalência semântica com o original, além de clareza, aplicabilidade e fácil compreensão dos itens do instrumento.[37]

Tabela 7.6.5 Escala de avaliação de dor em demência avançada – PAINAD-Br

Instruções: Observe o paciente por 5 minutos antes de pontuar os comportamentos dele ou dela. Pontue os comportamentos de acordo com a tabela a seguir. O paciente pode ser observado em diferentes condições (por exemplo, em repouso, durante uma atividade agradável, durante recebimento de cuidados, após receber medicação para dor).

Comportamento	0	1	2	Pontuação
Respiração independente de vocalização	▪ Normal	▪ Dificuldade ocasional para respirar ▪ Curto período de hiperventilação	▪ Respiração ruidosa e com dificuldades ▪ Longo período de hiperventilação ▪ Respiração Cheyne-Stokes	
Vocalização negativa	▪ Nenhuma	▪ Resmungos ou gemidos ocasionais ▪ Fala baixa ou em baixo tom, de conteúdo desaprovador ou negativo	▪ Chamados perturbadores repetitivos ▪ Resmungos ou gemidos altos ▪ Choro	
Expressão facial	▪ Sorrindo ou inexpressiva	▪ Triste ▪ Assustada ▪ Franzida	▪ Careta	
Linguagem corporal	▪ Relaxada	▪ Tensa ▪ Andar angustiado/aflito de um lado para o outro ▪ Inquietação	▪ Rígida ▪ Punhos cerrados ▪ Joelhos encolhidos ▪ Puxar ou empurrar para longe ▪ Comportamento agressivo	
Consolabilidade	▪ Sem necessidade de consolar	▪ Distraído(a) ou tranquilizado(a) por voz ou toque	▪ Incapaz de ser consolado(a), distraído(a) ou tranquilizado(a)	
				Total:

Fonte: Valera e colaboradores.[37]

1.1.4 Outras escalas para avaliação da dor

Há diversas escalas multidimensionais para a dor que integram outros aspectos além da intensidade, incluindo impacto, local e características.[24,25,39,40] O *Inventário Breve de Dor*[37] e o *Questionário McGill de Dor*[24] são boas escalas multidimensionais, com propriedades psicométricas testadas e ambas validadas para a língua portuguesa.

1.1.5 Avaliação da sedação

A avaliação da sedação é importante em pacientes no pós-operatório imediato e naqueles que recebem tratamento analgésico com opioides. A finalidade é melhorar a segurança no uso de opioides e prevenir sonolência excessiva ou mesmo a depressão respiratória, principalmente em pacientes não usuários de opioides, aqueles em rotação de opioides ou com analgesia de neuroeixo, etc.[25,41-46]

Sonolência excessiva não deve ser considerada um sintoma normal em pacientes em tratamento com opioides, no qual o objetivo seja apenas a analgesia e não a sedação. Portanto, recomenda-se a monitoração sistematizada do grau de sonolência do paciente. Há diversas escalas que podem ser utilizadas para essa proposta:[41-44,47,48] escala de sedação de Ramsay, escala de agitação e sedação de Richmond (RASS), escala de agitação e sedação (SAS), entre outras. Cada escala estabelece o grau de sedação seguro, e qualquer alteração além do ponto de corte da escala deve ser um indicativo da necessidade de reavaliação médica. A **Tabela 7.6.6** mostra, como exemplo, a escala de sedação de Ramsay.

Tabela 7.6.6 Escala de sedação de Ramsay

Grau	Estado clínico de sedação do paciente
1	Ansioso, agitado ou inquieto
2	Cooperativo, orientado e tranquilo
3	Sedado, porém respondendo a comando verbal
4	Sedado, com resposta rápida a leve estímulo glabelar ou forte estímulo auditivo
5	Sedado, com resposta lenta a leve estímulo glabelar ou forte estímulo auditivo
6	Não responsivo

Fonte: Ramsay e colaboradores.[43]
Nota: Para a escala de Ramsay, considera-se que a analgesia com opioide é segura em pacientes com grau de sedação entre 2 a 3.

2. Registro dos achados

O registro dos achados da avaliação da dor é fundamental para avaliar o impacto das intervenções, acompanhar a evolução da dor, além de permitir a efetiva comunicação da equipe multiprofissional.

3. Estabelecimento da frequência de avaliação

Estabelecer a frequência adequada para a avaliação da dor permite identificar alterações de forma precoce e corrigi-las rapidamente, resultando em maior conforto ao paciente. Para tanto, é importante conhecer as características dos pacientes atendidos, estabelecer a frequência-padrão e realizar ajustes individuais quando necessário. A dor aguda costuma sofrer oscilações durante o período de recuperação do paciente, e o tratamento deve ser ajustado sempre que necessário. Surge, assim, o conceito de **avaliação sistematizada da dor** (popularmente conhecido como "dor – o 5º sinal vital"), ou seja, deve-se avaliar o sintoma dor em conjunto com os sinais vitais. O intuito é tornar a avaliação da dor mais visível no ambiente de cuidado, sensibilizando os profissionais para avaliar e realizar ajustes analgésicos conforme a necessidade do paciente.

Essa estratégia e recomendada e contribui para melhorar o controle da dor.[44-49] Passos básicos para a implementação da avaliação sistematizada da dor:

- Avaliar a dor em conjunto com os sinais vitais;
- Ajustar o intervalo entre as avaliações da dor para pacientes com dor ≥ 4;
- Avaliar a dor antes e após procedimentos dolorosos;
- Reavaliar a dor após administração de analgésicos: 15-30 minutos para analgésicos endovenosos e 30-60 minutos para analgesia via oral (**atenção:** dor intensa necessita de intervalos mais curtos de reavaliação);
- Administrar analgésicos prescritos (de horário ou de demanda) conforme a necessidade do paciente;
- Registrar as ações realizadas.

4. Estabelecimento de metas

As metas de enfermagem para os diagnósticos de enfermagem **dor aguda** e **dor crônica** envolvem o controle da dor, o nível de conforto, o nível de dor (aceitável/tolerável), o nível de ansiedade, entre outros. O enfermeiro deve avaliar o paciente com dor para estabelecer metas individualizadas e adequadas para as necessidades de cada um.

5. Intervenções de enfermagem

A partir da avaliação da dor e das metas estabelecidas, os enfermeiros devem definir as intervenções de enfermagem mais indicadas para se alcançarem o alívio da dor e o conforto do paciente. Na *Classificação das intervenções de enfermagem* (NIC), há intervenções farmacológicas (p. ex., implementar a analgesia prescrita), que dependem de prescrição médica, e intervenções não farmacológicas, que podem ser utilizadas de forma autônoma pelos enfermeiros.[50]

Intervenções

Nesta seção, são apresentadas as recomendações e os princípios gerais para o tratamento farmacológico da dor.[51-56] Assim, é importante considerar os seguintes parâmetros para aumentar a eficácia no controle da dor:

1. **Pela boca:** exceto no pós-operatório imediato, dores operatórias de difícil controle, dores oncológicas agudizadas, dor intensa ou via oral não disponível.
2. **Pelo relógio:** os analgésicos devem ser prescritos por horário e por demanda (se necessário [SN]), e não somente por demanda.
3. **Pela escada:** a Organização Mundial da Saúde (OMS) preconiza o tratamento da dor por 3 degraus, para facilitar e direcionar a terapia analgésica. Nessa recomendação, utiliza-se o conceito de analgesia multimodal, ou seja, a combinação de diferentes grupos analgésicos (1 fármaco de cada grupo) para obter melhores resultados analgésicos e menor ocorrência de efeitos colaterais. Assim, o degrau 1 prevê analgésicos simples (p. ex., dipirona, paracetamol, anti-inflamatórios não esteroides [AINE], etc.) associados a adjuvantes (antidepressivos, anticonvulsivantes, neurolépticos, etc.); o degrau 2, opioides fracos administrados por horário (p. ex., tramadol, codeína) associados a analgésicos simples + adjuvantes; e o degrau 3, opioides fortes administrados por horário (p. ex., morfina, fentanila transdérmica, oxicodona, analgesia controlada pelo paciente, analgesia de neuroeixo, etc.) associados a analgésicos simples + adjuvantes **(Fig. 7.6.1)**. Dores crônicas iniciam o tratamento subindo os degraus; dores agudas, descendo-os.[51-56]

É importante considerar que o tratamento da dor deve ser adaptado às necessidades individuais, visto que a percepção e expressão da dor são muito variáveis. Mesmo nos casos de estímulo doloroso idêntico ou condição dolorosa similar, a percepção da intensidade da dor é bastante variável. Portanto, é frequente observar que, para uma mesma condição clínica, alguns indivíduos necessitem de maior

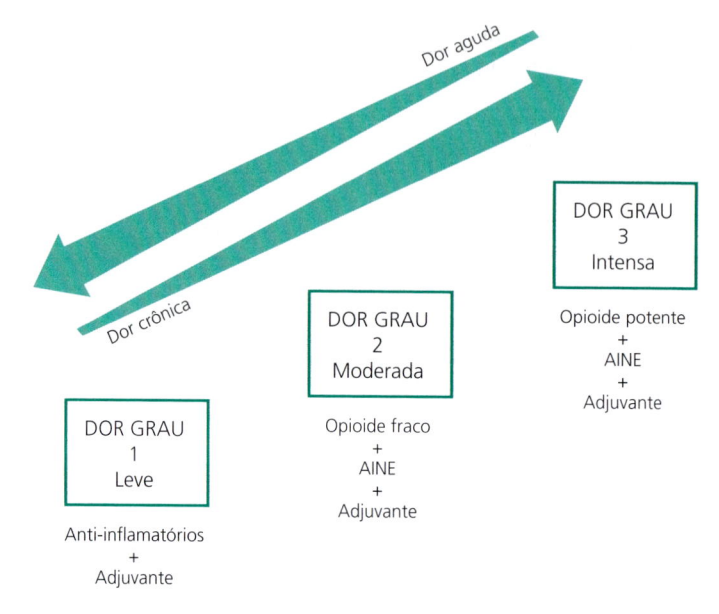

```
                                    Dor aguda
                          ↗
                    ↙
          Dor crônica                              DOR GRAU
                                                      3
                                                   Intensa

                                  DOR GRAU       Opioide potente
                                      2                +
                                  Moderada            AINE
                                                       +
                                                   Adjuvante
              DOR GRAU          Opioide fraco
                  1                   +
                Leve                AINE
                                      +
                                  Adjuvante
          Anti-inflamatórios
                  +
              Adjuvante
```

Figura 7.6.1 Escada analgésica da OMS.
Fonte: Eisenberg e colaboradores[52] e Vargas-Schaffer.[53]

consumo analgésico que outros para obter alívio similar da dor. Grande variabilidade também é observada em relação à apresentação dos efeitos colaterais.[51-53]

Em casos de suspeita de analgesia inadequada, há a necessidade de reavaliação. As questões a seguir ajudam a identificar essa situação:

- Há relato frequente de dor do paciente e não possui analgesia prescrita?
- Há relato frequente de dor do paciente e possui analgesia prescrita, porém somente se necessário ou a critério médico?
- Há relato frequente de dor do paciente que possui analgesia prescrita de horário, mas com escapes de dor antes da próxima dose do analgésico?
- O paciente apresenta-se sonolento (p. ex., Ramsay > 3) com a analgesia prescrita?
- O paciente está apresentando efeitos colaterais persistentes?

Uma das barreiras para o efetivo controle da dor aguda são os efeitos colaterais provenientes da terapia analgésica farmacológica. Para otimizar os resultados do tratamento, o profissional de enfermagem deve: aceitar que fármacos podem trazer efeitos colaterais, prevenir e tratar de forma rápida aqueles sabidamente mais frequentes (p. ex., náuseas, vômitos e constipação) e adotar protocolo para os menos frequentes ou de maior risco (p. ex., prurido, sonolência excessiva, depressão respiratória). Portanto, avaliar sistematicamente os efeitos colaterais e adotar protocolos de prevenção e tratamento são estratégias recomendadas.[24,25,41,44]

Intervenções não farmacológicas

Para o efetivo controle da dor, é muito importante incluir estratégias não farmacológicas, que são simples, têm baixo custo e podem ser utilizadas de forma autônoma pelos enfermeiros. As mais utilizadas pelos enfermeiros são a massagem de conforto, a aplicação de métodos físicos (calor e frio) e as técnicas de relaxamento.[57]

A massagem de conforto costuma trazer sensação de relaxamento e bem-estar aos pacientes, reduzindo a percepção da dor. Os efeitos da massagem estão associados a melhora da circulação local, dispersão de substâncias algógenas, redução da tensão muscular e estímulo da propriocepção, que reduz a percepção de estímulos nociceptivos, produz alívio da dor e sensação de acolhimento.[58] A massagem pode ser realizada com auxílio de um creme hidratante e luvas de procedimentos, que facilitam o deslizamento. Áreas como mãos, pés e região dorsal são as mais utilizadas. Movimentos suaves de deslizamento, amassamento e vibração podem ser realizados.

A aplicação de métodos físicos (calor e frio) também contribui para o manejo da dor.[58-60] O calor pode ser aplicado por meio de bolsas de água quente ou compressas, sendo indicado para alívio da dor por reduzir a tensão muscular, melhorar a circulação local e promover relaxamento muscular. O mecanismo de ação é muito semelhante ao da massagem, pois estimula fibras proprioceptivas e reduz a percepção de estímulos dolorosos.[57,59] A aplicação de calor é contraindicada em áreas com alteração de sensibilidade, tumores e trauma recente (p. ex., incisão cirúrgica). O calor melhora a circulação local, podendo provocar sangramento, aumento de massas tumorais ou até mesmo queimaduras. A utilização do calor em pacientes com nível de consciência diminuído deve ser bastante criteriosa para evitar queimaduras.

Por outro lado, a aplicação de frio é indicada nos casos de trauma recente e inflamação, podendo ser realizada por meio de bolsas de gelo ou compressas frias por períodos de 10 a 20 minutos.[60,61] O frio tem mecanismo de ação diferente, produzindo vasoconstrição, que reduz a liberação de substâncias algógenas. A aplicação de frio provoca também redução ou lentificação da transmissão de impulsos dolorosos, resultando em alívio da dor. As contraindicações para aplicação de frio são intolerância ao frio, alteração de sensibilidade e fenômeno de Raynaud.[62]

As técnicas de relaxamento também são classificadas como estratégias não farmacológicas para alívio da dor e podem ser aplicadas por meio da respiração profunda, relaxamento muscular progressivo, imagens mentais ou meditação.[62,63]

O mecanismo de ação do relaxamento envolve redução da tensão muscular, promoção do relaxamento mental e distração da percepção dolorosa. Essas técnicas são simples, podem ser realizadas com o paciente deitado ou sentado, com auxílio de músicas suaves e de forma breve (10 a 15 minutos). As técnicas de relaxamento trazem sensação de bem-estar e tranquilidade, muitas vezes induzindo o sono. Não há contraindicações, mas, antes de iniciar, é importante verificar se o paciente deseja experimentar uma dessas técnicas, e nunca impor sua aplicação.

Autocuidado/educação em saúde

Pacientes e familiares devem receber orientações sobre a importância de relatar a presença de dor, métodos disponíveis para o tratamento, possíveis efeitos colaterais, bem como sobre a sua prevenção e manejo. As estratégias não farmacológicas descritas podem ser ensinadas aos pacientes e familiares e resultam em melhor controle de dor e maior satisfação com o atendimento. Recomenda-se também que as instituições de saúde adotem programas de treinamento e reciclagem multiprofissional para o controle da dor.[42,45]

Diagnósticos, intervenções e resultados

A presença de dor exige que o enfermeiro avalie e registre a dor de modo sistematizado, além de implementar intervenções para o controle da dor, reavaliando e ajustando sempre que necessário.

Diagnósticos de enfermagem[64]	Intervenções de enfermagem[65]	Resultados de enfermagem[66]
Dor aguda	Administração de analgésicos	Nível de dor
	Aplicação de calor e frio	Controle da dor
	Relaxamento muscular progressivo	Nível de desconforto
	Melhora do sono	Sono
		Nível de ansiedade
Dor crônica	Administração de analgésicos	Nível de dor
	Aplicação de calor e frio	Controle da dor
	Relaxamento muscular progressivo	Nível de desconforto

(Continua)

Diagnósticos de enfermagem[64]	Intervenções de enfermagem[65]	Resultados de enfermagem[66]
	Massagem	Nível de ansiedade
	Melhora do sono	Sono
	Acupressão	
Enfrentamento ineficaz	Melhora do enfrentamento	Enfrentamento
		Nível de estresse
		Sono

A escolha dos resultados para as intervenções propostas na tabela deve seguir o raciocínio clínico do enfermeiro a respeito da condição clínica apresentada pelo paciente na vigência do diagnóstico estabelecido.

Considerações finais

O controle de dor é uma responsabilidade multiprofissional, na qual o enfermeiro desempenha um papel importante, pois avalia, intervém e colabora na efetividade da terapia analgésica empregada. É importante que a presença de dor mobilize o profissional para intervir e aliviar a dor por meio de estratégias farmacológicas e não farmacológicas. Para tanto, é fundamental que a equipe esteja capacitada e que a instituição adote protocolos de investigação e controle da dor. Assim, ampliam-se as chances de que a dor seja tratada adequadamente, resultando em recuperação mais breve maior conforto e satisfação dos pacientes.

Exercícios *(respostas no final do livro)*

1. Assinale verdadeiro (V) ou falso (F) para as afirmações a seguir:
   ( ) Sinais neurovegetativos, como elevação da frequência cardíaca, elevação da pressão arterial sistêmica ou aumento da frequência respiratória, são sinais consistentes para confirmar o relato de dor do paciente.
   ( ) Pacientes com comunicação verbal prejudicada devem ser avaliados com escalas de dor específicas, como a BPS ou PAINAD.
   ( ) As escalas unidimensionais são aquelas que avaliam apenas uma dimensão da dor, mensuração da intensidade de dor, como a escala numérica de dor.
   ( ) Dor não controlada, de intensidade moderada a intensa, pode ser considerada uma complicação e suscita revisão no cuidado.

   Marque a sequência correta:
   a. VFVF
   b. VFFF
   c. FVVF
   d. FVVV

2. Analise as seguintes afirmativas quanto à atuação do enfermeiro no manejo da dor.

   I. O enfermeiro é o responsável na equipe de enfermagem por avaliar a dor do paciente e monitorá-la, ou seja, escolher a escala de dor a ser utilizada, a frequência de avaliação ou reavaliação da dor conforme a necessidade do paciente. Manter avaliação e registros sistematizados da dor.

   II. Todos os pacientes devem ter sua dor avaliada no ambiente de prestação de saúde, independente de sua intensidade.

   III. Para a melhora da segurança dos pacientes, o enfermeiro deve sistematizar a avaliação da sedação para aqueles que possuem opioide em sua prescrição analgésica. Uma escala de sedação apropriada deverá ser selecionada.

   IV. Uma adequada investigação da dor deve contemplar as etapas: mensuração, localização, fatores de melhora ou piora da dor, características, irradiação da dor e impactos provenientes da dor. O relato deverá ser registrado e o manejo da dor ajustado conforme a necessidade do paciente.

   V. O paciente que persiste com dor e que já possui opioide em sua prescrição provavelmente está simulando uma dor que não possui.

   VI. Investigar sistematicamente a presença de efeitos colaterais e prevenir e tratar dos mais comuns aos de maior risco é responsabilidade da equipe multiprofissional, bem como do enfermeiro.

   Assinale a alternativa correta:
   a. I a V são verdadeiras.
   b. Somente IV e VI são verdadeiras.
   c. A afirmativa V é falsa.
   d. As afirmativas I e V são verdadeiras.

Referências

1. International Association for the Study of Pain. Home [Internet]. Washington: IASP; c2018 [capturado em 12 mar. 2018]. Disponível em: http://www.iasp-pain.org.
2. Williams AC, Craig KD. Updating the definition of pain. Pain. 2016;157(11):2420-2423.
3. Pimenta CAM. Dor: manual clínico de enfermagem. São Paulo: [S. n]; 2000.
4. Cousins M. Acute and postoperative pain. In: Wall PD, Melzack R, editors. Textbook of pain. 3rd ed. Edinburgh: Churchill Livingstone; 1994. p. 357-86.
5. Bonica JJ, Procacci P. General consideration of acute pain. In: Bonica JJ, Loeser JD, Chapman CR, Fordyce WE. Bonica's management of pain. 2nd ed. Philadelphia: Lea and Febiger; 1990. p. 159-79.
6. Bonica JJ. Postoperative pain. In: Bonica JJ, Loeser JD, Chapman CR, Fordyce WE. Bonica's management of pain. 2nd ed. Philadelphia: Lea and Febiger; 1990. p. 461-80.
7. Weissman C. The metabolic response to stress: an overview and update. Anesthesiology. 1990;73(2):308-27.
8. Epstein J, Breslow MJ. The stress response of critical illness. Crit Care Clin. 1999;15(1):17-33, v.
9. Weissman C. Pulmonary complications after cardiac surgery. Semin Cardiothorac Vasc Anesth. 2004;8(3):185-211.

10. Wu CL, Rowlingson AJ, Partin AW, Kalish MA, Courpas GE, Walsh PC, et al. Correlation of postoperative pain to quality of recovery in the immediate postoperative period. Reg Anesth Pain Med. 2005;30(6):516-22.
11. Weissman C. Pulmonary function after cardiac and thoracic surgery. Anesth Analg. 1999;88(6):1272-9.
12. Kehlet H. Acute pain control and accelerated postoperative surgical recovery. Surg Clin North Am. 1999;79(2):431-43.
13. Sadatsune EJ, Leal PC, Clivatti J, Sakata RK. Dor crônica pós-operatória: fisiopatologia, fatores de risco e prevenção. Rev Dor. 2011;12(1):58-63.
14. Merskey H, Bogduk N. Classification of chronic pain: descriptions of chronic pain syndromes and definitions of pain terms. 2nd ed. Seattle: IASP; 2002.
15. Loeser JD, Melzack R. Pain: an overview. Lancet. 1999;353(9164):1607-9.
16. Classification of chronic pain. Descriptions of chronic pain syndromes and definitions of pain terms. Prepared by the International Association for the Study of Pain, Subcommittee on Taxonomy. Pain Suppl. 1986;3:S1-226.
17. Blyth FM, March LM, Brnabic AJ, Cousins MJ. Chronic pain and frequent use of health care. Pain. 2004;111(1-2):51-8.
18. Blyth FM. Chronic pain--is it a public health problem? Pain. 2008;137(3):465-6.
19. Abu-Saad Huijer H. Chronic pain: a review. J Med Liban. 2010;58(1):21-7.
20. Breivik H, Collett B, Ventafridda V, Cohen R, Gallacher D. Survey of chronic pain in Europe: prevalence, impact on daily life, and treatment. Eur J Pain. 2006;10(4):287-333.
21. Currow DC, Agar M, Plummer JL, Blyth FM, Abernethy AP. Chronic pain in South Australia – population levels that interfere extremely with activities of daily living. Aust N Z J Public Health. 2010;34(3):232-9.
22. International Association for the Study of Pain. Declaração de Montreal: o acesso ao tratamento da dor é um direito humano fundamental [Internet]. Washington: IASP; c2018 [capturado em 12 mar. 2018]. Disponível em: https://s3.amazonaws.com/rdcms-iasp/files/production/public/Content/NavigationMenu/Advocacy/Brazil_Portuguese_Translation_Dec_of_Montreal.pdf.
23. Drummond JP. Bioética, dor e sofrimento. Ciênc Cult. 2011;63(2):32-7.
24. Pimenta CAM, Teixeira MJ. Questionário de dor McGill: proposta de adaptação para a língua portuguesa. Rev Esc Enferm USP. 1996;30(3):473-83.
25. Jensen MP, Karoly P, Braver S. The measurement of clinical pain intensity: a comparison of six methods. Pain. 1986;27(1):117-26.
26. Pimenta CAM, Teixeira MJ. Avaliação da dor. Rev Med. 1997;76(1):27-35.
27. Jensen MP, Karoly P. Self-report scales and procedures for assessing pain in adults. In: Turk DC, Melzack R. Handbook of pain assessment. New York: Guilford; 1992. p. 135-50.
28. Li D, Puntillo K. What is the current evidence on pain and sedation assessment in nonresponsive patients in the intensive care unit? Crit Care Nurse. 2004;24(5):68, 70, 72-3.
29. Cade CH. Clinical tools for the assessment of pain in sedated critically ill adults. Nurs Crit Care. 2008;13(6):288-97.
30. Gélinas C, Puntillo KA, Joffe AM, Barr J. A validated approach to evaluating psychometric properties of pain assessment tools for use in nonverbal critically ill adults. Semin Respir Crit Care Med. 2013;34(2):153-68.

31. Arbour C, Gélinas C. Are vital signs valid indicators for the assessment of pain in postoperative cardiac surgery ICU adults? Intensive Crit Care Nurs. 2010;26(2):83-90.
32. Gélinas C, Arbour C. Behavioral and physiologic indicators during a nociceptive procedure in conscious and unconscious mechanically ventilated adults: similar or different? J Crit Care. 2009;24(4):628.e7-17.
33. Payen JF, Bru O, Bosson JL, Lagrasta A, Novel E, Deschaux I, et al. Assessing pain in critically ill sedated patients by using a behavioral pain scale. Crit Care Med. 2001;29(12):2258-63.
34. Azevedo-Santos IF, Alves IGN, Cerqueira Neto ML, Badauê-Passos D, Santana-Filho VJ, Santana JM. [Validation of the Brazilian version of Behavioral Pain Scale in adult sedated and mechanically ventilated patients]. Rev Bras Anestesiol. 2017;67(3):271-277.
35. Morete MC, Mofatto SC, Pereira CA, Silva AP, Odierna MT. Tradução e adaptação cultural da versão portuguesa (Brasil) da escala de dor Behavioral Pain Scale. Rev Bras Ter Intensiva. 2014;26(4):373-8.
36. Ahlers SJ, van der Veen AM, van Dijk M, Tibboel D, Knibbe CA. The use of the Behavioral Pain Scale to assess pain in conscious sedated patients. Anesth Analg. 2010;110(1):127-33.
37. Valera GG, Carezzato NL, Vale FAC, Hortense P. Cultural adaptation of the scale Pain Assessment in Advanced Dementia – PAINAD to Brazil. Rev Esc Enferm USP. 2014;48(3):462-8.
38. Kawagoe CK, Matuoka JY, Salvetti MG. Pain assessment tools in critical patients with oral communication difficulties: a scope review. Rev Dor. 2017;18(2):161-5.
39. Hølen JC, Lydersen S, Klepstad P, Loge JH, Kaasa S. The Brief Pain Inventory: pain's interference with functions is different in cancer pain compared with noncancer chronic pain. Clin J Pain. 2008;24(3):219-25.
40. Pimenta CAM. Escalas de avaliação de dor. In: Teixeira MD, editor. Dor: conceitos gerais. São Paulo: Limay; 1994. p. 46-56.
41. Power I. Recent advances in postoperative pain therapy. Br J Anaesth. 2005;95(1):43-51.
42. Joffe AM, Hallman M, Gélinas C, Herr DL, Puntillo K. Evaluation and treatment of pain in critically ill adults. Semin Respir Crit Care Med. 2013;34(2):189-200.
43. Ramsay MA, Savege TM, Simpson BR, Goodwin R. Controlled sedation with alphaxalone-alphadolone. Br Med J. 1974;2(5920):656-9.
44. Chanques G, Jaber S, Barbotte E, Violet S, Sebbane M, Perrigault PF, et al. Impact of systematic evaluation of pain and agitation in an intensive care unit. Crit Care Med. 2006;34(6):1691-9.
45. Silva MAS, Pimenta CAM, Cruz DALM. Treinamento e avaliação sistematizada da dor: impacto no controle da dor do pós-operatório de cirurgia cardíaca. Rev Esc Enferm USP. 2013;47(1):84-92.
46. Ravaud P, Keïta H, Porcher R, Durand-Stocco C, Desmonts JM, Mantz J. Randomized clinical trial to assess the effect of an educational programme designed to improve nurses' assessment and recording of postoperative pain. Br J Surg. 2004;91(6):692-8.
47. Pandharipande PP, Patel MB, Barr J. Management of pain, agitation, and delirium in critically ill patients. Pol Arch Med Wewn. 2014;124(3):114-23.
48. Barr J, Fraser GL, Puntillo K, Ely EW, Gélinas C, Dasta JF, et al. Clinical practice guidelines for the management of pain, agitation, and delirium in adult patients in the intensive care unit. Crit Care Med. 2013;41(1):263-306.
49. Harmer M, Davies KA. The effect of education, assessment and a standardised prescription on postoperative pain management. The value of clinical audit in the establishment of acute pain services. Anaesthesia. 1998;53(5):424-30.

50. Barros SRAF, Albuquerque APS. Condutas de enfermagem no diagnóstico da dor e a classificação dos resultados. Rev Dor. 2014;15(2):107-11.
51. Loeser JD. Postoperative pain in adults, pharmacologic therapies. In: Bonica JJ, Loeser JD, Chapman CR, Fordyce WE. Bonica's management of pain. 2nd ed. Philadelphia: Lea and Febiger; 1990. p. 461-80.
52. Eisenberg E, Marinangeli F, Birkhahm J, Paladini A, Varrassi G. Time to modify the WHO analgesic ladder? Pain Clin Updates. 2005;13(5):1-4.
53. Vargas-Schaffer G. Is the WHO analgesic ladder still valid? Twenty-four years of experience. Can Fam Physician. 2010;56(6):514-7, e202-5.
54. Ballantyne J, Fishman SM, Abdi S. Massachusetts General Hospital – manual de controle da dor. 2. ed. Rio de Janeiro: Guanabara Koogan; 2004.
55. Loeser JD. Multidisciplinary multimodal pain management programs. In: Bonica JJ, Loeser JD, Chapman CR, Fordyce WE. Bonica's management of pain. 2nd ed. Philadelphia: Lea and Febiger; 1990. p. 755-71.
56. Brasil. Ministério da Saúde. Instituto Nacional do Câncer. Cuidados paliativos oncológicos e controle da dor [Internet]. Rio de Janeiro: INCA; 2001 [capturado em 12 mar. 2019]. Disponível em: http://bvsms.saude.gov.br/bvs/publicacoes/inca/manual_dor.pdf.
57. Silva PO, Portella VC. Intervenções de enfermagem na dor. Rev Dor. 2014;15(2):145-51.
58. Gosling AP. Mecanismos de ação e efeitos da fisioterapia no tratamento da dor. Rev Dor. 2012;13(1):65-70.
59. Furlan RMMM, Giovanardi RS, Britto ATBO, Britto DBO. O emprego do calor superficial para tratamento das disfunções temporomandibulares: uma revisão integrativa. CoDAS. 2015;27(2):207-12.
60. Dambros C, Martimbianco ALC, Polachini LO, Lahoz GL, Chamlian TR, Cohen M. Effectiveness of cryotherapy after anterior cruciate ligament reconstruction. Acta Ortop Bras. 2012;20(5):285-90.
61. Gregório OA, Cavalheiro R, Tirelli R, Fréz AR, Ruaro MB, Ruaro JA. Influência do tempo de aplicação da crioterapia na sensibilidade cutânea. Rev Dor. 2014;15(1):9-12.
62. Kayser C, Corrêa MJU, Andrade LEC. Fenômeno de Raynaud. Rev Bras Reumatol. 2009;49(1):48-63.
63. Flor H, Turk DC. Relaxation and Biofeedback. In: Flor H, Turk DC. Chronic pain: an integrated biobehavioral approach. Seattle: IASP; 2011.
64. Herdman TH, Kamitsuru S, organizadores. Diagnósticos de enfermagem da NANDA-I: definições e classificação 2018-2020. 11. ed. Porto Alegre: Artmed; 2018.
65. Bulechek MG, Butcher HK, Dochterman JM, Wagner CM. NIC: classificação das intervenções de enfermagem. 6. ed. Rio de Janeiro: Elsevier; 2016.
66. Moorhead S, Johnson M, Maas ML, Swanson E. NOC: classificação dos resultados de enfermagem. 5. ed. Rio de Janeiro: Elsevier; 2016.

Leitura recomendada

Salvador M, Rodrigues CC, Carvalho EC. Emprego do relaxamento para alívio da dor em oncologia. Rev. RENE. 2008;9(1):120-8.

Preparo de medicamentos

8

8.1

Procedimento-padrão para preparo e administração de medicamentos

Ana Paula Dias de Oliveira
Dayana Souza Fram

Introdução

Erros de medicação têm recebido destaque a partir de publicações que divulgaram a elevada mortalidade,[1] o aumento dos custos e a repercussão para o paciente, para as instituições de saúde e para a sociedade.[2,3] Além disso, incidentes desse tipo podem resultar em processos e ações ético-moral-legais.[4]

De acordo com a Organização Mundial da Saúde, erros de medicação são definidos como falhas no processo do tratamento medicamentoso que podem conduzir ou que têm potencial para conduzir a danos ao paciente.[5]

Erros de medicação podem ocorrer em qualquer etapa do sistema, sendo classificados em: erros de prescrição, erros de dispensação e erros de administração.[6]

Apesar de se tratar de eventos preveníveis e previsíveis, estudos revelam números expressivos de erros de medicação na etapa de administração.[7-9]

Muitos erros cometidos podem ser atribuídos à equipe de enfermagem, em razão da sua atuação no preparo e administração de medicamentos, o que torna clara a responsabilidade dessa equipe.[10]

Definições

Preparo: Consiste na técnica de manipulação dos medicamentos para administrar ao paciente, de acordo com a prescrição e a dispensação.[11]
Administração: Consiste na aplicação de medicamentos ao paciente.[11]

Indicação

Administração de medicamentos por diversas vias.

Aspectos legais

No Brasil, a prescrição médica relativa aos medicamentos pode ser executada pela equipe de enfermagem, composta por enfermeiro, técnico de enfermagem ou auxiliar de enfermagem. As duas últimas categorias profissionais devem ter a supervisão do enfermeiro.[12]

Material necessário

Específico para cada tipo de medicamento.
    Antes e após a realização de qualquer procedimento, deve-se realizar a higienização das mãos.[13,14]
    Para a administração de medicamentos (qualquer via), todas as etapas a seguir devem ser adotadas para se garantir a administração segura.[11,15]

Etapas	Justificativas
1. Verificar paciente certo, utilizando dois identificadores para cada paciente (nome do paciente e data de nascimento).	O medicamento deve ser administrado para o paciente para o qual foi prescrito.[11,15]
2. Verificar medicamento certo, confirmando o medicamento com a prescrição e conferindo três vezes o rótulo.	Certificar-se de que o medicamento que será administrado é o medicamento prescrito.[11,15]
3. Verificar via certa.	Medicamentos devem ser administrados somente pela via prescrita.[11,15]
4. Verificar hora certa.	Administrar na hora certa para garantir níveis séricos terapêuticos.[11,15]

(Continua)

8.1 • Procedimento-padrão para preparo e administração de medicamentos   **145**

5. Verificar dose certa.	Administrar a dose correta conforme prescrição.[11,15]
6. Realizar registro certo.	Registrar a administração do medicamento no prontuário do paciente facilita a verificação de que ele foi administrado.[11,15]
7. Respeitar direito de recusa do paciente.	O paciente tem direito de recusar o medicamento prescrito.[11,15]
8. Observar compatibilidade medicamentosa.	O profissional deve selecionar o material compatível com o medicamento prescrito e certificar-se da compatibilidade da administração de fármacos concomitantes na mesma via de infusão.[11,15]
9. Orientar o paciente.	A educação do paciente sobre os medicamentos inclui estratégias de segurança do paciente.[11,15]

Demais boas práticas na administração de medicamentos incluem:

- Providenciar local adequado para preparar os medicamentos, sem fontes de distração e interrupções.[16]
- Instituir mecanismos de alerta para alergias, jejum, gravidez, hepatopatias e nefropatias, fístula arteriovenosa, restrição de membros para punção e outros locais do corpo, entre outros.[11]
- Adotar a dupla checagem do medicamento na prescrição médica por dois profissionais de enfermagem antes da administração.[11]
- Proporcionar envolvimento do paciente e família no processo, informando o nome do medicamento, dose, via de administração, objetivo, aprazamento, efeitos adversos e precauções.[11]
- Realizar o preparo do medicamento imediatamente antes da administração, salvo recomendação contrária do fabricante.[14]
- Ter habilidade na realização de cálculos e na mensuração das doses com exatidão.[11]
- Levar ao local de administração apenas o que se designa ao paciente específico, evitando colocar na bandeja diversos medicamentos para diferentes pacientes no momento da administração do medicamento.[11]
- Identificar corretamente os medicamentos preparados com as informações abaixo:
  - Leito
  - Nome do paciente
  - Nome do medicamento
  - Dose
  - Via de administração

- Horário
- Velocidade de infusão
- Responsável pelo preparo

Autocuidado

O componente essencial na reestruturação de processos em cuidados de saúde com o objetivo de melhorar a segurança na prestação da assistência à saúde nos últimos anos tem sido o envolvimento do paciente.[5]

A prática educativa é determinante no envolvimento de pacientes e familiares. Aprender é uma maneira de transformar conhecimento, percepções e habilidades em comportamento.[17] A educação deve incluir os conhecimentos necessários durante o processo do cuidado e aqueles necessários após a alta do paciente para outro local de cuidado ou para sua casa, incluindo o uso seguro de medicamentos.[18]

Considerando que um dos eventos adversos mais comuns é o erro na administração de medicamentos, paciente e familiares devem ser informados sobre sua terapêutica medicamentosa, vias de administração, horários, possíveis efeitos adversos e procedimentos de segurança necessários no momento da administração (checar nome e número de prontuário na pulseira de identificação); também devem ser encorajados a questionar o profissional de saúde a qualquer momento caso tenham dúvidas sobre o medicamento ou o processo, além de alertar caso percebam a possibilidade da ocorrência de um erro.[19]

Diagnósticos, intervenções e resultados

O preparo e a administração de medicamentos exige do enfermeiro uma avaliação clínica para o planejamento do cuidado a partir da identificação do diagnóstico e da seleção das intervenções para que sejam alcançados os resultados desejados.[20-22]

Diagnósticos de enfermagem[20]	Intervenções de enfermagem[21]	Resultados de enfermagem[22]
Risco de infecção	Proteção contra infecções	Controle de riscos
Risco de reação alérgica	Controle de alergias	Detecção de riscos
Disposição para controle da saúde melhorado	Educação para a saúde	Conhecimento: medicamento Autocuidado: medicação

Exercícios *(respostas no final do livro)*

1. Qual o número de etapas que devem ser seguidas para a administração segura de medicamentos?
   a. Cinco
   b. Nove
   c. Dez
   d. Três

2. Quem são as pessoas envolvidas na administração segura de medicamentos?
   a. Profissionais de enfermagem
   b. Profissionais de enfermagem, paciente e familiares
   c. Profissionais da área da saúde, pacientes e familiares
   d. Somente os pacientes

Referências

1. Institute of Medicine (US) Committee on Quality of Health Care in America, Kohn LT, Corrigan JM, Donaldson MS, editors. To Err is Human: Building a Safer Health System. Washington: National Academies; 2000.
2. Amalberti R, Auroy Y, Berwick D, Barach P. Five system barriers to achieving ultrasafe health care. Ann Intern Med. 2005;142(9):756-64.
3. Aspden P, Institute of Medicine (U.S.), Committee on Identifying and Preventing Medication Errors. Preventing medication errors. Washington: The National Academy Press; c2007.
4. World Health Organization. Reporting and learning systems for medication errors: the role of pharmacovigilance centers [Internet]. Geneva: WHO; 2014 [capturado em 13 jun. 2016]. Disponível em: http://apps.who.int/iris/bitstream/10665/137036/1/9789241507943_eng.pdf.
5. World Health Organization. WHO patient safety research: better knowledge for safer care [Internet]. Geneva: WHO; 2009 [capturado em 12 mar. 2019]. Disponível em: http://apps.who.int/iris/bitstream/handle/10665/70145/?sequence=1.
6. Berdot S, Gillaizeau F, Caruba T, Prognon P, Durieux P, Sabatier B. Drug administration errors in hospital inpatients: a systematic review. PLoS One. 2013;8(6):e68856.
7. Miller MR, Robinson KA, Lubomski LH, Rinke ML, Pronovost PJ. Medication errors in paediatric care: a systematic review of epidemiology and an evaluation of evidence supporting reduction strategy recommendations. Qual Saf Health Care. 2007;16(2):116-26.
8. Fahimi F, Ariapanah P, Faizi M, Shafaghi B, Namdar R, Ardakani MT. Errors in preparation and administration of intravenous medications in the intensive care unit of a teaching hospital: an observational study. Aust Crit Care. 2008;21(2):110-6.
9. Salazar L. N, Jirón A. M, Escobar O. L, Tobar E, Romero C. Errores de medicación en pacientes críticos adultos de un hospital universitario. Estudio prospectivo y aleatorio. Rev Méd Chile. 2011;139(11):1458-64.
10. Miasso AI, Silva AEBC, Cassiani SHB, Grou CR, Oliveira RC, Fakih FT. O processo de preparo e administração de medicamentos: identificação de problemas para propor melhorias e prevenir erros de medicação. Rev. Latino-Am Enfermagem. 2006;14(3):354-63.
11. Conselho Regional de Enfermagem de São Paulo. Uso seguro de medicamentos: guia para preparo, administração e monitoramento. São Paulo: COREN-SP; 2017.

12. Brasil. Decreto nº 94.406, de 8 de junho de 1987. Regulamenta a Lei nº 7.498, de 25 de junho de 1986, que dispõe sobre o exercício da enfermagem e dá outras providências [Internet]. Diário Oficial da União. 9 jun. 1987;Seção 1:8853-5 [capturado em 27 mar. 2016]. Disponível em: http://www.cofen.gov.br/decreto-n-9440687_4173.html.
13. Siegel JD, Rhinehart E, Jackson M, Chiarello L; Health Care Infection Control Practices Advisory Committee. 2007 Guideline for isolation precautions: preventing transmission of infectious agents in health care settings. Am J Infect Control. 2007;35(10 Suppl 2):S65-164.
14. Brasil. Agência Nacional de Vigilância Sanitária. Assistência segura: uma reflexão teórica aplicada à prática. Brasília: ANVISA; 2017.
15. Elliot M, Liu Y. The nine rights of medication administration: an overview. Br J Nurs. 2010;19(5): 300-5.
16. Bridi AC. Interrupções do trabalho da equipe de enfermagem. In: Sousa P, Mendes W, organizadores. Segurança do paciente: conhecendo os riscos nas organizações de saúde. Rio de Janeiro: Fiocruz; 2014.
17. Schreck M, Watson S. Education and training. In: Carrico R, Association for Professionals in Infection Control and Epidemiology. APIC text of infection control and epidemiology. 3. ed. Washington: APIC; c2009.
18. Joint Commission International. Padrões de acreditação da Joint Commission International para hospitais. 4. ed. Rio de Janeiro: Consórcio Brasileiro de Acreditação; 2010.
19. Bohomol E. Envolvimento do paciente no gerenciamento de risco hospitalar. In: Feldman LB, organizador. Gestão de risco e segurança hospitalar: prevenção de danos ao paciente, notificação, auditoria de risco, aplicabilidade de ferramentas, monitoramento. São Paulo: Martinari; 2008. p. 327-338.
20. Herdman TH, Kamitsuru S, NANDA International Inc. Diagnósticos de enfermagem da NANDA-I: definições e classificação 2018-2020. 11. ed. Porto Alegre: Artmed; 2018.
21. Bulechek MG, Butcher HK, Dochterman JM, Wagner CM. NIC: classificação das intervenções de enfermagem. 6. ed. Rio de Janeiro: Elsevier; 2016.
22. Moorhead S, Johnson M, Maas ML, Swanson E. NOC: classificação dos resultados de enfermagem. 5. ed. Rio de Janeiro: Elsevier; 2016.

8.2

Administração de medicamentos via oral

Ana Paula Dias de Oliveira
Dayana Souza Fram

Introdução

A administração de medicamentos via oral (VO) possui diversas vantagens e, entre elas, podemos citar a facilidade, o conforto, a economia e o maior controle de efeitos locais e sistêmicos. Contudo, essa via apresenta limitações. Vários medicamentos, por exemplo, podem ser destruídos pelo suco gástrico, podendo não ocorrer, assim, o efeito desejável; alguns pacientes podem apresentar dificuldade de engolir e sentir náusea no momento da administração; também há a limitação da administração desses medicamentos em pacientes com drenagem gástrica, inconsciência, confusão ou resistência em cooperar. Os medicamentos administrados VO podem ainda irritar o revestimento do trato gastrintestinal, alterar a coloração dos dentes e apresentar sabor desagradável.[1]

Definição

É a administração de medicamentos pela cavidade oral.[1]

Indicação

Administração de medicamentos compatíveis para administração VO. É indicada para pacientes sem alterações no nível de consciência e sem dificuldades de deglutição.[1]

Aspectos legais

Compete somente ao enfermeiro, dentro do contexto da sistematização da assistência de enfermagem, definir os cuidados a serem observados na administração VO.[2-4] Além do enfermeiro, o técnico e o auxiliar de enfermagem podem administrar medicamentos por essa via.[2]

Material necessário

- Bandeja
- Álcool a 70%
- Gaze limpa
- Prescrição médica
- Medicação prescrita
- Adesivo para identificação
- Copo descartável
- Água potável
- Seringa ou recipiente dosador se medicamento em solução

Etapas	Justificativas
1. Utilizar os princípios do procedimento-padrão para administração de medicamentos.	Garantir a segurança do paciente (ver **Cap. 8.1**).
2. Higienizar as mãos.	Além de fazer parte das precauções-padrão, a higiene das mãos está associada à redução da transmissão de microrganismos.[5]
3. Elaborar etiquetas de identificação para o medicamento que será preparado, conforme descrito no **Capítulo 8.1**, e identificar cada medicamento.	Garantir a segurança do paciente (ver **Cap. 8.1**).
4. Reunir os materiais na bandeja previamente limpa e desinfetada com álcool a 70% e levá-los ao quarto do paciente.	Superfícies limpas e desinfetadas reduzem em cerca de 99% o número de microrganismos, enquanto, nas superfícies que foram apenas limpas, há a redução de apenas 80%. O álcool a 70% é o principal desinfetante utilizado em serviços de saúde, podendo ser aplicado em superfícies ou artigos por meio de fricção.[6]
5. Perguntar ao paciente, quando consciente, seu nome e data de nascimento. Conferir os dados da pulseira de identificação com a prescrição.	Processos falhos de identificação do paciente estão entre as causas mais comuns de eventos adversos relacionados à assistência à saúde.[7]
6. Explicar o procedimento para o paciente/acompanhante.	O paciente tem direito de ser informado sobre os procedimentos a serem realizados, de conhecer suas alternativas, de os recusar e, se desejar, de ter uma segunda opinião.[8]
7. Higienizar as mãos.	Além de fazer parte das precauções-padrão, a higiene das mãos está relacionada à redução na transmissão de microrganismos.[5]
8. Verificar a capacidade do paciente de deglutir o medicamento, bem como parâmetros vitais e glicemia capilar, se necessário.	A verificação da capacidade do paciente de deglutir evita eventos adversos, como aspiração e obstrução de vias aéreas.[1]

(Continua)

9. Posicionar o paciente em decúbito elevado, se não houver contraindicação.	O posicionamento adequado evita eventos adversos, como aspiração e obstrução de vias aéreas.[1]
10. Conferir, novamente, todos os dados da etiqueta de identificação do medicamento junto ao paciente.	Garantir a administração segura de medicamentos.[7]
11. Oferecer líquido adequado ao paciente.	Evitar a aspiração e a obstrução de vias aéreas.[1]
12. Administrar separadamente cada medicamento, mesmo que prescritos para o mesmo horário.	Possibilitar maior segurança no que diz respeito à incompatibilidade e interação entre os diversos medicamentos.[7]
13. Observar a aceitação do medicamento pelo paciente.	Garantir a ingestão do medicamento.[7]
14. Desprezar os resíduos em local apropriado.	Resíduos que não apresentam risco biológico, químico ou radiológico à saúde ou ao meio ambiente podem ser equiparados aos resíduos domiciliares, podendo ser acondicionados em sacos destinados ao descarte de resíduos comuns. Os resíduos contendo material biológico devem ser acondicionados em saco branco leitoso.[9]
15. Higienizar as mãos.	Além de fazer parte das precauções-padrão, a higiene das mãos está relacionada à redução na transmissão de microrganismos.[5]
16. Avaliar o paciente após a administração do medicamento.	Possibilitar a observação do efeito esperado ou a identificação de reações adversas.[7]
17. Checar o horário da administração do medicamento na prescrição médica e registrar a administração do medicamento na anotação de enfermagem.	A checagem e os registros de enfermagem são elementos imprescindíveis ao processo do cuidar, além de constituírem evidência legal.[10]

Autocuidado

A prática educativa é determinante no envolvimento de pacientes e familiares. Aprender é uma maneira de transformar conhecimento, percepções e habilidades em comportamento. A educação deve incluir os conhecimentos necessários durante o processo do cuidado e aqueles necessários após a alta do paciente para outro local de cuidado ou para sua casa, incluindo o uso seguro de medicamentos VO.[11]

Paciente e familiares devem ser informados sobre sua terapêutica medicamentosa, via de administração, horários, possíveis efeitos adversos e procedimentos de segurança necessários no momento da administração.[12]

Diagnósticos, intervenções e resultados

O preparo e a administração de medicamentos exigem do enfermeiro uma avaliação clínica para o planejamento do cuidado a partir da identificação do diagnóstico e da seleção das intervenções para que sejam alcançados os resultados desejados.

Diagnósticos de enfermagem[13]	Intervenções de enfermagem[14]	Resultados de enfermagem[15]
Risco de infecção	Proteção contra infecção	Controle de riscos
Risco de aspiração	Precauções contra aspiração	Prevenção da aspiração

Exercícios *(respostas no final do livro)*

1. Em relação aos cuidados de administração de medicamentos VO, assinale a alternativa correta:
   a. Os medicamentos VO podem ser administrados a qualquer paciente, não necessitando de nenhuma avaliação prévia.
   b. O preparo de medicamentos VO não necessita de higienização das mãos.
   c. A administração de medicamentos VO é um procedimento simples e não requer confecção de etiqueta de identificação.
   d. Paciente e familiares devem ser informados sobre sua terapêutica medicamentosa, via de administração, horários, possíveis efeitos adversos e procedimentos de segurança necessários no momento da administração.

2. Em relação ao autocuidado na administração de medicação VO, assinale a alternativa correta:
   a. A medicação VO pode ser tomada por qualquer paciente, sem necessidade de supervisão, pois não oferece riscos.
   b. A prática educativa não é uma estratégia no envolvimento do paciente com o autocuidado.
   c. A educação para o autocuidado deve incluir apenas os conhecimentos relativos à permanência no hospital.
   d. O paciente dever ser informado sobre sua terapêutica medicamentosa, via de administração, horários, possíveis efeitos adversos e procedimentos de segurança necessários no momento da administração.

Referências

1. Potter PA, Perry AG. Elkin MK. Procedimentos e intervenções de enfermagem. 5. ed. Rio de Janeiro: Elsevier; 2013.
2. Brasil. Decreto nº 94.406, de 8 de junho de 1987. Regulamenta a Lei nº 7.498, de 25 de junho de 1986, que dispõe sobre o exercício da enfermagem e dá outras providências [Internet]. Diário Oficial da União. 9 jun. 1987;Seção 1:8853-5 [capturado em 27 mar. 2016]. Disponível em: http://www.cofen.gov.br/decreto-n-9440687_4173.html.
3. Brasil. Conselho Federal de Enfermagem. Resolução nº 358, de 15 de outubro de 2009. Dispõe sobre a sistematização da assistência de enfermagem e a implementação do processo de enfermagem em ambientes, públicos e privados, em que ocorre o cuidado profissional de enfermagem, e dá outras providências. Diário Oficial da União. 23 out. 2009;Seção 1:179.
4. Brasil. Agência Nacional de Vigilância Sanitária. Resolução-RDC nº 45, de 12 de março 2003. Dispõe sobre o regulamento técnico de boas práticas de utilização das soluções parenterais (SP) em serviços de saúde. Diário Oficial da União. 13 mar. 2003;Seção 1:45-7.
5. Brasil. Agência Nacional de Vigilância Sanitária. Precauções padrão, precaução de contato, precauções para gotículas e precauções para aerossóis [Internet]. Brasília: ANVISA; 2014 [capturado em 12 mar. 2019]. Disponível em: http://www.anvisa.gov.br/servicosaude/controle/precaucoes_a3.pdf.
6. Brasil. Agência Nacional de Vigilância Sanitária. Segurança do paciente em serviços de saúde: limpeza e desinfecção de superfícies. Brasília: ANVISA; 2012.
7. Conselho Regional de Enfermagem de São Paulo. Uso seguro de medicamentos: guia para preparo, administração e monitoramento. São Paulo: COREN-SP; 2017.
8. Brasil. Ministério da Saúde. Carta dos direitos dos usuários da saúde. Brasília: Ministério da Saúde; 2006.
9. Brasil. Agência Nacional de Vigilância Sanitária. Consulta Pública nº 20, de 26 de março de 2015. Diário Oficial da União. 30 mar. 2015;Seção 1:104-5.
10. Brasil. Conselho Federal de Enfermagem. Guia de recomendações para registro de enfermagem no prontuário do paciente e outros documentos de enfermagem. Brasília: COFEN; 2016.
11. Joint Commission International. Padrões de acreditação da Joint Commission International para hospitais 4. ed. Rio de Janeiro: Consórcio Brasileiro de Acreditação; 2010.
12. Brasil. Agência Nacional de Vigilância Sanitária. Assistência segura: uma reflexão teórica aplicada à prática. Brasília: ANVISA; 2017.
13. Herdman TH, Kamitsuru S, organizadores. Diagnósticos de enfermagem da NANDA-I: definições e classificação 2018-2020. 11. ed. Porto Alegre: Artmed; 2018.
14. Bulechek MG, Butcher HK, Dochterman JM, Wagner CM. NIC: classificação das intervenções de enfermagem. 6. ed. Rio de Janeiro: Elsevier; 2016.
15. Moorhead S, Johnson M, Maas ML, Swanson E. NOC: classificação dos resultados de enfermagem. 5. ed. Rio de Janeiro: Elsevier; 2016.

8.3
Administração de medicamentos via auricular

Ana Paula Dias de Oliveira
Dayana Souza Fram

Introdução

A administração tópica de medicamentos geralmente é utilizada para o tratamento de afecções do conduto auditivo ou de estruturas mais profundas do sistema auditivo. Esses medicamentos possuem três formas de apresentação: pomada, gotas ou soluções.[1]

Definição

Consiste na administração de medicamentos via auricular (VA).[1]

Indicação

Indicada para o tratamento de infecções, inflamações ou produção excessiva de cerume.[1]

Aspectos legais

Compete somente ao enfermeiro, dentro do contexto da sistematização da assistência de enfermagem, definir os cuidados a serem observados na administração VA.[2,3]
    Além do enfermeiro, o técnico e o auxiliar de enfermagem podem administrar medicamentos por essa via.[2]

Material necessário

- Bandeja
- Álcool a 70%
- Gaze limpa
- Solução fisiológica estéril
- Medicamento prescrito
- Luvas

8.3 • Administração de medicamentos via auricular

Etapas	Justificativas
1. Utilizar os princípios do procedimento-padrão para administração de medicamentos.	Garantir a segurança do paciente (ver **Cap. 8.1**).
2. Higienizar as mãos.	Além de fazer parte das precauções-padrão, a higiene das mãos está relacionada à redução da transmissão de microrganismos.[4]
3. Elaborar etiquetas de identificação para o medicamento que será preparado.	Garantir a segurança do paciente (ver **Cap. 8.1**).
4. Reunir os materiais na bandeja previamente limpa e desinfetada com álcool a 70% e levá-los ao quarto do paciente.	Superfícies limpas e desinfetadas reduzem em cerca de 99% o número de microrganismos, enquanto, nas superfícies que foram apenas limpas, há a redução de 80%. O álcool a 70% é o principal desinfetante utilizado em serviços de saúde, podendo ser aplicado em superfícies ou artigos por meio de fricção.[5]
5. Perguntar ao paciente, quando consciente, seu nome e data de nascimento. Conferir os dados da pulseira de identificação com a prescrição.	Processos falhos de identificação do paciente estão entre as causas mais comuns de eventos adversos relacionados à assistência à saúde.[6]
6. Explicar o procedimento para o paciente/acompanhante.	O paciente tem direito de ser informado sobre os procedimentos a serem realizados, de conhecer suas alternativas, de os recusar e, se desejar, de ter uma segunda opinião.[7]
7. Higienizar as mãos.	Além de fazer parte das precauções-padrão, a higiene das mãos está relacionada à redução da transmissão de microrganismos.[4]
8. Posicionar o paciente em decúbito dorsal ou sentado em uma cadeira com a cabeça lateralizada.	Proporcionar conforto ao paciente, melhorar o acesso ao local de administração e reduzir a drenagem do medicamento pelo conduto auditivo.[1]
9. Conferir, novamente, todos os dados da etiqueta de identificação do medicamento junto ao paciente.	Garantir a administração segura de medicamentos.[6]
10. Calçar as luvas de procedimento.	O uso de luvas de procedimento é preconizado quando houver risco de contato com material biológico.[4]
11. Segurar a porção superior do pavilhão auricular e tracionar suavemente o lóbulo para cima e para trás.	Favorecer a instilação do medicamento.[1]
12. Examinar o canal auditivo para verificar se há sujidade; se necessário, proceder à limpeza com gaze embebida em solução fisiológica.	A presença de secreção pode reduzir a eficácia da medicação.[1]

(Continua)

13. Instilar a quantidade de gotas prescritas sem tocar o conta-gotas no paciente. Em caso de apresentação em pomadas ou loções, utilizar a gaze para aplicar (descarte a gaze a cada aplicação).	Evitar contaminar o frasco ou bisnaga.[1]
14. Orientar o paciente para permanecer em decúbito lateral por 2 a 3 minutos.	Favorecer a penetração do medicamento no conduto auditivo.[1]
15. Repetir o procedimento no lado contrário, se estiver prescrito.	
16. Orientar o paciente a observar e comunicar qualquer desconforto ou intercorrência.	O paciente deve ser envolvido na promoção de segurança na prestação da assistência à saúde.[7]
17. Desprezar os resíduos em local apropriado.	Resíduos que não apresentam risco biológico, químico ou radiológico à saúde ou ao meio ambiente podem ser equiparados aos resíduos domiciliares, podendo ser acondicionados em sacos destinados ao descarte de resíduos comuns. Os resíduos contendo material biológico devem ser acondicionados em saco branco leitoso.[8]
18. Higienizar as maos.	Além de fazer parte das precauções-padrão, a higiene das mãos está relacionada à redução da transmissão de microrganismos.[4]
19. Avaliar o paciente após a administração do medicamento.	A avaliação do paciente após a administração do medicamento deve ser realizada para observação do efeito esperado ou identificação de reações adversas.[6]
20. Checar o horário da administração do medicamento na prescrição médica e realizar as anotações de enfermagem referentes ao procedimento.	A checagem e os registros de enfermagem são elementos imprescindíveis ao processo do cuidar, além de constituírem evidência legal.[9]

Autocuidado

A prática educativa é determinante no envolvimento de pacientes e familiares. Aprender é uma maneira de transformar conhecimento, percepções e habilidades em comportamento. A educação deve incluir os conhecimentos necessários durante o processo do cuidado e aqueles necessários após a alta do paciente para outro local de cuidado ou para sua casa.[10]

Paciente e familiares devem ser informados sobre sua terapêutica medicamentosa, via de administração, horários, possíveis efeitos adversos e procedimentos de segurança necessários no momento da administração.[11]

Diagnósticos, intervenções e resultados

O preparo e a administração de medicamentos exigem do enfermeiro uma avaliação clínica para o planejamento do cuidado a partir da identificação do diagnóstico e da seleção das intervenções para que sejam alcançados os resultados desejados.[12-14]

Diagnósticos de enfermagem[12]	Intervenções de enfermagem[13]	Resultados de enfermagem[14]
Risco de infecção	Proteção contra infecção	Controle de riscos
Risco de reação alérgica	Controle de alergias	Detecção de riscos

Exercícios *(respostas no final do livro)*

1. Assinale a alternativa correta em relação à administração de medicação VA:
   a. Devido ao uso de luvas para a administração de medicação VA, não é necessário realizar a higienização das mãos.
   b. A limpeza do conduto auditivo previamente à administração de medicação via auricular não é indicada, mesmo na presença de secreções no local.
   c. Após a administração da medicação, é necessário que o paciente permaneça com a cabeça lateralizada por alguns minutos.
   d. A medicação VA só deve ser administrada com o paciente em decúbito dorsal.

2. Assinale a alternativa correta em relação à medicação VA:
   a. A única forma de apresentação de medicamentos para a administração VA é em gotas.
   b. Para esse procedimento, não é possível incluir o paciente no autocuidado.
   c. Para o paciente realizar a administração dessa medicação, não é necessária a higienização das mãos.
   d. Ao administrar a medicação VA, o dosador não deve encostar no conduto auditivo.

Referências

1. Potter PA, Perry AG. Elkin MK. Procedimentos e intervenções de enfermagem. 5. ed. Rio de Janeiro: Elsevier; 2013.
2. Brasil. Decreto nº 94.406, de 8 de junho de 1987. Regulamenta a Lei nº 7.498, de 25 de junho de 1986, que dispõe sobre o exercício da enfermagem e dá outras providências [Internet]. Diário

Oficial da União. 9 jun. 1987;Seção 1:8853-5 [capturado em 27 mar. 2016]. Disponível em: http://www.cofen.gov.br/decreto-n-9440687_4173.html.

3. Brasil. Conselho Federal de Enfermagem. Resolução nº 358, de 15 de outubro de 2009. Dispõe sobre a sistematização da assistência de enfermagem e a implementação do processo de enfermagem em ambientes, públicos e privados, em que ocorre o cuidado profissional de enfermagem, e dá outras providências. Diário Oficial da União. 23 out. 2009;Seção 1:179.

4. Brasil. Agência Nacional de Vigilância Sanitária. Precauções padrão, precaução de contato, precauções para gotículas e precauções para aerossóis [Internet]. Brasília: ANVISA; 2014 [capturado em 12 mar. 2019]. Disponível em: http://www.anvisa.gov.br/servicosaude/controle/precaucoes_a3.pdf.

5. Brasil. Agência Nacional de Vigilância Sanitária. Segurança do paciente em serviços de saúde: limpeza e desinfecção de superfícies. Brasília: ANVISA; 2012.

6. Conselho Regional de Enfermagem de São Paulo. Uso seguro de medicamentos: guia para preparo, administração e monitoramento. São Paulo: COREN-SP; 2017.

7. Brasil. Ministério da Saúde. Carta dos direitos dos usuários da saúde. Brasília: Ministério da Saúde; 2006.

8. Brasil. Agência Nacional de Vigilância Sanitária. Consulta Pública nº 20, de 26 de março de 2015. Diário Oficial da União. 30 mar. 2015;Seção 1:104-5.

9. Brasil. Conselho Federal de Enfermagem. Guia de recomendações para registro de enfermagem no prontuário do paciente e outros documentos de enfermagem. Brasília: COFEN; 2016.

10. Joint Commission International. Padrões de acreditação da Joint Commission International para hospitais. 4 ed. Rio de Janeiro: Consórcio Brasileiro de Acreditação; 2010.

11. Brasil. Agência Nacional de Vigilância Sanitária. Assistência segura: uma reflexão teórica aplicada à prática. Brasília: ANVISA; 2017.

12. Herdman TH, Kamitsuru S, NANDA International Inc. Diagnósticos de enfermagem da NANDA-I: definições e classificação 2018-2020. 11. ed. Porto Alegre: Artmed; 2018.

13. Bulechek MG, Butcher HK, Dochterman JM, Wagner CM. NIC: classificação das intervenções de enfermagem. 6. ed. Rio de Janeiro: Elsevier; 2016.

14. Moorhead S, Johnson M, Maas ML, Swanson E. NOC: classificação dos resultados de enfermagem. 5. ed. Rio de Janeiro: Elsevier; 2016.

8.4
Administração de medicamentos via oftálmica em adultos

Ana Paula Dias de Oliveira
Dayana Souza Fram

Introdução

A administração tópica de medicamentos é geralmente utilizada para o tratamento de afecções do globo ocular ou de estruturas mais profundas, como alergias, conjuntivites, degeneração macular, descolamento de retina, glaucoma, etc. As formas de apresentação do medicamento podem ser: pomada, gotas ou gel.[1]

Definição

Consiste na administração de medicamentos via oftálmica.[1]

Indicação

As indicações estão baseadas na prescrição médica e podem ser: tratamento de infecções, inflamações, lubrificação e outras afecções.[1]

Aspectos legais

Compete somente ao enfermeiro, dentro do contexto da sistematização da assistência de enfermagem, definir os cuidados a serem observados na administração via oftálmica.[2,3]

Além do enfermeiro, o técnico e o auxiliar de enfermagem também podem administrar medicamentos por essa via.[2]

Material necessário

- Bandeja
- Álcool a 70%
- Gaze limpa
- Solução fisiológica estéril
- Medicamento prescrito
- Luvas

Etapas	Justificativas
1. Utilizar os princípios do procedimento-padrão para administração de medicamentos.	Garantir a segurança do paciente (ver **Cap. 8.1**).
2. Higienizar as mãos.	Além de fazer parte das precauções-padrão, a higiene das mãos está relacionada à redução da transmissão de microrganismos.[4]
3. Elaborar etiquetas de identificação para o medicamento que será preparado.	Garantir a segurança do paciente (ver **Cap. 8.1**).
4. Reunir os materiais na bandeja previamente limpa e desinfetada com álcool a 70% e levá-los ao quarto do paciente.	Superfícies limpas e desinfetadas reduzem em cerca de 99% o número de microrganismos, enquanto, nas superfícies que foram apenas limpas, há a redução de apenas 80%. O álcool a 70% é o principal desinfetante utilizado em serviços de saúde, podendo ser aplicado em superfícies ou artigos por meio de fricção.[5]
5. Perguntar ao paciente, quando consciente, seu nome e data de nascimento. Conferir os dados da pulseira de identificação com a prescrição.	Processos falhos de identificação do paciente estão entre as causas mais comuns de eventos adversos relacionados à assistência à saúde.[6]
6. Explicar o procedimento para o paciente/acompanhante.	O paciente tem direito de ser informado sobre os procedimentos a serem realizados, de conhecer suas alternativas, de os recusar e, se desejar, de ter uma segunda opinião.[7]
7. Higienizar as mãos.	Além de fazer parte das precauções-padrão, a higiene das mãos está relacionada à redução da transmissão de microrganismos.[4]
8. Posicionar paciente em decúbito dorsal ou sentado em uma cadeira com a cabeça ligeiramente hiperestendida.	Proporcionar conforto ao paciente, melhorar o acesso ao local de administração e reduzir a drenagem do medicamento pelo ducto lacrimal.[1]
9. Conferir, novamente, todos os dados da etiqueta de identificação do medicamento junto ao paciente.	Garantir a administração segura de medicamentos.[6]
10. Calçar as luvas de procedimento.	O uso de luvas de procedimento é preconizado quando houver risco de contato com material biológico.[4]

(Continua)

8.4 • Administração de medicamentos via oftálmica em adultos   161

11. Na presença de secreção ocular, limpar com gaze e solução fisiológica a 0,9%.	A secreção deve ser removida para que a medicação atue de maneira adequada.[1]
12. Posicionar a gaze abaixo da pálpebra inferior.	A gaze deve absorver o medicamento que extravasa do olho.[1]
13. Tracionar a pálpebra inferior com uma gaze.	A técnica expõe o saco conectivo inferior e impede que os dedos toquem o olho.[1]
14. Orientar o paciente a olhar para o teto.	A ação reduz o reflexo de piscar.[1]
15. Instilar o número de gotas dentro do saco conectivo conforme prescrição sem encostar a ponta do frasco no saco conectivo.	Evitar contaminar o frasco ou bisnaga.[1]
16. Orientar o paciente para fechar os olhos após instilar as gotas.	Ajudar a distribuir o medicamento.[1]
17. Repetir o procedimento no outro olho se estiver prescrito.	
18. Orientar o paciente a observar e comunicar qualquer desconforto ou intercorrência.	Envolver o paciente na promoção de segurança na prestação da assistência à saúde.[7]
19. Desprezar os resíduos em local apropriado.	Resíduos que não apresentam risco biológico, químico ou radiológico à saúde ou ao meio ambiente podem ser equiparados aos resíduos domiciliares, podendo ser acondicionados em sacos destinados ao descarte de resíduos comuns. Os resíduos contendo material biológico devem ser acondicionados em saco branco leitoso.[8]
20. Higienizar as mãos.	Além de fazer parte das precauções-padrão, a higiene das mãos está relacionada à redução da transmissão de microrganismos.[4]
21. Avaliar o paciente após a administração do medicamento.	Observar o efeito esperado ou identificar reações adversas.[6]
22. Checar o horário da administração do medicamento na prescrição médica e registrar a administração na anotação de enfermagem.	A checagem e os registros de enfermagem são elementos imprescindíveis ao processo do cuidar, além de constituírem evidência legal.[9]

Autocuidado

A prática educativa é determinante no envolvimento de pacientes e familiares. Aprender é uma maneira de transformar conhecimento, percepções e habilidades em comportamento. A educação deve incluir os conhecimentos necessários durante o processo do cuidado e aqueles necessários após a alta do paciente para outro local de cuidado ou para sua casa, incluindo o uso seguro de medicamentos por via oftálmica.[10]

8 • Preparo de medicamentos

Paciente e familiares devem ser informados sobre sua terapêutica medicamentosa, via de administração, horários, possíveis efeitos adversos e procedimentos de segurança necessários no momento da administração.[11]

Diagnósticos, intervenções e resultados

O preparo e administração de medicamentos exigem do enfermeiro uma avaliação clínica para o planejamento do cuidado a partir da identificação do diagnóstico e da seleção das intervenções para que sejam alcançados os resultados desejados.[12-14]

Diagnósticos de enfermagem[12]	Intervenções de enfermagem[13]	Resultados de enfermagem[14]
Risco de infecção	Proteção contra infecção	Controle de riscos
Risco de reação alérgica	Controle de alergias	Detecção de riscos
Disposição para controle da saúde melhorado	Educação em saúde	Comportamento de adesão

Exercícios *(respostas no final do livro)*

1. Assinale a alternativa correta em relação à administração de medicamentos via oftálmica:
   a. Devido à utilização de luvas durante o procedimento, a higienização das mãos somente poderá ser realizada após o procedimento.
   b. Durante a administração, deve-se evitar tocar a ponta do frasco do medicamento no saco conjuntival.
   c. Esse procedimento não deverá ser realizado pelo paciente, sem supervisão, independentemente do grau de dependência dele.
   d. A identificação na medicação pode ser dispensada, uma vez que a administração por essa via não oferece riscos.

2. Em relação à administração de medicamentos via oftálmica, assinale a alternativa correta:
   a. Não há necessidade de remover sujidades da região antes de se aplicar a medicação por essa via.
   b. Essa medicação só pode ser administrada em pacientes em decúbito dorsal.
   c. Após instilar a medicação, deve-se orientar o paciente a fechar os olhos.
   d. A medicação deve ser sempre administrada em ambos os olhos.

Referências

1. Potter PA, Perry AG. Elkin MK. Procedimentos e intervenções de enfermagem. 5. ed. Rio de Janeiro: Elsevier; 2013.
2. Brasil. Decreto n° 94.406, de 8 de junho de 1987. Regulamenta a Lei n° 7.498, de 25 de junho de 1986, que dispõe sobre o exercício da enfermagem e dá outras providências [Internet]. Diário Oficial da União. 9 jun. 1987;Seção 1:8853-5 [capturado em 27 mar. 2016]. Disponível em: http://www.cofen.gov.br/decreto-n-9440687_4173.html.
3. Brasil. Conselho Federal de Enfermagem. Resolução n° 358, de 15 de outubro de 2009. Dispõe sobre a sistematização da assistência de enfermagem e a implementação do processo de enfermagem em ambientes, públicos e privados, em que ocorre o cuidado profissional de enfermagem, e dá outras providências. Diário Oficial da União. 23 out. 2009;Seção 1:179.
4. Brasil. Agência Nacional de Vigilância Sanitária. Precauções padrão, precaução de contato, precauções para gotículas e precauções para aerossóis [Internet]. Brasília: ANVISA; 2014 [capturado em 12 mar. 2019]. Disponível em: http://www.anvisa.gov.br/servicosaude/controle/precaucoes_a3.pdf.
5. Brasil. Agência Nacional de Vigilância Sanitária. Segurança do paciente em serviços de saúde: limpeza e desinfecção de superfícies. Brasília: ANVISA; 2012.
6. Conselho Regional de Enfermagem de São Paulo. Uso seguro de medicamentos: guia para preparo, administração e monitoramento. São Paulo: COREN-SP; 2017.
7. Brasil. Ministério da Saúde. Carta dos direitos dos usuários da saúde. Brasília: Ministério da Saúde; 2006.
8. Brasil. Agência Nacional de Vigilância Sanitária. Consulta Pública n° 20, de 26 de março de 2015. Diário Oficial da União. 30 mar. 2015;Seção 1:104-5.
9. Brasil. Conselho Federal de Enfermagem. Guia de recomendações para registro de enfermagem no prontuário do paciente e outros documentos de enfermagem. Brasília: COFEN; 2016.
10. Joint Commission International. Padrões de acreditação da Joint Commission International para hospitais 4. ed. Rio de Janeiro: Consórcio Brasileiro de Acreditação; 2010.
11. Brasil. Agência Nacional de Vigilância Sanitária. Assistência segura: uma reflexão teórica aplicada à prática. Brasília: ANVISA; 2017.
12. Herdman TH, Kamitsuru S, NANDA International Inc. Diagnósticos de enfermagem da NANDA-I: definições e classificação 2018-2020. 11. ed. Porto Alegre: Artmed; 2018.
13. Bulechek MG, Butcher HK, Dochterman JM, Wagner CM. NIC: classificação das intervenções de enfermagem. 6. ed. Rio de Janeiro: Elsevier; 2016.
14. Moorhead S, Johnson M, Maas ML, Swanson E. NOC: classificação dos resultados de enfermagem. 5. ed. Rio de Janeiro: Elsevier; 2016.

8.5
Administração de medicamentos via nasal

Ana Maria Miranda Martins Wilson
Cláudia Silva
Sheila Coelho Ramalho Vasconcelos Morais

Introdução

O nariz é um componente do trato respiratório e possui as funções de limpar e aquecer o ar inspirado. Por meio dos cílios nasais, as impurezas do ar são filtradas para que ele chegue mais limpo aos pulmões. Além disso, outra função importante do nariz é atuar como uma das estruturas no sistema de ressonância da fala. O transporte mucociliar nasal atua no mecanismo de defesa das vias aéreas superiores, permitindo que partículas e patógenos inalados sejam removidos por meio do batimento ciliar em direção à orofaringe.[1]

A administração de medicamentos via nasal possibilita rápida absorção por não sofrer influência do mecanismo hepático nem ter ação diminuída ou nula decorrente da presença de vômitos ou diarreia.[1-2]

Definição

É a introdução de um medicamento na mucosa nasal. Essa administração pode se dar por meio de formulações em gotas ou *spray*. A absorção do medicamento acontece através das três áreas funcionais da cavidade nasal: vestíbulo nasal, região respiratória e região olfatória. A região respiratória é responsável pelo maior grau de absorção das medicações administradas através do nariz, enquanto a olfatória é fundamental para o seguimento da medicação para o sistema nervoso central (SNC).[3,4]

Indicação

A administração de medicação via nasal é indicada para tratamento de rinossinusites, sinusites, congestão nasal, asma e patologias associadas ao trato respiratório em geral. Entretanto, medicamentos como desmopressina, sumatriptana, insulina, calcitonina, entre outros, possuem efeitos sistêmicos e são preparados na forma de instilação nasal.[1,4]

Estudos estão sendo realizados com o intuito de ampliar a utilização dessa via como mais uma opção estratégica para outras patologias. A utilização da via intranasal como meio de entrega de agentes terapêuticos, sobretudo ao cérebro, vem ganhando importância significativa. Isso se deve à conexão anatômica existente entre a cavidade nasal e o SNC, que ocorre por meio dos nervos olfatório e trigêmeo que inervam as vias nasais. Além de ser uma via que favorece um rápido e fácil acesso ao cérebro, contornando a barreira hematencefálica, também evita efeitos hepáticos de primeira passagem e gastrintestinais.[2,5,6]

Outro estudo menciona a importância de vias alternativas e aponta a intranasal como opção favorável, referindo que a maioria dos antipsicóticos são utilizados por via oral ou injetável; reforça, contudo, que alguns desses fármacos são inadequados para administração via oral devido à biodisponibilidade e ao fato de outras fórmulas de fármacos injetáveis não se apresentarem disponíveis para todos os medicamentos. Assim, a via nasal é vista como uma alternativa para administração de fármacos com atuação no SNC e na circulação sistêmica.[5]

Entretanto, para melhor absorção do fármaco via nasal, a formulação farmacêutica deve apresentar algumas características, como partículas superiores a 10 micrômetros (μm) de diâmetro aerodinâmico, já que partículas de tamanhos menores são depositadas diretamente nos pulmões e não na cavidade nasal. Para que o fármaco não siga em direção à orofaringe, o volume de administração deve ser observado, sendo recomendados jatos de até 2,5 mililitros (mL).[1,7]

Outro fator que pode influenciar na absorção do fármaco é seu potencial hidrogeniônico (pH), sendo preferíveis medicamentos com valores de pH superiores a 6,5. Os fármacos com pH mais ácidos podem provocar irritação da mucosa nasal, estimulando uma maior produção de muco, o que pode afetar a biodisponibilidade medicamentosa.[1,7]

Aspectos legais

A administração de medicamentos é um procedimento que requer conhecimentos de farmacologia, técnicas de preparo e administração, bem como avaliação das respostas do paciente à terapia implementada. O procedimento de administração de medicamentos, inclusive via intranasal, pode ser realizado pela equipe de enfermagem, de acordo com a Lei nº 7.498, de 25 de junho de 1986,[8] do exercício da profissão de enfermagem, regulamentada pelo Decreto nº 94.406, de 8 de junho de 1987.[9]

O enfermeiro pode delegar o procedimento aos membros da equipe de enfermagem (técnico e auxiliar de enfermagem), desde que estes sejam treinados, habilitados e capacitados para tal. Essa atividade somente poderá ser exercida sob supervisão, orientação e direção do enfermeiro.[8]

Material necessário

- Bandeja
- Etiqueta
- Prescrição médica
- Caneta
- Medicamento prescrito
- Gaze
- Solução fisiológica
- Lanterna
- Luvas de procedimento
- Álcool a 70%[10-12]

Etapas	Justificativas
1. Higienizar as mãos.	A higienização das mãos é uma prática importante na prevenção de infecções relacionadas à assistência à saúde. É indiscutivelmente a medida mais eficaz para prevenir e controlar as infecções. Seguindo as recomendações e manual técnico da Anvisa, é importante a qualidade da preparação alcoólica ou sabonete (líquido ou espuma), a quantidade utilizada do produto, o tempo de fricção (20 a 30 segundos) ou lavagem (40 a 60 segundos) e a superfície da mão friccionada ou lavada.[13]
2. Checar a prescrição médica (clara e legível) e as possíveis alergias medicamentosas.	A prescrição deve estar claramente legível, correta, com assinatura e número de registro do profissional prescritor (exceto em caso de urgência e emergência); caso contrário, é dever do profissional de enfermagem recusar-se a executar a prescrição.[14,15]
3. Separar o medicamento, conferindo a apresentação com a posologia e a via prescrita.	Prevenir erros de medicação (segurança do paciente).[15]
4. Implementar as 9 etapas (9 certos) da terapia medicamentosa antes de iniciar o procedimento.	Administrar de forma segura os medicamentos – modelo dos 9 certos (conforme descrito no **Cap. 8.1**).[16]
5. Identificar o medicamento com etiqueta manual ou eletrônica, que deve conter: dados de identificação do paciente, nome do fármaco, dose, via e horário a ser administrado e nome do profissional.	Prevenir erros de medicação.[15]
6. Reunir o material e o medicamento necessários em uma bandeja, previamente desinfetada com álcool a 70%, e levá-la até o leito do paciente, colocando em uma mesa auxiliar limpa.	Promover a organização do ambiente e a segurança do paciente.
7. Identificar-se para o paciente e/ou acompanhante.	Permitir maior proximidade, podendo suscitar confiança e segurança ao paciente.[17]

(Continua)

8.5 • Administração de medicamentos via nasal 167

8. Conferir o nome completo do paciente na prescrição com o medicamento e a pulseira de identificação, atentando para a presença de pulseira indicativa de alergia. Caso presente, questionar se o fármaco está correto ou conferir no prontuário.	É recomendado adotar pelo menos dois identificadores para o paciente. Número de quarto/enfermaria não deve ser usado com essa finalidade. Adotar protocolos para a identificação de pacientes que estejam sem documentos que os identifique. Ressaltar a responsabilidade dos profissionais em administrar o medicamento correto ao paciente correto.[18]
9. Explicar o procedimento ao paciente e/ou acompanhante, instruindo sobre o medicamento que será administrado e a via de administração.	Propicia o fortalecimento do vínculo do paciente e da família com a equipe, além de ser fundamental a inclusão do paciente em seu próprio cuidado para que sejam compartilhadas decisões sobre o tratamento e procedimentos.[17]
10. Higienizar as mãos.	Além das informações da etapa 1, existem os 5 momentos para a higiene das mãos **(Fig. 5.2)**: (1) antes de tocar o paciente; (2) antes de realizar procedimento limpo/asséptico; (3) após risco de exposição a fluidos corporais; (4) após tocar o paciente; (5) após tocar superfícies próximas ao paciente.[12]
11. Calçar as luvas de procedimento.	Usar para proteção individual nos casos de contato com sangue e líquidos corporais, bem como com mucosas e pele não íntegra de todos os pacientes.[12]
12. Inspecionar as narinas com lanterna em busca de lesões e sujidades.	A presença de lesões e sujidades podem atrapalhar a absorção do fármaco.[4-8,10-12]
13. Fazer higiene nasal com gaze embebida em solução fisiológica, caso necessário.	No caso de haver sujidade ou lesões, a limpeza auxilia na absorção do fármaco.[4-8,10-12]
14. Posicionar o paciente em decúbito dorsal com um travesseiro sob os ombros, de modo que a cabeça fique inclinada para trás (cabeça em hiperextensão), ou sentado com a cabeça inclinada para trás. Se o medicamento for direcionado para agir nos seios frontais e maxilares **(Fig. 8.5.1)**, mobilizar a cabeça do paciente para o lado.	O posicionamento da cabeça facilita a absorção do medicamento.[4-8,10-12]
15. Inserir cerca de 1 centímetro do conta-gotas ou da ponta do *spray* na narina e instilar ali o medicamento, evitando que o conta-gotas toque na mucosa nasal.	Evitar contaminação do frasco.
16. Repetir o procedimento na outra narina se houver indicação.	Se houver indicação.

(Continua)

17. Orientar o paciente a inspirar enquanto o medicamento é administrado e a permanecer na mesma posição por mais alguns minutos.	Evitar saída precoce do medicamento da cavidade.[1]
18. Retirar as luvas de procedimento e descartar o material e luvas utilizadas em local apropriado.	Manter o ambiente organizado.
19. Higienizar as mãos.	Ver informações contidas nos itens 1 e 10.
20. Checar o horário da administração do medicamento junto com rubrica na prescrição médica.	Apenas a checagem dos itens por meio de símbolos, como "O" e √, não cumpre os requisitos legais de validação de um documento. É necessário realizar as anotações de tal procedimento e finalizar com o nome completo, registro no COREN e a categoria profissional.[19]
21. Registrar o procedimento realizado. Assinar e carimbar (carimbo contendo nome completo, COREN e categoria profissional).	As anotações de enfermagem devem ser referentes a todos os cuidados prestados, às respostas dos pacientes e às recusas.[19]
22. Monitorar as respostas do paciente após a administração do medicamento.	Avaliar a intervenção implementada.[2,12]

COREN, Conselho Regional de Enfermagem.

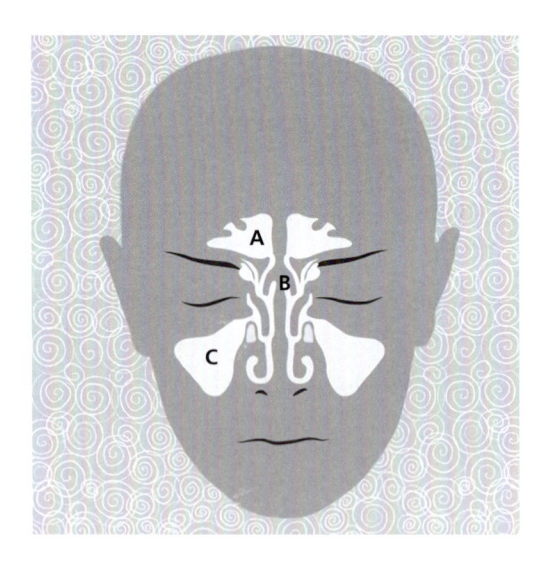

Figura 8.5.1 Seios paranasais: A. seios frontais; B. seios esfenoidais e etmoidais; C. seios maxilares.
Fonte: Shutterstock.

Autocuidado

Comparada com outras membranas mucosas, a nasal fornece absorção mais rápida e pode ser autoadministrada, não necessitando de habilidade técnica específica.[6] O envolvimento do paciente e da família no autocuidado por meio da educação continuada é importante para inclusão do paciente na sua própria segurança.[17]

O objetivo mais comum para administração de medicamentos por instilação nasal é o alívio da congestão nasal ou resfriados. Entretanto, o fácil manejo e a forma de utilização desses fármacos pelos próprios pacientes pode causar uso excessivo, que, se não advertido ou informado, pode culminar em consequências graves e complicações. Graves efeitos sistêmicos também ocorrem, principalmente em crianças, em caso de ingestão excessiva de solução descongestionante. Isso torna o momento oportuno aos profissionais de saúde, sobretudo aos enfermeiros, para orientarem os pacientes a respeito da dose, e via correta e mecanismo de ação do medicamento, bem como orientarem e sugerirem a utilização do soro fisiológico como uma opção mais segura de descongestionante para crianças, já que é livre de agentes simpatomiméticos, presentes em algumas soluções nasais.[12]

Os pacientes que administram com frequência *sprays* nasais devem ser orientados quanto à possibilidade de irritação nas narinas. Sangramentos nasais (epistaxe) graves geralmente são tratados com tampões nasais – procedimento realizado por médicos ou enfermeiros de prática avançada. É importante os pacientes estarem cientes da necessidade de contato médico para indicação de continuidade ou suspensão do uso desses medicamentos.[12]

Diagnósticos, intervenções e resultados

A administração de medicamentos, inclusive via nasal, exige que o enfermeiro avalie o indivíduo e elenque os problemas de enfermagem, para que possa planejar o cuidado a ser administrado, selecionando intervenções de enfermagem adequadas aos resultados desejados.[20-22]

Diagnósticos de enfermagem[20]	Intervenções de enfermagem[21]	Resultados de enfermagem[22]
Desobstrução ineficaz das vias aéreas	Controle de vias aéreas	Estado respiratório: permeabilidade de vias aéreas
Risco de infecção	Controle de infecção	Controle de riscos
Risco de lesão	Supervisão: segurança	Controle de riscos

Exercícios *(respostas no final do livro)*

1. Em relação à via de administração nasal de medicamentos, assinale a alternativa correta:
    a. Trata-se de via rápida de administração de medicamentos, porém sofre muita influência da metabolização hepática.
    b. Via indicada apenas para medicamentos de ação local na cavidade nasal.
    c. Partículas de fármacos menores de 10 μm apresentam melhor absorção na cavidade nasal.
    d. A absorção do medicamento ocorre através das três áreas funcionais da cavidade nasal: vestíbulo nasal, região respiratória e região olfatória.

2. Em relação ao procedimento de administração nasal de medicamentos, assinale a alternativa **incorreta**:
    a. Explicar o procedimento ao paciente e instruí-lo sobre a ação do fármaco é uma etapa importante do procedimento.
    b. Não é um procedimento que pode ser realizado pelo próprio paciente.
    c. O posicionamento da cabeça é fundamental durante a aplicação do fármaco; ela deve estar inclinada para trás ou para o lado para melhor direcionamento do fármaco instilado.
    d. O fármaco pode estar disponível nas seguintes apresentações: gotas ou *spray* nasal.

Referências

1. Balbani APS. Administração intranasal de medicamentos. Rev Bras de Med. 2007;3:71-6.
2. Clayton BD, Stock YN, Cooper S. Farmacologia na prática de enfermagem. 15. ed. Rio de Janeiro: Elsevier; 2012.
3. Serralheiro A, Alves G, Fortuna A, Falcão A. Direct nose-to-brain delivery of lamotrigine following intranasal administration to mice. Int J Pharm. 2015;490(1-2):39-46.
4. Taylor C, Lillis C, LeMone P, Lynn P. Fundamentos de enfermagem: a arte e a ciência do cuidado de enfermagem. 7. ed. Porto Alegre: Artmed; 2014.
5. Katare YK, Piazza JE, Bhandari J, Daya RP, Akilan K, Simpson MJ, et al. Intranasal delivery of antipsychotic drugs. Schizophr Res. 2017;184:2-13.
6. Krishnan JKS, Arun P, Chembukave B, Appu AP, Vijayakumar N, Moffett JR, et al. Effect of administration method, animal weight and age on the intranasal delivery of drugs to the brain. J Neurosci Methods. 2017;286:16-21.
7. Thompson J, Davidow LW. A prática farmacêutica na manipulação de medicamentos. 3. ed. Porto Alegre: Artmed; 2013.
8. Brasil. Conselho Federal de Enfermagem. Lei nº 7.498, de 25 de junho de 1986. Dispõe sobre a regulamentação do exercício de enfermagem e dá outras providências [Internet]. Diário Oficial da União. 26 jun. 1986;Seção 1:9.273-75 [capturado em 11 mar. 2019]. Disponível em: http://www.cofen.gov.br/lei-n-749886-de-25-de-junho-de-1986_4161.html.

9. Brasil. Decreto nº 94.406, de 8 de junho de 1987. Regulamenta a Lei nº 7.498, de 25 de junho de 1986, que dispõe sobre o exercício da enfermagem e dá outras providências [Internet]. Diário Oficial da União. 9 jun. 1987;Seção 1:8853-5 [capturado em 27 mar. 2016]. Disponível em: http://www.cofen.gov.br/decreto-n-9440687_4173.html.
10. Hospital Universitário Maria Aparecida Pedrossian. POP: manual de procedimento operacional padrão do serviço de enfermagem – HUMAP/EBSERH [Internet]. Campo Grande: HUMAP; 2016 [capturado em 21 jul. 2018]. Disponível em: http://www.ebserh.gov.br/documents/17082/374045/POP_ENFERMAGEM.pdf/41341424-745e-45fb-8baa-ea9541523f39.
11. Hospital Universitário da UNIFESP. Procedimento operacional padrão: preparo e administração de medicamento por via nasal [Internet]. São Paulo: Hospital Universitário da UNIFESP; [2017, capturado em 22 jul. 2018]. Disponível em: http://www.hospitalsaopaulo.org.br/sites/manuais/arquivos/2017/medicamento/POP_med_via_nasal.pdf.
12. Potter PA, Perry AG, Stockert PA, Hall AM. Fundamentos de enfermagem. 8. ed. Rio de Janeiro: Elsevier; 2013.
13. Brasil. Agência Nacional de Vigilância Sanitária. Segurança do paciente em serviços de saúde: higienização das mãos. Brasília: ANVISA; 2009.
14. Brasil. Conselho Federal de Enfermagem. Resolução nº 564, de 6 de novembro de 2017. Aprova o novo Código de Ética dos Profissionais de Enfermagem. Diário Oficial da União. 6 dez. 2017; Seção 1:157.
15. Conselho Regional de Enfermagem do Estado de São Paulo. Erros de medicação: definições e estratégias de prevenção. São Paulo: COREN-SP; 2011.
16. Peterlini MAS. Incompatibilidade no preparo e administração de terapia intravenosa em crianças: associação entre fármacos, soluções e materiais dos cateteres e acessórios [Tese]. São Paulo: UNIFESP; 2003.
17. Conselho Regional de Enfermagem do Estado de São Paulo. 10 passos para a segurança do paciente. São Paulo: COREN-SP; 2010.
18. Rede Brasileira de Enfermagem e Segurança do Paciente. Estratégias 2: Identificação do Paciente. In: Rede Brasileira de Enfermagem e Segurança do Paciente. Estratégias para segurança do paciente: manual para profissionais de saúde. Porto Alegre: EDIPUCRS, 2013.
19. Conselho Regional de Enfermagem do Estado de São Paulo. Anotações de enfermagem. São Paulo: COREN-SP; 2009.
20. Herdman TH, Kamitsuru S, organizadores. Diagnósticos de enfermagem da NANDA-I: definições e classificação 2018-2020. 11. ed. Porto Alegre: Artmed; 2018.
21. Bulechek MG, Butcher HK, Dochterman JM, Wagner CM. NIC: classificação das intervenções de enfermagem. 6. ed. Rio de Janeiro: Elsevier; 2016.
22. Moorhead S, Johnson M, Maas ML, Swanson E. NOC: classificação dos resultados de enfermagem. 5. ed. Rio de Janeiro: Elsevier; 2016.

8.6
Administração de medicamentos via endovenosa

Ana Paula Dias de Oliveira
Dayana Souza Fram

Introdução

A terapia endovenosa (TEV) representa um dos recursos terapêuticos mais utilizados, cuja indicação clínica abrange um amplo espectro de doenças e um grande número de pacientes.[1]

As principais vantagens da TEV são a possibilidade de infusão de grandes volumes de soluções, a obtenção rápida do efeito farmacológico e a administração de medicamentos, que são degradados pelo suco gástrico ou mal absorvidos pelo trato gastrintestinal, e de substâncias irritantes e vesicantes. No entanto, várias complicações estão associadas à TEV.[1]

Considerando a diversidade e a gravidade dessas complicações, profissionais qualificados podem favorecer a segurança e a qualidade do cuidado.[1]

Definição

É a introdução de medicamentos em um vaso venoso.[2]

Indicação

Administração de medicamentos compatíveis para administração endovenosa (EV).[1]

Aspectos legais

Compete somente ao enfermeiro, dentro do contexto da sistematização da assistência de enfermagem, definir os cuidados a serem observados na realização da administração EV.[3-5]

8.6 • Administração de medicamentos via endovenosa — 173

Além do enfermeiro, o técnico e o auxiliar de enfermagem podem administrar medicamentos EV, segundo prescrição medicamentosa válida, sendo que o técnico e o auxiliar de enfermagem podem fazê-lo sob orientação e supervisão do enfermeiro.[3]

Material necessário

Para o preparo:

- Bandeja
- Medicamento prescrito
- Etiqueta
- Solução para reconstituição/diluição

- Seringa
- Agulha 40×12 ou 30×7/30×8
- Algodão ou sachê de álcool a 70%
- Álcool a 70%
- Equipo (se necessário)

Para a administração:

- Bandeja
- Luvas de procedimento
- Medicamento preparado
- Gaze estéril
- Álcool a 70%

- Oclusor estéril
- Material para permeabilização do cateter
- Bomba de infusão (se necessário)

Etapas	Justificativas
1. Utilizar os princípios do procedimento-padrão para administração de medicamentos.	Garantir a segurança do paciente (ver **Cap. 8.1**).
2. Higienizar as mãos.	A higiene das mãos está relacionada à redução da transmissão de microrganismos.[6]
3. Realizar a desinfecção da ampola ou frasco-ampola com algodão embebido em álcool a 70% e aspirar o medicamento na dose prescrita (se necessário, realizar diluição e reconstituição prévia).	A desinfecção da ampola ou frasco de medicamento visa a redução da carga microbiológica.[7] Caso sejam necessárias diluição e reconstituição prévia de um medicamento em frasco-ampola, sempre utilizar agulha 30×7 ou 30×8, evitando que parte da borracha do frasco-ampola se desprenda e seja aspirada junto com o medicamento.
4. Retirar o ar da seringa ou do equipo. Para retirar o ar do equipo, deve-se primeiramente fechar o *clamp* do equipo, preencher a câmara gotejadora com o medicamento e, após, abrir lentamente o *clamp* até a saída de todo o ar.	Evitar a ocorrência de embolia gasosa.[8]

(Continua)

5. Elaborar etiquetas de identificação e fixá-las no medicamento preparado.	Ver **Capítulo 8.1**.
6. Reunir os materiais na bandeja previamente limpa e desinfetada com álcool a 70% e levá-los ao quarto do paciente.	Superfícies limpas e desinfetadas reduzem em cerca de 99% o número de microrganismos, enquanto, nas superfícies que foram apenas limpas, há a redução de apenas 80%.[9]
7. Higienizar as mãos.	A higiene das mãos está relacionada à redução da transmissão de microrganismos.[6]
8. Explicar o procedimento para o paciente/acompanhante.	O paciente tem direito de ser informado sobre os procedimentos a serem realizados.[10]
9. Observar as condições do dispositivo venoso. Na ausência de anormalidades, dar continuidade ao procedimento.	Evitar a ocorrência de complicações associadas à terapia endovenosa.[8]
10. Calçar as luvas de procedimento.	O uso de luvas de procedimento é preconizado quando houver risco de contato com material biológico.[11]
11. Realizar a desinfecção das conexões, conectores valvulados e *ports* de adição de medicamentos com gaze embebida em solução antisséptica à base de álcool, com movimentos aplicados de forma a gerar fricção mecânica, de 5 a 15 segundos antes da manipulação. Descartar o oclusor retirado.	Minimizar a ocorrência de infecção de corrente sanguínea relacionada à assistência à saúde (ICSRAS).[12]
12. Realizar o *flushing* do dispositivo venoso e testar a permeabilidade do cateter com soro fisiológico a 0,9%, observando a presença de refluxo de sangue e/ou infusão de fluidos sem alterações no local. Se possível, dar preferência a seringas preenchidas comercialmente com soro fisiológico a 0,9% para essa finalidade. Usar 5 mL para dispositivo periférico e 10 mL para cateteres centrais.	O *flushing* e a aspiração para verificar o retorno de sangue antes de cada infusão objetivam avaliar o funcionamento do cateter e prevenir complicações.[12] Seringas preenchidas comercialmente podem reduzir o risco de infecção.[12]
13. Iniciar a infusão do medicamento de acordo com o volume/tempo recomendados.	Esta etapa constitui um dos "certos" da administração de medicamentos.[8]
14. Observar quaisquer sinais de alteração durante a infusão do medicamento.	Recomenda-se a observação de reações adversas.[8]
15. Realizar o *flushing* do dispositivo venoso no término da infusão utilizando a técnica da pressão positiva.	A técnica da pressão positiva minimiza a ocorrência de retorno de sangue para o lúmen do cateter.[12]
16. Proteger o dispositivo venoso com oclusor estéril.	A utilização de oclusor estéril minimiza a ocorrência de ICSRAS.[12]

(Continua)

8.6 • Administração de medicamentos via endovenosa — 175

17. Orientar o paciente a observar e comunicar qualquer desconforto ou intercorrência.	O paciente deve ser envolvido na promoção de segurança na prestação da assistência à saúde.[6]
18. Desprezar os resíduos em local apropriado, fazer a desinfecção da bandeja com álcool a 70% e guardá-la em local apropriado.	Resíduos que não apresentam risco biológico, químico ou radiológico à saúde ou ao meio ambiente podem ser acondicionados em sacos destinados ao descarte de resíduo comum.[13] Os resíduos contendo material biológico devem ser acondicionados em saco branco leitoso.[13]
19. Higienizar as mãos.	A higiene das mãos está relacionada à redução da transmissão de microrganismos.[6]
20. Checar o horário da administração do medicamento na prescrição médica e fazer o registro na anotação de enfermagem (hora, sítio de punção e eventuais intercorrências).	A checagem e os registros de enfermagem são elementos imprescindíveis ao processo do cuidar, além de constituírem evidência legal.[14]

Autocuidado

A administração de medicamentos EV é de competência de profissionais habilitados, não podendo ser delegada ao paciente ou ao acompanhante.

Diagnósticos, intervenções e resultados

O preparo e a administração de medicamentos exigem do enfermeiro uma avaliação clínica para o planejamento do cuidado a partir da identificação do diagnóstico e da seleção das intervenções para que sejam alcançados os resultados desejados.[15-17]

Diagnósticos de enfermagem[15]	Intervenções de enfermagem[16]	Resultados de enfermagem[17]
Risco de infecção	Proteção contra infecção	Controle de riscos
Risco de reação alérgica	Controle de alergias	Detecção de riscos
Risco de integridade da pele prejudicada	Controle de medicamentos	Resposta à medicação
Risco de trauma vascular	Controle de medicamentos	Resposta à medicação

Exercícios *(respostas no final do livro)*

1. Em relação à TEV, assinale a alternativa correta:
    a. A TEV representa um recurso terapêutico raramente utilizado.
    b. Todos os medicamentos são compatíveis com a administração EV.
    c. As principais vantagens da TEV são a possibilidade de infusão de grandes volumes de soluções, a obtenção rápida do efeito farmacológico e a administração de medicamentos, que são degradados pelo suco gástrico ou mal absorvidos pelo trato gastrintestinal, e de substâncias irritantes e vesicantes.
    d. A TEV é um procedimento simples e rotineiro, não necessitando de profissionais qualificados para promover a segurança e a qualidade do cuidado.

2. Em relação à administração EV, assinale a alternativa correta:
    a. Não é necessária a realização da desinfecção das conexões, conectores valvulados e *ports* de adição de medicamentos antes de sua manipulação.
    b. A utilização de oclusor estéril minimiza a ocorrência de ICSRAS.
    c. Não é necessária a realização de *flushing* e aspiração para verificar o retorno de sangue antes de cada infusão para avaliar o funcionamento do cateter.
    d. Para a realização do *flushing*, deve-se utilizar 1 mL para dispositivo periférico e 3 mL para cateteres centrais.

Referências

1. Secoli SR. Natureza dos medicamentos utilizados na terapia intravenosa: foco na incompatibilidade. In: Harada MJCS, Pedreira MLG. Terapia intravenosa e infusões. São Caetano do Sul: Yendis; 2011. p. 87.
2. Potter PA, Perry AG. Elkin MK. Procedimentos e intervenções de enfermagem. 5. ed. Rio de Janeiro: Elsevier; 2013.
3. Brasil. Decreto nº 94.406, de 8 de junho de 1987. Regulamenta a Lei nº 7.498, de 25 de junho de 1986, que dispõe sobre o exercício da enfermagem e dá outras providências [Internet]. Diário Oficial da União. 9 jun. 1987;Seção 1:8853-5 [capturado em 27 mar. 2016]. Disponível em: http://www.cofen.gov.br/decreto-n-9440687_4173.html.
4. Brasil. Conselho Federal de Enfermagem. Resolução nº 358, de 15 de outubro de 2009. Dispõe sobre a sistematização da assistência de enfermagem e a implementação do processo de enfermagem em ambientes, públicos e privados, em que ocorre o cuidado profissional de enfermagem, e dá outras providências. Diário Oficial da União. 23 out. 2009;Seção 1:179.
5. Brasil. Agência Nacional de Vigilância Sanitária. Resolução-RDC nº 45, de 12 de março 2003. Dispõe sobre o regulamento técnico de boas práticas de utilização das soluções parenterais (SP) em serviços de saúde. Diário Oficial da União. 13 mar. 2003;Seção 1:45-7.
6. Brasil. Agência Nacional de Vigilância Sanitária. Assistência segura: uma reflexão teórica aplicada à prática. Brasília: ANVISA; 2017.

7. Graziano MU, Graziano KU, Pinto FMG, Bruna CQM, Souza RQ, Lascala CA. Eficácia da desinfecção com álcool 70% (p/v) de superfícies contaminadas sem limpeza prévia. Rev Latino-Am Enfermagem. 2013;21(2):1-6.
8. Conselho Regional de Enfermagem de São Paulo. Uso seguro de medicamentos: guia para preparo, administração e monitoramento. São Paulo: COREN-SP; 2017.
9. Brasil. Agência Nacional de Vigilância Sanitária. Segurança do paciente em serviços de saúde: limpeza e desinfecção de superfícies. Brasília: ANVISA; 2012.
10. Brasil. Ministério da Saúde. Carta dos direitos dos usuários da saúde. Brasília: Ministério da Saúde; 2006.
11. Brasil. Agência Nacional de Vigilância Sanitária. Precauções padrão, precaução de contato, precauções para gotículas e precauções para aerossóis [Internet]. Brasília: ANVISA; 2014 [capturado em 12 mar. 2019]. Disponível em: http://www.anvisa.gov.br/servicosaude/controle/precaucoes_a3.pdf.
12. Brasil. Agência Nacional de Vigilância Sanitária. Medidas de prevenção de infecção relacionada à assistência à saúde. Brasília: ANVISA; 2017.
13. Brasil. Agência Nacional de Vigilância Sanitária. Consulta Pública n° 20, de 26 de março de 2015. Diário Oficial da União. 30 mar. 2015;Seção 1:104-5.
14. Brasil. Conselho Federal de Enfermagem. Guia de recomendações para registro de enfermagem no prontuário do paciente e outros documentos de enfermagem. Brasília: COFEN; 2016.
15. Herdman TH, Kamitsuru S, organizadores. Diagnósticos de enfermagem da NANDA-I: definições e classificação 2018-2020. 11. ed. Porto Alegre: Artmed; 2018.
16. Bulechek MG, Butcher HK, Dochterman JM, Wagner CM. NIC: classificação das intervenções de enfermagem. 6. ed. Rio de Janeiro: Elsevier; 2016.
17. Moorhead S, Johnson M, Maas ML, Swanson E. NOC: classificação dos resultados de enfermagem. 5. ed. Rio de Janeiro: Elsevier; 2016.

8.7
Administração de medicamentos via subcutânea

Ana Paula Dias de Oliveira
Dayana Souza Fram

Introdução

A via subcutânea (SC) é utilizada para administração de fármacos isotônicos, não irritantes, não viscosos e solúveis em água.[1] O tecido conectivo é sensível a soluções irritantes e, por isso, devem ser prescritos e administrados medicamentos hidrossolúveis. Deve-se atentar também para o peso corporal da pessoa, pois indicará a profundidade da camada subcutânea, o que implicará na escolha do comprimento da agulha e do ângulo de administração.[2]

Este capítulo discute os princípios da administração dos medicamentos SC utilizando seringa e agulha.

Definição

A administração SC é a introdução de medicamentos no tecido conectivo frouxo abaixo da derme.[1]

Indicação

Está indicada para administração de medicamentos compatíveis para administração no tecido SC.[1]

Aspectos legais

Além do enfermeiro, o técnico e o auxiliar de enfermagem podem administrar medicamentos via SC. Ressalta-se que cabe ao enfermeiro a orientação e a supervisão dos profissionais das duas últimas categorias.[3]

Material necessário

- Bandeja
- Adesivo para identificação
- Medicamento prescrito
- Agulha para aspiração (30×7)
- Agulha de 4, 5 ou 6 mm
- Seringa de 1 mL
- Luvas de procedimento
- Algodão ou sachê de álcool a 70%
- Álcool a 70%

Etapas	Justificativas
1. Utilizar os princípios do procedimento-padrão para administração de medicamentos.	Garantir a segurança do paciente (ver **Cap. 8.1**).
2. Higienizar as mãos.	A higiene das mãos está relacionada à redução da transmissão de microrganismos.[4]
3. Selecionar o material a ser utilizado considerando a quantidade de tecido SC do paciente **(Tab. 8.7.1)**.	As agulhas com 4, 5 e 6 mm de comprimento são mais seguras, mais toleradas e mais confortáveis.[5]
4. Elaborar etiquetas de identificação para o medicamento.	Garantir a segurança do paciente (ver **Cap. 8.1**).
5. Realizar a desinfecção da ampola ou do frasco-ampola com algodão embebido em álcool a 70% e proceder a aspiração do conteúdo com a seringa.	Reduzir a carga microbiológica.[6]
6. Trocar a agulha utilizada para a aspiração por outra, específica para injeção SC.	A reutilização de agulhas pode estar associada ao desenvolvimento de lipo-hipertrofia, infecções, variabilidade glicêmica, leve aumento da hemoglobina A1c (HbA1c), dor e desconforto nas aplicações.[5]
7. Reunir os materiais na bandeja previamente limpa e desinfetada com álcool a 70% e levá-los ao quarto do paciente.	Superfícies limpas e desinfetadas reduzem em cerca de 99% o número de microrganismos, enquanto nas superfícies que foram apenas limpas há a redução de apenas 80%.[7]
8. Higienizar as mãos.	A higiene das mãos está relacionada à redução da transmissão de microrganismos.[4]
9. Explicar o procedimento ao paciente/acompanhante.	O paciente tem direito de ser informado sobre os procedimentos.[8]
10. Selecionar o local mais adequado para a administração, lembrando que deve haver um rodízio desses locais.	O local deve ser inspecionado antes da injeção. As injeções devem ser administradas em tecido SC saudável, evitando-se cicatrizes, feridas e lipo-hipertrofia.[5] Os sítios de administração SC incluem a face posterior dos braços, o abdome, as nádegas e as coxas[5] **(Fig. 8.7.1)**.

(Continua)

	O rodízio das regiões recomendadas pode evitar a lipo-hipertrofia.[5]
11. Expor apenas a área do corpo a ser utilizada.	O respeito à privacidade constitui direito elementar do paciente.[9]
12. Calçar as luvas de procedimento.	O uso de luva de procedimento é preconizado quando houver risco de contato com material biológico.[4]
13. Realizar a antissepsia da pele com sachês de álcool a 70% ou algodão embebido em álcool a 70% com movimentos firmes e circulares do centro para a periferia.	A antissepsia da pele evita que microrganismos da microbiota cutânea penetrem nos tecidos no momento da punção.[4] O movimento do centro para a periferia evita a contaminação do local da punção.[4]
14. Realizar a prega cutânea, se indicada, e inserir a agulha na angulação correta considerando a idade, a quantidade de tecido SC e o tamanho de agulha selecionado (Tab. 8.7.1).	A prega SC é realizada para reduzir os riscos de aplicação intramuscular.[5]
15. Inserir a agulha na pele com movimento suave e sem movimentos alternados.	Em razão das fibras de dor serem encontradas na pele, a inserção da agulha de forma muito lenta ou bruta pode aumentar a dor.[5]
16. Injetar o medicamento lentamente até que todo o êmbolo da seringa seja pressionado.	A injeção de forma lenta e a pressão de todo o êmbolo da seringa garantem que todo o medicamento seja injetado.[5]
17. Não realizar a aspiração, utilizando o êmbolo para verificar se houve punção inadvertida de vaso sanguíneo.	Os locais utilizados para a injeção SC não estão em estreita proximidade com vasos sanguíneos.[5] No caso de aplicação de anticoagulantes, a aspiração é contraindicada, pois pode resultar na formação de hematoma.[5]
18. Manter a agulha sob a pele e aguardar 5 segundos após o êmbolo ser pressionado.	A espera de 5 segundos proporciona tempo suficiente para que o medicamento injetado se distribua através do tecido.[5]
19. Retirar a agulha e a seringa em movimento único (no mesmo ângulo da punção), soltar a prega SC e não massagear o local. Fazer uma leve compressão no local.	Retirar a agulha lentamente atrai os tecidos e provoca dor/desconforto. Manter pressionada a região em torno da punção reduz a atração dos tecidos, e a retirada no mesmo ângulo reduz o dano tecidual e a dor. A fricção poderá aumentar o trauma tissular e acelerar a absorção do medicamento.[5]
20. Verificar o local da punção.	Recomenda-se a observação de reações adversas.[10]
21. Descartar o conjunto seringa e agulha na caixa de perfurocortantes, e as luvas de procedimento no lixo infectante.	Evitar acidentes com perfurocortantes.[11]

(Continua)

8.7 • Administração de medicamentos via subcutânea

22. Higienizar as mãos.	A higiene das mãos está relacionada à redução da transmissão de microrganismos.[4]
23. Checar o horário da administração do medicamento na prescrição médica e registrar a administração do medicamento na anotação de enfermagem.	A checagem e os registros de enfermagem são elementos imprescindíveis ao processo do cuidar, além de constituírem evidência legal.[12]

Tabela 8.7.1 Administração via SC

Quantidade de tecido SC	Tamanho da agulha	Necessidade de prega cutânea	Angulação da agulha (adultos)
Normal	6 mm	Sim	90°
Normal	4 mm	Não	90°
Escasso	4 mm	Sim	90°
Obeso	4 mm (primeira escolha); 5 mm é aceitável	Sim	90°

Fonte: Adaptado de Sociedade Brasileira de Diabetes.[5]

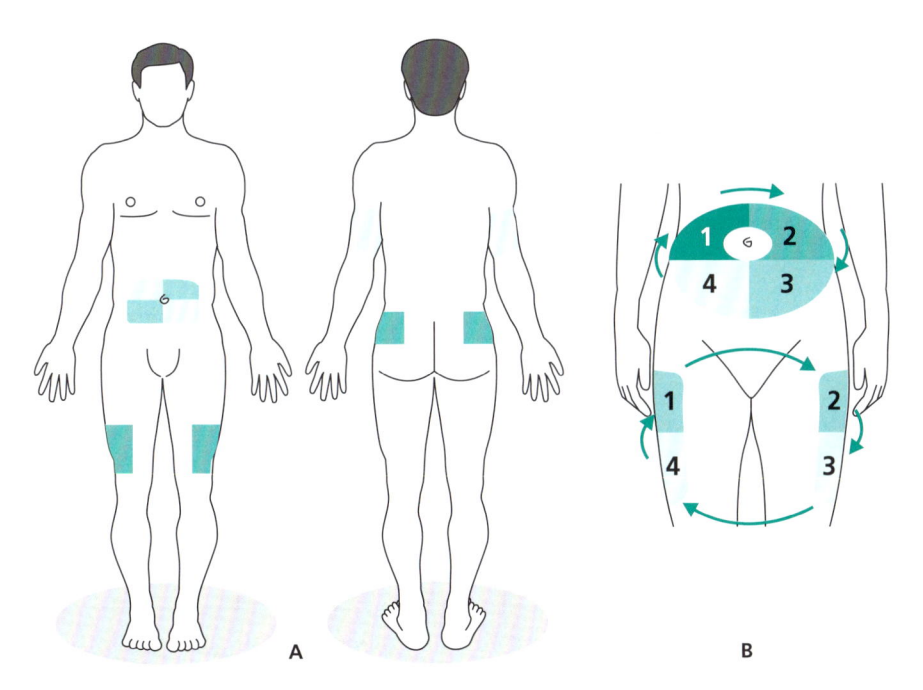

Figura 8.7.1 Locais apropriados para injeção de medicamentos com detalhamento da recomendação de rodízio sequencial nos distintos quadrantes da superfície cutânea.

Autocuidado

Entre os fármacos SC mais administrados pelos próprios pacientes encontram-se a insulina e a enoxaparina sódica. Pacientes com diabetes e seus familiares devem adquirir conhecimentos e desenvolver habilidades necessárias para o autocuidado desde o início do diagnóstico.[5]

É garantido a todas as pessoas com diabetes residentes no Brasil e cadastradas no Sistema Único de Saúde o direito de receber, gratuitamente, seringa, entre outros insumos, e medicamentos necessários ao tratamento.[13] A reutilização de seringas e agulhas deve ser desaconselhada.[14]

No que se refere à autoadministração da insulina, o paciente deve ser instruído quanto à necessidade de inspeção do local. O paciente deve ser incentivado a utilizar álcool a 70% para fazer a antissepsia da pele sempre que estiver em ambiente onde infecções possam ser facilmente disseminadas.[5]

No que se refere à administração da enoxaparina sódica, também é prevista a aplicação pelo próprio paciente ou familiar responsável por seus cuidados, que poderão ser capacitados para realizar esse procedimento.[15] Cabe ressaltar que compete ao enfermeiro a capacitação do paciente para autoadministração desses medicamentos em domicílio.[15]

Diagnósticos, intervenções e resultados

O preparo e a administração de medicamentos SC exigem do enfermeiro uma avaliação clínica para o planejamento do cuidado a partir da identificação do diagnóstico e da seleção das intervenções para que sejam alcançados os resultados desejados.[16-18]

Diagnósticos de enfermagem[16]	Intervenções de enfermagem[17]	Resultados de enfermagem[18]
Risco de infecção	Proteção contra infecção	Controle de riscos
Risco de integridade da pele prejudicada	Controle de medicamentos	Resposta à medicação

Exercícios *(respostas no final do livro)*

1. Em relação à via SC, assinale a alternativa correta:
   a. A via SC é ideal para administração de medicamentos irritantes.
   b. Administração SC é a introdução de medicamentos no tecido conectivo frouxo acima da derme.
   c. A seleção do tamanho da agulha deve respeitar a quantidade de tecido SC.
   d. Os sítios para administração SC são: dorsoglúteo, ventroglúteo, vasto lateral da coxa e deltoide.

2. Em relação à técnica de administração SC, assinale a alternativa correta:
   a. Não é necessária a troca da agulha que foi utilizada para realizar a aspiração do frasco de medicamento por outra específica para injeção SC.
   b. Não é necessária a realização de antissepsia da pele em ambiente hospitalar.
   c. A prega cutânea é obrigatória em todas as ocasiões.
   d. É recomendada a manutenção da agulha sob a pele durante 5 segundos após o êmbolo ser pressionado.

Referências

1. Potter PA, Perry AG. Elkin MK. Procedimentos e intervenções de enfermagem. 5. ed. Rio de Janeiro: Elsevier; 2013.
2. Reichembach MT, Meier MJ, Aschidamini IM. Administração de medicamentos por via subcutânea: convenção ou controvérsia para a enfermagem? Rev Bras Enferm. 2005;58(5):602-6.
3. Brasil. Conselho Federal de Enfermagem. Lei nº 7.498, de 25 de junho de 1986. Dispõe sobre a regulamentação do exercício de enfermagem e dá outras providências [Internet]. Diário Oficial da União. 26 jun. 1986;Seção 1:9.273-75 [capturado em 11 mar. 2019]. Disponível em: http://www.cofen.gov.br/lei-n-749886-de-25-de-junho-de-1986_4161.html.
4. Brasil. Agência Nacional de Vigilância Sanitária. Precauções padrão, precaução de contato, precauções para gotículas e precauções para aerossóis [Internet]. Brasília: ANVISA; 2014 [capturado em 12 mar. 2019]. Disponível em: http://www.anvisa.gov.br/servicosaude/controle/precaucoes_a3.pdf.
5. Sociedade Brasileira de Diabetes. Posicionamento oficial SBD nº 01/2017: recomendações sobre o tratamento injetável do diabetes: insulinas e incretinas. São Paulo: SBD; 2017.
6. Graziano MU, Graziano KU, Pinto FMG, Bruna CQM, Souza RQ, Lascala CA. Eficácia da desinfecção com álcool 70% (p/v) de superfícies contaminadas sem limpeza prévia. Rev Latino-Am Enfermagem. 2013;21(2):1-6.
7. Brasil. Agência Nacional de Vigilância Sanitária. Segurança do paciente em serviços de saúde: limpeza e desinfecção de superfícies. Brasília: ANVISA; 2012.
8. Brasil. Ministério da Saúde. Carta dos direitos dos usuários da saúde. Brasília: Ministério da Saúde; 2006.
9. Villas-Bôas ME. O direito-dever de sigilo na proteção ao paciente. Rev Bioét. 2015;23(3):513-23.

10. Conselho Regional de Enfermagem de São Paulo. Uso seguro de medicamentos: guia para preparo, administração e monitoramento. São Paulo: COREN-SP; 2017.
11. Brasil. Agência Nacional de Vigilância Sanitária. Consulta Pública nº 20, de 26 de março de 2015. Diário Oficial da União. 30 mar. 2015;Seção 1:104-5.
12. Brasil. Conselho Federal de Enfermagem. Guia de recomendações para registro de enfermagem no prontuário do paciente e outros documentos de enfermagem. Brasília: COFEN; 2016.
13. Brasil. Presidência da República. Lei nº 11.347, de 27 de setembro de 2006. Dispõe sobre a distribuição gratuita de medicamentos e materiais necessários à sua aplicação e à monitoração da glicemia capilar aos portadores de diabetes inscritos em programas de educação para diabéticos. Diário Oficial da União. 28 set. 2006;Seção 1:1.
14. Conselho Regional de Enfermagem de São Paulo. Parecer COREN-SP CAT nº 001/2010. Assunto: reutilização de seringas de insulina [Internet]. São Paulo: COREN-SP; 2010 [capturado em 12 mar. 2019]. Disponível em: https://portal.coren-sp.gov.br/sites/default/files/parecer_coren_sp_2010_1_0.pdf.
15. Conselho Regional de Enfermagem de São Paulo. Parecer COREN-SP CT nº 023/2012. PRCI nº 99.692/2012. Tickets nº 382.285 e 383.953. Revisão e atualização em março de 2015. Ementa: aplicação de enoxaparina sódica via subcutânea (SC) no domicílio [Internet]. São Paulo: COREN-SP; 2012 [capturado em 12 mar. 2019]. Disponível em: https://portal.coren-sp.gov.br/wp-content/uploads/2015/04/Parecer%20023.2012%20Clexane.pdf.
16. Herdman TH, Kamitsuru S, organizadores. Diagnósticos de enfermagem da NANDA-I: definições e classificação 2018-2020. 11. ed. Porto Alegre: Artmed; 2018.
17. Bulechek MG, Butcher HK, Dochterman JM, Wagner CM. NIC: classificação das intervenções de enfermagem. 6. ed. Rio de Janeiro: Elsevier; 2016.
18. Moorhead S, Johnson M, Maas ML, Swanson E. NOC: classificação dos resultados de enfermagem. 5. ed. Rio de Janeiro: Elsevier; 2016.

8.8

Administração de medicamentos via intramuscular em adultos

Ana Paula Dias de Oliveira
Dayana Souza Fram

Introdução

A administração de medicamentos via intramuscular (IM) envolve decisões complexas relacionadas a técnica de administração, seleção do sítio de aplicação, medicamento a ser administrado, material a ser utilizado, volume a ser injetado e complicações associadas. Profissionais qualificados podem dirimir iatrogenias e favorecer a segurança.[1-3]

Definição

É a introdução de medicamentos dentro da fáscia muscular.[4]

Indicação

Administração de medicamentos compatíveis para administração no tecido IM.[4]

Aspectos legais

Compete somente ao enfermeiro, em qualquer ambiente de cuidado público ou privado, definir o local e os cuidados a serem observados na realização da injeção IM.[5-7]

Além do enfermeiro, o técnico e o auxiliar de enfermagem podem realizar injeções IM, mas somente sob orientação e supervisão do enfermeiro e segundo prescrição medicamentosa válida (dentro do prazo de validade, legível, contendo o nome do paciente, o nome do medicamento, dose, via de administração, além do nome e carimbo do prescritor).[5]

Material necessário

- Agulha para aspiração (40×12)
- Agulha para administração IM de tamanho adequado
- Seringa de tamanho adequado para o medicamento que será administrado
- Ampola ou frasco-ampola do medicamento prescrito
- Diluente (se necessário)
- Luvas de procedimento
- Algodão ou sachê de álcool a 70%
- Álcool a 70%

Etapas	Justificativas
1. Confirmar o paciente e o procedimento a ser realizado.	Processos falhos de identificação do paciente estão entre as causas mais comuns de eventos adversos relacionados com a assistência à saúde.[8]
2. Higienizar as mãos.	A higiene das mãos está relacionada à redução da transmissão de microrganismos.[9]
3. Selecionar o material a ser utilizado considerando as características do paciente (idade, peso, massa muscular, local da injeção) e do medicamento (tipo, dose e volume a ser injetado).	O comprimento e o calibre da agulha devem ser adequados às características listadas ao lado. Em geral, a agulha de 25 ou 38 mm deve ser usada para injeções IM em pacientes adultos, embora as decisões dependam de outros fatores, como idade e gordura subcutânea.[10] Agulhas mais longas são recomendadas em mulheres que pesam entre 60 e 90 kg.[10] Pacientes obesos podem requerer agulha mais longa para atingir o músculo; por outro lado, pacientes emagrecidos requerem uma agulha mais curta. O calibre será definido de acordo com o tipo de medicamento.[10]
4. Utilizar técnica asséptica para o preparo.	Prevenir a transmissão de infecção.[11]
5. Realizar a desinfecção da ampola ou frasco-ampola com algodão embebido em álcool a 70%.	Reduzir a carga microbiana.[12]
6. Trocar a agulha utilizada para a aspiração (40×12) pela que será utilizada para a injeção após a aspiração do medicamento.	Garantir a integridade do material com impacto na sensação dolorosa para o paciente.[10]
7. Elaborar etiquetas de identificação e fixá-las na seringa.	Ver **Capítulo 8.1**.

(Continua)

8.8 • Administração de medicamentos via intramuscular em adultos

8. Reunir os materiais na bandeja previamente limpa e desinfetada com álcool a 70% e levá-los ao quarto do paciente.	Superfícies limpas e desinfetadas reduzem em cerca de 99% o número de microrganismos, enquanto, nas superfícies que foram apenas limpas, há a redução de apenas 80%.[13]
9. Higienizar as mãos.	A higiene das mãos está relacionada à redução da transmissão de microrganismos.[9]
10. Explicar o procedimento para o paciente/acompanhante.	O paciente tem direito de ser informado sobre os procedimentos a serem realizados.[14]
11. Avaliar o paciente e determinar o melhor local para a aplicação, considerando: ■ idade; ■ compleição física e massa muscular; ■ medicamento a ser administrado; ■ volume do medicamento. **(Tab. 8.8.1)**	A seleção adequada do sítio de punção respeitando os volumes que cada músculo comporta minimiza a ocorrência de complicações.[10] Além do ventroglúteo ser mais seguro, esse sítio pode ser usado para medicamentos oleosos.[10] O dorsoglúteo é desaconselhado em razão da existência de grandes nervos e vasos sanguíneos na região, além da evidência de uma absorção lenta dos medicamentos nesse sítio, com consequente risco de acúmulo de medicamento nos tecidos.[10]
12. Posicionar o paciente na posição apropriada em relação ao sítio de punção escolhido.	Reduzir o desconforto do paciente durante a injeção IM.[10]
13. Expor somente a área necessária.	O pudor do paciente deve ser respeitado.[15]
14. Calçar as luvas de procedimento.	O uso de luva de procedimento é preconizado quando houver risco de contato com material.[9]
15. Realizar a antissepsia da pele com sachês de álcool a 70% ou algodão embebido em álcool a 70% com movimentos firmes e circulares do centro para a periferia.	A antissepsia da pele evita que microrganismos da microbiota cutânea penetrem nos tecidos no momento da punção.[10] O movimento do centro para a periferia evita a contaminação do local da punção.[10]
16. Segurar a seringa com a mão dominante entre o polegar e o indicador. Com a mão não dominante, deslocar a pele, formando um Z, puxando-a para baixo, ou para um dos lados por aproximadamente 2,5 cm, segurando a pele e o tecido nessa posição. Introduzir rapidamente a agulha em um ângulo de 90°.	A técnica em Z evita que o medicamento retorne pelo caminho da agulha em direção ao tecido subcutâneo.[10] A punção rápida provoca menos dor.[10]
17. Não aspirar o êmbolo para verificar se houve punção inadvertida de vaso sanguíneo.	A aspiração antes da injeção não é necessária, porque não há grandes vasos sanguíneos nos locais de injeção recomendados (ventroglúteo, vasto lateral da coxa e deltoide), além do processo que inclui aspiração ser mais doloroso.[16] O dorsoglúteo constitui exceção a essa recomendação em razão de ser mais vascularizado.[17]

(Continua)

18. Injetar o medicamento devagar (1 mL por segundo).	A inserção muito vagarosa ou rápida pode causar desconforto no paciente.[1]
19. Aguardar 10 segundos após o término da injeção do medicamento; a seguir, retirar agulha e seringa em movimento único, no mesmo ângulo da punção, enquanto mantém pressão sobre a zona de punção sem friccionar.	A espera no tempo recomendado evita vazamentos de medicamento no sítio de punção. No entanto, essa recomendação não é necessária com a técnica em Z.[10] Retirar a agulha lentamente provoca dor/desconforto. Manter a região em torno da punção pressionada reduz a atração dos tecidos e a retirada no mesmo ângulo reduz o dano tecidual e a dor. A fricção poderá aumentar o trauma tissular.[10]
20. Verificar o local da punção.	Observar reações adversas.[18]
21. Descartar o conjunto seringa/agulha na caixa de perfurocortante.	Evitar acidentes com perfurocortantes.[19]
22. Desprezar os resíduos em lixo apropriado.	Resíduos que não apresentam risco biológico, químico ou radiológico à saúde ou ao meio ambiente podem ser acondicionados em sacos plásticos específicos para resíduos comuns.[19] Os resíduos contendo material biológico devem ser acondicionados em saco branco leitoso.[19]
23. Higienizar as mãos.	A higiene das mãos está relacionada à redução da transmissão de microrganismos.[9]
24. Checar o horário da administração do medicamento na prescrição médica e registrar a administração do medicamento na anotação de enfermagem.	A checagem e os registros de enfermagem são elementos imprescindíveis ao processo do cuidar, imbuído de evidência legal.[20]

Tabela 8.8.1 Administração via IM – volumes máximos e locais de punção de acordo com o músculo selecionado em adultos

Músculo	Volume	Locais de punção
Vasto lateral da coxa	5 mL	Terço médio da coxa.
Deltoide	1-2 mL	Cerca de 2,5 cm do acrômio; alternativamente, desenhe uma linha imaginária da axila através do úmero e injete logo acima.
Dorsoglúteo	4 mL	Quadrante superior externo do músculo.
Ventroglúteo	2,5-3 mL	No centro do "V" formado pelo vértice resultante da palma da mão posicionada sobre o trocanter maior, o dedo indicador na espinha ilíaca anterossuperior e o dedo médio estendendo-se até a crista ilíaca.

Fontes: Ogston-Tuck[10] e Potter e colaboradores.[4]

Autocuidado

A administração de medicamentos IM é de competência de profissionais habilitados, não podendo ser delegado para o paciente.

Diagnósticos, intervenções e resultados

O preparo e a administração de medicamentos exige do enfermeiro avaliação clínica para o planejamento do cuidado a partir da identificação do diagnóstico e seleção das intervenções para alcançar resultados desejáveis.[21-23]

Diagnósticos de enfermagem[21]	Intervenções de enfermagem[22]	Resultados de enfermagem[23]
Risco de infecção	Proteção contra infecção	Controle de riscos
Risco de integridade da pele prejudicada	Controle de medicamentos	Resposta à medicação

Exercícios *(respostas no final do livro)*

1. Em relação à via IM, assinale a alternativa correta:
   a. A injeção IM é a introdução de medicamentos fora da fáscia muscular.
   b. Todos os medicamentos são compatíveis para a administração no tecido muscular.
   c. A administração IM é simples e requer apenas conhecimento da técnica de administração.
   d. Profissionais habilitados podem diminuir as chances de complicações associadas às injeções IM.

2. Em relação à técnica de administração IM, assinale a alternativa correta:
   a. O deltoide comporta no máximo 5 mL de volume.
   b. A técnica em Z evita que o medicamento retorne pelo caminho da agulha em direção ao tecido subcutâneo.
   c. Independentemente do sítio selecionado, a aspiração do êmbolo para verificação de punção inadvertida de vaso sanguíneo é sempre recomendada.
   d. A agulha deve ser imediatamente retirada após a administração do medicamento via IM.

Referências

1. Walsh L, Brophy K. Staff nurses' sites of choice for administering intramuscular injections to adult patients in the acute care setting. J Adv Nurs. 2011;67(5):1034-40.
2. Potera C. Most nurses don't follow guidelines on IM injections. AJN. 2011;111(8):16.
3. Hunter J. Intramuscular injection techniques. Nurs Stand. 2008;22(24):35-40.
4. Potter PA, Perry AG. Elkin MK. Procedimentos e intervenções de enfermagem. 5. ed. Rio de Janeiro: Elsevier; 2013.
5. Brasil. Decreto nº 94.406, de 8 de junho de 1987. Regulamenta a Lei nº 7.498, de 25 de junho de 1986, que dispõe sobre o exercício da enfermagem e dá outras providências [Internet]. Diário Oficial da União. 9 jun. 1987;Seção 1:8853-5 [capturado em 27 mar. 2016]. Disponível em: http://www.cofen.gov.br/decreto-n-9440687_4173.html.
6. Brasil. Conselho Federal de Enfermagem. Resolução nº 358, de 15 de outubro de 2009. Dispõe sobre a sistematização da assistência de enfermagem e a implementação do processo de enfermagem em ambientes, públicos e privados, em que ocorre o cuidado profissional de enfermagem, e dá outras providências. Diário Oficial da União. 23 out. 2009;Seção 1:179.
7. Brasil. Agência Nacional de Vigilância Sanitária. Resolução-RDC nº 45, de 12 de março 2003. Dispõe sobre o regulamento técnico de boas práticas de utilização das soluções parenterais (SP) em serviços de saúde. Diário Oficial da União. 13 mar. 2003;Seção 1:45-7.
8. Brasil. Agência Nacional de Vigilância Sanitária. Assistência segura: uma reflexão teórica aplicada à prática. Brasília: ANVISA; 2017.
9. Brasil. Agência Nacional de Vigilância Sanitária. Precauções padrão, precaução de contato, precauções para gotículas e precauções para aerossóis [Internet]. Brasília: ANVISA; 2014 [capturado em 12 mar. 2019]. Disponível em: http://www.anvisa.gov.br/servicosaude/controle/precaucoes_a3.pdf.
10. Ogston-Tuck S. Intramuscular injection technique: an evidence-based approach. Nurs Stand. 2014;29(4):52-9.
11. Brasil. Agência Nacional de Vigilância Sanitária. Medidas de prevenção de infecção relacionada à assistência à saúde. Brasília: ANVISA; 2017.
12. Graziano MU, Graziano KU, Pinto FMG, Bruna CQM, Souza RQ, Lascala CA. Eficácia da desinfecção com álcool 70% (p/v) de superfícies contaminadas sem limpeza prévia. Rev Latino-Am Enfermagem. 2013;21(2):1-6.
13. Brasil. Agência Nacional de Vigilância Sanitária. Segurança do paciente em serviços de saúde: limpeza e desinfecção de superfícies. Brasília: ANVISA; 2012.
14. Brasil. Ministério da Saúde. Carta dos direitos dos usuários da saúde. Brasília: Ministério da Saúde; 2006.
15. Villas-Bôas ME. O direito-dever de sigilo na proteção ao paciente. Rev Bioét. 2015;23(3):513-23.
16. National Center for Immunization and Respiratory Diseases. General recommendations on immunization – recommendations of the Advisory Committee on Immunization Practices (ACIP). MMWR Recomm Rep. 2011;60(2):1-64.
17. World Health Organization. WHO best practices for injections and related procedures toolkit. Geneva: WHO; c2010.

18. Conselho Regional de Enfermagem de São Paulo. Uso seguro de medicamentos: guia para preparo, administração e monitoramento. São Paulo: COREN-SP; 2017.
19. Brasil. Agência Nacional de Vigilância Sanitária. Consulta Pública nº 20, de 26 de março de 2015. Diário Oficial da União. 30 mar. 2015;Seção 1:104-5.
20. Brasil. Conselho Federal de Enfermagem. Guia de recomendações para registro de enfermagem no prontuário do paciente e outros documentos de enfermagem. Brasília: COFEN; 2016.
21. Herdman TH, Kamitsuru S, organizadores. Diagnósticos de enfermagem da NANDA-I: definições e classificação 2018-2020. 11. ed. Porto Alegre: Artmed; 2018.
22. Bulechek MG, Butcher HK, Dochterman JM, Wagner CM. NIC: classificação das intervenções de enfermagem. 6. ed. Rio de Janeiro: Elsevier; 2016.
23. Moorhead S, Johnson M, Maas ML, Swanson E. NOC: classificação dos resultados de enfermagem. 5. ed. Rio de Janeiro: Elsevier; 2016.

8.9
Administração de medicamentos por hipodermóclise

Juliana Nogueira Tirado Rusteika
Aline Tavares Domingos

Introdução

Utilizada inicialmente em 1865 por um médico italiano e posteriormente na epidemia de cólera, a hipodermóclise teve seus primeiros registros em 1913, quando foi aplicada no tratamento da desidratação em crianças e recém-nascidos. No ano de 1940, a técnica foi abandonada devido ao aumento da utilização da via endovenosa (EV) e do uso inadequado da via subcutânea (SC). No entanto, em 1960, com o advento dos cuidados paliativos na Inglaterra, a técnica foi reavaliada e readmitida como via de administração segura.[1-5]

Atualmente, com o envelhecimento da população e o aumento das doenças crônico-degenerativas, as vias de primeira escolha, como a oral (VO), a EV e a intramuscular (IM), nem sempre atendem às necessidades de tratamento devido à contraindicação de procedimentos invasivos e/ou ao declínio natural da doença, o que nos leva a pensar sobre métodos alternativos de reidratação e administração de medicamentos. Assim, a hipodermóclise vem ganhando espaço como uma via de administração de fluidos eficaz, segura, confortável e de baixo custo para o paciente e seus familiares.[1,2,5-7]

Definição

Hipodermóclise refere-se à administração de grande volume de fluidos no espaço subcutâneo, de forma contínua ou intermitente, que pode ser aplicada nos seguintes sítios de punção: região deltoide, região anterior do tórax, região escapular, região abdominal e faces anterior e lateral das coxas. Também pode ser utilizada para administração de fármacos (denominada terapia subcutânea) e se mostra tão segura e efetiva quanto a via EV.[5,7]

O volume administrado na hipodermóclise tem sua absorção mediada por forças hidrostáticas e osmóticas, que absorvem os fluidos administrados no espaço subcutâneo para a rede venosa. A farmacocinética da hipodermóclise pode ser comparada à da via IM, já que a vascularização do tecido de ambas é semelhante.[2,4,5,7-9]

Nas vias de administração EV e IM, a concentração plasmática é alcançada mais rapidamente em comparação com a via SC; nesta, porém, os níveis plasmáticos se mantêm elevados por mais tempo, minimizando a reincidência dos sintomas e proporcionando maior conforto ao paciente.[4,5,7,9]

Comparada à via SC, a hipodermóclise permite infusão de volumes maiores. Para infusão de soluções de forma intermitente, o volume máximo é de 3.000 mL/24 h, distribuídos em dois sítios de punção. Nos casos de infusão contínua, é recomendado o volume máximo de 125 mL/h.[1,2,5,7] Vale ressaltar que o volume tolerado também varia de acordo com o sítio de punção, sendo a tolerância de até 250 mL na infraclavicular, 1.000 mL na abdominal, 250 mL na deltóidea, 1.000 mL na interescapular e 1.500 mL na região anterolateral da coxa.[1,5,10]

As soluções mais indicadas para hidratação na hipodermóclise são as soluções que contenham eletrólitos. Soluções isotônicas ou hipotônicas não devem ser administradas sem eletrólitos, pois tendem a fluir para o espaço intersticial, ocasionando edemas. As soluções mais indicadas são cloreto de sódio 0,9% ou glicofisiológica.[5] Eletrólitos como cloreto de potássio e cloreto de sódio só podem ser administrados após diluição em volumes superiores a 100 mL.[5,7]

Os fármacos ideais para administração na hipodermóclise são os hidrossolúveis, já que apresentam menor risco de irritação e acúmulo no tecido. Os fármacos com características irritantes não podem ser administrados por essa via, pois possuem características que podem ocasionar lesões e/ou necrose do tecido subcutâneo.[9]

Apesar do reconhecimento e validação da técnica como eficaz e segura, a literatura ainda carece de pesquisas sobre o tema, não havendo padronização no que se refere ao preparo e à administração de medicações por essa via. As bulas dos fármacos não descrevem dosagens, cuidados, preparos, nem esclarecem se a via SC é indicada para aquele medicamento. Assim, a conduta adotada atualmente vem sendo guiada por escassas literaturas internacionais e experiências clínicas, seguindo, geralmente, as mesmas orientações para o uso EV.[2,3,6,10]

Alguns dos fármacos mais administrados por hipodermóclise incluem:[5,10] ampicilina, atropina, cefepima, cetarolaco, ciclizina, ceftriaxona, clonidrato, clorpromazina, clonazepam, dexametasona, diclofenaco, difenidramina, dipirona, ertapeném, fenobarbital, furosemida, fentanila, granisetrona, haloperidol, hioscina (butilbrometo e hidrobrometo), cetamina, levomepromazina, metadona, metoclopramida, meropeném, midazolam, morfina, naproxeno, octreotida, omeprazol, ondansetrona, prometazina, ranitidina e tramadol. Alguns fármacos apresentam incompatibilidade entre si, necessitando ser administrados em sítios diferentes para evitar possíveis reações ou perda de ação do medicamento.[5,7,10]

As principais vantagens e desvantagens da hipodermóclise estão listadas na **Tabela 8.9.1**.

Tabela 8.9.1 Principais vantagens e desvantagens no uso da hipodermóclise

Vantagens
■ Aplicada em ambiente hospitalar ou domiciliar
■ Sem riscos de trombose, embolia, flebite ou sepse
■ Sítios de punção confortáveis, possibilitando maior mobilidade do paciente
■ Não requer monitoramento da formação de coágulos
■ Baixo custo em relação à via endovenosa
■ Maior conforto para o paciente e familiares
■ Punção simples
■ Facilidade em novos sítios de punção
■ Menor possibilidade de sobrecarga cardíaca
■ Pode ser administrada por qualquer membro da equipe de enfermagem
■ Exige menos horas de supervisão técnica
■ Possibilidade de alta hospitalar
Desvantagens
■ Não permite hidratação e/ou reposição de eletrólitos de forma rapida
■ Ajuste de doses com resposta rápida
■ Absorção variável
■ Limite do volume de infusão diário

Fonte: Justino e colaboradores,[1] Takaki e Klein,[3] Zironde e colaboradores,[4] Ferreira e Santos,[5] Academia Nacional de Cuidados Paliativos,[7] Conselho Regional de Enfermagem de São Paulo[8] e Azevedo.[10]

Indicação

Desde a revalidação da técnica com o advento dos cuidados paliativos, a hipodermóclise vem avançando de forma tímida e restrita. No entanto, os benefícios e a indicação da hipodermóclise vão além do que é aplicado nos tratamentos de saúde atuais.[1] Como citado, as publicações e incentivos ao uso da técnica são poucos, resultando em despreparo e resistência por parte da equipe multiprofissional, mesmo quando há indicação em adotar essa via. A resistência acontece principalmente quando o paciente está fora do contexto dos cuidados paliativos e geriatria.[1,3,4,10]

O enfermeiro desempenha um papel fundamental e de grande responsabilidade na avaliação das condições clínicas do paciente, observando se há indicações para início da hipodermóclise e sua posterior manutenção.[3]

Na **Tabela 8.9.2** são listadas as indicações, contraindicações e possíveis reações adversas na terapia por hipodermóclise.[1,4,5,7,8,10]

Tabela 8.9.2 Indicações, contraindicações e reações adversas da hipodermóclise

Indicações	Contraindicações	Reações adversas
■ Rede venosa frágil e impossível de acessar ■ Impossibilidade de hidratação e/ou administração de medicamentos via oral, decorrentes de alterações gastrintestinais, disfagias, lesões na cavidade oral, náuseas e vômitos, fístulas, obstrução intestinal ■ Alteração do nível de consciência ■ Debilidade extrema ■ Prevenção ou tratamento da desidratação leve ou moderada ■ Correção de desequilíbrio hidreletrolítico leve ■ Minimizar sintomas nos cuidados de fim de vida	■ Distúrbios da coagulação ■ Edema ■ Anasarca ■ Áreas com hematomas ■ Áreas com comprometimento da circulação linfática ■ Caquexia por hipotrofia do tecido subcutâneo ■ Desidratação e desnutrição grave ■ Pacientes que já possuem acesso venoso ou que necessitem dele ■ Infecção de pele ■ Emergências ■ Sinais iminentes ou manifestos de choque hipovolêmico ■ Risco de congestão cardíaca	■ Dor ■ Inflamação no local da punção ■ Edemas ■ Necroses teciduais

Fonte: Justino e colaboradores,[1] Zironde e colaboradores,[4] Ferreira e Santos,[5] Academia Nacional de Cuidados Paliativos,[7] Conselho Regional de Enfermagem de São Paulo[8] e Azevedo.[10]

Aspectos legais

O enfermeiro, desde que treinado para a realização da hipodermóclise, tem autonomia para indicar a realização do procedimento. Isso está garantido pela Lei nº 7.498, de 25 de junho de 1986,[11] regulamentada pelo Decreto nº 94.406, de 8 de junho de 1987,[12] que trata do exercício da profissão de enfermagem. No que se refere à punção e à administração de fluidos, o enfermeiro pode delegar aos membros da equipe de enfermagem (técnico e auxiliar de enfermagem), desde que os profissionais sejam treinados, habilitados e capacitados para tal procedimento.

Material necessário

- Bandeja
- Luva de procedimento
- Algodão
- Álcool a 70%
- Cateter agulhado **(Fig.8.9.1A)** (p. ex., escalpe) e cateter não agulhado **(Fig.8.9.1B)** (p. ex., tipo Teflon®, como o Jelco™); o calibre pode variar de 18 a 25 G dependendo da estrutura física e do tecido subcutâneo do paciente;[5,7,10] para pacientes com maior risco de agitação, recomenda-se a utilização de cateteres de Teflon®[13]
- Seringa com 10 mL
- Soro fisiológico 0,9%
- Filme transparente ou gaze estéril
- Fita adesiva hipoalergênica
- Tesoura
- Caneta

Etapas	Justificativas
1. Higienizar as mãos.	Remover os microrganismos que colonizam as camadas superficiais da pele, assim como o suor, a oleosidade e as células mortas, retirando a sujidade propícia à permanência e à proliferação de microrganismos.[14]
2. Reunir os materiais.	Dirigir-se ao paciente com todos os materiais reunidos diminui o tempo de realização do procedimento.
3. Higienizar as mãos.	Remover os microrganismos que colonizam as camadas superficiais da pele, assim como o suor, a oleosidade e as células mortas, retirando a sujidade propícia à permanência e à proliferação de microrganismos.[14]
4. Explicar o procedimento para o paciente e para a família.	Por ser um procedimento pouco conhecido por familiares e pacientes, é importante ressaltar que se espera a formação de edema discreto na região e que a absorção será por meio de difusão.
5. Calçar as luvas.	Utilizar para a proteção individual nos casos de contato com sangue e líquidos corporais e contato com mucosas e pele não íntegra de todos os pacientes.[14]
6. Avaliar o local da punção.	Utilizar as diferentes opções de regiões para realizar o rodízio das punções, como flanco, região infraclavicular, deltóidea, escapular, abdominal, faces anterior, interna ou externa da coxa. Em pacientes com incontinência urinária e em insuficiência vascular periférica, deve-se evitar a face interna da coxa. Respeitar distância de 5 cm entre um sítio e outro.[1,5,8]

(Continua)

8.9 • Administração de medicamentos por hipodermóclise

7. Preencher com solução salina o circuito intermediário do dispositivo a ser instalado.	Retirar o ar presente no circuito intermediário do dispositivo a ser instalado a fim de evitar enfisema subcutâneo.[7]
8. Realizar antissepsia com álcool a 70%.	Remover a microbiota transitória da pele com álcool a 70% por apresentar maior efeito antisséptico com menor abrasividade para a pele.[8]
9. Introduzir o dispositivo escolhido em ângulo de 45°, com bisel voltado para baixo.	Observar os pacientes com pouco tecido adiposo para não ocorrer punção em tecido intradérmico. Aplicar o dispositivo em ângulo de 30° em pacientes emagrecidos e no ângulo de 90° em pacientes obesos.[7]
10. Aspirar cuidadosamente.	Verificar se nenhum capilar foi atingido na punção. Caso haja refluxo de sangue, retirar o dispositivo e realizar punção em novo sítio, respeitando a distância mínima de 5 cm do sítio puncionado.[7]
11. Infundir a solução salina, verificando protuberância no tecido subcutâneo.	Verificar a presença de edema, que tende a ser limitado, pois ocorrerá pelos capilares linfáticos.
12. Fechar o sistema.	Apesar de não haver possibilidade de refluxo, recomenda-se a oclusão do sistema para garantir a assepsia.[5]
13. Realizar fixação do cateter com película semipermeável ou gaze e fita adesiva hipoalergência.	Fixar com material que facilite a avaliação do sítio de punção pelo enfermeiro, sendo o mais indicado a película semipermeável.
14. Retirar as luvas.	Desprezar em lixo infectante.
15. Higienizar as mãos.	Remover os microrganismos que colonizam as camadas superficiais da pele, assim como o suor, a oleosidade e as células mortas, retirando a sujidade propícia à permanência e à proliferação de microrganismos.[14]
16. Anotar procedimento.	Documentar o procedimento com a descrição do tipo, calibre e tamanho da agulha ou cateter, a localização da inserção, o tipo de curativo, as características da infusão e possíveis complicações locais com as intervenções adotadas.[8]

Fonte: Justino e colaboradores,[1] Conselho Regional de Enfermagem de São Paulo,[8] Academia Nacional de Cuidados Paliativos,[7] Ferreira e Santos[5] e Brasil.[14]

A assistência de enfermagem na terapia por hipodermóclise requer do enfermeiro uma avaliação clínica para o planejamento do cuidado a partir da identificação do diagnóstico e da seleção das intervenções para que sejam alcançados os resultados desejados.[15]

A. Punção com cateter agulhado

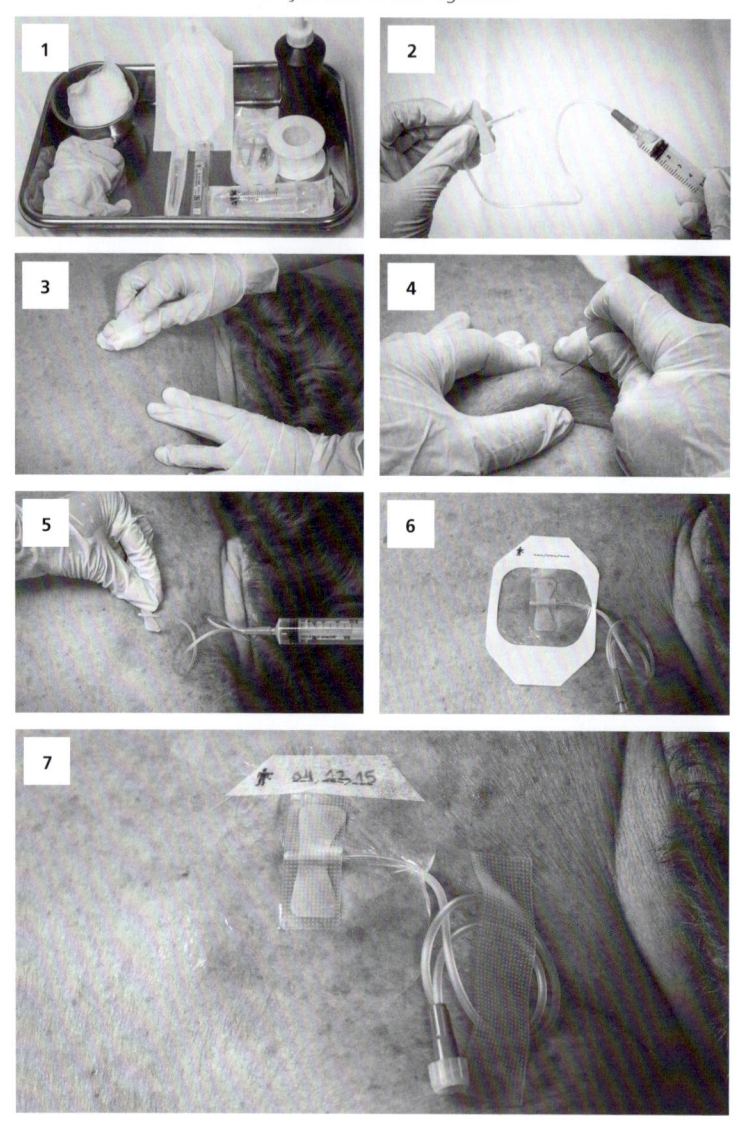

Figura 8.9.1 Punção para hipodermóclise. *(Continua)*
Fonte: Azevedo.[10] Imagens: SB66, Dr. Sergio Monteiro.

8.9 • Administração de medicamentos por hipodermóclise | 199

B. Punção com cateter não agulhado

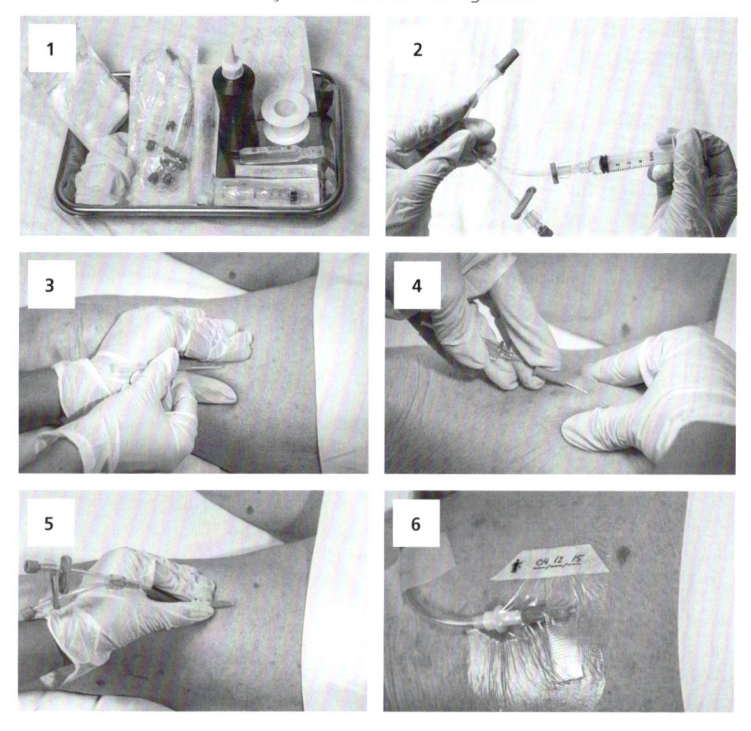

Figura 8.9.1 Punção para hipodermóclise. *(Continuação)*
Fonte: Azevedo.[10] Imagens: SB66, Dr. Sergio Monteiro.

Diagnósticos, intervenções e resultados

Diagnósticos de enfermagem[16]	Intervenções de enfermagem[15]	Resultados de enfermagem[17]
Dor aguda	Controle da dor	Controle da dor
Risco de infecção	Controle de infecção	Controle de riscos
Integridade tissular prejudicada	Cuidado com lesões	Integridade tissular: pele e mucosas

Exercícios *(respostas no final do livro)*

1. Assinale verdadeiro (V) ou falso (F) para as afirmações a seguir:
   ( ) Hipodermóclise refere-se à administração de grande volume de fluidos no espaço subcutâneo.
   ( ) Os locais de administração da hipodermóclise são região deltoide, região anterior do tórax, glúteo, região abdominal e faces anterior e lateral das coxas.
   ( ) O volume máximo para infusão de soluções de forma intermitente é de 3.000 mL/24 horas, distribuídos em dois sítios de punção.
   ( ) A hipodermóclise é indicada para todos os pacientes.

   Marque a sequência correta:
   a. VFVF
   b. VVFF
   c. FVVF
   d. FFVF

2. Em relação à hipodermóclise:
   I. É indicada para pacientes com anasarca.
   II. É indicada para prevenção ou tratamento da desidratação leve ou moderada.
   III. É indicada em situações de emergência.
   IV. É indicada para pacientes com rede venosa frágil.

   Quais afirmativas estão corretas?
   a. I e III.
   b. II, III e IV.
   c. II e IV.
   d. Apenas IV.

Referências

1. Justino ET, Tuoto FS, Kalinke LP, Mantovani MF. Hipodermóclise em pacientes oncológicos sob cuidados paliativos. Cogitare Enferm. 2013;18(1):84-9.
2. Bruno VG. Hypodermoclysis: a literature review to assist in clinical practice. Einstein (Sao Paulo). 2015;13(1):122-8.
3. Takaki CYI, Klein GFS. Hipodermóclise: o conhecimento do enfermeiro em unidade de internação. Conscientiae Saúde. 2010;9(3).
4. Zironde ES, Marzenini NL, Soler VM. Hipodermóclise: redescoberta da via subcutânea no tratamento de indivíduos vulneráveis. CuidArte Enferm. 2014;8(1):55-61.
5. Ferreira KA, Santos AC. Hipodermóclise, proctóclise e administração de medicamentos por via subcutânea. In: Santos FS, editor. Cuidados paliativos: diretrizes, humanização e alívio de sintomas. São Paulo: Atheneu, 2010. p. 263-75.
6. Perera AH, Smith CH, Perera AH. Hipodermoclisis en pacientes con cáncer terminal. Rev Cubana Med. 2011;50(2):150-6.
7. Academia Nacional de Cuidados Paliativos. 2. ed. Manual de cuidados paliativos ANCP. São Paulo: ANCP; 2012. p. 259-69.

8. Conselho Regional de Enfermagem de São Paulo. Parecer COREN-SP 031/2014 – CT. PRCI nº 102.681/2013. Ticket nº 295.806. Ementa: punção e administração de fluidos na hipodermóclise [Internet]. São Paulo: COREN-SP; 2014 [capturado em 12 mar. 2019]. Disponível em: https://portal.coren-sp.gov.br/sites/default/files/parecer_coren_sp_2014_031.pdf.
9. Matoses Chirivella C, Rodríguez Lucena FJ, Sanz Tamargo G, Murcia López AC, Morante Hernández M, Navarro Ruiz A. [Subcutaneous drug administration in palliative care]. Farm Hosp. 2015;39(2):71-9.
10. Azevedo DL, organizador. O uso da via subcutânea em geriatria e cuidados paliativos. 2. ed. Rio de Janeiro: SBGG; 2017.
11. Brasil. Conselho Federal de Enfermagem. Lei nº 7.498, de 25 de junho de 1986. Dispõe sobre a regulamentação do exercício de enfermagem e dá outras providências [Internet]. Diário Oficial da União. 26 jun. 1986;Seção 1:9.273-75 [capturado em 11 mar. 2019]. Disponível em: http://www.cofen.gov.br/lei-n-749886-de-25-de-junho-de-1986_4161.html.
12. Brasil. Decreto nº 94.406, de 8 de junho de 1987. Regulamenta a Lei nº 7.498, de 25 de junho de 1986, que dispõe sobre o exercício da enfermagem e dá outras providências [Internet]. Diário Oficial da União. 9 jun. 1987;Seção 1:8853-5 [capturado em 27 mar. 2016]. Disponível em: http://www.cofen.gov.br/decreto-n-9440687_4173.html.
13. Infusion Nurses Society Brasil. Diretrizes práticas para terapia infusional. [S. l.]: INS Brasil; 2013.
14. Brasil. Agência Nacional de Vigilância Sanitária. Segurança do paciente em serviços de saúde: higienização das mãos. Brasília: ANVISA; 2009.
15. Bulechek MG, Butcher HK, Dochterman JM, Wagner CM. NIC: classificação das intervenções de enfermagem. 6. ed. Rio de Janeiro: Elsevier; 2016.
16. Herdman TH, Kamitsuru S, organizadores. Diagnósticos de enfermagem da NANDA-I: definições e classificação 2018-2020. 11. ed. Porto Alegre: Artmed; 2018.
17. Moorhead S, Johnson M, Maas ML, Swanson E. NOC: classificação dos resultados de enfermagem. 5. ed. Rio de Janeiro: Elsevier; 2016.

8.10
Administração de medicamentos via peridural

Karla Alexsandra de Albuquerque
Lídia Santiago Guandalini
Alba Lucia Bottura Leite de Barros

Introdução

O sistema nervoso central (SNC) é composto basicamente por duas estruturas: encéfalo e medula espinal, a qual se localiza dentro da coluna vertebral e se estende do forame magno até o primeiro ou segundo espaço intervertebral lombar, aproximadamente.[1]

O SNC é envolto por três membranas protetoras – as meninges –, entre as quais circula o líquido cerebrospinal (LCS) **(Fig. 8.10.1)**.[1]

As meninges são membranas sobrepostas de diferentes consistências. A mais externa, a **dura-máter**, é espessa e resistente e está diretamente ligada às estruturas ósseas do crânio ou do canal vertebral. A membrana **aracnoide-máter** é fina e elástica e é semelhante a uma "teia de aranha", situando-se entre a dura-máter e a pia-máter. Já a membrana interna, a **pia-máter**, é fina e delicada, tem contato direto com o encéfalo e a medula espinal e penetra em todas as dobras e sulcos cerebrospinais.[1]

Entre as meninges, há espaços com características diferentes. O **espaço epidural (peridural ou extradural)**, que fica entre a dura-máter e a superfície dos ossos, é formado por gordura e vasos sanguíneos. O **espaço subdural**, localizado entre a dura-máter e a aracnoide-máter, é muito pequeno e composto por pequena quantidade de líquidos. Já o **espaço subaracnóideo** é o espaço que separa a aracnoide-máter da pia-máter. É nesse espaço que circulam vasos sanguíneos e o LCS.[1]

A administração de medicamentos pela via peridural é considerada uma técnica segura, flexível e confortável, mas pode estar associada a um risco de infecções e complicações, como saída acidental do cateter e migração para o espaço subaracnóideo.[2]

8.10 • Administração de medicamentos via peridural

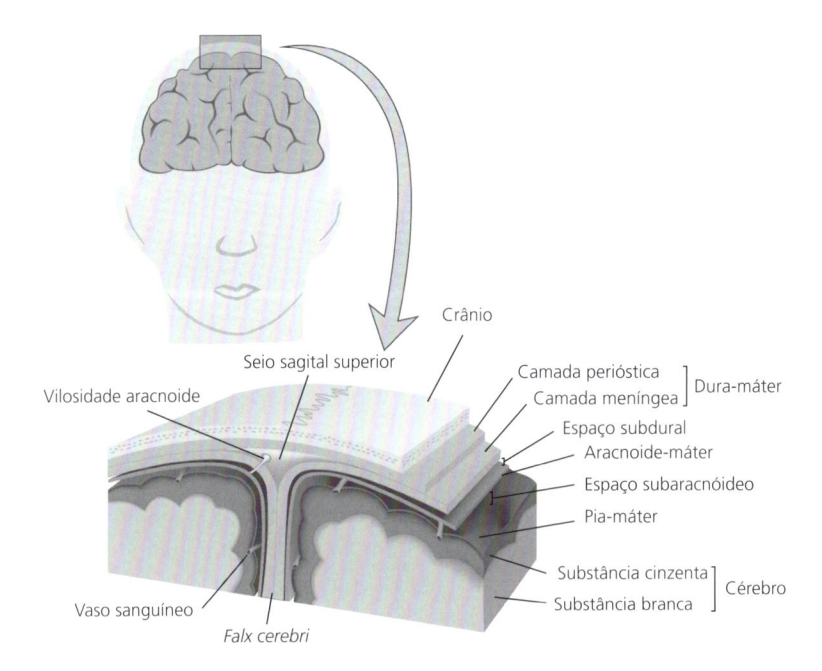

Figura 8.10.1 As meninges do cérebro.
Fonte: Shutterstock.

Definição

É a introdução de substâncias no espaço peridural (ao redor da dura-máter), junto às inserções neuronais, ao nível das vértebras L3 e L4 (sendo a L1 e a L2 pouco usuais) e que, por difusão longitudinal no espaço peridural, chega às raízes nervosas sensitivas e motoras dos nervos espinais. Pode ser utilizada de forma única, repetida (em *bolus*), contínua ou controlada pelo paciente (bomba de infusão programada em gatilho). Ao contrário da administração única, as demais formas necessitam da colocação de um cateter, que permanecerá durante todo o procedimento ou até 48 horas após.[1,3] A **Figura 8.10.2** orienta anatomicamente o espaço a ser abordado.

Indicação

É indicada em analgesias com opioides, por meio do bloqueio das vias sensitivas, sem perda total da sensibilidade como esperado em bloqueios anestésicos; e na aplicação de medicamentos, como corticoides, anticoagulantes e antibióticos. Também é utilizada na anestesia peridural com anestésicos locais em baixas concentrações.[1,4,5]

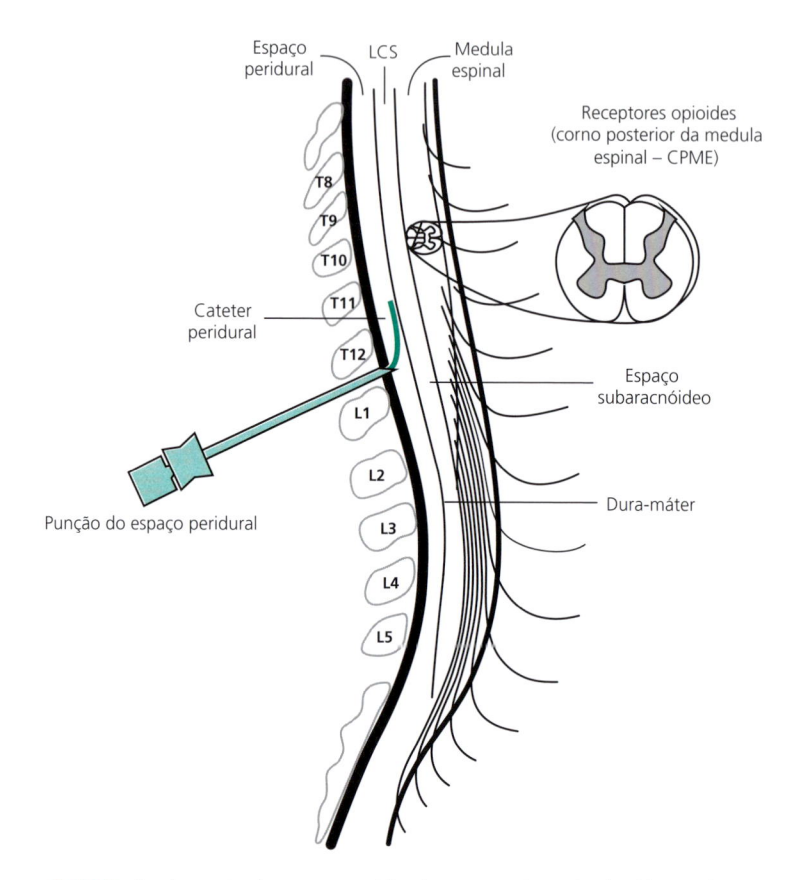

Figura 8.10.2 Implantação do cateter peridural no neuroeixo. LCS, líquido cerebrospinal.

Aspectos legais

A administração de medicamentos por vias superficiais e profundas são atividades regulamentadas pela Lei do Exercício Profissional de Enfermagem. Por ser um procedimento de alta complexidade, a manipulação do cateter em procedimentos como administração de medicamentos e curativos são de responsabilidade do enfermeiro (Lei nº 7.498, de 25 de junho de 1986,[6] Art. 11, inciso I; Decreto nº 94.406, de 8 de junho de 1987[7]), pois o deslocamento ou a saída inadvertida da via pode causar iatrogenias e diversas complicações ao paciente, como cisto epidérmico,[8] fístulas cutâneas,[5] abscesso peridural,[9,10] hematoma peridural,[11,12] meningite, complicações neurológicas e infecção no local da punção.

Material necessário

- Bandeja
- Etiqueta para identificação
- Caneta
- Medicamento preparado conforme prescrição médica
- Luvas de procedimento e/ou luva estéril
- Gaze estéril
- Álcool etílico a 70% ou clorexidina alcoólica
- Seringa de 10 mL
- Agulha(s)
- Esparadrapo hipoalergênico
- Esfigmomanômetro
- Estetoscópio

Etapas	Justificativas
1. Separar todo o material, organizá-lo e identificá-lo. Conferir nome completo do paciente, prescrição médica e medicamento preparado.	Minimizar os riscos de erros e eventos adversos, seguindo o protocolo de segurança na prescrição, uso e administração de medicamentos do Ministério da Saúde e da Agência Nacional de Vigilância Sanitária (Anvisa) e a regra dos "9 certos" na administração segura de medicamentos (Cap. 8.1): paciente certo, medicamento certo, via certa, hora certa, dose certa, registro certo da administração, orientação certa, forma certa e resposta certa.[13]
2. Orientar o paciente sobre o procedimento e os cuidados necessários.	Estudos mostram que informações fornecidas pelos profissionais reduzem significativamente a ansiedade e são essenciais para a adesão e a colaboração do paciente em seu tratamento.[14]
3. Verificar sinais vitais (pressão arterial, pulso, frequência respiratória, temperatura, dor).	Confere confiança para a realização do procedimento.[15]
4. Colocar o paciente na posição sentada ou em decúbito dorsal, expondo a área a ser manipulada.	Essas posições permitem uma maior visualização da área e do cateter, além da difusão bilateral simétrica do fármaco administrado.[1]
5. Higienizar as mãos e calçar luvas de procedimento.	Diminuir os riscos biológicos e garantir a segurança do trabalhador, segundo a Norma Regulamentadora 32 (NR 32).[16]

(Continua)

6. Realizar a desinfecção da tampa do cateter peridural com álcool a 70% ou clorexidina alcoólica, conforme protocolo institucional, e gaze estéril; retirá-la e acondicionar em local protegido.	Diminuir os riscos biológicos e a contaminação da via pela manipulação, segundo a NR 32.[16]
7. Conectar a seringa (contendo a medicação preparada ao cateter peridural), protegendo sua entrada com a gaze estéril.	
8. Realizar aspiração do cateter, observando a saída de qualquer tipo de fluido.	Esse procedimento irá confirmar o correto posicionamento do cateter no espaço peridural, onde não deverá haver líquidos, como sangue ou líquido cerebrospinal.[1] Caso haja retorno de secreção, suspender o procedimento imediatamente e comunicar ao médico responsável.[1]
9. Injetar a solução lentamente.	Como o espaço peridural não possui líquidos e é um espaço pequeno, a introdução rápida de líquidos poderá ocasionar cefaleias e desconfortos para o paciente.[1]
10. Recolocar a tampa do cateter peridural.	
11. Recolher o material e colocá-lo na bandeja.	Manter o ambiente limpo e seguro, evitando acidentes com materiais perfurocortantes ou biológicos, segundo a NR 32.[16]
12. Descartar materiais em locais apropriados.	Materiais perfurocortantes deverão ser desprezados em caixa apropriada e luvas e gazes em sacos plásticos específicos para resíduos biológicos.[16]
13. Higienizar as mãos utilizando técnica apropriada.	A lavagem adequada das mãos é considerada medida primária no controle da disseminação de agentes infecciosos.[17]
14. Verificar sinais vitais após a introdução da medicação e manter o paciente sentado por 30 minutos.	Qualquer alteração dos sinais vitais deverá ser comunicada imediatamente. A posição sentada evita deslocamentos do cateter após sua manipulação.
15. Verificar o horário da administração de medicamentos na prescrição médica e realizar o registro de enfermagem com o procedimento executado e intercorrências.	O registro de enfermagem é parte do processo de enfermagem e possibilita a comunicação entre a equipe de enfermagem e de saúde e pode ser utilizado com a finalidade de ensino, pesquisa, evidência ética e legal e para auditoria e avaliação da qualidade da assistência. Além disso, consta como um dever do enfermeiro na Lei do Exercício Profissional de Enfermagem (Lei 5.905/73, Lei 7.498/86 e Decreto 94.406/87).[5,7,18]

Diagnósticos, intervenções e resultados

Diagnósticos de enfermagem[19]	Intervenções de enfermagem[20]	Resultados de enfermagem[21]
Dor aguda ou dor crônica	Administração de medicamentos: intraespinal Controle da dor	Controle da dor (Obs.: Pode-se utilizar escalas unidimensionais ou multidimensionais para mensuração da dor, como escala visual analógica ou escala de McGuill.) Conhecimento: controle da dor
Risco de infecção	Proteção contra infecção Controle da infecção	Gravidade da infecção
Distúrbio no padrão de sono	Melhora do sono	Sono
Risco de sangramento	Administração de medicamentos: intraespinal	Gravidade da perda de sangue

Cuidados para possíveis complicações do cateter peridural[22]

- Avaliar a inserção do cateter a cada turno, atentando-se para a presença de sinais flogísticos na região, como edema, calor, rubor, dor e sinais de infecção com saída de secreções purulentas.
- Verificar sinais de diminuição sensitiva e das funções motoras dos membros inferiores; em caso positivo, comunicar a equipe médica.
- No caso de pacientes que têm a retirada do cateter peridural programada, avaliar, junto ao grupo da dor, o melhor aprazamento do anticoagulante.
- Avaliar alterações no posicionamento, integridade do cateter, presença de LCS ou sangue no cateter ao aspirar e dor no momento da administração da solução, já que o cateter pode ter migrado para o vaso sanguíneo.
- Na presença de sinais e sintomas de hipotensão, diminuição do nível de consciência ou depressão respiratória, não administrar o medicamento prescrito e comunicar o médico.
- Realizar a troca programada do curativo ou quando houver sinais de sangramento/sujidade na inserção do cateter, utilizando técnica asséptica e curativo transparente estéril.
- Comunicar imediatamente ao médico responsável qualquer alteração nos sinais vitais antes, durante ou após a administração do medicamento, pois o paciente poderá apresentar hipotensão, bradicardia, taquicardia, arritmia e depressão respiratória.

Exercícios *(respostas no final do livro)*

1. Qual o local indicado para a administração de medicação via peridural?
   a. No espaço localizado entre a dura-máter e a aracnoide-máter, que é adaptado para receber quantidades de líquidos
   b. Após a membrana pia-máter, junto ao LCS, facilitando sua ação
   c. Entre a dura-máter e as vértebras, no espaço composto por gordura e vasos sanguíneos, que facilitam a rápida absorção e difusão do medicamento
   d. Entre a dura-máter e a pia-máter, local com maior diâmetro, impedindo, assim, lesão de estruturas nervosas

2. Os cuidados referentes à manipulação do cateter peridural, de acordo com a Lei do Exercício Profissional de Enfermagem, são responsabilidade de qual profissional?
   a. Enfermeiro anestesista com supervisão de médico anestesista
   b. Técnico de enfermagem com supervisão do enfermeiro
   c. Enfermeiro
   d. Qualquer membro da equipe de enfermagem

Referências

1. Martins PA. Via epidural em analgesia pós-operatória. Porto: APED Dor; 2006.
2. Iksilara MC, Diccini S, Barbosa DA. [Infection incidence in patients with tunneled peridural catheter]. Rev Bras Enferm. 2005;58(2):152-5.
3. França MA, Araujo SA, Abreu EMF, Jorge JC. Anestesia peridural: vantagens e desvantagens na prática anestésica atual. Rev Med Minas Gerais. 2015;25(S4):S36-S47.
4. Müller H, Vogelsberger W, Aigner K, Herget HF, Hempelmann G. [Continuous peridural opiate administration with an implanted pump. Implantation technic and 1st results]. Reg Anaesth. 1983;6(3):47-51.
5. Fedriani de Matos JJ, Quintero Salvago AV, Gómez Cortés MD. Cerebrospinal fluid cutaneous fistula following obstetric epidural analgaesia. Case report. Rev Esp Anestesiol Reanim. 2017;64(8):476-8.
6. Brasil. Conselho Federal de Enfermagem. Lei nº 7.498, de 25 de junho de 1986. Dispõe sobre a regulamentação do exercício de enfermagem e dá outras providências [Internet]. Diário Oficial da União. 26 jun. 1986;Seção 1:9.273-75 [capturado em 11 mar. 2019]. Disponível em: http://www.cofen.gov.br/lei-n-749886-de-25-de-junho-de-1986_4161.html.
7. Brasil. Decreto nº 94.406, de 8 de junho de 1987. Regulamenta a Lei nº 7.498, de 25 de junho de 1986, que dispõe sobre o exercício da enfermagem e dá outras providências [Internet]. Diário Oficial da União. 9 jun. 1987;Seção 1:8853-5 [capturado em 27 mar. 2016]. Disponível em: http://www.cofen.gov.br/decreto-n-9440687_4173.html.
8. Schlipköter M, Grieser T, Forst H. [Unusual complication following placement of an epidural catheter]. Anaesthesist. 2017;66(7):506-510.

9. Juárez-Adame FM, Ruiz-Rubio Y, Zavalza-Gómez AB. [Acetazolamide in the resolution of cerebrospinal fluid cutaneous fistula after peridural analgesia: case report]. Cir Cir. 2015;83(1):43-5.
10. Sanders RA, Bendel MA, Moeschler SM, Mauck WD. Epidural hematoma following interlaminar epidural injection in patient taking aspirin. Reg Anesth Pain Med. 2018;43(3):310-2.
11. Chien GC, McCormick Z, Araujo M, Candido KD. The potential contributing effect of ketorolac and fluoxetine to a spinal epidural hematoma following a cervical interlaminar epidural steroid injection: a case report and narrative review. Pain Physician. 2014;17(3):E385-95.
12. Böhle H, Fröhlich J, Laufenberg-Feldmann R. [Risk consideration for peridural catheter removal in acute coronary syndrome. Epidural hematoma versus stent thrombosis]. Anaesthesist. 2014; 63(8-9):651-5.
13. Brasil. Ministério da Saúde. Protocolo de segurança na prescrição, uso e administração de medicamentos: protocolo coordenado pelo Ministério da Saúde e ANVISA em parceria com FIOCRUZ e FHEMIG. Brasília: Ministério da Saúde; 2013.
14. Borges CS. Relação entre informação e redução da ansiedade em pacientes a serem submetidos ao cateterismo cardíaco [Internet]. Psicologado. Fev. 2012 [capturado em 13 mar. 2019]. Disponível em: https://psicologado.com.br/atuacao/psicologia-hospitalar/relacao-entre-informacao-e-reducao-da-ansiedade-em-pacientes-a-serem-submetidos-ao-cateterismo-cardiaco.
15. Conselho Regional de Enfermagem de Pernambuco. Parecer Técnico COREN-PE nº 041/2016. Profissional que deve realizar aferição de pressão arterial [Internet]. Recife: COREN-PE; 2016 [capturado em 13 mar. 2019]. Disponível em: http://www.coren-pe.gov.br/novo/parecer-tecnicocoren-pe-no-0412016_8124.html.
16. Brasil. Ministério do Trabalho e Emprego. Portaria nº 485, de 11 de novembro de 2005. Aprova a norma regulamentadora nº 32 (Segurança e saúde no trabalho em estabelecimentos de saúde). Diário Oficial da União. 16 nov. 2005;Seção 1:80-94.
17. Brasil. Agência Nacional de Vigilância Sanitária. Segurança do paciente em serviços de saúde: higienização das mãos. Brasília: ANVISA; 2009.
18. Brasil. Conselho Federal de Enfermagem. Guia de recomendações para registro de enfermagem no prontuário do paciente e outros documentos de enfermagem. Brasília: COFEN; 2016.
19. Herdman TH, Kamitsuru S, organizadores. Diagnósticos de enfermagem da NANDA-I: definições e classificação 2018-2020. 11. ed. Porto Alegre: Artmed; 2018.
20. Bulechek MG, Butcher HK, Dochterman JM, Wagner CM. NIC: classificação das intervenções de enfermagem. 6. ed. Rio de Janeiro: Elsevier; 2016.
21. Moorhead S, Johnson M, Maas ML, Swanson E. NOC: classificação dos resultados de enfermagem. 5. ed. Rio de Janeiro: Elsevier; 2016.
22. Pasin S, Schnath F. Nursing Care of Epidural Analgesia. Revista HCPA. 2007;27(2):69-73.

8.11
Administração de medicamentos via sonda enteral

Tânia A. Moreira Domingues
Ana Cristina Tripoloni

Introdução

A sonda enteral é um dispositivo destinado a suprir as necessidades nutricionais do paciente, representando uma possibilidade terapêutica de manutenção ou recuperação do estado nutricional. Entretanto, na maioria das vezes, a sonda também é utilizada para administração de medicamentos.[1]

Definição

É a administração de fármacos por sondas digestivas (sonda via nasogástrica, nasoentérica ou ostomias) como via alternativa para a administração de medicamentos.[1-3]

A administração de medicamentos por sonda necessita que estes estejam na forma líquida (soluções, suspensões, elixires). Nem sempre, no entanto, há essa disponibilidade, podendo, então, ser utilizadas formas farmacêuticas sólidas (comprimidos sem revestimento, mastigáveis, revestidos, drágeas, cápsulas), que devem ser transformadas em líquidas, desde que observadas as propriedades físico-químicas de cada medicamento. É importante esclarecer que nenhum fármaco deve ser adicionado dentro da solução de nutrição enteral (NE). Esta via deve ser usada quando não houver possibilidade de outra via.[1,3-5]

Indicação

Casos em que não há nenhuma outra forma de administrar o medicamento; inadequação neurológica ou mecânica que comprometa o uso da via oral.[2,3]

Aspectos legais

É de reponsabilidade do enfermeiro estabelecer o acesso enteral por via orogástrica ou transpilórica para a administração da NE e garantir que a via de acesso seja mantida.[4,6-8]

Material necessário

- Bandeja
- Luvas de procedimento
- Medicamento(s)
- Etiqueta
- Caneta
- Triturador de comprimidos (preferencialmente de porcelana ou vidro)
- Água destilada
- Seringa de 10 ou 20 mL (uma para cada medicamento, uma para teste da sonda e uma para lavagem da sonda entre os medicamentos)
- Copo plástico descartável
- Estetoscópio
- Máscara cirúrgica
- Óculos de proteção
- Gaze

Etapas	Justificativas
1. Higienizar as mãos.	Segurança do paciente: reduzir, a um mínimo aceitável, o risco de dano desnecessário associado à atenção à saúde.[4,8] Diminuir o risco biológico e a probabilidade da exposição ocupacional a agentes biológicos.[6]
2. Confirmar a prescrição médica, o paciente e os medicamentos que devem ser administrados pela via enteral.	Realizar avaliação das prescrições contendo os medicamentos a serem administrados via sonda enteral, considerando a compatibilidade com a via e técnica de preparo, interações entre os medicamentos e a nutrição enteral e o potencial para ocasionar reações adversas gastrintestinais ou efeito subterapêutico.[7,8]
3. Conferir, na prescrição médica, as possíveis alergias medicamentosas.	Segurança do paciente: reduzir, a um mínimo aceitável, o risco de dano desnecessário associado à atenção à saúde.[4,8]
4. Conferir a compatibilidade farmacológica do medicamento de acordo com a posição da sonda no trato digestório, assim como possíveis incompatibilidades medicamento-nutriente.	Elixires, soluções e suspensões são mais recomendados que xaropes, pois estes são mais viscosos e propensos a obstruir a sonda quando em contato com a nutrição enteral.

(Continua)

	Preparações líquidas hiperosmolares com grande quantidade de sorbitol podem provocar quadro de intolerância gastrintestinal, como diarreia, cólica, distensão abdominal e vômito, não devendo ser administradas rapidamente no estômago, nem diretamente no intestino.
A absorção de um fármaco pode ser otimizada com a interrupção da dieta 1 hora antes e reinício 2 horas após sua administração.
Para os fármacos cuja absorção dependa do esvaziamento gástrico e a sonda seja de posição gástrica, a dieta deve ser interrompida 30 a 60 minutos antes e reiniciada 30 minutos após a administração do medicamento.[9]
Incompatibilidade entre nutrientes e medicamentos pode provocar obstrução da sonda ou reduzir a biodisponibilidade do fármaco.[10]
Administração de fármacos com valores extremos de pH – abaixo de 4 ou acima de 10 –, juntamente com a nutrição enteral, traz o risco de precipitação e consequente obstrução da sonda.[7,8,10]
5. Identificar o medicamento (etiqueta contendo nome e sobrenome, leito, nome do medicamento, dose, horário, via de administração [ou conforme protocolo institucional]).	Segurança do paciente: reduzir, a um mínimo aceitável, o risco de dano desnecessário associado à atenção à saúde.[4,8]
6. Preparar o medicamento no momento da administração.	Diminuir a possibilidade de reações físico-químicas no fármaco decorrentes do tempo de preparo e da exposição à luz.[11]
Diminuir o risco biológico e a probabilidade da exposição ocupacional a agentes biológicos.[6]
7. Higienizar as mãos.	Segurança do paciente: reduzir, a um mínimo aceitável, o risco de dano desnecessário associado à atenção à saúde.[4,8]
Diminuir o risco biológico e a probabilidade da exposição ocupacional a agentes biológicos.[6]
8. Comprimidos: retirar da embalagem e colocar no triturador. Triturar até se tornar pó, diluir em 10 a 30 mL de água destilada e aspirar.	Caso haja necessidade de trituração do medicamento, isso deve ser feito até que ele seja transformado em um pó fino.
A diluição deve ser feita em 10 a 30 mL de água estéril.
A utilização de pilão de madeira ou alumínio pode acarretar em resíduos dos fármacos, contribuindo para interações e contaminações.[10]
Não é recomendável a trituração de medicamentos teratogênicos, carcinogênicos, citotóxicos, hormônios,

(Continua)

8.11 • Administração de medicamentos via sonda enteral — 213

	análogos de prostaglandina e daqueles potencialmente alergênicos.[10,11] Não é recomendada a utilização de água potável ou mineral, uma vez que os íons presentes, como cloro, cálcio e magnésio, podem interagir com alguns fármacos e reduzir sua biodisponibilidade, além de apresentar qualidade microbiológica inferior à água destilada.[9]
9. Soluções: aspirar a dose prescrita e diluir em 10 a 60 mL de água destilada (de acordo com o fármaco).	Prevenir a obstrução das sondas e a ocorrência de intolerância gastrintestinal.[1,9]
10. Colar a etiqueta de identificação na seringa com o medicamento.	Segurança do paciente: reduzir, a um mínimo aceitável, o risco de dano desnecessário associado à atenção à saúde.[4,8]
11. Proteger a seringa com a própria embalagem e não colocar agulha (manter o bico da seringa voltado para a parte da embalagem selada, protegendo-a).	Segurança do paciente: reduzir, a um mínimo aceitável, o risco de dano desnecessário associado à atenção à saúde.[4,8] Diminuir o risco biológico e a probabilidade da exposição ocupacional a agentes biológicos.[6]
12. Repetir o procedimento separadamente, utilizando uma seringa para cada medicamento prescrito no mesmo horário.	Segurança do paciente: reduzir, a um mínimo aceitável, o risco de dano desnecessário associado à atenção à saúde.[4,8] Diminuir o risco biológico e a probabilidade da exposição ocupacional a agentes biológicos.[6]
13. Reunir o material (medicamento[s], estetoscópio, luvas, óculos de proteção, máscara, água destilada, gaze, seringa vazia) em uma bandeja.	Segurança do paciente: reduzir, a um mínimo aceitável, o risco de dano desnecessário associado à atenção à saúde.[4,8] Diminuir o risco biológico e a probabilidade da exposição ocupacional a agentes biológicos.[6]
14. Levar a prescrição médica e a bandeja ao quarto do paciente e colocá-la em uma mesa auxiliar limpa.	Segurança do paciente: reduzir, a um mínimo aceitável, o risco de dano desnecessário associado à atenção à saúde.[4,8]
15. Higienizar as mãos.	Segurança do paciente: reduzir, a um mínimo aceitável, o risco de dano desnecessário associado à atenção à saúde.[4,8] Diminuir o risco biológico e a probabilidade da exposição ocupacional a agentes biológicos.[6]
16. Conferir o nome completo do paciente que consta na prescrição, no medicamento e na pulseira de identificação. Conferir com o paciente (e/ou responsável legal) se ele possui alergia ao medicamento; caso afirmativo, se ele está com pulseira indicativa de alergia.	Segurança do paciente: reduzir, a um mínimo aceitável, o risco de dano desnecessário associado à atenção à saúde.[4,8]

(Continua)

17. Explicar o procedimento ao paciente, à família e/ou ao cuidador.	Proporcionar ao paciente uma assistência de enfermagem humanizada, mantendo-o informado de sua evolução.[12] A equipe de enfermagem deve facilitar o intercâmbio entre os pacientes submetidos à terapia medicamentosa e suas famílias, visando minimizar receios e apreensões quanto à terapia implementada.[8,12]
18. Pedir ao paciente para se sentar ou elevar a cabeceira do seu leito a 30-45°. Mantê-lo nessa posição durante toda a infusão do medicamento.	Para a prevenção da broncoaspiração, recomenda-se elevação da cabeceira da cama em 30-45°.[13]
19. Higienizar as mãos.	Segurança do paciente: reduzir, a um mínimo aceitável, o risco de dano desnecessário associado à atenção à saúde.[4,8] Diminuir o risco biológico e a probabilidade da exposição ocupacional a agentes biológicos.[6]
20. Calçar as luvas de procedimento.	Diminuir o risco biológico e a probabilidade da exposição ocupacional a agentes biológicos.[6]
21. Pausar a dieta enteral.	Recomenda-se que a administração do medicamento seja feita após uma pausa da dieta de 30 a 60 minutos até 2 horas, e o reinício, após 15 a 30 minutos até 2 horas (de acordo com as características específicas do medicamento). Recomenda-se que o reinício da dieta seja feito em tempo hábil para evitar comprometimento do estado nutricional.[9]
22. Em paciente com gastrostomia, abrir o cateter, conectar a seringa de 10 mL vazia e aspirar para verificar a permeabilidade e se está no local correto (pela presença de resíduo gástrico). Em paciente com sonda enteral, abrir e conectar a seringa vazia na sonda e aspirar; caso não haja retorno de resíduo, injetar 20 mL de ar e auscultar o quadrante superior esquerdo do abdome (em sonda pós-pilórica, pode não haver resíduo ao aspirar). Verificar também se a fixação da sonda está correta e se ela não se deslocou. Em caso de dúvida, não continuar o procedimento e solicitar a avaliação de um enfermeiro ou de um médico (quando administrado por técnico de enfermagem).	A adaptação da seringa indicada deve ser feita em condições de rigorosa assepsia para que se proceda à administração do medicamento.[14] Segurança do paciente: reduzir, a um mínimo aceitável, o risco de dano desnecessário associado à atenção à saúde.[4,7]
23. Realizar a lavagem da sonda antes da administração de cada medicamento com 5 a 30 mL de água estéril.	Evitar a interação entre fármacos e nutrientes e a obstrução da sonda.[9]

(Continua)

8.11 • Administração de medicamentos via sonda enteral

24. A seringa contendo o medicamento deve ser adaptada à sonda, utilizando gaze como apoio; injetar lentamente toda a medicação.	A adaptação da seringa indicada deve ser em condições de rigorosa assepsia para que se proceda à administração do medicamento.[14,15]
25. Lavar novamente a sonda, administrando de 5 a 30 mL de água destilada.	Para diminuir a possibilidade de interação fármaco-nutriente, irrigar a sonda antes e após a administração de fármacos, a fim de prevenir interações farmacológicas e físicas, como granulação e formação de gel, que podem causar obstrução da sonda, assim como diminuir ou aumentar a biodisponibilidade do fármaco em casos de interação.[9,12]
26. Desconectar a seringa e fechar a sonda.	Diminuir o risco biológico e a probabilidade da exposição ocupacional a agentes biológicos.[6]
27. Retirar as luvas de procedimento e descartá-las junto com os materiais utilizados em saco plástico para resíduos.	Diminuir o risco biológico e a probabilidade da exposição ocupacional a agentes biológicos.[6]
28. Higienizar as mãos.	Segurança do paciente: reduzir, a um mínimo aceitável, o risco de dano desnecessário associado à atenção à saúde.[4,8] Diminuir o risco biológico e a probabilidade da exposição ocupacional a agentes biológicos.[6]
29. Deixar o paciente confortável.	Segurança do paciente: reduzir, a um mínimo aceitável, o risco de dano desnecessário associado à atenção à saúde.[4,8]
30. Recolher o material e desprezá-lo no expurgo, em lixo para resíduo infectante.	Diminuir o risco biológico e a probabilidade da exposição ocupacional a agentes biológicos.[6]
31. Lavar a bandeja com água e sabão, secá-la com papel-toalha e fazer a desinfecção com álcool a 70%.	Diminuir o risco biológico e a probabilidade da exposição ocupacional a agentes biológicos.[6]
32. Higienizar as mãos.	Segurança do paciente: reduzir, a um mínimo aceitável, o risco de dano desnecessário associado à atenção à saúde.[4,8] Diminuir o risco biológico e a probabilidade da exposição ocupacional a agentes biológicos.[6]
33. Verificar o horário da administração do medicamento na prescrição médica, registrar o procedimento realizado e intercorrências na anotação de enfermagem. Incluir o volume administrado no balanço hídrico, se houver indicação. Assinar e carimbar.	Segurança do paciente: reduzir, a um mínimo aceitável, o risco de dano desnecessário associado à atenção à saúde.[4,7]

Diagnósticos, intervenções e resultados

Diagnósticos de enfermagem[16]	Intervenções de enfermagem[17]	Resultados de enfermagem[18]
Risco de infecção	Controle de infecção Proteção contra infecção	Controle de riscos: processo infeccioso Preparo pré-procedimento
Risco de aspiração	Cuidados com sondas: gastrintestinal Cuidados com sondas/drenos	Prevenção de aspiração

Exercícios *(respostas no final do livro)*

1. Assinale a alternativa que apresenta um cuidado na administração de medicamentos via sonda nasogástrica/nasoentérica:
   a. Observar as propriedades físico-químicas dos medicamentos.
   b. Observar as interações medicamento × alimento.
   c. Colocar o paciente em decúbito elevado para administrar o medicamento.
   d. Todas as alternativas estão corretas.

2. Assinale a alternativa correta no que diz respeito à administração via enteral:
   a. O medicamento deve ser triturado e, após, diluído na dieta para ser administrado para que não obstrua a sonda.
   b. A sonda deve ser lavada antes e após a administração do medicamento, com 10 mL de soro fisiológico, para que não ocorra obstrução da sonda.
   c. Antes da administração do medicamento, é necessário injetar 20 mL de ar e auscultar a região epigástrica para avaliar se a sonda está posicionada corretamente.
   d. No caso de serem utilizados comprimidos, avaliar se é possível triturá-los e diluí-los; após, triturar um a um e administrá-los separadamente.

Referências

1. Boletim ISMP. Preparo e administração de medicamentos via sonda enteral ou ostomias. Belo Horizonte: ISM. V. 4, n. 4, dez. 2015.
2. Reis NT. Nutrição clínica: interações. Rio de Janeiro: Rubio; 2004.
3. Renovato RD, Carvalho PD, Rocha RSA. Investigação da técnica de administração de medicamentos por sondas enterais em hospital geral. Rev Enferm. 2010;18(2):173-8.

4. Brasil. Agência Nacional de Vigilância Sanitária. Resolução-RDC nº 36, de 25 de julho de 2013. Institui ações para a segurança do paciente em serviços de saúde e dá outras providências. Diário Oficial da União. 26 jul. 2013;Seção 1:32-3.
5. Cervo AS, Magnago TSBS, Carollo JB, Chagas BP, Oliveira AS, Urbanetto JS. Eventos adversos relacionados ao uso de terapia nutricional enteral. Rev Gaúcha Enferm. 2014;35(2):53-9.
6. Brasil. Ministério do Trabalho e Emprego. NR 32 – Segurança e saúde no trabalho em serviços de saúde [Internet]. Brasília: Ministério do Trabalho; 2011 [capturado em 22 abr. 2019]. Disponível em: http://www.trabalho.gov.br/images/Documentos/SST/NR/NR32.pdf.
7. Empresa Brasileira de Serviços Hospitalares, Ministério da Educação. Recomendações para administração de medicamentos via sonda. Dourados: HU-UFGD; 2017.
8. Conselho Regional de Enfermagem de São Paulo. Uso seguro de medicamentos: guia para preparo, administração e monitoramento. São Paulo: COREN-SP; 2017.
9. Lopes DMA, Gomes EV, Madeira LS, Aguiar MCR. Revisão sobre o uso de fármacos através de sondas digestivas: um estudo de base hospitalar. Rev Bras Farm Hosp Serv Saúde. 2013;4(2):6-13.
10. Wohlt PD, Zheng L, Gunderson S, Balzar SA, Johnson BD, Fish JT. Recommendations for the use of medications with continuous enteral nutrition. Am J Health Syst Pharm. 2009;66(16):1458-67.
11. Hoefler R, Vidal JS. Administração de medicamentos por sonda. Boletim farmacoterapêutica. 2009;14(3/4):1-4.
12. Silva MFB, Brito PD, Guaraldo L. Medicamentos orais de uma unidade hospitalar: adequação ao uso por cateteres enterais. Rev Bras Enferm. 2016;69(5):847-54.
13. Brasil. Conselho Federal de Enfermagem. Resolução nº 453, de 16 de janeiro de 2014. Aprova a Norma Técnica que dispõe sobre a atuação da equipe de enfermagem em terapia nutricional. Diário Oficial da União. 28 jan. 2014;Seção 1:78-9.
14. Sociedade Brasileira de Nutrição Parenteral Enteral, Associação Brasileira de Nutrologia. Terapia nutricional: administração e monitoramento. São Paulo: AMB; 2011. Projeto Diretrizes.
15. Brasil. Agência Nacional de Vigilância Sanitária. Resolução-RDC nº 63, de 6 de julho de 2000. Diário Oficial da União. 7 jul. 2000;Seção 1:89.
16. Herdman TH, Kamitsuru S, organizadores. Diagnósticos de enfermagem da NANDA-I: definições e classificação 2018-2020. 11. ed. Porto Alegre: Artmed; 2018.
17. Bulechek MG, Butcher HK, Dochterman JM, Wagner CM. NIC: classificação das intervenções de enfermagem. 6. ed. Rio de Janeiro: Elsevier; 2016.
18. Moorhead S, Johnson M, Maas ML, Swanson E. NOC: classificação dos resultados de enfermagem. 5. ed. Rio de Janeiro: Elsevier; 2016.

8.12
Administração de medicamentos com cateter agulhado

Talita Raquel dos Santos
Camila Takáo Lopes

Introdução

A administração de terapia endovenosa por meio de acesso vascular periférico é comum nas práticas de cuidado em saúde e exige capacitação técnico-científica por parte dos profissionais, a fim de evitar complicações, como flebite, infiltração, hematoma, trombose e tromboflebite.[1] Essa administração pode ser realizada utilizando-se cateteres agulhados e sobre agulha.

Definição

Cateteres agulhados, conhecidos como escalpes ou *butterfly*, são feitos de aço inoxidável biocompatível, não flexíveis. São classificados com números ímpares, variando do 19 ao 27, medindo 1,25 a 3 cm de comprimento. As asas geralmente são de borracha ou plástico, e o tubo flexível estende-se por trás delas, variando de 7,5 a 30 cm de comprimento.[2]

Indicação

Esses cateteres são utilizados geralmente para terapia de curta duração (menor que 24 horas), como terapia de dose única, administração de medicamento endovenoso em *bolus* (tempo inferior a 1 minuto) ou para coleta de sangue, pois podem facilmente perfurar a veia inadvertidamente após sua instalação, incorrendo em alto risco para infiltração e/ou extravasamento.[2]

Aspectos legais

A Resolução-RDC nº 45, de 12 de março de 2003,[3] da Anvisa estabelece: "A responsabilidade pelo preparo das soluções parenterais pode ser uma atividade individual ou conjunta do enfermeiro e do farmacêutico". No entanto, o enfermeiro é o responsável pela administração das soluções parenterais e prescrição dos cuidados de enfermagem em âmbito hospitalar, ambulatorial e domiciliar.

Como mencionado, a terapia endovenosa é de responsabilidade legal do enfermeiro, podendo ser realizada por profissionais de nível médio desde que sob supervisão do enfermeiro, mesmo em cenários de alta complexidade.[3,4]

A punção de veias periféricas pode ser realizada pela equipe de enfermagem, desde que capacitada, de modo seguro, evitando complicações ao paciente.

A veia jugular representa uma das últimas opções para a punção venosa periférica, devido aos riscos de punção acidental da artéria carótida, ocorrência de pneumotórax e embolia gasosa. Considerando-se os aspectos éticos e legais da prática profissional de enfermagem, a punção da veia jugular externa é de competência do enfermeiro.[4,5]

Material necessário

- Bandeja
- Luvas de procedimento
- Garrote
- Cateter agulhado de calibre adequado
- Dispositivo estéril de fixação de cateter
- Seringa
- Agulha de maior calibre para preparo de medicação
- Algodão, gaze ou *swab* embebido em álcool a 70%
- Frasco de medicamento liofilizado ou frasco de solução endovenosa ou ampola de medicamento endovenoso/eletrólitos
- Diluente ou solução endovenosa em bolsa descartável, livre de pirógenos e estéril

Etapas	Justificativas
1. Higienizar as mãos e se apresentar ao paciente.	Prevenir infecção relacionada à assistência à saúde.[6-8] Obter consentimento, confiança e cooperação na obtenção de acesso venoso e monitoramento de efeitos terapêuticos e colaterais.[6-8]
2. Conferir na prescrição médica: nome e registro do paciente, nome do medicamento/solução, dose, volume, via de administração, frequência, horário de administração e duração da infusão.	Evitar erros de medicação (ver **Cap. 8.1**).[6,7]
3. Verificar a identificação do paciente por meio de dois indicadores definidos pela instituição (nome completo, data de nascimento, registro hospitalar, número do quarto e/ou leito) na prescrição médica e na pulseira de identificação. Sempre que possível, o paciente deve falar os dois indicadores – por exemplo, nome completo e data de nascimento –, e o profissional deve conferir se estão conforme o documento (pulseira de identificação ou documento do prontuário).	Evitar erros de medicação.[6,7]
4. Verificar histórico de alergias medicamentosas do paciente.	
5. Assegurar-se de que está familiarizado com a ação esperada do medicamento/solução, possíveis incompatibilidades com diluentes ou outros medicamentos em uso, efeitos colaterais e eventos adversos.	Conhecer as intervenções a serem implementadas em caso de eventos adversos.[6,7]
6. Explicar o procedimento, a função do medicamento e possíveis efeitos colaterais ao paciente.	Obter consentimento, confiança e cooperação na obtenção de acesso venoso e monitoramento de efeitos terapêuticos e colaterais.[6,8]
7. Encorajar o paciente a relatar dor no local de inserção do cateter periférico.	Conhecer as intervenções a serem implementadas em caso de eventos adversos.[6,7]
8. Higienizar as mãos.	Prevenir infecção relacionada à assistência à saúde.[4]
9. No local destinado ao preparo de medicamentos, verificar os frascos/ampolas, bolsas de solução endovenosa quanto a data de validade, vazamentos, presença de partículas, descoloração ou presença de conteúdo turvo.	Prevenir eventos adversos relacionados à assistência à saúde.[6,8]
Se frasco de medicamento liofilizado: ■ Aspirar com a agulha e a seringa volume de diluente compatível com o medicamento que seja necessário para diluir o pó;	A desinfecção do diafragma previne a infecção relacionada à assistência à saúde.[9]

(Continua)

8.12 • Administração de medicamentos com cateter agulhado

■ Realizar a desinfecção do diafragma do frasco friccionando com algodão, gaze ou *swab* embebido em álcool a 70% conforme protocolo da instituição, com movimentos aplicados de forma a gerar fricção mecânica de 5 a 15 segundos e permitir que seque durante 30 segundos; ■ Inserir a agulha em ângulo de 90° no frasco; ■ Injetar o diluente, agitando o frasco para assegurar-se de que todo o pó será diluído; ■ Inverter o frasco e aspirar a solução; ■ Remover a agulha do frasco e injetar o conteúdo na bolsa de solução endovenosa; ■ Identificar a bolsa conforme protocolo institucional.	A inserção da agulha em ângulo de 90° reduz o risco de lacerar o diafragma de borracha.[6] A identificação da bolsa conforme protocolo institucional garante comunicação entre membros da equipe de saúde e a continuidade da assistência.[6,7]
Se frasco de medicamento/solução endovenosa líquida: ■ Realizar a desinfecção do diafragma friccionando com algodão, gaze ou *swab* embebido em álcool a 70% conforme protocolo da instituição, com movimentos aplicados de forma a gerar fricção mecânica de 5 a 15 segundos e permitir que seque durante 30 segundos; ■ Remover a tampa da agulha e inseri-la em ângulo de 90° no frasco; ■ Aspirar o conteúdo do frasco; ■ Remover a agulha do frasco e injetar o conteúdo na bolsa de solução endovenosa; ■ Identificar a bolsa conforme protocolo institucional. O mínimo de informações inclui: identificação do paciente, nome do medicamento, dose, via, validade e identificação do profissional que realizou o preparo, porém algumas instituições podem incluir mais informações no rótulo.	A desinfecção do diafragma previne infecção relacionada à assistência à saúde.[9] A inserção da agulha em ângulo de 90° reduz o risco de lacerar o diafragma de borracha.[6] A identificação da bolsa conforme protocolo institucional garante comunicação entre membros da equipe de saúde e a continuidade da assistência.[6,7]
Se ampola de medicamento endovenoso/eletrólitos: ■ Manter a ampola inclinada a 45°; ■ Realizar a desinfecção do estrangulamento da ampola, friccionando com algodão, gaze ou *swab* embebido em álcool a 70% conforme protocolo da instituição, com movimentos aplicados de forma a gerar fricção mecânica de 5 a 15 segundos e permitir que seque durante 30 segundos; ■ Quebrar o estrangulamento da ampola, aspirar o conteúdo com a agulha e a seringa; ■ Injetar o conteúdo na bolsa de solução endovenosa; ■ Identificar a bolsa conforme protocolo institucional.	A manutenção da ampola inclinada a 45° minimiza o risco de desperdício de substâncias e a contaminação com micropartículas.[9-12] A identificação da bolsa conforme protocolo institucional garante a comunicação entre membros da equipe de saúde e a continuidade da assistência.[6,7]
10. Desprezar materiais perfurocortantes em recipiente apropriado (com paredes rígidas).	Evitar acidentes/contaminação com materiais perfurocortantes.

(Continua)

11. Retirar a agulha da seringa, conectar a seringa ao cateter agulhado e preencher todo o lúmen do cateter.	Evitar infusão de ar atmosférico na veia selecionada.[7]
12. Identificar a seringa conforme protocolo institucional. O mínimo de informações inclui: identificação do paciente, nome do medicamento, dose, via, horário e assinatura do profissional. Colocar todo o material em uma bandeja previamente desinfetada com álcool a 70% e levá-la até o paciente.	Garantir a comunicação entre membros da equipe de saúde e a continuidade da assistência, evitar erros de medicação e garantir a segurança do paciente.[6,7]
13. Higienizar as mãos.	Prevenir infecção relacionada à assistência à saúde.[8]
14. Calçar luvas de procedimento.	Realizar a proteção individual contra a contaminação com fluidos corporais.[10,11]
15. Verificar a identificação do paciente por meio de dois indicadores definidos pela instituição, conforme descrito anteriormente.	Evitar erros de medicação.[6,7]
16. Realizar o garroteamento do membro a ser puncionado, cerca de 5 a 15 cm acima da veia selecionada para punção. Evitar regiões de articulações, pois limitam a movimentação e aumentam o risco de transfixação venosa.	Melhorar o ingurgitamento da veia e proporcionar também sua melhor visualização.[12]
17. Realizar antissepsia da pele no local escolhido com álcool a 70% ou clorexedina alcoólica a 0,5% de modo circular, de dentro para fora, pelo menos duas vezes, por pelo menos 30 segundos.	Prevenir infecção relacionada à assistência à saúde.[8]
18. Realizar distensão da pele.	Facilitar a visualização do vaso sanguíneo escolhido.[12]
19. Posicionar a agulha em ângulo de 30° a 45° com bisel voltado para cima (método indireto) ou de 15° a 30° (método direto). O método direto é a inserção do cateter diretamente sobre a veia, e o indireto é a inserção do cateter ao lado da veia, mantendo alinhamento paralelo, atravessando o tecido subcutâneo até atingir a veia.	Ajustar angulação de modo a alcançar o vaso sanguíneo (quanto mais superficial o vaso, menor deve ser a angulação), evitando extravasamento sanguíneo, formação de equimose e hematoma.[12]
20. Puncionar a veia escolhida e verificar o retorno de sangue.	Certificar-se que o dispositivo venoso encontra-se corretamente posicionado no vaso sanguíneo escolhido.[12]
21. Retirar o garrote.	Prevenir trauma vascular.[12]
22. Realizar fixação do cateter agulhado de modo a manter local de inserção visível.	Manter estabilidade do cateter evitando infiltração, identificar precocemente infecção relacionada aos cateteres e prevenir eventos adversos relacionados à infusão atual.[7]

(Continua)

23. Administrar medicamentos respeitando o tempo de infusão e atentar para eventuais efeitos adversos. Realizar o *flushing* do cateter com soro fisiológico a 0,9% após a administração do medicamento. O *flushing* é realizado por meio da técnica pulsátil (*push pause*), com duas vezes o volume interno do cateter (5 mL de soro fisiológico a 0,9% em *bolus* para cateteres periféricos e 10 mL para cateteres centrais), sem forçar. O *flushing* pulsátil refere-se a 10 *bolus* consecutivos de 1 mL cada.	Prevenir eventos adversos relacionados à infusão atual.[7,13] Realizar o *flushing* pulsátil no acesso previne contato entre medicamentos, diminui o risco de oclusão e pode ser mais efetivo na remoção de depósitos sólidos (fibrina, fármacos precipitados) quando comparado à técnica de *flushing* contínuo (*bolus* único de 10 mL).[13]
24. Retirar a seringa e manter dispositivo devidamente protegido para uso posterior, caso necessário.	Prevenir infecção relacionada à assistência à saúde.[8]
25. Retirar o dispositivo, caso não seja mais necessário, e realizar curativo.	Prevenir infecção relacionada à assistência à saúde e trauma vascular.[10]
26. Desprezar materiais perfurocortantes em recipiente apropriado (com paredes rígidas).	Evitar acidentes/contaminação com materiais perfurocortantes.
27. Organizar o ambiente.	Garantir a ordem em local de trabalho, proporcionando segurança institucional. Garantir a continuidade de assistência.[6,7,12]
28. Retirar as luvas de procedimento, desprezá-las no lixo infectante e higienizar as mãos.	Prevenir infecção relacionada à assistência à saúde.[8]
29. Registrar o procedimento em prontuário e checar a prescrição médica.	Proteger a equipe de saúde no contexto legal e garantir a comunicação entre seus membros e a continuidade da assistência.[13]

Diagnósticos, intervenções e resultados

Diagnósticos de enfermagem[14]	Intervenções de enfermagem[15]	Resultados de enfermagem[16]
Risco de trauma vascular	Punção venosa Administração de medicamentos: endovenosa	Integridade tissular: pele e mucosas
Risco de infecção	Proteção contra infecção	Gravidade da infecção
Risco de integridade tissular prejudicada	Proteção contra infecção	Integridade tissular: pele e mucosas

Exercícios *(respostas no final do livro)*

1. No que se refere à punção com cateter agulhado para administração de medicamentos em *bolus*, é correto afirmar:
   a. A higienização das mãos deve ser realizada imediatamente antes da realização de procedimentos assépticos, tal como punção venosa.
   b. Ao puncionar com cateter agulhado utilizando o método indireto, a agulha deve estar em uma angulação entre 30°/45°, com bisel da agulha voltado para cima, a fim de evitar transfixação do vaso.
   c. O garrote é um instrumento de auxílio para punção venosa, promove ingurgitamento venoso, facilitando a punção. No entanto, deve-se atentar para retirá-lo antes da administração de medicamento, para evitar o rompimento do vaso.
   d. Todas as alternativas estão corretas.

2. Quanto à administração de medicamentos por cateter agulhado, assinale a alternativa correta:
   a. O uso de cateter agulhado é recomendado prioritariamente para terapia endovenosa de curta duração.
   b. Para punção com cateter agulhado, deve-se evitar regiões de articulações, pois limitam a movimentação e aumentam o risco de transfixação venosa.
   c. A punção venosa com cateter agulhado pode ser realizada por toda a equipe de enfermagem, inclusive equipe técnica e auxiliar, desde que sob supervisão do enfermeiro.
   d. Todas as alternativas estão corretas.

Referências

1. Oliveira AKA, Vasconcelos QLDAQ, Melo GSM, Melo MDM, Costa IKF, Torres GV. Validação de instrumento para punção venosa periférica com cateter agulhado. Rev Rene. 2015;16(2):176-84.
2. Lima FD. Escolha do dispositivo de cateterização venosa periférica: contribuições para o cuidado de enfermagem [Dissertação]. Rio de Janeiro: UNIRIO; 2009.
3. Brasil. Agência Nacional de Vigilância Sanitária. Resolução-RDC nº 45, de 12 de março 2003. Dispõe sobre o regulamento técnico de boas práticas de utilização das soluções parenterais (SP) em serviços de saúde. Diário Oficial da União. 13 mar. 2003;Seção 1:45-7.
4. Conselho Regional de Enfermagem do Distrito Federal. Parecer COREN-DF nº 010/2009. O enfermeiro tem respaldo para realizar punção jugular externa? [Internet]. Brasília: COREN-DF; 2009 [capturado em 13 mar. 2019]. Disponível em: http://www.coren-df.gov.br/site/no-0102009-o--enfermeiro-tem-respaldo-para-realizar-puncao-de-julgular-externa/.
5. Brasil. Conselho Federal de Enfermagem. Lei nº 7.498, de 25 de junho de 1986. Dispõe sobre a regulamentação do exercício de enfermagem e dá outras providências [Internet]. Diário Oficial da União. 26 jun. 1986;Seção 1:9.273-75 [capturado em 11 mar. 2019]. Disponível em: http://www.cofen.gov.br/lei-n-749886-de-25-de-junho-de-1986_4161.html.
6. Elliot M, Liu Y. The nine rights of medication administration: an overview. Br J Nurs. 2010;19(5): 300-5.

7. Lavery I. Intravenous therapy: preparation and administration of IV medicines. Br J Nurs. 2011; 20(4):S28, S30-4.
8. Rede Brasileira de Enfermagem e Segurança do Paciente. Estratégias para a segurança do paciente: manual para profissionais da saúde. Porto Alegre: EDIPUCRS; 2013.
9. Dolan SA, Felizardo G, Barnes S, Cox TR, Patrick M, Ward KS, et al. APIC position paper: safe injection, infusion, and medication vial practices in health care. Am J Infect Control. 2010;38(3):167-72.
10. O'Grady NP, Alexander M, Burns LA, Dellinger EP, Garland J, Heard SO, et al. Guidelines for the prevention of intravascular catheter-related infections. Atlanta: CDC; 2011.
11. Sociedade Brasileira de Patologia Clínica. Recomendações da Sociedade Brasileira de Patologia Clínica: medicina laboratorial para coleta de sangue venoso. 2. ed. Barueri: Manole; 2010.
12. Oliveira AKA, Medeiros LP, Melo GSM, Torres GV. Passos da técnica de punção venosa periférica: revisão integrativa. Arq Ciênc Saúde. 2014;21(1)88-95.
13. Gorski L, Hadaway L, Hagle ME, McGoldrick M, Orr M, Doellman D. Infusion therapy: standards of practice. Journal of Infusion Nursing. 2016;39(1S):S1-S159.
14. Herdman TH, Kamitsuru S, NANDA International Inc. Diagnósticos de enfermagem da NANDA-I: definições e classificação 2018-2020. 11. ed. Porto Alegre: Artmed; 2018.
15. Bulechek MG, Butcher HK, Dochterman JM, Wagner CM. NIC: classificação das intervenções de enfermagem. 6. ed. Rio de Janeiro: Elsevier; 2016.
16. Moorhead S, Johnson M, Maas ML, Swanson E. NOC: classificação dos resultados de enfermagem. 5. ed. Rio de Janeiro: Elsevier; 2016.

8.13
Preparo e instalação de soluções em maiores volumes

Camila Takáo Lopes
Talita Raquel dos Santos
Camilla do Rosário Nicolino Chiorino

Introdução

A administração de soluções em maiores volumes é rotineiramente realizada pela equipe de enfermagem. Para tanto, requer acesso venoso com menor risco de trauma vascular associado, ou seja, cateter sobre agulha.[1]

Definição

Administração endovenosa de solução estéril, acondicionada em recipiente único com uma capacidade de 100 mL ou mais.[2]

Indicações

- Administração de medicamentos
- Prevenção de desequilíbrio, manutenção ou restauração do equilíbrio hídrico ou eletrolítico
- Fornecimento de nutrientes
- Administração de hemoderivados e hemocomponentes (ver procedimentos específicos no **Cap. 10**).

Aspectos legais

A Resolução-RDC nº 45, de 12 de março de 2003,[3] da Anvisa estabelece: "A responsabilidade pelo preparo das soluções parenterais pode ser uma atividade individual ou conjunta do enfermeiro e do farmacêutico". No entanto, o enfermeiro é o responsável pela administração das soluções parenterais e prescrição dos cuidados de enfermagem em âmbito hospitalar, ambulatorial e domiciliar. Ainda de acordo com a referida RDC, "A equipe de enfermagem envolvida na administração de soluções parenterais é formada pelo enfermeiro, técnico e/ou auxiliar de enfermagem, tendo cada profissional suas atribuições específicas em conformidade com a legislação vigente".[3] Indica-se a leitura complementar do seguinte parecer sobre a temática:

- Parecer nº 013/2015/COFEN/CTLN,[4] acerca da Legislação Profissional "Preparo de medicamentos por um profissional de enfermagem e a respectiva administração de medicamento por outro".

Material necessário

- Luvas de procedimento
- Seringa para medicamento
- Agulha de aspiração (40×12 ou 25×12)
- Seringa preenchida de soro fisiológico a 0,9% ou seringa de 10 mL e agulha de aspiração e flaconete de soro fisiológico a 0,9%
- Algodão, gaze ou *swab* embebido em álcool a 70%
- Suporte de solução endovenosa
- Frasco de medicamento liofilizado ou frasco de solução endovenosa ou ampola de medicamento endovenoso/eletrólitos
- Diluente ou solução endovenosa em bolsa descartável, livre de pirógenos e estéril
- Equipo de acordo com a forma de infusão (macrogotas ou microgotas)

Etapas	Justificativas
1. Higienizar as mãos e se apresentar ao paciente.	Prevenir infecção relacionada à assistência à saúde.[5] Obter consentimento, confiança e cooperação na obtenção de acesso venoso e monitoramento de efeitos terapêuticos e colaterais.[5,6]
2. Conferir na prescrição médica: nome e registro do paciente, nome do medicamento/solução, dose, volume, via de administração, frequência, horário de administração e duração da infusão.	Evitar erros de medicação.[6,7]
3. Verificar a identificação do paciente por meio de dois indicadores definidos pela instituição (nome completo, data de nascimento, registro hospitalar, número do quarto e/ou leito) na prescrição médica e na pulseira de identificação. Sempre que possível, o paciente deve falar os	

(Continua)

dois indicadores – por exemplo, nome completo e data de nascimento –, e o profissional deve conferir com o documento (pulseira de identificação ou documento do prontuário).	
4. Verificar histórico de alergias medicamentosas do paciente.	
5. Assegurar-se de que está familiarizado com a ação esperada do medicamento/solução, possíveis incompatibilidades com diluentes ou outros medicamentos em uso, efeitos colaterais e eventos adversos.	Conhecer as intervenções a serem implementadas em caso de eventos adversos.[1]
6. Explicar o procedimento, a função do medicamento e possíveis efeitos colaterais ao paciente.	Obter consentimento, confiança e cooperação na obtenção de acesso venoso e monitoramento de efeitos terapêuticos e colaterais.[5,6]
7. Encorajar o paciente a relatar dor no local de inserção do cateter periférico.	
8. Higienizar as mãos.	Prevenir infecção relacionada à assistência à saúde.[4]
9. No local destinado ao preparo dos medicamentos, verificar os frascos/ampolas, bolsas de solução endovenosa quanto a data de validade, vazamentos, presença de partículas, descoloração ou presença de conteúdo turvo.	Prevenir eventos adversos relacionados à assistência à saúde.[6,8]
Se frasco de medicamento liofilizado: ■ Aspirar com a agulha e a seringa volume de diluente compatível com o medicamento que seja necessário para diluir o pó; ■ Realizar a desinfecção do diafragma do frasco friccionando com algodão, gaze ou *swab* embebido em álcool a 70%, conforme protocolo da instituição, com movimentos aplicados de forma a gerar fricção mecânica de 5 a 15 segundos e permitir que seque durante 30 segundos; ■ Inserir a agulha em ângulo de 90° no frasco; ■ Injetar o diluente, agitando o frasco para assegurar-se de que todo o pó será diluído; ■ Inverter o frasco e aspirar a solução; ■ Remover a agulha do frasco e injetar o conteúdo na bolsa de solução endovenosa; ■ Identificar a bolsa conforme protocolo institucional.	A desinfecção do diafragma previne a infecção relacionada à assistência à saúde.[9] A inserção da agulha em ângulo de 90° reduz o risco de lacerar o diafragma de borracha.[6] A identificação da bolsa conforme protocolo institucional garante a comunicação entre os membros da equipe de saúde e a continuidade da assistência.[6,7]
Se frasco de medicamento/solução endovenosa líquida: ■ Realizar a desinfecção do diafragma, friccionando com algodão, gaze ou *swab* embebido em álcool a 70%, conforme protocolo da instituição, com movimentos aplicados de forma a gerar fricção mecânica de 5 a 15 segundos e permitir que seque durante 30 segundos;	A desinfecção do diafragma previne infecção relacionada à assistência à saúde.[9] A inserção da agulha em ângulo de 90° reduz o risco de lacerar o diafragma de borracha.[6]

(Continua)

8.13 • Preparo e instalação de soluções em maiores volumes

▪ Aspirar o volume; ▪ Remover a agulha do frasco e injetar o conteúdo na bolsa de solução endovenosa; ▪ Identificar a bolsa conforme protocolo institucional. O mínimo de informações inclui: identificação do paciente, nome do medicamento, dose, via, validade e identificação do profissional que realizou o preparo, porém algumas instituições podem incluir mais informações no rótulo.	A identificação da bolsa conforme protocolo institucional garante a comunicação entre os membros da equipe de saúde e a continuidade de assistência.[6,7]
Se ampola de medicamento endovenoso/eletrólitos: ▪ Manter a ampola inclinada a 45°; ▪ Realizar a desinfecção do estrangulamento da ampola, friccionando com algodão, gaze ou *swab* embebido em álcool a 70%, conforme protocolo da instituição, com movimentos aplicados de forma a gerar fricção mecânica de 5 a 15 segundos e permitir que seque durante 30 segundos; ▪ Quebrar o estrangulamento da ampola, aspirar o conteúdo com a agulha e a seringa; ▪ Injetar o conteúdo na bolsa de solução endovenosa; ▪ Identificar a bolsa conforme protocolo institucional.	A manutenção da ampola inclinada a 45° minimiza o risco de desperdício de substâncias e a contaminação com micropartículas.[10] A identificação da bolsa conforme protocolo institucional garante a comunicação entre os membros da equipe de saúde e a continuidade da assistência.[6,7]
10. Desprezar materiais perfurocortantes em recipiente apropriado (com paredes rígidas).	Evitar acidentes/contaminação com materiais perfurocortantes.
11. Abrir a embalagem do equipo e fechar o *clamp*.	Evitar formação de bolhas no equipo e infusão na rede venosa do paciente.
12. Conectar o equipo à bolsa de solução endovenosa.	
13. Abrir o *clamp*, preencher parcialmente a câmara gotejadora do equipo e preencher totalmente o equipo, assegurando-se de que não haja bolhas, e fechar o *clamp* novamente.	
14. Higienizar as mãos e calçar luvas de procedimento.	Prevenir infecção relacionada à assistência à saúde.[9]
15. Se acesso venoso periférico já estabelecido, verificar o local de inserção quanto a infiltração e/ou sinais flogísticos e/ou queixa de dor do paciente. Se acesso venoso central já estabelecido, verificar quanto à exteriorização e verificar o local de inserção quanto a sinais flogísticos.	Identificar precocemente infecção relacionada aos cateteres e prevenir eventos adversos relacionados à infusão atual.[6]
16. Se não houver acesso venoso, puncionar conforme descrito no **Capítulo 13.1**.	Ver **Capítulo 13.1**.
17. Realizar a desinfecção do conector valvulado sem agulha, dânula (torneirinha) ou conector em Y, friccionando com algodão, gaze ou *swab* embebido em álcool a 70%, conforme protocolo da instituição, com movimentos aplicados de forma a gerar fricção mecânica de 5 a 15 segundos e permitir que seque durante 30 segundos.	Prevenir infecção relacionada à assistência à saúde.[1,6]

(Continua)

18. Realizar o *flushing* e a aspiração. O *flushing* é realizado por meio da técnica pulsátil (*push pause*) com duas vezes o volume interno do cateter (5 mL de soro fisiológico a 0,9% em *bolus* para cateteres periféricos e 10 mL para cateteres centrais sem forçar). O *flushing* pulsátil refere-se a 10 *bolus* consecutivos de 1 mL cada. Avaliar quanto a sinais de oclusão, como fluxo lento ou impossibilidade de injeção. ■ Conectar o equipo ao conector do cateter venoso.	O *flushing* e a aspiração permitem verificar o retorno de sangue e a permeabilidade do acesso venoso.[1] Recomenda-se avaliar a permeabilidade do cateter com uma seringa de 10 mL para gerar baixa pressão no lúmen do cateter, sendo uma opção a utilização de seringas preenchidas.[11] Realizar o *flushing* pulsátil no acesso previne contato entre medicamentos, diminui o risco de oclusão e pode ser mais efetivo na remoção de depósitos sólidos (fibrina, fármacos precipitados) quando comparados à técnica de *flushing* contínuo (*bolus* único de 10 mL).[11]
Se infusão contínua: ■ Iniciar infusão conforme prescrição médica, com controle de gotejamento pelo *clamp* do equipo ou velocidade de infusão em bomba de infusão.	Evitar eventos adversos relacionados a infusão mais rápida do que o recomendado ou falta de efeito terapêutico devido a infusão mais lenta do que o recomendado.[6]
Se infusão intermitente: ■ Iniciar infusão conforme prescrição médica realizando o cálculo da velocidade de infusão de acordo com a recomendação do fabricante do medicamento ou do protocolo institucional.	Monitorar a resposta do paciente à terapia.[6]
Se infusão intermitente a uma administração de fluidos já existente: ■ Fechar o *clamp* ou dânula (torneirinha) da administração já existente; ■ Realizar a desinfecção do conector sem agulha, torneirinha ou conector em Y conforme descrito anteriormente; ■ Realizar o *flushing* conforme descrito anteriormente; ■ Conectar a infusão medicamentosa e ajustar conforme prescrição médica.	Evitar precipitação e/ou anulação do efeito dos medicamentos.[6]
Se infusão contínua de medicamentos com uma infusão contínua de fluidos já existente: ■ Certificar-se da compatibilidade dos medicamentos; ■ Dar preferência para a infusão por dois cateteres diferentes, mesmo que os medicamentos sejam compatíveis.	Evitar precipitação e/ou anulação do efeito dos medicamentos.[6] Garantir fluxo constante de ambos os medicamentos.[6]

(Continua)

19. Ao longo das infusões, observar o paciente e o local de inserção do cateter intermitentemente. ■ Atentar aos efeitos terapêuticos, efeitos colaterais e possíveis eventos adversos.	Verificar efetividade ou intervir na presença de efeitos colaterais e possíveis eventos adversos.[1]
20. Retirar as luvas de procedimento e higienizar as mãos. Desprezar as luvas em lixo infectante.	Prevenir infecção relacionada à assistência à saúde.[1,6]
21. Verificar a prescrição médica e registrar os procedimentos no impresso de anotação de enfermagem: medicamento; dose; velocidade de infusão; via de administração; no caso de cateter com múltiplos lúmens, qual lúmen está sendo utilizado; resposta do paciente ao tratamento, incluindo sintomas e resultados laboratoriais; avaliação diária quanto à necessidade de continuidade do dispositivo de acesso venoso.	Proteger a equipe de saúde no contexto legal e garantir a comunicação entre seus membros e a continuidade da assistência.[1]
22. Ao final da infusão, higienizar as mãos, calçar as luvas de procedimento, desconectar e desprezar a bolsa do medicamento e equipo conforme protocolo institucional. ■ Realizar o *flushing* pulsátil conforme etapa 18. Levar em consideração restrição hídrica – diminuir volume – e soluções viscosas – aumentar o volume da permeabilização. ■ Fechar o *clamp* do dispositivo usando técnica de pressão positiva (fechar o *clamp* antes de finalizar o volume total a ser infundido) e somente depois desconectar a seringa do cateter. ■ Retirar as luvas de procedimento e desprezar no lixo infectante e higienizar as mãos.	Realizar o *flushing* pulsátil no acesso previne contato entre medicamentos, diminui o risco de oclusão e pode ser mais efetivo na remoção de depósitos sólidos (fibrina, fármacos precipitados) quando comparado à técnica de *flushing* contínuo.[11]

Diagnósticos, intervenções e resultados

Diagnósticos de enfermagem[12]	Intervenções de enfermagem[13]	Resultados de enfermagem[14]
Risco de volume de líquidos desequilibrado	Terapia endovenosa	Equilíbrio hídrico
Risco de infecção	Proteção contra infecção	Gravidade da infecção
Risco de trauma vascular	Terapia endovenosa	Integridade tissular: pele e mucosas
Risco de reação alérgica	Controle de alergias	Resposta ao medicamento

Exercícios *(respostas no final do livro)*

1. Para infusões contínuas de medicamentos com uma infusão contínua de fluidos já existente, deve-se:
   a. Certificar-se da compatibilidade dos medicamentos.
   b. Dar preferência para a infusão por dois cateteres diferentes, mesmo que os medicamentos sejam compatíveis.
   c. Ao longo das infusões, observar o paciente e o local de inserção do cateter intermitentemente, atentando-se a efeitos terapêuticos, efeitos colaterais e possíveis eventos adversos.
   d. Todas as alternativas anteriores.

2. Ao final da infusão, deve-se:
   a. Higienizar as mãos, desconectar e desprezar a bolsa do medicamento e equipo conforme protocolo institucional.
   b. Permeabilizar o acesso com duas vezes o *priming* do cateter, sendo recomendado 5 mL para acessos periféricos e 10 mL para cateteres centrais de soro fisiológico a 0,9% em *bolus* por meio da técnica do *flushing* pulsátil (*push pause*), quando em adultos, levando em consideração restrição hídrica – diminuir volume – e soluções viscosas – aumentar o volume da salinização.
   c. Fechar o *clamp* do dispositivo por meio da técnica de pressão positiva (fechar o *clamp* antes de finalizar o volume total a ser infundido).
   d. Todas as alternativas anteriores.

Referências

1. Gorski L, Hadaway L, Hagle ME, McGoldrick M, Orr M, Doellman D. Infusion therapy: standards of practice. Journal of Infusion Nursing. 2016;39(1S):S1-S159.
2. Brasil. Secretaria de Vigilância Sanitária. Regulamento Técnico – soluções parenterais de grande volume – SPGV. Diário Oficial da União. 13 out. 1997;Seção 1:22.996-23.027.
3. Brasil. Agência Nacional de Vigilância Sanitária. Resolução-RDC nº 45, de 12 de março 2003. Dispõe sobre o regulamento técnico de boas práticas de utilização das soluções parenterais (SP) em serviços de saúde. Diário Oficial da União. 13 mar. 2003;Seção 1:45-7.
4. Brasil. Conselho Federal de Enfermagem. Parecer nº 013/2015/COFEN/CTLN. Parecer acerca da Legislação Profissional "Preparo de medicamentos por um profissional de enfermagem e a respectiva administração de medicamento por outro" [Internet]. Brasília: COFEN; 2015 [capturado em 16 fev. 2018]. Disponível em: http://www.cofen.gov.br/parecer-no-0132015cofenctln_54431.html. Acesso em 16 Fev 2018.
5. Rede Brasileira de Enfermagem e Segurança do Paciente. Estratégias para a segurança do paciente: manual para profissionais da saúde. Porto Alegre: EDIPUCRS; 2013.

6. Lavery I. Intravenous therapy: preparation and administration of IV medicines. Br J Nurs. 2011;20(4):S28, S30-4.
7. Elliot M, Liu Y. The nine rights of medication administration: an overview. Br J Nurs. 2010;19(5): 300-5.
8. U.S. Food and Drug Administration. Code of Federal Regulations. Title 21: Foods and Drugs. Chapter 1: Food and Drug Administration Department of Health and Human Services. Subchapter D: Drugs for Human Use. Part 310 – New Drugs. Subpart – Requirements for Specific New Drugs or Devices. Sec 310.509 Parenteral drug products in plastic containers [Internet]. Silver Spring: U.S. FDA; 2018 [capturado em 27 mar. 2019]. Disponível em: http://www.accessdata.fda.gov/scripts/cdrh/cfdocs/cfcfr/CFRSearch.cfm?fr=310.509.
9. Dolan SA, Felizardo G, Barnes S, Cox TR, Patrick M, Ward KS, et al. APIC position paper: safe injection, infusion, and medication vial practices in health care. Am J Infect Control. 2010;38(3):167-72.
10. Carraretto AR1, Curi EF, de Almeida CE, Abatti RE. Glass ampoules: risks and benefits. Rev Bras Anestesiol. 2011;61(4):513-21.
11. Brasil. Agência Nacional de Vigilância Sanitária. Medidas de prevenção de infecção relacionada à assistência à saúde. Brasília: ANVISA; 2017.
12. Herdman TH, Kamitsuru S, NANDA International Inc. Diagnósticos de enfermagem da NANDA-I: definições e classificação 2018-2020. 11. ed. Porto Alegre: Artmed; 2018.
13. Bulechek MG, Butcher HK, Dochterman JM, Wagner CM. NIC: classificação das intervenções de enfermagem. 6. ed. Rio de Janeiro: Elsevier; 2016.
14. Moorhead S, Johnson M, Maas ML, Swanson E. NOC: classificação dos resultados de enfermagem. 5. ed. Rio de Janeiro: Elsevier; 2016.

Administração de dieta parenteral

9

Ana Cristina Tripoloni
Tânia A. Moreira Domingues

Introdução

A nutrição parenteral é a administração de uma solução de nutrientes, hipertônica (nutrição parenteral total [NPT]) ou isotônica (nutrição parenteral periférica [NPP]), composta de proteínas, carboidratos e vitaminas, além de eletrólitos, aminoácidos e micronutrientes, sendo que sua formulação é feita de acordo com as necessidades do paciente.[1]

Definição

A terapia nutricional parenteral (TNP) consiste na oferta de nutrição por via parenteral (endovenosa), podendo ser administrada através de acesso central ou periférico, conforme a osmolaridade da solução (deve ser menor que 900 mOsmol/L; valores superiores devem ser administrados em via central). Está indicada quando o trato gastrintestinal está indisponível ou quando a necessidade nutricional não pode ser atendida de forma integral pelo trato gastrintestinal através das vias oral ou enteral.[2]

Indicações

- Trato gastrintestinal não funcionante, devido a condições patológicas ou cirúrgicas[2,3]
- Tentativa de acesso enteral malsucedida[2,3]
- Condições que impeçam o uso do trato gastrintestinal por mais de 7-10 dias em adultos, 5-7 dias em pacientes pediátricos e 1-2 dias em neonatos[2]
- Quando o aporte enteral é insuficiente, a associação com NP é recomendada após cinco dias de terapia nutricional enteral (TNE) sem sucesso[2,3]

- Fístula gastrintestinal de alto débito[2,3]
- Pancreatite aguda[2,3]
- Síndrome do intestino curto[2]
- Colite ulcerativa complicada ou em período perioperatório[2]
- Desnutrição com mais de 10 a 15% de perda de peso[2]
- Necessidades nutricionais maiores que a capacidade de oferta por via oral/enteral[2,3]
- Hemorragia gastrintestinal persistente[2]
- Abdome agudo/íleo paralítico prolongado[2,3]
- Trauma abdominal requerendo repetidos procedimentos cirúrgicos;[1]
- Lesão por queimaduras graves[2,3]
- Câncer gastrintestinal[2,3]
- Prematuridade[2,3]

Aspectos legais

A complexidade da TNP exige o comprometimento e a capacitação de uma equipe multiprofissional para garantia da sua eficácia e segurança para os pacientes,[4] em atenção às resoluções, normas e portarias:

- COFEN. Resolução nº 453, de 16 de janeiro de 2014.[5]
- Anvisa. Resolução-RDC nº 36, de 25 de julho de 2013.[6]
- SAS. Portaria nº 120, de 14 de abril de 2009.[7]
- Ministério do Trabalho. NR 32 – Segurança e saúde no trabalho em serviços de saúde.[8]
- Anvisa. Portaria nº 272, de 8 abril de 1998.[4]
- COFEN. Lei nº 7.498, de 25 de junho de 1986.[9]

Material necessário

- Bandeja
- Bolsa de nutrição parenteral (BNP)
- Saco plástico opaco protetor (normalmente fornecido pelo fabricante) para recobrir a BNP
- Bomba de infusão (BI)
- Luvas de procedimento
- Máscara descartável
- Óculos de proteção
- Gaze estéril
- Álcool etílico a 70%

9 • Administração de dieta parenteral

Etapas	Justificativas
1. Conferir se a terapia nutricional parental está prescrita.	Promover a segurança do paciente com redução, a um mínimo aceitável, do risco de dano desnecessário associado à atenção à saúde.[6]
2. Observar condições de integridade da embalagem, validade e homogeneidade da solução.	Promover a segurança do paciente com redução, a um mínimo aceitável, do risco de dano desnecessário associado à atenção à saúde.[6]
3. Realizar as conferências a seguir: identificação da bolsa de nutrição parenteral (BNP) e do paciente; composição, osmolaridade, via de acesso (central ou periférica); volume total e velocidade de infusão.	Assegurar a integridade física da embalagem e condições organolépticas da nutrição parenteral (NP).[2] A NP deve ser acondicionada em recipiente atóxico, apirogênico, compatível física e quimicamente[7] com o conteúdo.[2]
4. Retirar a BNP da embalagem e confirmar o paciente e o procedimento a ser realizado.	Promover a segurança do paciente com redução, a um mínimo aceitável, do risco de dano desnecessário associado à atenção à saúde.[6]
5. Fazer dupla checagem com outro profissional dos dados da pulseira de identificação do paciente com as informações contidas na bolsa, antes de iniciar o procedimento. Em caso de pacientes conscientes, confirmar os dados com ele.	Promover a segurança do paciente com redução, a um mínimo aceitável, do risco de dano desnecessário associado à atenção à saúde.[6] O enfermeiro é o responsável pela administração da NP e pela prescrição dos cuidados de enfermagem em nível hospitalar, ambulatorial e domiciliar.[4]
6. Explicar o procedimento ao paciente e/ou ao acompanhante.	A NP deve ser identificada com rótulo, no qual as informações devem ser claras, devendo conter: nome do paciente, composição e demais informações legais e específicas.[10,11]
7. Higienizar as mãos.	Promover a segurança do paciente com redução, a um mínimo aceitável, do risco de dano desnecessário associado à atenção à saúde.[6]
8. Calçar as luvas de procedimento e colocar os óculos de proteção e a máscara cirúrgica descartável.	Propiciar a diminuição de riscos biológicos ao paciente e da probabilidade da exposição ocupacional a agentes biológicos.[8] Promover a segurança do paciente com redução, a um mínimo aceitável, do risco de dano desnecessário associado à atenção à saúde.[6] A manipulação da bolsa deverá ser realizada com técnica asséptica, evitando sua contaminação.
9. Colocar a BNP (em temperatura ambiente) e o equipo em uma bandeja.	A BNP deve ser submetida à inspeção visual para assegurar a ausência de partículas, precipitações, separação de fases e alterações de cor, bem como deve ser verificada a clareza e a exatidão das informações do rótulo. O equipo deve ser trocado a cada 24 horas.[11]

(Continua)

10. Retirar o lacre e encaixar o equipo à BNP.	Observar os princípios de assepsia e o controle rigoroso da infusão do volume prescrito.[4]
11. Preencher a câmara de gotejamento e o equipo retirando o ar da extensão.	Observar os princípios de assepsia e o controle rigoroso da infusão do volume prescrito.[4]
12. Colocar a capa protetora opaca na bolsa e na extensão do equipo.	Observar os princípios de assepsia e o controle rigoroso da infusão do volume prescrito.[4]
13. Instalar o equipo na bomba de infusão (BI).	Avaliar e assegurar a instalação da solução parenteral, observando as informações contidas no rótulo, comparando-as com a prescrição.[12] Observar os princípios de assepsia e o controle rigoroso da infusão do volume prescrito.[4]
14. Programar a BI de acordo com o volume/tempo prescrito pelo médico.	As BI são indicadas para garantir uma administração segura e otimizar a terapia, seja para grandes volumes e terapias complexas, para garantir acurácia, seja para baixos volumes de infusão.[5]
15. Higienizar as mãos.	Promover a segurança do paciente com redução, a um mínimo aceitável, do risco de dano desnecessário associado à atenção à saúde.[6]
16. Calçar as luvas de procedimentos.	Propiciar a diminuição de riscos biológicos ao paciente e da probabilidade da exposição ocupacional a agentes biológicos.[8] Promover a segurança do paciente com redução, a um mínimo aceitável, do risco de dano desnecessário associado à atenção à saúde.[6]
17. Fazer a desinfecção da conexão do cateter vascular com gaze e álcool a 70% e conectar o equipo de NP, em via exclusiva.	Observar os princípios de assepsia e o controle rigoroso da infusão do volume prescrito.[4] O sítio de inserção do cateter deverá ser inspecionado diariamente para detecção precoce de complicações.[4]
18. Checar a programação da bomba, abrir a pinça do equipo e cateter e iniciar a infusão.	Promover a segurança do paciente com redução, a um mínimo aceitável, do risco de dano desnecessário associado à atenção à saúde.[6]
19. Recolher o material, mantendo a unidade organizada.	Manter o ambiente em ordem e demonstrar preocupação com o bem-estar do paciente.[1]
20. Encaminhar o material residual ao expurgo e fazer o descarte em local apropriado.	Propiciar a diminuição de riscos biológicos ao paciente e da probabilidade da exposição ocupacional a agentes biológicos.[8]
21. Lavar a bandeja com água e sabão, secar com papel toalha e passar álcool a 70%.	Propiciar a diminuição de riscos biológicos ao paciente e da probabilidade da exposição ocupacional a agentes biológicos.[8]

(Continua)

22. Retirar as luvas de procedimento e descartá-las em lixo apropriado (infectante).	Propiciar a diminuição de riscos biológicos ao paciente e da probabilidade da exposição ocupacional a agentes biológicos.[8] Promover a segurança do paciente com redução, a um mínimo aceitável, do risco de dano desnecessário associado à atenção à saúde.[6]
23. Higienizar as mãos.	Propiciar a diminuição de riscos biológicos ao paciente e da probabilidade da exposição ocupacional a agentes biológicos.[8]
24. Verificar a prescrição médica e realizar a anotação de enfermagem, contendo: horário de início e término, intercorrências e providências envolvidas na infusão.	Garantir o registro claro e preciso de informações relacionadas à administração e à evolução do paciente, quanto aos dados antropométricos, peso, sinais vitais, balanço hídrico, glicemia e tolerância digestiva.[5]

Diagnósticos, intervenções e resultados

Diagnósticos de enfermagem[13]	Intervenções de enfermagem[14]	Resultados de enfermagem[15]
Risco de infecção	Controle de infecção Proteção contra infecção Administração de nutrição parenteral total	Controle de riscos: processo infeccioso Preparo pré-procedimento
Risco de glicemia instável	Controle da hipoglicemia Administração de nutrição parenteral total	Nível de glicemia
Risco de desequilíbrio eletrolítico	Controle de eletrólitos Administração de nutrição parenteral total	Equilíbrio eletrolítico e acido-básico

Exercícios *(respostas no final do livro)*

1. A TNP refere-se à oferta de nutrição por via parenteral (venosa), central ou periférica, indicada a pacientes que apresentam:
    a. Trato gastrintestinal não funcionante.
    b. Qualquer condição que impeça o uso do trato gastrintestinal por um período mais prolongado.
    c. Fístulas gastrintestinais.
    d. Pancreatite aguda.
    e. Todas as alternativas estão corretas.

2. Com relação à administração da dieta parenteral, é correto afirmar que:
    a. Deve ser feita dupla checagem com outro profissional dos dados da pulseira de identificação do paciente com as informações contidas na bolsa, antes de iniciar o procedimento.

b. A NP deve estar em temperatura corporal para ser administrada.
c. Deve-se utilizar equipos transparentes para se observar a presença de partículas.
d. Pacientes em pré-operatório não devem receber NP, pois ela eleva a glicemia.
e. Todas as alternativas estão corretas.

Referências

1. Taylor C, Lillis C, LeMone P, Lynn P. Fundamentos de enfermagem: a arte e a ciência do cuidado de enfermagem. 7. ed. Porto Alegre: Artmed; 2014.
2. Hospital das Clínicas da Universidade Federal de Goiás. Protocolo de terapia nutricional enteral e parenteral da Comissão de Suporte Nutricional. Goiânia: HC-UFG; 2014.
3. Fresenius Kabi. Compêndio de nutrição parenteral. Barueri: Fresenius Kabi; 2018.
4. Brasil. Ministério da Saúde. Secretaria de Vigilância Sanitária. Portaria nº 272, de 8 abril de 1998. Diário Oficial da União. 23 abr. 1998;Seção 1:2-15.
5. Brasil. Conselho Federal de Enfermagem. Resolução nº 453, de 16 de janeiro de 2014. Aprova a Norma Técnica que dispõe sobre a atuação da equipe de enfermagem em terapia nutricional. Diário Oficial da União. 28 jan. 2014;Seção 1:78-9.
6. Brasil. Agência Nacional de Vigilância Sanitária. Resolução-RDC nº 36, de 25 de julho de 2013. Institui ações para a segurança do paciente em serviços de saúde e dá outras providências. Diário Oficial da União. 26 jul. 2013;Seção 1:32-3.
7. Brasil. Ministério da Saúde. Secretaria de Atenção à Saúde. Portaria nº 120, de 14 de abril de 2009 [Internet]. Brasília: BVSM; c2019 [capturado em 18 mar. 2019]. Disponível em: http://bvsms.saude.gov.br/bvs/saudelegis/sas/2009/prt0120_14_04_2009.html.
8. Brasil. Ministério do Trabalho. NR 32 – Segurança e saúde no trabalho em serviços de saúde [Internet]. Rio de Janeiro: FioCruz; [2005, capturado em 15 abr. 2019]. Disponível em: http://www.fiocruz.br/biosseguranca/Bis/manuais/legislacao/NR-32.pdf.
9. Brasil. Conselho Federal de Enfermagem. Lei nº 7.498, de 25 de junho de 1986. Dispõe sobre a regulamentação do exercício de enfermagem e dá outras providências [Internet]. Diário Oficial da União. 26 jun. 1986;Seção 1:9.273-75 [capturado em 11 mar. 2019]. Disponível em: http://www.cofen.gov.br/lei-n-749886-de-25-de-junho-de-1986_4161.html.
10. Sociedade Brasileira de Nutrição Parenteral e Enteral, Associação Brasileira de Nutrologia. Triagem e avaliação do estado nutricional. São Paulo: AMB; 2011. Projeto Diretrizes.
11. Sociedade Brasileira de Nutrição Parenteral e Enteral, Associação Brasileira de Nutrologia. Acesso para terapia de nutrição parenteral e enteral. Projeto Diretrizes. Brasília: CFM; 2011.
12. Sociedade Brasileira de Nutrição Parenteral e Enteral, Associação Brasileira de Nutrologia. Administração e monitoramento da nutrição parenteral. Projeto Diretrizes. Brasília: CFM; 2011.
13. Herdman TH, Kamitsuru S, NANDA International Inc. Diagnósticos de enfermagem da NANDA-I: definições e classificação 2018-2020. 11. ed. Porto Alegre: Artmed; 2018.
14. Moorhead S, Johnson M, Maas ML, Swanson E. NOC: classificação dos resultados de enfermagem. 5. ed. Rio de Janeiro: Elsevier; 2016.
15. Bulechek MG, Butcher HK, Dochterman JM, Wagner CM. NIC: classificação das intervenções de enfermagem. 6. ed. Rio de Janeiro: Elsevier; 2016.

Administração de hemocomponentes

10

Bruna Tirapelli Gonçalves

Definição

A terapia transfusional é definida como a prática infusional de partes do sangue administradas por via endovenosa para a restauração das necessidades orgânicas dos indivíduos em casos em que haja uma morbidade e mortalidade comprovada (laboratorial e clinicamente). O sangue total obtido através da doação do sangue deve ser 100% processado, resultando em 2 produtos distintos para a terapia transfusional: os hemocomponentes e os hemoderivados.[1,2]

Os hemoderivados são derivados sanguíneos fabricados em escala industrial (industrialização do plasma) por meio de processo físico-químico. São eles: albumina, imunoglobulinas e fatores da coagulação (fator VII, fator VIII, fator IX, além dos complexos protrombínicos).[2]

Os hemocomponentes são obtidos por meio de processos físicos (centrifugação e congelamento) e sem aditivos químicos. São eles: concentrado de hemácias, plasma fresco congelado, concentrado de plaquetas e crioprecipitado.[2]

Indicação

A indicação básica e principal das transfusões sanguíneas é manter a capacidade vital do organismo, como a volemia sanguínea, o transporte de oxigênio e a homeostasia. A indicação de transfusão deve ser feita exclusivamente pelo médico, podendo ocasionar riscos imediatos ou tardios. A indicação deve ser estabelecida com o objetivo de que os benefícios da hemotransfusão superem os riscos.[3]

As transfusões devem seguir um critério estabelecido entre a prescrição e a infusão dos hemocomponentes. Os tipos de infusão são:

- Programada: com dia e hora marcada.
- Não urgente: a se realizar dentro de 24 horas.
- Urgente: a se realizar dentro de 3 horas.

- De extrema urgência: quando o retardo na administração da transfusão pode acarretar risco à vida do paciente.[2]

Aspectos legais

No que diz respeito aos aspectos ético-legais em terapia infusional de hemocomponentes, é preciso destacar dois aspectos importantes.

A Resolução nº 0306/2006[4] do Conselho Federal de Enfermagem (COFEN), datada de 25 de abril de 2006, descreve as competências e atribuições do enfermeiro, assegurando os direitos e deveres de cada categoria profissional de enfermagem na administração de hemocomponentes. A administração de hemocomponentes é considerada uma terapia de alta complexidade, podendo ser executada somente pelo enfermeiro ou pelo técnico de enfermagem, este último sob supervisão e orientação do primeiro, que tem conhecimentos científicos específicos e capacidade de tomada de decisões imediatas.[4,5]

A segunda questão está ligada a uma crença religiosa específica. Os praticantes da religião Testemunhas de Jeová têm poder de recusa à indicação e ao ato transfusional.[6] Pela possibilidade de haver alguma polêmica e resistência por parte dos profissionais de saúde, motivados pelo receio de sua responsabilidade civil, os praticantes dessa religião precisam assinar um termo de responsabilidade, isentando os médicos e instituições de qualquer responsabilidade. Existe um cartão para uso médico (Cartão do Sangue) e também um formulário denominado "Recusa de Aceitar Produtos do Sangue", documento também de uso médico, que se constitui em acordo contratual, sendo legalmente válido. Ele é renovado anualmente e assinado pela pessoa e por testemunhas, geralmente parentes próximos. No caso de menores, é o representante legal quem assina.[6,7] É de extrema importância que o enfermeiro, ao coletar dados, identifique essa situação para que se torne conhecida e que os devidos termos sejam esclarecidos a fim de que providências legais possam ser tomadas.

Material necessário

- Termômetro clínico
- Esfigmomanômetro
- Estetoscópio
- Gaze
- Álcool a 70%
- Bandeja com hemocomponente (concentrado de glóbulos ou hemácias, plasma, plaquetas ou crioprecipitado)

10 • Administração de hemocomponentes **243**

- Equipo específico para infusão de hemocomponente ou filtro leucodepletor
- Luva de procedimento
- Material para venopunção
- Seringa de 10 mL
- Maleta/caixa apropriada para transporte
- Seringa de 20 mL
- Solução salina a 0,9%
- Curativo adesivo
- Tubos para coletas de sangue para testes imuno-hematológicos (sorologias e tipagem ABO)
- Etiquetas com identificação do paciente

Etapas	Justificativas
1. Verificar na prescrição médica qual é o hemocomponente e o volume (unidades) a ser administrado e as observações necessárias.	A prescrição da hemotransfusão é privativa do profissional médico, devendo ser clara e conter itens importantes para a segurança do paciente.[4,5]
2. Certificar-se de que o paciente concordou com a transfusão, orientando-o sobre a necessidade e indicação do procedimento.	Todo paciente deve ser orientado quanto a necessidade, benefícios e riscos da prática transfusional e fornecer consentimento para tal.[8]
3. Verificar se a solicitação do hemocomponente está preenchida corretamente, contendo os dados do paciente; certificar-se também quanto ao tempo programado para início da transfusão.	A solicitação deve conter: nome completo do receptor, sem abreviaturas; nome da mãe, se possível; sexo, data de nascimento e peso (quando indicado); número do prontuário ou registro do receptor; identificação do serviço de saúde, localização intra-hospitalar e número do leito, no caso de receptor internado; diagnóstico e indicação da transfusão; resultados dos testes laboratoriais que justifiquem a indicação do hemocomponente; hemocomponente solicitado, com o respectivo volume ou quantidade; data da requisição, nome, assinatura e número de inscrição no Conselho Regional de Medicina do médico solicitante; e antecedentes transfusionais e gestacionais e reações à transfusão.[9] Recomenda-se também que a transfusão seja preferencialmente realizada durante o período diurno.[10]
4. Separar o material para coleta de amostra de sangue e identificar individualmente cada tubo com nome completo sem abreviações, leito (se aplicável), registro institucional e identificação do coletor e data.	Os exames pré-transfusionais servem para testes imuno-hematológicos como identificação de possíveis anticorpos doador/receptor e tipagem ABO. Eles têm duração de 72 horas, sendo necessária uma nova coleta após esse período. Sempre que possível, a etiqueta de identificação deve ser impressa, com códigos de barras.[11,12]

(Continua)

5. Higienizar as mãos.	Antes de todo contato com o paciente, deve-se fazer a higienização das mãos para prevenir infecção relacionada à assistência à saúde.[13]
6. Confirmar o paciente e o procedimento de coleta de amostra de sangue a ser realizado e utilizar a pulseira de identificação do paciente.	Realizar esse procedimento utilizando a pulseira de identificação do paciente e confirmação verbal dos seus dados, no caso de pacientes conscientes.[10]
7. Explicar ao paciente o procedimento de coleta de amostra de sangue.	Todo paciente deve ser orientado quanto necessidade, benefícios e riscos da prática transfusional e fornecer consentimento para tal.[10]
8. Coletar amostra de sangue suficiente para o preenchimento correto indicado nos tubos.	A eficácia do resultado dos exames depende do volume sanguíneo coletado especificado em cada tubo indicado para coleta, seguindo orientação do serviço de hemoterapia.[12]
9. Higienizar as mãos.	Após qualquer contato com o paciente, deve-se fazer a higienização das mãos para prevenir infecção relacionada à assistência à saúde.[13]
10. Encaminhar o impresso de solicitação de hemocomponente ao banco de sangue com as amostras de sangue identificadas.	As amostras que não estiverem devidamente preenchidas deverão ser recusadas pelo serviço de hemoterapia.[12] Para a transfusão de crioprecipitado, deve ser preenchido um formulário especial retirado no banco de sangue.
11. Verificar com o banco de sangue a disponibilidade do componente solicitado e o tempo previsto de preparo.	Caso a transfusão seja de extrema urgência e em locais onde testes imuno-hematológicos não possam ser realizados, o médico responsável pelo paciente deverá enviar ao banco de sangue uma solicitação explicando a necessidade e se responsabilizando pelos fatos.[12]
12. Verificar as condições clínicas e infusionais do paciente: sinais vitais e disponibilidade/características do acesso venoso.	Em caso de acesso periférico, preferencialmente puncionar veia calibrosa com dispositivo compatível com a finalidade e idade do paciente. Caso o paciente apresente febre antes de iniciar a transfusão, cabe ao médico liberar ou não a transfusão.[5,10]
13. Realizar a prescrição de enfermagem destacando se há histórico de reações transfusionais e a necessidade da administração de medicamentos pré-transfusionais.	Por ser uma atividade complexa, o enfermeiro deve planejar a assistência de enfermagem, prevendo os riscos esperados para o procedimento.[5]
14. Retirar o hemocomponente no serviço de hemoterapia ou solicitar sua entrega.	O tempo transcorrido entre a retirada do hemocomponente do banco de sangue até o início da infusão não pode exceder 30 minutos.[2] Nunca permanecer com a bolsa do hemocomponente na unidade, mesmo em geladeira.[9] Caso o início da infusão não aconteça dentro desses 30 minutos, devolver a bolsa ao banco de sangue.[10]

(Continua)

10 • Administração de hemocomponentes   245

	Ao recebê-lo/retirá-lo do serviço de hemoterapia, conferir o nome, registro hospitalar (RH), números das bolsas, identificação nominal em cada bolsa, tipagem ABO doador/receptor e tipo de equipo a ser usado. No transporte para o setor, utilizar caixa térmica rígida, apropriada para esse procedimento.[14]
15. Realizar dupla checagem com outro profissional, observando os dados de identificação do receptor, como nome, RH e data de nascimento em sua pulseira de identificação. Conferir também os dados da hemotransfusão: tipo de hemocomponente, tipagem ABO doador/receptor, numeração e características da bolsa e seu conteúdo.	As conferências fazem parte das boas práticas profissionais relacionadas à hemotransfusão e, consequentemente, à segurança do paciente.[10,15]
16. Verificar se a infusão de medicamentos pré-transfusional, caso tenha sido prescrita, foi realizada.	Por ser uma atividade complexa, o enfermeiro deve planejar a assistência de enfermagem, prevendo os riscos esperados para o procedimento.[3,5]
17. Anexar a requisição transfusional na prescrição médica correspondente à transfusão.	A requisição tranfusional referente à comprovação transfusional, contendo dados dos hemocomponentes e da prática infusional, deve ser arquivada no prontuário.[12]
18. Higienizar as mãos.	Ao entrar no quarto/box do paciente e antes de qualquer procedimento, deve-se fazer a higienização das mãos para prevenir infecção relacionada à assistência à saúde.[11]
19. Verificar sinais vitais imediatamente antes do início da transfusão.	Uma das reações transfusionais mais frequentes é a reação febril, caracterizada por aumento em 1 grau da temperatura basal. Caso o paciente apresente febre antes de iniciar a transfusão, cabe ao médico a liberação ou não da transfusão, sempre pautado pelo raciocínio clínico do custo/benefício da hemotransfusão.[3,4,8]
20. Higienizar as mãos.	Antes de qualquer contato com o paciente, deve-se fazer a higienização das mãos para prevenir infecção relacionada à assistência à saúde.[13]
21. Anotar os valores dos sinais vitais na folha de controle.	Todos os dados devem manter os registros transfusionais no prontuário do paciente.[15]
22. Calçar as luvas de procedimento.	Todo profissional de saúde deve utilizar equipamentos de proteção individual quando expostos a riscos; neste caso, um risco biológico, como um possível contato com sangue.[14]
23. Conectar o equipo apropriado à bolsa do hemocomponente.	Toda transfusão deve ter seu equipo específico, com a existência de uma tela na câmara gotejadora a fim de barrar algum coágulo em formação e impedi-lo de chegar à corrente sanguínea.[15]

(Continua)

24. Retirar o ar e preencher todo o equipo.	O equipo deve ser preenchido com o sangue em toda a sua extensão para prevenir embolia gasosa.[15] O hemocomponente deve ser administrado em equipo específico com filtro-padrão para possíveis retenções de coágulos.[12] Em algumas situações específicas, como nos pacientes imunossuprimidos, é necessário que na prescrição da transfusão conste a necessidade do uso de um filtro leucodepletor.[13,16]
25. Retirar as luvas e higienizar as mãos.	Após qualquer contato com o paciente, deve-se fazer a higienização das mãos para prevenir infecções relacionadas à assistência à saúde.[13]
26. Orientar o paciente sobre o procedimento com vistas a informá-lo sobre as reações transfusionais.	Avaliar a possibilidade de reação hemolítica, lesão pulmonar aguda relacionada à transfusão (TRALI), anafilaxia e sepse relacionada à transfusão, situações nas quais são necessárias condutas de urgência.[3,17]
27. Higienizar as mãos.	Antes de qualquer contato com o paciente, deve-se fazer a higienização das mãos para prevenir infecções relacionadas à assistência à saúde.[13]
28. Calçar as luvas de procedimento.	Todo profissional de saúde deve utilizar equipamentos de proteção individual quando expostos a riscos; neste caso, um risco biológico, como um possível contato com sangue.[12,14]
29. Realizar a assepsia com gaze e álcool a 70% no conector e instalar a bolsa. A via deve ser exclusiva.	A assepsia do dispositivo venoso reduz o risco de infecção de corrente sanguínea relacionada ao cateter.[18] Recomenda-se que o hemocomponente seja administrado em via exclusiva; assim, deve-se suspender a administração de soroterapia, medicamentos ou nutrição parenteral total.[2]
30. Verificar os dados da pulseira de identificação do paciente em voz alta comparando-os com as informações contidas na bolsa e prescrição médica duas vezes antes de iniciar o procedimento.	As conferências fazem parte das boas práticas profissionais relacionadas à hemotransfusão e, consequentemente, à segurança do paciente.[8,10]
31. Verificar o tempo de infusão e controlar o gotejamento correspondente.	O tempo de infusão deve ser especificado na prescrição médica.[12] Tempo de infusão dos hemocomponentes:[2] ■ Plaquetas – infusão rápida ■ Crioprecipitado – infusão rápida ■ Plasma – de 40 minutos a 1 hora, respeitando o tempo máximo de 4 horas

(Continua)

	■ Concentrado de glóbulos ou hemácias – de 1 a 2 horas, respeitando o tempo máximo de 4 horas
	Caso a bolsa ultrapasse 4 horas de infusão, desprezá-la, anotar e comunicar ao médico sobre o volume infundido.[8]
	Nunca infundir a bolsa sob pressão mecânica (p. ex., apertar com as mãos, com o manguito do esfigmomanômetro, etc.).[11]
	Nunca aquecer o hemocomponente na unidade de internação.[11]
	Para infusão em pacientes de transplante de medula óssea, com incompatibilidadade ABO, observar isotipos ABO (doador/receptor), lembrando que entre doador/receptor pode não haver o mesmo isotipo sanguíneo e certificar-se de qual tipagem ABO deve ser transfundida no receptor.[19]
	As plaquetas durante seu armazenamento por consenso devem ficar sob agitação constante. O ideal é que, uma vez retiradas dos homogeneizadores, as plaquetas sejam transfundidas o mais rapidamente possível.[12]
	Recomenda-se que o período entre a retirada das plaquetas dos agitadores e a sua transfusão seja o mais rápido possível, ficando fora da condição de agitação contínua.[20]
32. Retirar as luvas e higienizar as mãos.	Após qualquer contato com o paciente, deve-se fazer a higienização das mãos para prevenir infecção relacionada à assistência à saúde.[13]
33. Permanecer os 15 primeiros minutos ao lado do paciente após a instalação, observando possíveis sinais de reação transfusional, infundindo lentamente (sem ultrapassar 5 mL/min) e aumentando o fluxo caso não haja nenhuma intercorrência; não ultrapassar 4 horas de infusão para os concentrados de hemácias (CH).	A infusão de CH após 4 horas poderá aumentar a proliferação bacteriana caso tenha havido contaminação.[12] Na presença de reações transfusionais, o profissional deverá observar e avaliar os seguintes dados: inquietação, aumento de 1 grau na temperatura corporal, calafrios, tremores, *rash* cutâneo, alterações respiratórias (dispneia, taquipneia, hipóxia, sibilos), taquicardia, mudança na pressão arterial (hipotensão ou hipertensão), lesões de pele, prurido, dor torácica e abdominal, icterícia ou qualquer outra manifestação sistêmica, náuseas com ou sem vômito.[3,11,16]
34. Higienizar as mãos.	Após cada procedimento, deve-se fazer a higienização das mãos para prevenir infecção relacionada à assistência à saúde.[13]
35. Verificar sinais vitais e anotar.	A conferência dos sinais vitais garante que eles não sofreram alterações e que reações transfusionais não ocorreram.[3]
36. Higienizar as mãos.	Após cada procedimento, deve-se fazer a higienização das mãos para prevenir infecção relacionada à assistência à saúde.[13]

(Continua)

37. Avaliar o paciente a cada 30 ou 45 minutos durante a transfusão.	Os seguintes sinais e sintomas deverão ser avaliados: aumento de 1 grau na temperatura corporal, calafrios, tremores, *rash* cutâneo, alterações respiratórias (dispneia, taquipneia, hipóxia, sibilos), taquicardia, mudança na pressão arterial (hipotensão ou hipertensão), lesões de pele, prurido, dor torácica e abdominal, icterícia ou qualquer outra manifestação sistêmica, náuseas com ou sem vômito e aspecto urinário.[3,11,16]
38. Ao término da infusão, permeabilizar o acesso venoso com solução fisiológica.	Quando o hemocomponente for administrado em cateter central, administrar 20 mL de soro fisiológico a 0,9% em *bolus* depois da infusão para a lavagem do cateter.[18]
39. Descartar a bolsa de sangue com equipo, após a infusão, em sacos denominados infectantes (brancos) ou em recipientes que evitem vazamentos e rupturas e que estejam identificados para esse fim.	O descarte deverá ser exclusivamente nos lixos infectantes, seguindo os pressupostos para a segurança ocupacional.[21]
40. Higienizar as mãos.	Após cada procedimento, deve-se fazer a higienização das mãos para prevenir infecção relacionada à assistência à saúde.[13]
41. Realizar anotações de enfermagem, contendo: horário de início e término, intercorrências e providências envolvidas na transfusão. Verificar a prescrição médica em pacientes com registro de balanço hídrico, incluir o volume no espaço referente a "Ganhos".	Todos os dados devem constar nos registros transfusionais no prontuário do paciente.[15]

Conduta na presença de reações transfusionais

- Interromper imediatamente a administração.
- Manter a infusão de solução salina a 0,9% para permeabilidade do acesso venoso.
- Orientar o paciente/acompanhante sobre o que estiver acontecendo e sobre os próximos passos.
- Verificar sinais vitais e realizar exame físico específico a queixas e/ou para rastreamento de possíveis locais de disfuncionalidade: aparelho respiratório, tegumentar, abdominal, geniturinário.
- Investigar a presença de lesão pulmonar aguda relacionada à transfusão (TRALI) que, por ser muito específica e aguda, pode ser subnotificada e subdiagnosticada.
- Comunicar a equipe médica sobre os padrões de alteração de sinais vitais e exame físico.
- Coletar amostra de sangue para testes imuno-hematológicos do receptor; o local da coleta (membro) deve ser diferente do utilizado para a infusão do hemocomponente.
- Devolver a bolsa (se não foi descartada) juntamente com o material coletado e o formulário de notificação de reação transfusional preenchido ao banco de sangue. Caso a bolsa já tenha sido desprezada, a coleta de exames, bem como os formulários, podem ser entregues normalmente.

(Continua)

- Realizar os registros no prontuário do paciente, contendo os padrões de alteração (sinais vitais e exame clínico) que identificaram a reação à assistência prestada, os impressos encaminhados ao banco de sangue, bem como as condutas orientadas pela equipe médica e o desfecho do caso, não esquecendo do preenchimento do formulário de notificação de reação transfusional.

Uma equipe de enfermeiros treinada e orientada consegue predizer e atender com maior competência e rapidez uma reação transfusional, o que reduz os riscos de morbimortalidade dessa prática assistencial.[1,16]

- Realizar a notificação da reação transfusional.

Fonte: Brasil,[3,17] e Smeltzer e Bare.[15]

Diagnósticos, intervenções e resultados

Diagnósticos de enfermagem[22]	Intervenções de enfermagem[23]	Resultados de enfermagem[24]
Risco de infecção	Controle de infecção	Controle de riscos
Risco de volume de líquidos deficiente	Monitoração hídrica	Manutenção do equilíbrio hídrico
Risco de choque	Controle de alergia	Controle do choque: anafilático

Exercícios (respostas no final do livro)

1. Você chega em sua unidade pela manhã para iniciar o plantão e, quando abre a geladeira, encontra uma bolsa de sangue. Você checa com os colegas e todos confirmam que ninguém passou em plantão essa bolsa de sangue. Ao verificar as prescrições, você vê na requisição transfusional anexa à prescrição que a bolsa foi retirada do banco de sangue às 20 horas do dia anterior e que não foi realizada, sem estar anotada a razão pela qual isso aconteceu.

   Diante dessa situação, qual sua conduta?
   a. Liga para o médico e aguarda suas orientações.
   b. Inicia o mais rápido possível os cuidados para infusão do sangue, pois ela já está atrasada.
   c. Verifica a temperatura da geladeira; caso esteja entre 2 a 8°C, poderá ser infundido sem problemas.
   d. Não utiliza de forma alguma esse sangue, comunica o médico sobre a não realização da transfusão e realiza a notificação ao banco de sangue.

2. Você inicia o plantão em uma unidade de internação, e a colega do turno que está terminando informa: "o paciente do Leito X, Sr. José, está aguardando 2 unidades de concentrado de glóbulos vermelhos (CGV) e 7 unidades de plaquetas; os pedidos já foram encaminhados, porém os hemocomponentes não estão prontos". Passados alguns minutos, você liga para o banco de sangue e os hemocomponentes estão prontos, iniciando, então, a hemotransfusão. Durante o início da infusão da segunda bolsa de CGV, o paciente apresenta calafrios, prurido no couro cabeludo e hiperemia de face. Qual a ação **prioritária** a ser executada pelo enfermeiro?

   a. Interromper imediatamente a infusão do hemocomponente.
   b. Chamar o médico.
   c. Verificar os sinais vitais.
   d. Verificar o nível de consciência.
   e. Puncionar outro acesso venoso para realizar medicações para controle da reação transfusional.

Referências

1. Silva KFN, Soares S, Iwamoto HH. A prática transfusional e a formação dos profissionais de saúde. Rev Bras Hematol Hemoter. 2009;31(6):421-6.
2. Brasil. Ministério da Saúde. Secretaria de Atenção à Saúde. Departamento de Atenção Especializada. Guia de uso de hemocomponentes. Brasília: Ministério da Saúde; 2010.
3. Brasil. Agência Nacional de Vigilância Sanitária. Hemovigilância: manual técnico para investigação das reações transfusionais imediatas e tardias não infecciosas. Brasília: ANVISA; 2007.
4. Brasil. Conselho Federal de Enfermagem. Resolução COFEN nº 0306/2006. Normatiza a atuação do enfermeiro em hemoterapia [Internet]. Brasília: COFEN; 2006 [capturado em 31 jul. 2018]. Disponível em: http://www.cofen.gov.br/resoluo-cofen-3062006_4341.html.
5. Brasil. Conselho Federal de Enfermagem. Minuta de Resolução COFEN – Atuação da equipe de enfermagem em hemoterapia [Internet]. Brasília: COFEN; 2015 [capturado em 1 jul. 2018]. Disponível em: http://www.cofen.gov.br/minuta-de-resolucao_30404.html.
6. França ISX, Baptista RS, Brito VRS. Dilemas éticos na hemotransfusão em Testemunhas de Jeová: uma análise jurídico-bioética. Acta Paul Enferm. 2008;21(3):498-503.
7. JW.org. Testemunhas de Jeová [Internet]. [S. l.]: Watch Tower Bible and Tract Society of Pennsylvania; c2019 [capturado em 18 mar. 2019]. Disponível em: http://www.jw.org/pt.
8. Brasil. Ministério da Saúde. Portaria nº 1.353, de 13 de junho de 2011. Aprova o regulamento técnico de procedimentos hemoterápicos. Diário Oficial da União. 14 jun. 2011;Seção 1:27-45.
9. Brasil. Ministério da Saúde. Portaria nº 158, de 4 de fevereiro de 2016. Redefine o regulamento técnico de procedimentos hemoterápicos. Diário Oficial da União. 5 fev. 2016;Seção 1:37-57.
10. Conselho Regional de Enfermagem do Estado de São Paulo. 10 Passos para a segurança do paciente. São Paulo: COREN-SP; 2010.
11. Brasil. Agência Nacional de Vigilância Sanitária. Resolução-RDC nº 153, de 14 de junho de 2004. Determina o Regulamento Técnico para os procedimentos hemoterápicos, incluindo a coleta, o processamento, a testagem, o armazenamento, o transporte, o controle de qualidade e o uso humano de sangue, e seus componentes, obtidos do sangue venoso, do cordão umbilical, da placenta e da medula óssea. Diário Oficial da União. 24 jun. 2004;Seção 1:68-83.

12. Brasil. Agência Nacional de Vigilância Sanitária. Resolução-RDC n° 34, de 11 de junho de 2014. Dispõe sobre as boas práticas no ciclo do sangue. Diário Oficial da União. 16 jun. 2014;Seção 1:50-67.

13. Centers for Disease Control and Prevention. Hand hygiene in healthcare settings [Internet]. Atlanta: CDC; 2018 [capturado em 1 jul. 2018]. Disponível em: http://www.cdc.gov/handhygiene/.

14. São Paulo. Normas regulamentadoras: n° 7, n° 9 e n° 32: Programa de Prevenção de Riscos Ambientais – PPRA, Programa de Controle Médico de Saúde Ocupacional – PCMSO, Segurança e Saúde no Trabalho em Serviços de Saúde [Internet]. São Paulo: Secretaria de Estado de Saúde; 2014 [capturado em 10 abr. 2019]. Disponível em: http://www.saude.sp.gov.br/resources/crh/ggp/cartilhas/normas_regulamentares.pdf.

15. Smeltzer SCO, Bare BG. Bruner & Suddarth tratado de enfermagem médico-cirúrgica. 10 ed. Rio de Janeiro: Guanabara Koogan; 2005. Vol. 1, p. 978-87.

16. Souza GF. Instrumento de boas práticas de enfermagem em hemoterapia na unidade de terapia intensiva [Dissertação]. Florianópolis: UFSC; 2012.

17. Brasil. Ministério da Saúde. Secretaria de Vigilância em Saúde. Departamento de Atenção Especializada. Aspectos hemoterápicos relacionados a TRALI (lesão pulmonar aguda relacionada à transfusão): medidas para redução do risco. Brasília: Ministério da Saúde; 2010.

18. O'Grady NP, Alexander M, Burns LA, Dellinger EP, Garland J, Heard SO, et al. Guidelines for the prevention of intravascular catheter-related infections. Atlanta: CDC; 2011.

19. Hamerschlak N, Bouzas LFS, Seber A, Silla L, Ruiz MA, editores. Diretrizes da Sociedade Brasileira de Transplante de Medula Óssea 2012: II reunião de diretrizes da Sociedade Brasileira de Transplante de Medula Óssea. Angra dos Reis (RJ), 4 a 6 de maio de 2012. Rio de Janeiro: SBTMO; 2013.

20. Hunter S, Nixon J, Murphy S. The effect of the interruption of agitation on platelet quality during storage for transfusion. Transfusion. 2001;41(6):809-14.

21. Brasil. Agência Nacional de Vigilância Sanitária. Resolução-RDC n° 306, de 7 de dezembro de 2004. Dispõe sobre o regulamento técnico para o gerenciamento de resíduos de serviços de saúde. Diário Oficial da União. 10 dez. 2004;Seção 1:49-56.

22. Herdman TH, Kamitsuru S, NANDA International Inc. Diagnósticos de enfermagem da NANDA-I: definições e classificação 2018-2020. 11. ed. Porto Alegre: Artmed; 2018.

23. Bulechek MG, Butcher HK, Dochterman JM, Wagner CM. NIC: classificação das intervenções de enfermagem. 6. ed. Rio de Janeiro: Elsevier; 2016.

24. Moorhead S, Johnson M, Maas ML, Swanson E. NOC: classificação dos resultados de enfermagem. 5. ed. Rio de Janeiro: Elsevier; 2016.

Higiene do paciente   11

11.1
Higiene oral

Juliana de Lima Lopes
Dalmo Machado
Monyque Evelyn dos Santos Silva
Viviane de Moraes Sptiz
Lídia Santiago Guandalini

Introdução

A higiene oral auxilia a manter o estado sadio da boca, dos dentes, das gengivas e dos lábios, removendo a placa bacteriana e o tártaro, massageando as gengivas e aliviando o desconforto causado por sabores e odores desagradáveis.[1] Atua também na prevenção de infecções do aparelho respiratório,[1] reduzindo a colonização da orofaringe por patógenos responsáveis pela pneumonia nosocomial, principalmente a associada à ventilação mecânica.[2] A falta de higienização favorece o aparecimento e a manutenção das bactérias Gram-negativas na cavidade oral;[3] assim, a higiene oral deve ser incentivada e realizada adequadamente, de forma comprometida e técnico-científica, garantindo a segurança do paciente.[4]

Para a realização da higiene oral, o enfermeiro deve conhecer e adotar técnicas e produtos para a execução do procedimento, que deverá ser compartilhado com toda a equipe de enfermagem. Além do mais, os enfermeiros devem elaborar protocolos exequíveis e promover treinamento para todos da equipe.[5] Para pacientes em ventilação mecânica, o produto que deve ser indicado para a realização da higiene oral é o gliconato de clorexidina a 0,12%, 3 a 4 vezes ao dia. Ele reduz a ocorrência de pneumonias em 50% e é recomendado pela Agência Nacional de Vigilância Sanitária (Anvisa).[3,6]

O gliconato de clorexidina é um antimicrobiano com ação efetiva no combate à placa bacteriana, gengivite e doença periodontal, além de ser biocompatível com os tecidos bucais. Ademais, é conhecido pelo efeito residual, que inibe a colonização e a aderência dos microrganismos nos elementos dentários por aproximadamente 12 horas.[7]

Apesar dos benefícios da utilização do gliconato de clorexidina, é importante observar e monitorar a ocorrência de alguns eventos adversos, como alteração na coloração dos elementos dentários, restaurações, próteses e língua, formação de cálculo supragengival, perda do paladar, queimaduras no tecido mole, dor, xerostomia e gosto residual desagradável na boca.[8,9]

Recentemente, a efetividade da escovação dental de pacientes intubados na prevenção de pneumonia associada à ventilação mecânica (PAVM) e na qualidade da saúde bucal tem sido avaliada. Essa prática, entretanto, ainda é controversa, tendo em vista que, enquanto alguns estudos evidenciaram uma tendência à redução da incidência de PAVM e do tempo de ventilação mecânica[10-12] além de melhoria dos escores que indicam a qualidade da saúde bucal,[13] outros demonstraram não haver impacto sobre esses desfechos.[14-18]

Definição

A higiene oral é realizada com o objetivo de diminuir a colonização bucal, prevenir e controlar infecções, manter a integridade da mucosa e proporcionar conforto ao paciente.

Indicação

Todos os pacientes devem realizar a higiene oral após as refeições ou pelo menos 4 vezes ao dia (depois das refeições e ao se deitar).

Aspectos legais

O cuidado de higiene oral é atribuição da equipe de enfermagem com capacidade técnica.

Material necessário

- 1 escova de dente com cerdas macias ou espátula
- Gaze não estéril e fita crepe
- Creme dental
- 1 cuba rim
- 1 toalha de rosto ou papel-toalha

11.1 • Higiene oral

- 2 copos com água
- Fio dental
- Antisséptico bucal sem álcool

Etapas	Justificativas
1. Explicar o procedimento ao paciente.	A orientação é fundamental para que o paciente compreenda a importância do procedimento.[19]
2. Realizar a higienização das mãos e calçar luvas.	A higienização das mãos evita a infecção, e o uso de luvas evita o contato com microrganismos ou material biológico.[20-22]
3. Reunir o material sobre a mesa acessória do paciente.	A organização prévia do material evita saídas adicionais do quarto enquanto se executa o procedimento.[23,24]
4. Abaixar a grade lateral e auxiliar o paciente a adotar a posição adequada (sentada).	Abaixar as grades auxilia o profissional/aluno na execução do procedimento e evita agravos osteomusculares no profissional.[25,26] A posição sentada do paciente ajuda na prevenção de aspiração.[27,28]
5. Estimular e/ou auxiliar o paciente a passar o fio dental.	Reduzir o tártaro nas superfícies dos dentes e prevenir a halitose.[28-30]
6. Colocar a toalha de rosto ou papel-toalha sobre o tórax do paciente e aproximar a cuba rim.	Evitar que o paciente se molhe, garantindo seu conforto.[28]
7. Encorajar o paciente a escovar os próprios dentes. Caso ele não consiga, auxiliá-lo na execução do procedimento.	O paciente deve participar do seu autocuidado.[29]
8. Umedecer a escova de dente e aplicar o creme dental nas cerdas da escova.	A umidade ajuda a distribuir o creme dental.[28]
9. Escovar ou auxiliar a escovação dos dentes e da língua do paciente.	A movimentação realizada durante a escovação desloca as partículas de alimentos presas entre os dentes. Os microrganismos se acumulam e crescem na superfície da língua, contribuindo para a halitose.[28-30]
10. Fornecer copo com água para o paciente e auxiliá-lo, conforme necessário para o enxágue da boca, desprezando seu conteúdo na cuba rim.	O enxágue remove as partículas de alimentos e o creme dental após a escovação.[28]
11. Oferecer o antisséptico bucal.	Deixa gosto agradável na boca, além de ser eficaz para redução da placa bacteriana e da gengivite.[28,31,32]
12. Em caso de próteses dentárias, retirar a prótese e realizar a higienização.	A retirada da prótese facilita a higiene oral.[28,33]

(Continua)

13. Enxaguar a prótese e auxiliar o paciente na recolocação.	O enxágue remove as partículas de alimentos e o creme dental após a escovação.[28]
14. Retirar as luvas e higienizar as mãos.	Prevenir infecção.[20-22]
15. Realizar anotação de enfermagem e verificar a prescrição de enfermagem.	Todos os procedimentos realizados devem ser registrados e conferidos.

Diagnósticos, intervenções e resultados

Diagnósticos de enfermagem[34]	Intervenções de enfermagem[35]	Resultados de enfermagem[36]
Risco de infecção	Proteção contra infecção	Saúde oral
Dentição prejudicada	Manutenção da saúde oral	Saúde oral
Disposição para melhora do autocuidado	Ensino: indivíduo	Controle de riscos

Exercícios *(respostas no final do livro)*

1. A higiene oral auxilia:
   a. A manter o estado sadio da boca, dos dentes, das gengivas e dos lábios, removendo a placa bacteriana e o tártaro, massageando as gengivas e aliviando o desconforto causado por sabores e odores desagradáveis.
   b. A manter a boca estéril.
   c. Na desinfecção da boca.
   d. Na prevenção de infarto agudo do miocárdio.

2. Para pacientes em ventilação mecânica, a higiene oral deverá ser realizada utilizando-se:
   a. Gliconato de clorexidina a 0,12%
   b. Gliconato de clorexidina a 0,50%
   c. Clorexidina degermante a 2%
   d. Álcool a 70%

Referências

1. Vargas MAO, Vieira DF, Sabini TL, Rosa FS. Aspiração de secreções do paciente sob ventilação mecânica. In: Associação Brasileira de Enfermagem. PROENF: programa de atualização em enfermagem: saúde do adulto. Porto Alegre: Artmed; 2006. p. 181-211.
2. Allen Furr L, Binkley CJ, McCurren C, Carrico R. Factors affecting quality of oral care in intensive care units. J Adv Nurs. 2004;48(5):454-62.

3. Brasil. Agência Nacional de Vigilância Sanitária. Medidas de prevenção de infecção relacionada à assistência à saúde. Brasília: ANVISA; 2017.
4. Brito LFS, Vargas MAO, Leal SMC. Higiene oral em pacientes no estado de síndrome do déficit no autocuidado. Rev Gaucha Enferm. 2007;28(3):359-67.
5. Orlandini GM, Lazzari CM. Conhecimento da equipe de enfermagem sobre higiene oral em pacientes criticamente enfermos. Rev Gaucha Enferm. 2012;33(3):34-41.
6. Kahn S, Garcia CH, Galan Júnior J, Namen FM, Machado WAS, Silva Júnior JA, et al. Avaliação da existência de controle de infecção oral nos pacientes internados em hospitais do Estado do Rio de Janeiro. Ciênc Saúde Coletiva. 2008;13(6):1825-31.
7. Pegoraro J, Silvestri L, Cara G, Stefenon L, Mozzini CB. Efeitos adversos do gluconato de clorexidina à 0,12%. J Oral Invest. 2014;3(1):33-7.
8. Zanatta FB, Rösing CK. Clorexidina: mecanismos de ação e evidências atuais de sua eficácia no contexto do biofilme supragengival. Scientific-A. 2007;1(2):35-43.
9. Guimarães ARD, Peres MA, Vieira RS, Ferreira RM, Ramos-Jorge ML, Apolinario S, et al. Self-perception of side effects by adolescents in a chlorhexidine-fluoride-based preventive oral health program. J Appl Oral Sci. 2006;14(4):291-6.
10. Berry AM. A comparison of Listerine® and sodium bicarbonate oral cleansing solutions on dental plaque colonisation and incidence of ventilator associated pneumonia in mechanically ventilated patients: a randomised control trial. Intensive Crit Care Nurs. 2013;29(5):275-81.
11. Ory J, Raybaud E, Chabanne R, Cosserant B, Faure JS, Guérin R, et al. Comparative study of 2 oral care protocols in intensive care units. Am J Infect Control. 2017;45(3):245-50.
12. Vidal CFL, Vidal AKL, Monteiro Jr. JGM, Cavalcanti A, Henriques APT, Oliveira M, et al. Impact of oral hygiene involving toothbrushing versus chlorhexidine in the prevention of ventilator-associated pneumonia: a randomized study. BMC Infect Dis. 2017;17:112.
13. Estaji Z, Alinejad M, Rakhshani MH, Rad M. The comparison of chlorhexidine solution and swab with toothbrush and toothpaste effect on preventing oral lesions in hospitalized patients in intensive care unit. Glob J Health Sci. 2016;8(5):211-6.
14. Pobo A, Lisboa T, Rodriguez A, Sole R, Magret M, Trefler S, et al. A randomized trial of dental brushing for preventing ventilator-associated pneumonia. Chest. 2009;136(2):433-9.
15. Alhazzani W, Smith O, Muscedere J, Medd J, Cook D. Toothbrushing for critically ill mechanically ventilated patients: a systematic review and meta-analysis of randomized trials evaluating ventilator-associated pneumonia. Crit Care Med. 2013;41(2):646-55.
16. Gu WJ, Gong YZ, Pan L, Ni YX, Liu JC. Impact of oral care with versus without toothbrushing on the prevention of ventilator-associated pneumonia: a systematic review and meta-analysis of randomized controlled trials. Crit Care. 2012;16(5):R190.
17. Chacko R, Rajan A, Lionel P, Thilagavathi M, Yadav B, Premkumar J. Oral decontamination techniques and ventilator-associated pneumonia. Br J Nurs. 2017;26(11):594-9.
18. Lorente L, Lecuona M, Jiménez A, Palmero S, Pastor E, Lafuente N, et al. Ventilator-associated pneumonia with or without toothbrushing: a randomized controlled trial. Eur J Clin Microbiol Infect Dis. 2012;31(10):2621-9.
19. Almeida GCM, Ferreira MAF. Saúde bucal no contexto do Programa Saúde da Família: práticas de prevenção orientadas ao indivíduo e ao coletivo. Cad Saúde Pública. 2008;24(9):2131-40.

20. Centers for Disease Control and Prevention. Handwashing: clean hands save lives. [Internet]. Chapel Hill: CDC; 2019 [capturado em 15 abr. 2019]. Disponível em: http://www.cdc.gov/handwashing/.
21. Brasil. Agência Nacional de Vigilância Sanitária. Segurança do paciente: higienização das mãos [Internet]. Brasília: ANVISA; [s.d., capturado em 15 abr. 2019]. Disponível em: http://www.anvisa.gov.br/servicosaude/manuais/paciente_hig_maos.pdf.
22. Brasil. Agência Nacional de Vigilância Sanitária. Precauções padrão, precaução de contato, precauções para gotículas e precauções para aerossóis [Internet]. Brasília: ANVISA; 2014 [capturado em 12 mar. 2019]. Disponível em: http://www.anvisa.gov.br/servicosaude/controle/precaucoes_a3.pdf.
23. Nonino EAPM, Anselmi ML, Dalmas JC. Avaliação da qualidade do procedimento curativo em pacientes internados em um hospital universitário. Rev Latino-Am Enfermagem. 2008;16(1):57-63.
24. Lima DC, Saliba NA, Garbin AJI, Fernandes LA, Garbin CAS. A importância da saúde bucal na ótica de pacientes hospitalizados. Ciênc Saúde Coletiva. 2011;16(Suppl.1):1173-80.
25. Leite PC, Silva A, Merighi MAB. A mulher trabalhadora de enfermagem e os distúrbios osteomusculares relacionados ao trabalho. Rev Esc Enferm USP. 2007;41(2):287-91.
26. Sancinetti TR, Gaidzinski RR, Felli VEA, Fugulin FMT, Baptista PCP, Ciampone MHT, et al. Absenteísmo – doença na equipe de enfermagem: relação com a taxa de ocupação. Rev Esc Enferm USP. 2009;43(n esp. 2):1277-83.
27. Varjão FM. Assistência odontológica para o paciente portador da doença de Alzheimer. Rev Odonto Ciência. 2006;21(53):284-8.
28. Taylor C, Lillis C, LeMone P. Fundamentos de enfermagem: a arte e a ciência do cuidado de enfermagem. 5. ed. Porto Alegre: Artmed; 2007.
29. Puggina ACG, Silva MJP. Ética no cuidado e nas relações: as premissas para um cuidar mais humano. REME Rev Min Enferm. 2009;13(4):599-605.
30. Nunes JC, Oliveira L, Martínez-Sahuquillo A. Halitose: estudo de prevalência e factores de risco associados numa Unidade de Saúde Familiar. Rev Port Med Geral Fam. 2012;28(5):344-9.
31. Tirapelli C, Ito IY. Avaliação do efeito de quatro anti-sépticos orais no nível de estreptococos mutans na saliva in vivo. Rev ABO Nac. 2003;11(1):47-52.
32. Victorino FR, Salazar M, Araújo MG. Efeito do uso de Ah! Kolynos na redução da formação de placa bacteriana. Rev Odonto Ciênc. 2004;19(43):85-9.
33. Gonçalves LFF, Silva Neto DR, Bonan RF, Carlo HL, Batista AUD. Higienização de próteses totais e parciais removíveis. Rev Bras Ci Saúde. 2011;15(1):87-94.
34. Herdman TH, Kamitsuru S, organizadores. Diagnósticos de enfermagem da NANDA-I: definições e classificação 2018-2020. 11. ed. Porto Alegre: Artmed; 2018.
35. Bulechek MG, Butcher HK, Dochterman JM, Wagner CM. NIC: classificação das intervenções de enfermagem. 6. ed. Rio de Janeiro: Elsevier; 2016.
36. Moorhead S, Johnson M, Maas ML, Swanson E. NOC: classificação dos resultados de enfermagem. 5. ed. Rio de Janeiro: Elsevier; 2016.

11.2
Higiene íntima

Juliana de Lima Lopes
Dalmo Machado
Monyque Evelyn dos Santos Silva
Aretha Pereira de Oliveira
Lídia Santiago Guandalini

Introdução

A higiene pessoal pode garantir o conforto, a segurança e o bem-estar dos indivíduos. Inúmeros são os fatores que podem influenciar as preferências de higiene e, portanto, é importante individualizar o cuidado.[1] Entre esses fatores, estão as práticas sociais e preferências individuais, a condição socioeconômica, as crenças de saúde e motivação, as variáveis culturais e a condição física.[1] O profissional de enfermagem deve estar atento a esses fatores e respeitar, na medida do possível, essas preferências e hábitos, além de sempre incentivar os indivíduos a realizarem o autocuidado.[1]

A higiene íntima exige contato com o indivíduo que está sendo cuidado e, portanto, os profissionais de enfermagem devem utilizar habilidades de comunicação para reduzir a ansiedade e o constrangimento gerado por esse procedimento. Durante a higiene íntima, é possível identificar algumas alterações, como secreções vaginais e uretrais, irritação da pele, odores e lesões, devendo, por isso, ser realizada com cautela e atenção.[1]

Essa higiene torna-se uma necessidade humana essencial para pacientes acamados ou com mobilidade reduzida. Um estudo realizado com pacientes em pós-operatório de revascularização do miocárdio evidenciou que todos os 22 pacientes observados apresentaram o diagnóstico de enfermagem *déficit no autocuidado para higiene íntima*.[2]

Quando não realizada adequadamente, podem ocorrer doenças, como vulvovaginite e câncer de pênis.[3,4] No ano de 2011, um comitê formado por profissionais do Oriente Médio e da Ásia Central realizou uma extensa busca na literatura para desenvolver diretrizes (*guidelines*) para orientar a realização da higiene genital feminina.[5] As principais recomendações incluem a higiene íntima diária com sabonete líquido hipoalergênico com detergência suave e pH entre 4,2 e 5,6.[5]

É importante ressaltar que a higiene íntima masculina não costuma ser discutida na literatura científica, destacando-se as dificuldades para realizá-la em homens com déficits cognitivos.[6] Torna-se, portanto, imprescindível a discussão e a elaboração de protocolos efetivos, além da realização adequada, tendo em vista que dados do Instituto Nacional de Câncer (INCA) indicam que, apesar de ser um tumor raro, com incidência maior em homens a partir dos 50 anos, o câncer de pênis está relacionado à má higiene íntima.

Um estudo brasileiro que quantificou os custos de atividades de enfermagem em pacientes de alta dependência evidenciou que o tempo médio de realização da higiene íntima é de 7,81 (± 4,45) minutos, com um custo total médio de R$ 15,59 (± 8,62), sendo o custo com a mão de obra do profissional o que mais onera o procedimento.[7] Com isso, percebe-se a necessidade de gerenciamento adequado de recursos e da assistência por parte dos enfermeiros, visando evitar o desperdício de recursos e minimizar a carga de trabalho dos profissionais.

Definição

A higiene íntima é o cuidado perineal realizado em homens e mulheres.[1] Compreende a higiene da vagina, pênis, meato uretral, saco escrotal, nádegas e ânus.

Indicação

A higiene íntima que necessita de auxílio dos profissionais da enfermagem é indicada para pacientes acamados ou com indicação de repouso absoluto.

Aspectos legais

A higiene íntima deve ser realizada por profissionais treinados (enfermeiros, técnicos ou auxiliares de enfermagem) que devem garantir a privacidade dos pacientes.

Material necessário

- 6 compressas para banho
- 1 jarro de inox
- 1 bacia de inox
- 1 toalha de banho
- 1 *hamper*
- 1 biombo se necessário

11.2 • Higiene íntima

Etapas	Justificativas
1. Avaliar as preferências dos pacientes em relação ao sexo do profissional que vai realizar o procedimento.	O paciente deve participar de seu cuidado. Respeitar as preferências do paciente reduz o constrangimento.[8,9]
2. Explicar o procedimento ao paciente e solicitar seu consentimento.	Minimizar a ansiedade e o constrangimento dos pacientes.[10]
3. Realizar a desinfecção da mesa acessória com álcool a 70%.	Prevenir as infecções relacionadas à assistência à saúde e/ou sua transmissão.[11]
4. Separar o material necessário para execução do procedimento; a água deve estar na temperatura de preferência do paciente.	A organização prévia do material evita saídas adicionais do quarto enquanto se executa o procedimento, o que pode expor o paciente.[12]
5. Manter a privacidade do paciente, mantendo as portas e janelas fechadas, e fazer uso de biombo, se necessário.	A privacidade do paciente deve ser respeitada, evitando-se ocasionar diversas sensações desagradáveis ao paciente, como ansiedade e constrangimento.[8,9,13,14]
6. Adequar a altura da cama de acordo com o profissional.	Evitar agravos osteomusculares. Um dos principais motivos de licença médica dos profissionais da enfermagem são os agravos osteomusculares,[15-17] relacionados principalmente a repetições de movimentos, manipulação de cargas pesadas, frequentes curvaturas do corpo e ergonomia inadequada;[15-17] por essa razão, devem-se realizar medidas preventivas para que esses problemas não ocorram, como a adequação da altura da cama.
7. Higienizar as mãos.	A higienização das mãos é uma das principais medidas para prevenir infecções.[18,19]
8. Calçar as luvas de procedimento.	A utilização de luvas se faz necessária quando houver risco de contato com material biológico.[20]
9. Expor somente a região perineal do paciente.	Evita a exposição desnecessária e a queda da temperatura corporal do paciente.[10,21]
10. A higiene íntima deverá ser realizada da área menos contaminada para a mais contaminada.	Evita a contaminação e a transmissão de microrganismos.[22]
11. Lavar e enxaguar a área da virilha com água e sabão e, posteriormente, secar.	As dobras da pele podem conter material biológico que hospedam microrganismos.[21]
12. Para as mulheres, solicitar que flexione os joelhos, lavar os grandes lábios e, posteriormente, afastá-los com uma mão e, com a outra, mover a compressa com água e sabão da área pubiana até a região anal, sempre utilizando uma porção limpa da compressa.	Lavar na direção do períneo para o reto reduz a chance de transmitir conteúdos fecais para o meato urinário, prevenindo, assim, infecções do trato urinário.[21]

(Continua)

13. Para os homens, deve-se segurar o pênis, mover a toalha em movimentos circulares no meato urinário; depois, em movimentos para baixo, da ponta do pênis para sua base, em direção à área pubiana. Para homens não circuncidados, deve-se retrair o prepúcio enquanto se lava o pênis; depois, retornar o prepúcio e lavar a bolsa escrotal.	A direção dos movimentos de limpeza da área menos contaminada para a mais contaminada evita a entrada de microrganismos na uretra.[21] Secreções capazes de hospedar microrganismos acumulam-se sob o prepúcio.[23]
14. Enxaguar bem as áreas lavadas.	O sabonete pode causar ressecamento da pele e também lesões de pele.[21]
15. Secar as áreas limpas.	Áreas úmidas podem resultar em lesões de pele.[24]
16. Orientar o paciente a realizar a lateralização e continuar a higienização anal, enxaguando e secando a área, após autorização do paciente.	A realização da higiene das nádegas e do ânus pode causar constrangimento ao paciente, devendo ser feita somente após ele autorizar.[8,9,13,14]
17. Desprezar as roupas de cama no *hamper*.	O *hamper* é o local correto para colocar as roupas da cama com sujidades.[25]
18. Cobrir o paciente.	Evitar a exposição desnecessária e a queda da temperatura corporal do paciente.[10,21]
19. Recolher o material.	A organização do ambiente é um dos cuidados de enfermagem.[12]
20. Realizar a lavagem da bacia e do jarro no expurgo com água e sabão e, posteriormente, a desinfecção com álcool a 70%. Utilizar equipamentos de proteção individual específicos.	Prevenir infecção e sua transmissão.[11]
21. Realizar a desinfecção da mesa acessória com álcool a 70%.	Prevenir infecção.[11]
22. Higienizar as mãos.	Prevenir infecção.[18,19]
23. Realizar anotação de enfermagem e verificar a prescrição de enfermagem.	Todos os procedimentos realizados devem ser registrados e checados.

Autocuidado

A higiene íntima realizada na cama pode ser realizada em pacientes acamados e que estejam em cuidados domiciliares. Entretanto, o profissional ou o familiar que cuidará desse indivíduo deverá ser treinado a executar os passos adequadamente para garantir o conforto e a segurança do paciente.

Diagnósticos, intervenções e resultados

Diagnósticos de enfermagem[26]	Intervenções de enfermagem[27]	Resultados de enfermagem[28]
Risco de infecção	Proteção contra infecção	Controle de riscos
Déficit no autocuidado para higiene íntima	Assistência no autocuidado: banho/higiene	Autocuidado: higiene íntima
Disposição para melhora do autocuidado	Ensino: indivíduo	Controle de riscos

Exercícios *(respostas no final do livro)*

1. A higiene íntima feminina deverá ser realizada:
   a. Somente quando a mulher evacuar.
   b. Da área pubiana até a região anal.
   c. Expondo todo o corpo da paciente.
   d. Somente pelos enfermeiros.

2. Um dos principais diagnósticos de enfermagem para pacientes que apresentarem alterações no autocuidado para a higiene íntima é:
   a. Déficit no autocuidado para higiene íntima
   b. Proteção contra infecções
   c. Controle de riscos
   d. Assistência no autocuidado: banho/higiene

Referências

1. Potter PA, Perry AG. Fundamentos de enfermagem. 7. ed. Rio de Janeiro: Elsevier; 2009. Cap. 39.
2. Rocha LA, Maia TF, Silva LF. Diagnósticos de enfermagem em pacientes submetidos à cirurgia cardíaca. Rev Bras Enferm. 2006;59(3):321-6.
3. Attieh E, Maalouf S, Roumieh D, Abdayem P, AbiTayeh G, Kesrouani A. Feminine hygiene practices among female patients and nurses in Lebanon. Reprod Health. 2016;13(1):59.
4. Bleeker MC, Heideman DA, Snijders PJ, Horenblas S, Dillner J, Meijer CJ. Penile cancer: epidemiology, pathogenesis and prevention. World J Urol. 2009;27(2):141-50.
5. Arab H, Almadani L, Tahlak M. The Middle East and Central Asia guidelines on female genital hygiene. BMJ Middle East. 2011;19:99-106.
6. Wilson NJ, Cumella S, Parmenter TR, Stancliffe RJ, Shuttleworth RP. Penile hygiene: puberty, paraphimosis and personal care for men and boys with an intellectual disability. J Intellect Disabil Res. 2009;53(2):106-14.
7. Melo TO, Lima AFC. Cost of nursing most frequent procedures performed on severely burned patients. Rev Bras Enferm. 2017;70(3):481-8.

8. Lopes JL, Nogueira-Martins LA, Gonçalves MAB, Barros ALBL. Comparação do nível de ansiedade entre o banho de aspersão e o de leito em pacientes com infarto agudo do miocárdio. Rev Latino--Am Enfermagem. 2010;18(2):217-23.
9. Lopes JL, Nogueira-Martins LA, Barros ALBL. Bed and shower baths: comparing the perceptions of patients with acute myocardial infarction. J Clin Nurs. 2013;22(5-6):733-40.
10. Lopes JL. Efetividade de um protocolo de orientação de enfermagem para redução da ansiedade de pacientes com síndrome coronária aguda submetidos ao banho no leito: ensaio clínico randomizado [tese]. São Paulo: Escola Paulista de Enfermagem da Universidade Federal de São Paulo; 2012.
11. Rutala WA, Weber DJ, Healthcare Infection Control Practices Advisory Committee. Guideline for disinfection and sterilization in healthcare facilities, 2008. Chapel Hill: CDC; 2008.
12. Nonino EAPM, Anselmi ML, Dalmas JC. Avaliação da qualidade do procedimento curativo em pacientes internados em um hospital universitário. Rev Latino-Am Enfermagem. 2008;16(1):57-63.
13. Nakatani AYK, Souza ACS, Gomes IV, Sousa MM. O banho no leito em unidade de terapia intensiva: uma visão de quem recebe. Ciênc Cuid Saúde. 2004;3(1)13-21.
14. Pupulim JSL, Sawada NO. O cuidado de enfermagem e a invasão da privacidade do doente: uma questão ético-moral. Rev Latino-Am Enfermagem. 2002;10(3):433-8.
15. Alves M, Godoy SCB, Santana DM. Motivos de licenças médicas em um hospital de urgência--emergência. Rev Bras Enferm. 2006; 59(2):195-200.
16. Leite PC, Silva A, Merighi MAB. A mulher trabalhadora de enfermagem e os distúrbios osteomusculares relacionados ao trabalho. Rev Esc Enferm USP. 2007;41(2):287-91.
17. Sancinetti TR, Gaidzinski RR, Felli VEA, Fugulin FMT, Baptista PCP, Ciampone MHT, et al. Absenteísmo – doença na equipe de enfermagem: relação com a taxa de ocupação. Rev Esc Enferm USP. 2009;43(n esp. 2):1277-83.
18. Centers for Disease Control and Prevention. Handwashing: clean hands save lives. [Internet]. Chapel Hill: CDC; 2019 [capturado em 15 abr. 2019]. Disponível em: http://www.cdc.gov/handwashing/.
19. Brasil. Agência Nacional de Vigilância Sanitária. Segurança do paciente: higienização das mãos [Internet]. Brasília: ANVISA; [s.d., capturado em 15 abr. 2019]. Disponível em: http://www.anvisa.gov.br/servicosaude/manuais/paciente_hig_maos.pdf.
20. Brasil. Agência Nacional de Vigilância Sanitária. Precauções padrão, precaução de contato, precauções para gotículas e precauções para aerossóis [Internet]. Brasília: ANVISA; 2014 [capturado em 12 mar. 2019]. Disponível em: http://www.anvisa.gov.br/servicosaude/controle/precaucoes_a3.pdf.
21. Taylor C, Lillis C, LeMone P. Fundamentos de enfermagem: a arte e a ciência do cuidado de enfermagem. 5. ed. Porto Alegre: Artmed; 2007.
22. Brasil. Agência Nacional de Vigilância Sanitária. Medidas de prevenção de infecção relacionada à assistência à saúde. Brasília: ANVISA; 2017.
23. Spach DH, Stapleton AE, Stamm WE. Lack of circumcision increases the risk of urinary tract infection in young men. JAMA. 1992;267(5):679-81.
24. Brasil. Ministério da Saúde. Anexo 02: protocolo para prevenção de úlcera por pressão [Internet]. Brasília: ANVISA; 2013 [capturado em 15 abr. 2019]. Disponível em: https://www20.anvisa.gov.br/segurancadopaciente/index.php/publicacoes/item/ulcera-por-pressao.

25. Brasil. Agência Nacional de Vigilância Sanitária. Processamento de roupas de serviços de saúde: prevenção e controle de riscos [Internet]. Brasília: ANVISA; 2009 [capturado em 11 dez. 2013]. Disponível em: http://www.anvisa.gov.br/servicosaude/manuais/processamento_roupas.pdf.
26. Herdman TH, Kamitsuru S, organizadores. Diagnósticos de enfermagem da NANDA-I: definições e classificação 2018-2020. 11. ed. Porto Alegre: Artmed; 2018.
27. Bulechek MG, Butcher HK, Dochterman JM, Wagner CM. NIC: classificação das intervenções de enfermagem. 6. ed. Rio de Janeiro: Elsevier; 2016.
28. Moorhead S, Johnson M, Maas ML, Swanson E. NOC: classificação dos resultados de enfermagem. 5. ed. Rio de Janeiro: Elsevier; 2016.

11.3
Banho no leito

Juliana de Lima Lopes
Dalmo Machado
Monyque Evelyn dos Santos Silva
Fernanda Faria Reis

Introdução

O cuidado corporal constitui uma das necessidades humanas básicas. O banho no leito é uma prática de higiene que envolve diversas ações, como o cuidado com a pele, cabelos e unhas, que promovem e mantêm a saúde dos indivíduos.[1] É responsável também por ativar a circulação, promover o relaxamento muscular e garantir o conforto/satisfação do paciente.[2,3] É considerado um momento propício para a avaliação da pele do indivíduo[2] e para o fortalecimento das relações interpessoais com o paciente, ouvindo suas queixas e desconfortos.[4]

Durante a execução do procedimento, o paciente pode vivenciar sentimentos de ansiedade e medo, bem como desconfortos;[1,5] a equipe de enfermagem deve, portanto, interagir com esse paciente e orientá-lo adequadamente. Um estudo que avaliou o impacto da orientação de enfermagem em relação ao banho no leito mostrou que houve redução da ansiedade desses pacientes.[6]

Além da orientação, a técnica deve ser executada adequadamente. Sua execução inadequada aumenta o consumo de oxigênio, reduz a saturação de oxigênio e aumenta a frequência cardíaca e a pressão arterial.[7,8]

No contexto oxi-hemodinâmico, um ensaio clínico não controlado com 20 pacientes acometidos por infarto agudo do miocárdio que avaliou as variáveis de frequência cardíaca, temperatura axilar e saturação de oxigênio, em três momentos distintos, submeteu pacientes a banhos com água em temperatura constante de 40°C e comparou com banhos em que a temperatura da água variava entre 42,5°C e 42,6°C.[9] Os resultados mostraram que o ajuste da temperatura do banho considerando a temperatura do ambiente e a corporal minimizam o impacto do procedimento sobre a saturação de oxigênio e a frequência cardíaca.[9]

Outro estudo randomizado não controlado com 15 pacientes infartados analisou o efeito do tempo de banho sobre o índice de oferta de oxigênio (IDO_2). No estudo, utilizou-se água em temperatura constante de 40°C e tempo médio de banho de 15 minutos. Os resultados mostraram que o tempo de banho foi diretamente proporcional à oferta de oxigênio e ao trabalho cardíaco do ventrículo esquerdo.[10]

Um ensaio clínico randomizado não controlado com 23 pacientes infartados, submetidos ao banho no leito de forma tradicional, ou seja, sem a manipulação térmica da água, analisou diferentes momentos e demonstrou o efeito do banho no aumento da pressão arterial sistólica e média, no trabalho cardíaco e no consumo de oxigênio pelo miocárdio. O que se pôde observar é que a lateralização, tanto para o lado direito quanto para o esquerdo, tem impacto significativo na hemodinâmica dos pacientes submetidos a tal intervenção.[11]

Evidências apontam ainda que a instabilidade oxi-hemodinâmica, em sua maioria, é transitória. Ressalta-se que, para haver um equilíbrio entre os riscos e os benefícios da intervenção, deve-se determinar o tempo da mudança de decúbito, o acompanhamento deve ser constante para identificar a tolerância do paciente, deve ser realizada em um intervalo de tempo entre 5 a 10 minutos e deve-se atentar para a posição lateral esquerda, pois pode aumentar o trabalho cardiovascular.[11,12]

Definição

É o banho realizado no leito, com o objetivo de higienizar o paciente, garantindo seu conforto e bem-estar e prevenindo infecções relacionadas à assistência à saúde.

Indicação

É recomendado para os indivíduos dependentes dos cuidados de enfermagem por uma limitação funcional ou que necessitam do repouso absoluto no leito por uma limitação clínica.[1,13] É contraindicado para pacientes clinicamente instáveis e no pós-operatório imediato.[13] Esse procedimento deve ser realizado 1 vez ao dia ou sempre que necessário.

Aspectos legais

O banho no leito foi definido como mais do que uma simples intervenção rotineira executada pela enfermagem. Entretanto, observa-se que tal procedimento não recebe a devida importância, sendo frequentemente preterido.[14]

Em pesquisa desenvolvida com 60 alunos de graduação em Enfermagem, cursando a disciplina de Fundamentos II, foram distribuídos questionários, dos quais foram obtidas opiniões sobre a realização do banho no leito. Os aspectos negativos apresentados foram o sentimento de pena pelo paciente, constrangimento, tensão, medo, vontade de desistir do curso, além de aversão e repulsa, o que perpassa a barreira do pudor, da vergonha e do corpo nu, demonstrando resistência ao procedimento.[15]

A relação entre o profissional de enfermagem e seu paciente constitui-se numa interface essencial para o cuidado humanizado. Deve-se considerar que essa relação é permeada de diferenças culturais, religiosas, sexuais, de valores e ideológicas; o posicionamento ético e o respeito à privacidade do ser humano são, portanto, indispensáveis para a concretização e a acreditação de uma assistência qualificada.[16]

O banho no leito deve ser executado por dois profissionais treinados (enfermeiros, técnicos ou auxiliares de enfermagem), que devem garantir a privacidade dos pacientes. Nos pacientes críticos e instáveis, esse procedimento deve ser realizado por técnicos de enfermagem e enfermeiros, sendo que a supervisão direta do enfermeiro, nesses casos, é sempre necessária.[17]

Material necessário

- 1 bacia de inox
- 1 jarro de inox
- Água na temperatura da preferência do paciente
- 1 comadre
- 6 compressas para banho
- Toalha de banho
- Toalha de rosto
- 3 lençóis
- 1 fronha

- 2 aventais descartáveis
- 1 sabonete neutro
- Creme hidratante
- 1 almotolia de álcool etílico a 70%
- 1 caixa de luva de procedimento
- 1 mesa acessória
- 1 *hamper* (e, se necessário, 1 biombo, xampu, condicionador, 1 saco plástico para cobrir o acesso venoso e fita microporosa)

Etapas	Justificativas
1. Avaliar as preferências do paciente em relação a horário e sexo do profissional para a realização do procedimento.	O paciente deve participar do plano dos cuidados. As preferências do paciente devem ser respeitadas, uma vez que podem aumentar o nível de conforto e bem-estar do paciente.[1,5]
2. Explicar o procedimento ao paciente (necessidade desse tipo de banho, como o procedimento será executado, quantas vezes o paciente necessitará desse procedimento por dia e o profissional que executará o procedimento). Solicitar o consentimento do paciente.	A orientação sobre o banho no leito é fundamental para a redução do nível de ansiedade dos pacientes.[18] Estudos mostram que conhecer o que está por vir reduz diversas sensações desagradáveis durante a hospitalização.[19,20]

(Continua)

3. Realizar a desinfecção da mesa acessória, da bacia e do jarro de inox com álcool a 70%.	A desinfecção de superfícies e equipamentos deve ser realizada com álcool a 70%, com o intuito de reduzir infecções relacionadas à assistência à saúde.[21]
4. Separar o material necessário para a execução do procedimento.	A organização prévia do material evita saídas adicionais do profissional do quarto, o que pode expor o paciente desnecessariamente.[17]
5. Manter a privacidade do paciente, mantendo as portas e janelas fechadas e utilizando o biombo, se necessário.	A privacidade do paciente deve ser respeitada, uma vez que a falta dela pode ocasionar diversas sensações desagradáveis ao paciente, como ansiedade e constrangimento.[1,5,22,23]
6. Adequar a altura da cama de acordo com o profissional.	Evita agravos osteomusculares. Um dos principais motivos de licença médica dos profissionais da enfermagem são os agravos osteomusculares,[24,25] relacionados principalmente a repetições de movimentos, manipulação de cargas pesadas, frequentes curvaturas do corpo e ergonomia inadequada;[25,26] por essa razão, deve-se realizar medidas preventivas para que esses problemas não ocorram, como a adequação da altura da cama.
7. Manter os lençóis dobrados ao lado da cama.	Organizar o procedimento previamente evita a exposição desnecessária do paciente[17] e reduz o tempo do procedimento.
8. Higienizar as mãos seguindo a técnica correta.	A higienização das mãos é uma das principais medidas de prevenção de infecções.[27,28]
9. Calçar as luvas de procedimento do tamanho adequado e, caso o paciente possua um acesso venoso, proteger com plástico para não molhar o dispositivo.	A utilização de luvas se faz necessária quando houver risco de contato com material biológico.[29]
10. Encher a bacia (que será utilizada para a higienização) e a jarra (utilizada para o enxágue) com água na temperatura da preferência do paciente e trocar sempre que esfriar e/ou apresentar sujidade.	Respeitar as preferências do paciente em relação ao banho no leito reduz diversas sensações desagradáveis.[1,5]
11. Soltar os lençóis do paciente e remover o travesseiro e o cobertor, mantendo-o coberto com lençol.	Soltar os lençóis e remover o travesseiro e o cobertor do paciente facilita o procedimento. Manter o paciente coberto com lençol garante a privacidade dele, além de manter o calor.[30]
12. Manter a grade abaixada do lado do profissional que executará o procedimento e solicitar ao paciente que se mantenha em decúbito dorsal.	Abaixar as grades do lado do profissional que executará o procedimento auxilia na ergonomia e previne alterações osteomusculares.[25,26,30]

(Continua)

13. Solicitar ao paciente que verifique se a temperatura da água está de acordo com sua preferência.	A verificação da temperatura da água se faz necessária para atender às preferências do paciente. A água quente ou morna é relaxante e estimula a circulação.[30,31]
14. Iniciar o banho com a higiene ocular. Essa higiene deve ser feita com água limpa, sem sabão, do canto interno para o externo; após, secar os olhos.	O sabonete é irritante aos olhos. Realizar higiene ocular do canto interno para o externo previne que se carreguem fragmentos ou infecção ao ducto lacrimal.[30]
15. Realizar higiene da face somente com água, utilizando a compressa de banho; posteriormente, secar.	O sabonete pode ressecar a pele e aumentar o risco de lesões.[32]
16. Realizar a higiene do couro cabeludo e cabelos com xampu e condicionador ou sabonete de acordo com a preferência do paciente.	A higiene do couro cabeludo previne diversas doenças, como a dermatite seborreica.[33]
17. Retirar o pijama ou a camisola do paciente e mantê-lo coberto.	O paciente deve se manter coberto para evitar a sua exposição e consequentemente não causar sensações desagradáveis, como ansiedade e constrangimento.[1,5,22,23]
18. Realizar a higiene dos membros superiores com a compressa de banho e sabonete neutro, na direção do punho à axila, mantendo o restante do corpo coberto. Enxaguar com outra compressa, removendo todo o sabão e secar. Trocar a compressa de banho sempre que necessário.	A higienização do punho à axila elimina a possibilidade de contaminação de uma área limpa.[30] O enxágue com outra compressa evita que a água do jarro fique com sabão (o que faria com que o enxágue não fosse efetivo).[30] Secar as áreas evita a umidade da pele e o consequente surgimento de lesões fúngicas,[34] por exemplo. A troca da compressa deve ser realizada sempre que estiver com sujidade para evitar a contaminação de alguma área do corpo.[30]
19. Posicionar as mãos do paciente na bacia e, posteriormente, lavá-las e secá-las.	Colocar as mãos na bacia com água é uma medida adicional de conforto ao paciente, além de facilitar a higienização.[30]
20. Descobrir o tórax até o abdome e realizar a higienização, enxágue e secagem. Cobrir o tórax do paciente com toalha ou lençol limpo e seco.	Expor, lavar, enxaguar e secar uma parte do corpo de cada vez evita a exposição desnecessária e a queda da temperatura corporal do paciente.[18,30]
21. Descobrir o abdome até a região suprapúbica e realizar a higienização, enxágue e secagem. Cobrir o abdome com toalha limpa e seca.	Expor, lavar, enxaguar e secar uma parte do corpo de cada vez evita a exposição desnecessária e a queda da temperatura corporal do paciente.[18,30]
22. Dobrar uma das pernas do paciente, descobrindo-a, e realizar a higienização, enxágue e secagem no sentido do calcanhar à coxa. Repetir o procedimento com a outra perna. Cobrir os membros inferiores com toalha ou lençol limpo. Retirar o lençol sujo e desprezar no *hamper*.	Expor, lavar, enxaguar e secar uma parte do corpo de cada vez evita a exposição desnecessária e a queda da temperatura corporal do paciente.[18,30] A lavagem do calcanhar em direção à coxa estimula a circulação, auxiliando o retorno venoso.[35]

(Continua)

23. Colocar os pés na bacia e realizar a higienização, o enxágue e a secagem dos pés, espaços interdigitais e dedos.	Colocar o pé em uma bacia de água é confortável e relaxante e permite a limpeza minuciosa.[30]
24. Após a higienização da parte da frente do corpo, levantar as grades e solicitar ao paciente que fique posicionado em decúbito lateral.	As grades erguidas garantem a segurança do paciente.[36]
25. Realizar a higienização das costas e das nádegas com sabão neutro, após autorização do paciente. Enxaguar o paciente, secar com a toalha e cobrir com uma toalha limpa. Empurrar os lençóis molhados próximos ao paciente, realizar a desinfecção desse lado da cama com álcool a 70%.	A realização da higiene das nádegas pode causar constrangimento e deve somente ser realizada após autorização do paciente.[1,5,22,23] A realização da desinfecção da cama com álcool a 70% previne infecções.[21]
26. Colocar um lençol limpo após a desinfecção e solicitar ao paciente que se posicione em decúbito lateral, do outro lado da cama, sobre o lençol limpo, com as grades elevadas.	O lençol limpo impede que o paciente se sinta desconfortável em relação à cama molhada.[30]
27. Retirar o lençol molhado e desprezar no *hamper*.	O *hamper* é o local correto para colocar roupas de cama que se encontram com sujidades.[37]
28. Realizar desinfecção do outro lado da cama com álcool a 70%.	Prevenção de infecções.[21]
29. Estender outro lençol limpo sem deixar dobras e amarrar ou realizar o envelope de arrumação do lençol. Cobrir o paciente com lençol limpo.	A presença de dobras nos lençóis pode ser considerada como um fator de risco para o desenvolvimento de lesões de pele.[30] O leito arrumado é um fator importante na obtenção de repouso e conforto, sendo essencial na manutenção e recuperação da saúde.[30]
30. Inserir uma toalha limpa embaixo do quadril do paciente. Realizar e/ou auxiliar na higiene íntima com outra compressa de banho, conforme o protocolo de procedimento sobre esse assunto **(Cap. 11.2)**. Trocar a luva de procedimento.	A higiene íntima dos homens e das mulheres é diferente, devendo ser realizada da área menos contaminada para a mais contaminada. A técnica pode ser consultada no **Capítulo 11.2**.
31. Realizar massagem de conforto e hidratação da pele, evitando proeminências ósseas e regiões com hiperemia.	A massagem melhora a circulação dos tecidos, relaxa o paciente e auxilia na promoção da integridade da pele,[30,38,39] entretanto não deve ser realizada quando se observar início do processo de formação de lesão por pressão.[40]
32. Auxiliar/vestir a roupa no paciente, cobri-lo com lençol limpo e elevar a cabeceira da cama.	Evitar a exposição desnecessária e a queda da temperatura corporal do paciente.[18,30]
33. Pentear e/ou auxiliar o paciente a pentear o cabelo, colocar o travesseiro e elevar as grades.	Auxiliar o paciente em suas atividades promove um cuidado adequado.[30]

(Continua)

34. Recolher o material (jarro, bacia, *hamper*, luva de procedimento e biombo).	A organização do ambiente é um dos cuidados de enfermagem.[17]
35. Desprezar a água no expurgo, realizar a higienização da bacia e jarro com água e sabão e, posteriormente, a desinfecção com álcool a 70%, utilizando equipamentos de proteção individual adequados.	A higienização da bacia e jarro com água e sabão e, posteriormente, com álcool a 70% previne infecções e/ou sua transmissão.[21]
36. Guardar a bacia e o jarro e retirar a luva de procedimento.	A organização do ambiente é um dos cuidados de enfermagem.[17]
37. Realizar desinfecção da mesa acessória com álcool a 70%.	A desinfecção se faz necessária para prevenir infecções e/ou sua transmissão.[21]
38. Guardar os pertences do paciente (sabonete, xampu e condicionador).	A organização do ambiente é um dos cuidados de enfermagem.[17] O quarto do paciente deve ser mantido o mais limpo e confortável possível, pois um ambiente limpo promove o conforto do paciente e previne infecções.[30,41]
39. Higienizar as mãos, utilizando a técnica correta.	A higienização das mãos é uma das principais medidas para a prevenção de infecções.[27,28]
40. Realizar anotação de checagem da prescrição de enfermagem.	Todos os procedimentos realizados devem ser registrados e checados.

Em algumas instituições e para pacientes com mobilidade reduzida e inconscientes, a higiene dos genitais é realizada logo após a lavagem dos pés, enquanto o paciente ainda está em decúbito dorsal. Após virar o paciente para o decúbito lateral, a água deverá ser trocada para higienizar as costas, as nádegas e o ânus. Nesse caso, a troca da água é fundamental para que esta esteja limpa para ser usada na higiene das costas. Deve-se trocar também a luva de procedimento.

Atualmente, além do banho tradicional com água e sabão, existem outras tecnologias disponíveis nas instituições de saúde para a realização do banho no leito, visando à higiene adequada e à menor carga de trabalho dos profissionais de enfermagem. Entre elas, destacam-se os lenços umedecidos para banho, desenvolvidos por enfermeiras na década de 1990. Consistem em lenços embebidos em solução surfactante contendo substâncias emolientes e hidratantes, não necessitando de água, sabonete ou toalhas para complementar o procedimento.[42-44]

Além disso, ressaltam-se adaptações realizadas pelas equipes de enfermagem de unidades de terapia intensiva, como a utilização do frasco de 500 mL de água destilada aquecido e perfurado com agulha hipodérmica 40×12, mimetizando um chuveiro, com a intenção de aumentar a satisfação do paciente e reduzir o tempo de procedimento e a carga de trabalho.[45,46] Nesse sentido, não há que se discutir quaisquer aspectos microbiológicos dessa técnica, posto que ainda que haja a perfuração com agulha estéril do frasco com conteúdo estéril e, de uso único, nenhuma técnica cotidiana utiliza água estéril para banho no leito.

Alguns estudos já avaliaram a efetividade dos lenços umedecidos para banho comparada ao banho tradicional, tendo como desfechos a limpeza da pele mensurada pela carga bacteriana encontrada antes e após o banho. Enquanto alguns estudos não evidenciaram diferenças significativas na contagem bacteriana,[43] um estudo recente demonstrou uma efetividade 4,5 vezes maior dos lenços umedecidos na prevenção de disseminação de microrganismos.[44]

No que se refere aos custos dos procedimentos, um estudo realizado na Dinamarca, comparando a realização do banho tradicional e aquele com lenços, teve como custo final entre os dois banhos o valor de 94,41 DKK e 115,09 DKK,[47] que, convertidos de coroa dinamarquesa para real em maio de 2019, representavam um custo de, respectivamente, R$55,76 e R$68,27. Já em outro estudo realizado nos Estados Unidos, também comparando os dois métodos de banho no leito em pacientes críticos, o custo final entre o banho tradicional foi de US$19,87 e o com lenços para banho, de US$18,15,[43] que, convertido para real, representavam um custo de R$78,32 e R$71,54, respectivamente.

Autocuidado

O banho no leito pode ser realizado em pacientes acamados e que estejam em cuidados domiciliares. Entretanto, o profissional ou o familiar que cuidará desse indivíduo deverão ser treinados e executar os passos adequadamente para garantir o conforto e a segurança do paciente.

Considerando-se os pacientes graves, conectados a diversos dispositivos, como sondas, tubos e cateteres, é importante avaliar criteriosamente o indivíduo durante todo o procedimento, a fim de evitar incidentes, como o deslocamento ou a remoção acidental. Esses incidentes trazem prejuízos ao paciente (alterações na saturação de oxigênio medida por meio do oxímetro de pulso [SpO_2][46,48] e frequência cardíaca, dor e desconforto), aos profissionais (maior carga de trabalho) e à instituição (aumento dos custos com materiais e insumos).

Diagnósticos, intervenções e resultados

Diagnósticos de enfermagem[49]	Intervenções de enfermagem[50]	Resultados de enfermagem[51]
Risco de infecção	Proteção contra infecção	Controle de riscos
Déficit no autocuidado para banho	Assistência no autocuidado: banho/higiene	Autocuidado: banho
Disposição para melhora do autocuidado	Ensino: indivíduo	Controle de riscos

Exercícios *(respostas no final do livro)*

1. O banho no leito está indicado para:
   a. Indivíduos em repouso relativo.
   b. Indivíduos dependentes dos cuidados de enfermagem por uma limitação funcional ou que necessitam do repouso absoluto no leito por uma limitação clínica.
   c. Indivíduos que não conseguem se comunicar.
   d. Indivíduos com lesões de pele e infecções.

2. A cama deve ser adequada à altura do profissional para realizar o procedimento porque:
   a. Garante a segurança do paciente.
   b. Garante a organização do ambiente.
   c. Evita a exposição desnecessária do paciente.
   d. Evita agravos osteomusculares aos profissionais.

Referências

1. Lopes JL, Nogueira-Martins LA, Barros ALBL. Bed and shower baths: comparing the perceptions of patients with acute myocardial infarction. J Clin Nurs. 2013;22(5-6):733-40.
2. Viana DL. Boas práticas de enfermagem. São Caetano do Sul: Yendis; 2010.
3. Pegram A, Bloomfield J, Jones A. Clinical skills: bed bathing and personal hygiene needs of patients. Br J Nurs. 2007;16(6):356-8.
4. Nepomuceno BC, Campos BC, Simões IAR, Vitorino LM. Banho no leito: o discurso do sujeito coletivo de pacientes hospitalizados. Rev Ciências Saúde. 2014;4(1):[1-7].
5. Lopes JL, Nogueira-Martins LA, Gonçalves MAB, Barros ALBL. Comparação do nível de ansiedade entre o banho de aspersão e o de leito em pacientes com infarto agudo do miocárdio. Rev Latino-Am Enfermagem. 2010;18(2):[8 telas].
6. Lopes JL, Barbosa DA, Nogueira-Martins LA, Barros ALBL. Orientação de enfermagem sobre o banho no leito para redução da ansiedade de coronariopatas. Rev Bras Enferm. 2015;68(3):497-503.
7. Oliveira AP, Lima DVM, Lacerda RA, Nascimento MAL. O banho do doente crítico: correlacionando temperatura ambiente e parâmetros oxihemodinâmicos. Revista Referência. 2009;2(11):61-8.
8. Lima DVM, Lacerda RA. Repercussões oxi-hemodinâmicas do banho no paciente em estado crítico adulto hospitalizado: revisão sistemática. Acta Paul Enferm. 2010;23(2):278-85.
9. Silva CJB, Silva MES, Reis FF, Miranda GCO, Santos L, Lima DVM. Bed bath for infarcted patients: crossover of the hydrothermal control 40°C versus 42.5°C. Online Braz J Nurs. 2016;15(3):341-50.
10. Silva MES. Padrão hemodinâmico não invasivo dos efeitos do banho no leito com temperatura da água constante em pacientes com infarto agudo do miocárdio [dissertação]. Niterói: UFF; 2016.
11. Reis FF. Padrão hemodinâmico não invasivo durante o banho no leito sem controle hidrotérmico de pacientes com infarto agudo do miocárdio [dissertação]. Niterói: UFF; 2017.
12. Barbato MG. [Critical study of the evaluation of vital signs and electrocardiogram in patients with acute coronary insufficiency after bed bath]. Rev Esc Enferm USP. 1978;12(3):211-4.

13. Ferretti-Rebustini REL, Trevisan KF. Assistência de enfermagem no banho no leito. In: Paula MFC, Santos ER, Silva MR, Bergamasco EC. Semiotécnica: fundamentos para a prática assistencial de enfermagem. Rio de Janeiro: Elsevier; 2017.
14. Dias AO, Ikebuti IM, Pereira AB, Silva LC, Ito PE, Utyama IKA. O primeiro banho no leito: impacto e sentimentos dos alunos de enfermagem. Terra Cult. 2003;19(36):127-37.
15. Oliveira A, Fernandes A, Pereira A. Vivenciando situações constrangedoras: o enfermeiro frente a sexualidade no seu exercício profissional [monografia]. Ribeirão Preto: Centro Universitário Barão de Mauá; 2000.
16. Guimarães CM, Dourado MR. Privacidade do paciente: cuidados de enfermagem e princípios éticos. Rev Estudos. 2013;40(4):447-60.
17. Nonino EAPM, Anselmi ML, Dalmas JC. Avaliação da qualidade do procedimento curativo em pacientes internados em um hospital universitário. Rev Latino-Am Enfermagem. 2008;16(1):57-63.
18. Lopes JL. Efetividade de um protocolo de orientação de enfermagem para redução da ansiedade de pacientes com síndrome coronária aguda submetidos ao banho no leito: ensaio clínico randomizado [tese]. São Paulo: USP; 2012.
19. Baggio MA, Teixeira A, Portella MR. Pré-operatório do paciente cirúrgico cardíaco: a orientação de enfermagem fazendo a diferença. Rev Gaúcha Enferm. 2001;22(1):122-39.
20. Mariuti MR, Galdeano LE, Farah OGD. Ansiedade e depressão em familiares de pacientes internados em unidade de cuidados intensivos. Acta Paul Enferm. 2008;21(4):636-42.
21. Rutala WA, Weber DJ, Healthcare Infection Control Practices Advisory Committee. Guideline for disinfection and sterilization in healthcare facilities, 2008 [Internet]. Chapel Hill: CDC; 2008 [capturado em 11 dez. 2013]. Disponível em: http://stacks.cdc.gov/view/cdc/7268.
22. Nakatani AYK, Souza ACS, Gomes IV, Sousa MM. O banho no leito em unidade de terapia intensiva: uma visão de quem recebe. Ciênc Cuid Saúde. 2004;3(1)13-21.
23. Pupulim JSL, Sawada NO. O cuidado de enfermagem e a invasão da privacidade do doente: uma questão ético-moral. Rev Latino-Am Enfermagem. 2002;10(3):433-8.
24. Alves M, Godoy SCB, Santana DM. Motivos de licenças médicas em um hospital de urgência-emergência. Rev Bras Enferm. 2006; 59(2):195-200.
25. Leite PC, Silva A, Merighi MAB. A mulher trabalhadora de enfermagem e os distúrbios osteomusculares relacionados ao trabalho. Rev Esc Enferm USP. 2007;41(2):287-91.
26. Sancinetti TR, Gaidzinski RR, Felli VEA, Fugulin FMT, Baptista PCP, Ciampone MHT, et al. Absenteísmo – doença na equipe de enfermagem: relação com a taxa de ocupação. Rev Esc Enferm USP. 2009;43(n esp. 2):1277-83.
27. Centers for Disease Control and Prevention. Handwashing: clean hands save lives [Internet]. Chapel Hill: CDC; 2019 [capturado em 16 abr. 2019]. Disponível em: https://www.cdc.gov/handwashing/index.html.
28. Brasil. Agência Nacional de Vigilância Sanitária. Segurança do paciente: higienização das mãos [Internet]. Brasília: ANVISA; 2014 [capturado em 16 abr. 2019]. Disponível em: http://www.anvisa.gov.br/servicosaude/manuais/paciente_hig_maos.pdf.
29. Brasil. Agência Nacional de Vigilância Sanitária. Precauções padrão, precaução de contato, precauções para gotículas e precauções para aerossóis [Internet]. Brasília: ANVISA; 2014 [capturado em 12 mar. 2019]. Disponível em: http://www.anvisa.gov.br/servicosaude/controle/precaucoes_a3.pdf.

30. Taylor C, Lillis C, LeMone P. Fundamentos de enfermagem: a arte e a ciência do cuidado de enfermagem. 5. ed. Porto Alegre: Artmed; 2007.
31. Dall'Agnol L, Martelete M. Hidroterapia no tratamento de pacientes com fibromialgia. Rev Dor. 2009;10(3):250-4.
32. Fernandes LM, Caliri MHL, Haas VJ. Efeito de intervenções educativas no conhecimento dos profissionais de enfermagem sobre prevenção de úlceras de pressão. Acta Paul Enferm. 2008;21(2): 305-11.
33. Formariz TP, Spera LJ, Urban MCC, Cinto PO, Gremião MPD. Dermatite seborreica: causas, diagnóstico e tratamento. Infarma. 2005;16(13-14):77-80.
34. Wille MP, Arantes TD, Silva JLM. Epidemiologia das dermatomicoses em população da periferia de Araraquara – SP. Rev Soc Bras Clín Méd. 2009;7(5):295-8.
35. Reberte LM, Hoga LAK. O desenvolvimento de um grupo de gestantes com a utilização da abordagem corporal. Texto Contexto Enferm. 2005;14(2):186-92.
36. Beccaria LM, Pereira RAM, Contrin LM, Lobo SMA, Trajano DHL. Eventos adversos na assistência de enfermagem em unidade de terapia intensiva. Rev Bras Ter Intensiva. 2009;21(3):276-82.
37. Brasil. Agência Nacional de Vigilância Sanitária. Processamento de roupas de serviços de saúde: prevenção e controle de riscos [Internet]. Brasília: ANVISA; 2009 [capturado em 11 dez. 2013]. Disponível em: http://www.anvisa.gov.br/servicosaude/manuais/processamento_roupas.pdf.
38. Arneiro GA, Leite RCBO. Lesões de pele no intraoperatório de cirurgia cardíaca: incidência e caracterização. Rev Esc Enferm USP. 2011;45(3):611-6.
39. Passos SSS, Sadiguski D, Carvalho ESS. Promoção da integridade da pele do paciente com dependência à mobilidade: discurso de uma equipe de enfermagem. Rev Enferm UFPE on line. 2010;4(3):1498-1505.
40. Brasil. Ministério da Saúde. Anexo 02: protocolo para prevenção de úlcera por pressão [Internet]. Brasília: Ministério da Saúde; 2013 [capturado em 16 abr. 2019]. Disponível em: https://www20.anvisa.gov.br/segurancadopaciente/index.php/publicacoes/item/ulcera-por-pressao.
41. Brasil. Agência Nacional de Vigilância Sanitária. Segurança do paciente em serviços de saúde: limpeza e desinfecção de superfícies. Brasília: ANVISA; 2012.
42. Groven FM, Zwakhalen SM, Odekerken-Schröder G, Joosten EJ, Hamers JP. How does washing without water perform compared to the traditional bed bath: a systematic review. BMC Geriatr. 2017;17(1):31.
43. Larson EL, Ciliberti T, Chantler C, Abraham J, Lazaro EM, Venturanza M, et al. Comparison of traditional and disposable bed baths in critically ill patients. Am J Crit Care. 2004;13(3):235-41.
44. Paulela DC, Bocchi SCM, Mondelli AL, Martin LC, Sobrinho AR. Eficácia do banho no leito descartável na carga microbiana: ensaio clínico. Acta Paul Enferm. 2018;31(1):7-16.
45. Lôbo ABAP. Efetividade hemodinâmica e satisfação percebida por cardiopatas graves durante três tipo de banhos no leito: crossover miocárdio [dissertação]. Niterói: UFF; [s.d.]. [material não publicado].
46. Santos SRM. Análise de impacto orçamentário de tecnologias de banho no leito em pacientes adultos em unidades cardiointensivas [dissertação]. Niterói: UFF; [s.d.]. [material não publicado].
47. Nøddeskou LH, Hemmingsen LE, Hørdam B. Elderly patients' and nurses' assessment of traditional bed bath compared to prepacked single units--randomised controlled trial. Scand J Caring Sci. 2015;29(2):347-52.

48. Oliveira AP, Lima DVM. Evaluation of bedbath in critically ill patients: impact of water temperature on the pulse oximetry variation. Rev Esc Enferm USP. 2010;44(4):1039-45.
49. Herdman TH, Kamitsuru S, organizadores. Diagnósticos de enfermagem da NANDA-I: definições e classificação 2018-2020. 11. ed. Porto Alegre: Artmed; 2018.
50. Bulechek MG, Butcher HK, Dochterman JM, Wagner CM. NIC: classificação das intervenções de enfermagem. 6. ed. Rio de Janeiro: Elsevier; 2016.
51. Moorhead S, Johnson M, Maas ML, Swanson E. NOC: classificação dos resultados de enfermagem. 5. ed. Rio de Janeiro: Elsevier; 2016.

Preparo do corpo pós-morte

12

Rosali Isabel Barduchi Ohl
Suzel Regina Ribeiro Chavaglia

Introdução

É sempre um grande desafio para toda a equipe de saúde, e principalmente para a de enfermagem, lidar com situações de morte, pois cabe a ela proporcionar cuidados ao corpo falecido e conforto e atenção à família nesse momento de dor.[1]

É por meio das ações de cuidado do corpo que os profissionais de enfermagem desenvolvem suas funções no sentido de proporcionar conforto e melhor qualidade de vida aos seus pacientes.[2] No entanto, ao se deparar com situações de morte, em que o corpo já não acolhe uma vida, esse cuidado vai exigir dos profissionais uma maior sensibilidade, maior envolvimento, empatia e, sobretudo, conhecimento. Esses valores são necessários para que o profissional possa prestar um cuidado eficiente e humano diante da situação de morte.[3]

Os cuidados pós-morte deverão ser prestados de forma digna, com sensibilidade e respeito, levando-se em consideração as crenças culturais e religiosas do paciente e de seus familiares.[2,3] Tornam-se necessários a compreensão, a reflexão e os questionamentos sobre o ritual de passagem da vida para a morte, por ela ser uma experiência que faz parte da existência de todos os seres vivos e dos seres humanos.[1,2]

Definição

O preparo do corpo se refere ao cuidado dispensado ao cadáver após a constatação do óbito pela equipe médica.[4,5]

Finalidade

- Manter o corpo limpo e identificado
- Evitar a liberação de odores e secreções
- Dispor o corpo em posição adequada antes da rigidez cadavérica

Indicação

- Corpo após a constatação do óbito pelo médico

Contraindicações/restrições

- Corpos que serão encaminhados ao Instituto Médico Legal (IML), ao serviço de verificação de óbito (SVO) ou à necropsia não necessitam ser tamponados; porém, deverão ser higienizados e posicionados anatomicamente.

Aspectos legais

- COFEN. Resolução nº 564, de 6 de novembro de 2017. Aprova o novo Código de Ética dos Profissionais de Enfermagem.[6]
- Deveres:
    - Art. 43 Respeitar o pudor, a privacidade e a intimidade da pessoa, em todo o seu ciclo vital e nas situações de morte e pós-morte.
    - Art. 48 Prestar assistência de enfermagem promovendo a qualidade de vida à pessoa e à família no processo do nascer, viver, morrer e luto.
- Proibições:
    - Art. 74 Promover ou participar de prática destinada a antecipar a morte da pessoa.
    - Art. 77 Executar procedimentos ou participar da assistência à saúde sem o consentimento formal da pessoa ou de seu representante ou responsável legal, exceto em iminente risco de morte.

Responsabilidade

- Enfermeiro
- Técnico de enfermagem
- Auxiliar de enfermagem

Material necessário[4,5]

- Equipamento de proteção individual – EPI (máscara cirúrgica, óculos de proteção, avental e luvas de procedimento)
- Biombo
- Bandeja
- Sistema de aspiração montado (cateter de aspiração de 10 a 14

- French, extensões de silicone, frascos: redutor de pressão e de coletor intermediário e rede de vácuo), se necessário
- Pinça longa (Cheron)
- Tesoura ou bisturi, se necessário
- Algodão e/ou gaze não esterilizada
- Atadura crepe (3)
- Fita adesiva/esparadrapo com os dados de identificação do paciente (nome completo, registro geral, data de nascimento, data e horário do óbito, setor e número do leito, nome do responsável pelos cuidados)
- Compressa de banho
- Bacia com água
- Papel-toalha (2)
- Sabonete líquido
- Recipiente para o descarte dos materiais
- Lençol (2)
- *Hamper*
- Prótese dentária, se houver
- Maca sem colchão
- Materiais para desinfecção terminal do leito, conforme descrito no **Capítulo 6**.

Etapas[4,5]	Justificativas
1. Desligar todos os dispositivos após a constatação escrita do óbito pelo médico responsável.	Preparar o corpo para a execução do procedimento.
2. Higienizar as mãos.	Prevenir a transmissão de microrganismos.
3. Reunir os materiais necessários e encaminhá-los à unidade.	Planejamento das ações do cuidado.
4. Colocar a bandeja com os materiais sobre a mesa de cabeceira.	Organização das ações necessárias ao cuidado.
5. Colocar o biombo, se necessário.	Promover a privacidade.
6. Posicionar a cama em decúbito horizontal com a cabeceira levemente elevada.	Facilitar a execução do procedimento e minimizar os refluxos gastresofágico e sanguíneo.
7. Posicionar a bacia com água próximo ao leito.	Facilitar a execução do procedimento.
8. Paramentar-se com os equipamentos de proteção individual (EPI).	Promover proteção individual
9. Soltar os lençóis da cama e retirar o travesseiro.	Facilitar a execução do procedimento.
10. Fechar os olhos do paciente, pressionando as pálpebras. Caso não seja possível, fixá-las com tiras de fitas adesivas.	Evitar que os olhos fiquem abertos, quando ocorrer o enrijecimento cadavérico, e manter a aparência natural.
11. Retirar os cateteres, as cânulas e os drenos com auxílio de tesoura ou bisturi, se necessário, colocando-os em um recipiente de descarte.	Permitir a execução do procedimento.

(Continua)

12. Fazer curativo oclusivo nos sítios de inserção de dispositivos que estiverem drenando secreções, utilizando gazes e fita adesiva.	Evitar saída de secreções e/ou sangue.
13. Aspirar secreções da naso e orofaringe, se necessário.	Evitar saída de secreções e/ou sangue pela boca e nariz.
14. Colocar ou reposicionar a prótese dentária, se houver.	Manter a aparência natural, antes do enrijecimento cadavérico (*rigor mortis*).
15. Tamponar os orifícios naturais do corpo (narinas, ouvidos e as regiões orofaríngea, vaginal e anal) com algodão seco, por meio de uma pinça longa, de tal maneira que o algodão não apareça.	Evitar a saída de flatos, fezes, urina, secreções e odores fétidos.
16. Remover os curativos e refazê-los, quando necessário.	Proporcionar limpeza corporal e evitar extravasamento de exsudatos.
17. Fazer a higiene do corpo com compressa úmida com água e sabonete líquido na presença de sangue, secreções e outras sujidades.	Remover sujidades do corpo.
18. Remover os lençóis sujos e molhados, desprezando-os no *hamper*.	Manter o corpo limpo e seco.
19. Sustentar a mandíbula com atadura crepe ou com esparadrapo, amarrando-o no alto da cabeça.	Manter em posição anatômica, antes do enrijecimento cadavérico (*rigor mortis*).
20. Unir as mãos sobre a região epigástrica e fixá-las com atadura crepe ou esparadrapo.	Manter em posição adequada, antes do enrijecimento cadavérico (*rigor mortis*).
21. Juntar os pés e fixá-los com atadura crepe ou fita adesiva.	Manter em posição adequada, antes do enrijecimento cadavérico (*rigor mortis*).
22. Fixar a fita adesiva com os dados de identificação no tórax do paciente. Não retirar a pulseira de identificação.	Identificar o corpo e facilitar a leitura dos dados de identificação.
23. Colocar um lençol limpo sob o corpo, utilizando-o para passar o corpo da cama para maca, e outro sobre.	Facilitar a passagem do corpo da cama para a maca.
24. Dobrar o lençol sobre o corpo, fixando-o com fita adesiva.	Evitar a exposição do corpo.
25. Retirar o EPI.	Evitar a transmissão de microrganismos.
26. Higienizar as mãos.	Promover proteção individual e evitar a transmissão de microrganismos.
27. Encaminhar o corpo ao local de destino (serviço de patologia/necropsia) após comunicação prévia.	Fazer a tramitação correta e evitar trabalho desnecessário.

(Continua)

28. Retornar com a maca ao setor e realizar a sua limpeza e desinfecção terminal.	Garantir a devolução do mobiliário da unidade e mantê-lo limpo para o próximo uso.
29. Listar e guardar todos os pertences do paciente para entregar à família, protocolando em impresso próprio.	Garantir a devolução correta dos pertences.
30. Providenciar a limpeza e a desinfecção terminal do leito, conforme procedimento operacional padrão (POP).	Preparar o leito para receber outro paciente.
31. Recolher os materiais e providenciar seu destino adequado, encaminhando os descartáveis ao expurgo.	Promover ambiente favorável e providenciar destino adequado aos materiais.
32. Realizar as anotações necessárias, incluindo data e hora do óbito, nome do médico que constatou o óbito, manobras de reanimação e medicações utilizadas, assinando e carimbando o relato.	Promover qualidade à documentação e atender à legislação.

Fonte: Potter e colaboradores[4] e Lima e Liégio.[5]

Observações

- Após a morte, o paciente pode apresentar esfriamento do corpo, manchas generalizadas de coloração arroxeadas (livor cadavérico), relaxamento dos esfíncteres, rigidez cadavérica (*rigor mortis*).
- Quando o paciente fizer uso de prótese dentária, colocá-la imediatamente após a morte.
- Manter as pálpebras fechadas, fazendo compressão ou utilizando fita adesiva.
- Evitar comentários desnecessários e manter atitude de respeito durante o cuidado com o corpo.
- Respeitar as crenças dos familiares ao preparar o corpo.
- Não realizar os procedimentos de higienização e tamponamento para o corpo que será encaminhado ao IML ou ao SVO e que esteve hospitalizado por um período inferior a 24 horas. Nesses casos, deve ser feita somente a identificação, e os cuidados com o corpo passam a ser os do local para onde ele será encaminhado.
- Desprezar os materiais descartáveis utilizados nos cuidados com o corpo no expurgo em recipientes de descarte específicos para o tipo de resíduo.
- Permitir, quando solicitado, que a família veja o corpo antes de ele ser encaminhado ao serviço de patologia/necropsia.

Diagnósticos, intervenções e resultados

Diagnósticos de enfermagem[7]	Intervenções de enfermagem[9]	Resultados de enfermagem[10]
Ansiedade (equipe de enfermagem)	Aconselhamento Alternar a assistência ao paciente entre os dias de plantão Comunicar ao enfermeiro sentimentos em relação ao paciente em óbito Promover educação permanente da equipe	Controle da Ansiedade
Pesar (familiares)	Oferecer apoio emocional aos familiares e cuidadores do paciente Esclarecer dúvidas aos familiares e cuidadores sobre a morte	Enfrentamento da situação de morte
Déficit de conhecimento (equipe de enfermagem)	Manter atualização técnico-científica constante sobre a morte Promover reuniões, estudos de caso com a equipe interdisciplinar Promover educação permanente por meio de cursos, palestras e workshops com a equipe de enfermagem	Capacitar os profissionais de Enfermagem acerca dos procedimentos técnicos dispensados aos pacientes no cotidiano laboral

Fonte: Doenges e colaboradores.[8]

Exercícios *(respostas no final do livro)*

1. Podemos citar como uma das finalidades do preparo do corpo pós-morte:
   a. Dispor o corpo em posição adequada antes da rigidez cadavérica.
   b. Evitar o constrangimento dos familiares diante da morte.
   c. Permitir a liberação de fluidos e odores pós-morte.
   d. Manter o distanciamento entre o profissional e o corpo a fim de prevenir infecções.
   e. Nenhuma das anteriores está correta.

2. Ao realizar o procedimento de preparo do corpo pós-morte, o enfermeiro deve estar atento aos seguintes cuidados:
   a. Fechar os olhos do paciente, pressionando as pálpebras ou utilizando fitas adesivas.
   b. Higienizar o corpo com compressa úmida com água e sabonete líquido na presença de sangue, secreções e outras sujidades.
   c. Realizar curativo oclusivo nos sítios de inserção de dispositivos ou lesões.
   d. Encaminhar o corpo ao local de destino (serviço de patologia/necropsia) após comunicação prévia.
   e. Todas as alternativas estão corretas.

Referências

1. Silveira LC, Brito MB, Portella SDC. Os sentimentos gerados nos (as) profissionais enfermeiros (as) diante o processo morte/morrer do paciente. Revista Enfermagem Contemporânea. 2015;4(2):152-69.
2. Vicensi MC. Reflexão sobre a morte e o morrer na UTI: a perspectiva do profissional. Rev Bioét. 2016;24(1):64-72.
3. Santana JCB, Dutra BS, Matos PHF, Campos ACV. Preparando o corpo: respeito e ética no momento do fim da vida. Enfermagem Brasil. 2011;10(1):32-8.
4. Potter PA, Perry AG, Stockert PA, Hall AM. Fundamentos de enfermagem. 8. ed. Rio de Janeiro: Elsevier; 2013.
5. Lima IL, Liégio EMM, organizadores. Manual do técnico em enfermagem. 9. ed. Goiânia: AB; 2010.
6. Brasil. Conselho Federal de Enfermagem. Resolução nº 564, de 6 de novembro de 2017. Aprova o novo Código de Ética dos Profissionais de Enfermagem. Diário Oficial da União. 6 dez. 2017;Seção 1:157.
7. Herdman TH, Kamitsuru S, organizadores. Diagnósticos de enfermagem da NANDA-I: definições e classificação 2018-2020. 11. ed. Porto Alegre: Artmed; 2018.
8. Doenges ME, Moorhouse MF, Murr AC. Nursing diagnosis manual: planning, individualizing, and documenting client care. 4th ed. Philadelphia: F.A. Davis Co; 2013.
9. Bulechek MG, Butcher HK, Dochterman JM, Wagner CM. NIC: classificação das intervenções de enfermagem. 6. ed. Rio de Janeiro: Elsevier; 2016.
10. Moorhead S, Johnson M, Maas ML, Swanson E. NOC: classificação dos resultados de enfermagem. 5. ed. Rio de Janeiro: Elsevier; 2016.

Inserção e curativos de cateteres

13

13.1
Inserção de cateter periférico

Ariane Ferreira Machado Avelar
Kelly Cristina Sbampato Calado Orsi

Introdução

A inserção de cateteres endovenosos periféricos constitui um dos procedimentos mais realizados no ambiente hospitalar e é, muitas vezes, considerado simples pelos profissionais. No entanto, compreende diversas etapas que devem ser seguidas, desde a avaliação do material disponível, da rede venosa do paciente até a obtenção do acesso propriamente dito.

O cumprimento das etapas por todos os profissionais que desempenham esse procedimento minimiza a possibilidade de eventos relacionados à punção, seja de origem física ou emocional, o que contribui para a segurança do paciente.

Definição

A inserção de um cateter endovenoso periférico, também denominada punção venosa periférica, refere-se à introdução de um cateter no lúmen de uma veia periférica.[1-3]

Indicação

A inserção do cateter endovenoso periférico é indicada para administração de medicamentos, soluções, componentes sanguíneos e nutricionais, além da coleta de amostras de sangue para análise laboratorial.[4]

A indicação para infusão de soluções na via endovenosa está relacionada a situações de desequilíbrio hidreletrolítico, perda sanguínea maciça, disfunção de órgãos e sistemas, processos infecciosos, procedimentos cirúrgicos e quando o paciente estiver impossibilitado de ingerir fluidos, vitaminas ou eletrólitos.[1-3]

Aspectos legais

As atividades inerentes à terapia endovenosa, como a inserção de cateteres endovenosos periféricos, são realizadas predominantemente por profissionais da equipe de enfermagem, auxiliares e técnicos, sob supervisão do enfermeiro.[5] Segundo a lei que regulamenta o exercício da enfermagem, é privativo do enfermeiro realizar cuidados de enfermagem de maior complexidade técnica e que exijam conhecimentos de base científica e capacidade de tomar decisões imediatas.[6]

De acordo com o Código de Ética dos Profissionais de Enfermagem, as atividades devem ser exercidas com competência para a promoção do ser humano na sua integralidade, de acordo com os princípios da ética e da bioética, assegurando à pessoa, à família e à coletividade assistência de enfermagem livre de danos decorrentes de imperícia, negligência ou imprudência.[7]

Material necessário

- Cateter venoso periférico: O cateter desenvolvido para o acesso periférico pode ser composto por agulha de aço inoxidável e asas plásticas; no caso do cateter agulhado ou do tipo "fora da agulha" ou sobre agulha, composto por agulha metálica envolta por cateter plástico confeccionado em material radiopaco e biocompatível, como Teflon® (politetrafluoretileno), poliuretano, silicone ou Vialon®. Os cateteres do tipo "fora da agulha" possuem de 2 a 5 cm de comprimento e calibre em números pares, variando de 12 a 24 G, sendo que a unidade de medida *gauge* (G) indica a medida do diâmetro interno do cateter. Os cateteres agulhados apresentam numeração ímpar conforme o calibre (19 a 27 G). São identificados segundo diferentes cores padronizadas **(Tab. 13.1.1)**.

- Equipamento de proteção individual (luvas para procedimento, óculos e máscara)
- Torniquete
- Algodão/álcool a 70% ou clorexidina alcoólica a 0,5%
- Conectores, sistema para infusão
- Curativo/estabilizador
- Seringa
- Agulha 40×12 cm
- Ampola de solução fisiológica a 0,9%

Tabela 13.1.1 Calibres, cores e indicações dos catereres

Cateter agulhado	Cateter do tipo "fora da agulha"	
Calibre e cor	Calibre e cor	Indicação
19 G – creme	16 G – cinza	Trauma
21 G – verde 23 G – azul 25 G – laranja 27 G – cinza	18 G – verde 20 G – rosa	Infusão de soluções isotônicas com aditivos (eletrólitos) ou hipertônicas. Transfusão sanguínea
	22 G – azul 24 G – amarelo	Recém-nascidos, crianças e idosos

Fonte: Phillips.[8]

Procedimento

O procedimento para inserção de cateter endovenoso periférico é composto por etapas que devem ser executadas pelo profissional com o objetivo de atingir o melhor resultado para o paciente. A fim de sistematizar o procedimento, o método proposto por Phillips[8] para a realização da punção endovenosa periférica apresenta 15 etapas, agrupadas em três momentos (antes da punção, no momento da punção e após a punção). As 15 etapas contemplam desde o planejamento da terapia endovenosa, incluindo a administração dos fármacos, até o registro do procedimento.

Etapas	Justificativas
Antes da punção	
1. Analisar a prescrição médica da terapia endovenosa.	Auxiliar na determinação do tipo de cateter, calibre e melhor local para inserção do dispositivo, a partir da identificação da duração prevista da terapia, além das características farmacológicas dos medicamentos e soluções.
2. Higienizar as mãos.	A higienização das mãos deve ser realizada com água e sabão ou solução alcoólica, antes e imediatamente após o contato com o paciente, bem como antes e após a remoção das luvas de procedimento, conforme protocolo institucional.
3. Preparar os materiais e equipamentos.	Os materiais e equipamentos que serão utilizados deverão ser avaliados quanto ao prazo de validade e aplicabilidade frente à terapia prescrita e condição da rede venosa do paciente.

(Continua)

4. Identificar e preparar o paciente para o procedimento.	A identificação do paciente deve ser realizada com pelo menos dois identificadores, como o nome e a data de nascimento, e conforme protocolo institucional. A orientação e o preparo para o procedimento devem ser realizados levando-se em consideração a idade e o nível de compreensão do paciente. Nesse momento, o consentimento do paciente deve ser requerido e registrado em sua documentação.
5. Selecionar o local de punção e dilatação do vaso.	A escolha do vaso a ser cateterizado deve ser pautada na preferência do paciente, idade, nível de atividade, mobilidade, membro dominante, condições da rede venosa, como calibre, possibilidade de visualização e palpação, indicação da terapia, característica farmacológica dos fármacos a serem administrados e duração da terapia, além da localização mais distal no membro. A dilatação do vaso deve ocorrer imediatamente antes da punção e mantida por no máximo 5 minutos, com uso de torniquete, posicionado o mais distante possível do local de punção, a fim de reduzir a pressão intravascular, com consequente rompimento do vaso. Pode-se utilizar como torniquete segmentos de tecido ou borracha, as mãos do profissional e dispositivos de insuflação, levando-se em consideração a importância da desinfecção do material antes e após o uso.
No momento da punção	
6. Selecionar o cateter. Para determinar o tipo e calibre, devem-se avaliar as condições da rede venosa do paciente, a indicação e o tempo previsto para administração da terapia endovenosa.	A fim de favorecer a hemodiluição dos medicamentos e reduzir a ocorrência de flebite mecânica, deve-se, preferencialmente, utilizar o cateter de menor calibre, com exceção das situações em que ocorra indicação de infusão de grandes volumes em curto intervalo de tempo. Para infusão de fluidos viscosos, como sangue, e para rápidas infusões, devem ser utilizados cateteres de maiores calibres, como 14 e 16 G. Cateteres de 18 a 20 G são indicados para administração de cristaloides, e cateteres menores, de 20 a 24 G, para administração de fármacos de uso intermitente. Para a coleta de sangue, são utilizados cateteres agulhados, com calibres que variam de 19 a 27 G.
7. Vestir equipamento de proteção individual.	Luvas de procedimento, máscara e óculos de proteção devem ser utilizados, segundo os protocolos institucionais, para precaução do profissional no contato com fluidos corpóreos e sangue.

(Continua)

8. Preparar o local da punção. A antissepsia da pele deve ser realizada com álcool a 70% ou clorexidina alcoólica a 0,5%, em movimento circular vigoroso em diâmetro de 5 a 8 centímetros, no sentido do centro para fora, por pelo menos 30 segundos, deixando que ocorra evaporação do álcool antes da punção. Quando houver necessidade de remoção de pelos ou cabelos, utilizar tesouras.	Deve-se realizar o preparo do local da punção para redução do risco de infecção. A utilização de lâminas para raspagem não é recomendada pelo risco de ocorrerem microlesões, que podem aumentar a ocorrência de infecção. O uso de cremes depilatórios não é indicado pelo risco de reações alérgicas.
9. Inserir o cateter. A inserção do cateter deve ocorrer com o bisel da agulha para cima, pelo método direto ou indireto. O método direto consiste na inserção do cateter diretamente sobre a veia, em um ângulo de 15° a 30°, com penetração de todas as camadas do vaso com um movimento. No método indireto, o cateter deve ser inserido ao lado da veia, em ângulo de 30° a 45°, mantendo alinhamento paralelo com a veia, avançando pelo subcutâneo até realizar a punção da veia. Ao visualizar o refluxo sanguíneo, diminuir o ângulo de introdução do cateter em relação à pele.	O método direto é indicado para veias frágeis e que se deslocam com facilidade. A punção realizada com sucesso ocorre quando houver identificação de refluxo sanguíneo pelo cateter e infusão de 2 mL de solução de NaCl 0,9%, sem queixas álgicas referidas pelo paciente e sem alteração na inspeção e palpação do local de inserção do cateter.
10. Estabilizar o cateter. Utilizar gaze estéril e fita adesiva hipoalergênica ou película transparente semipermeável estéril, segundo características do paciente e de acordo com o protocolo institucional.	A estabilização do cateter com materiais estéreis previne infecções.
Após a punção	
11. Identificar o procedimento de inserção do cateter endovenoso periférico. O procedimento deve ser identificado quanto a data, hora, tipo, calibre do cateter e nome do profissional que realizou a punção. A inserção do cateter não deve ser ocluída com a etiqueta de identificação.	A inserção do cateter não deve ser ocluída, a fim de possibilitar a avaliação contínua desse local.
12. Organizar o ambiente. Os materiais devem ser desprezados nos recipientes próprios para descarte, com atenção aos perfurocortantes. Não reencape, quebre ou entorte agulhas.	Não se deve reencapar, quebrar ou entortar agulhas devido ao risco de acidente e contaminação.
13. Orientar paciente, família e/ou representante legal. Realizar as orientações de acordo com está-	A orientação do paciente, familiar e/ou representante pela equipe multiprofissional favorece a segurança do paciente.

(Continua)

gio de desenvolvimento e nível cognitivo do paciente. Informar o paciente/família sobre as limitações de movimento ou mobilidade relacionadas à presença do cateter endovenoso. Orientar o paciente/família a informar a equipe de enfermagem caso perceba que o local de inserção do cateter esteja doloroso, quente, hiperemiado ou edemaciado. Validar as informações fornecidas, a fim de confirmar que ocorreu o entendimento esperado pelo paciente/família.	
14. Realizar cálculos para infusão dos medicamentos.	O cálculo para infusão dos medicamentos deve ser realizado segundo o tempo indicado para infusão da terapia prescrita e de acordo com o sistema de infusão (micro ou macrogotas).
15. Documentar o procedimento no prontuário do paciente.	A documentação deve ser realizada imediatamente após o término do procedimento, contendo os seguintes dados: data e hora da inserção do cateter; tipo, calibre e fabricante do cateter; veia cateterizada e a localização da inserção do cateter segundo o membro; tipo de curativo; uso de tala para imobilização do membro. A fim de caracterizar a rede venosa e a facilidade na obtenção do acesso venoso, deve-se registrar o número de tentativas de punção; as condições da rede venosa; forma de preparo do paciente; comportamento do paciente durante o procedimento, como agitação, ansiedade, cooperação; e assinatura do profissional.

Fonte: Adaptado de Phillips.[8]

No caso de a punção ser realizada para coleta de sangue, apenas as etapas 1 a 9, 12, 13 e 15 devem ser percorridas.

Ressalta-se que, embora a punção endovenosa periférica seja um procedimento rotineiro, ela é dolorosa; o profissional deve, portanto, avaliar os protocolos institucionais, as condições do paciente e seu nível de desenvolvimento cognitivo, a fim de realizar o preparo para o procedimento e adotar métodos farmacológicos ou não farmacológicos para alívio da dor.[9]

Independentemente do método selecionado, o profissional deve estar atento ao comportamento do paciente antes, durante e após o procedimento, a fim de minimizar possíveis traumas decorrentes da punção.

Diagnósticos, intervenções e resultados

Diagnósticos de enfermagem[10]	Intervenções de enfermagem[11]	Resultados de enfermagem[12]
Risco de infecção	Proteção contra infecção	Controle de riscos
Risco de integridade da pele prejudicada	Proteção contra infecção	Integridade tissular: pele e mucosas
Integridade da pele prejudicada	Proteção contra infecção	Integridade tissular: pele e mucosas

Exercícios *(respostas no final do livro)*

1. A inserção de cateteres endovenosos periféricos constitui um dos procedimentos mais realizados no ambiente hospitalar e compreende diversas etapas que devem ser seguidas. Em relação a esse procedimento, assinale a alternativa correta:
   a. Segundo a lei que regulamenta o exercício da enfermagem, é privativo ao enfermeiro realizar a inserção de cateteres endovenosos periféricos.
   b. Recomenda-se a utilização de luvas estéreis durante a punção venosa periférica, pois se trata de um procedimento asséptico.
   c. A escolha do vaso a ser cateterizado deve ser pautada por sua localização, optando-se preferencialmente pela escolha dos vasos de localização distal e depois proximais, distantes de articulações e/ou lesões.
   d. A estabilização do cateter deve ser realizada por meio de fita hipoalergênica, não sendo necessário o uso de materiais estéreis.

2. Leia as afirmações que seguem e classifique-as como verdadeiras (V) ou falsas (F), em relação à inserção e aos curativos de cateteres:
   I. ( ) Durante a escolha do vaso a ser cateterizado, o profissional deve considerar a preferência do paciente, idade, nível de atividade, mobilidade e condições da rede venosa.
   II. ( ) A dilatação do vaso deve ocorrer imediatamente antes da punção e o torniquete deve ser mantido até o término do procedimento, a fim de aumentar a pressão intravascular facilitando a execução da punção.
   III. ( ) Indica-se o uso de cateter de maior calibre, a fim de favorecer infusão dos medicamentos e reduzir a ocorrência de flebite mecânica, independentemente do fármaco a ser administrado.
   IV. ( ) Antes da punção, a antissepsia da pele deve ser realizada com álcool a 70% ou clorexidina alcoólica a 0,5%, em movimento circular vigoroso, em diâmetro de 5 a 8 cm, no sentido do centro para fora, por pelo menos 30 segundos.

V. ( ) A punção endovenosa periférica é um procedimento doloroso, entretanto sabe-se que é um procedimento rotineiro no ambiente hospitalar, não requerendo, portanto, nenhum preparo para sua realização junto ao paciente.

Marque a alternativa correta:
a. V, F, F, V, F
b. F, F, F, F, V
c. V, F, V, V, F
d. F, V, F, V, F

Referências

1. Gorski L, Hadaway L, Hagle ME, McGoldrick M, Orr M, Doellman D. Infusion therapy: standards of practice. Journal of Infusion Nursing. 2016;39(1S):S1-S159.
2. Dougherty L. Peripheral cannulation. Nurs Stand. 2008;22(52):49-56; quiz 58.
3. Silva GA, Priebe S, Dias FN. Benefits of establishing an intravenous team and the standardization of peripheral intravenous catheters. J Infus Nurs. 2010;33(3):156-60.
4. Avelar AFM. Inserção de cateteres intravenosos periféricos. In: Harada MJCS, Pedreira MLG. Terapia intravenosa e infusões. São Caetano do Sul: Yendis; 2011 p. 179-201.
5. Coimbra JAH, Cassiani SHB. Responsabilidade da enfermagem na administração de medicamentos: algumas reflexões para uma prática segura com qualidade de assistência. Rev Latino-Am Enfermagem. 2001;9(2):56-60.
6. Brasil. Conselho Federal de Enfermagem. Lei nº 7.498, de 25 de junho de 1986. Dispõe sobre a regulamentação do exercício de enfermagem e dá outras providências [Internet]. Diário Oficial da União. 26 jun. 1986;Seção 1:9.273-75 [capturado em 11 mar. 2019]. Disponível em: http://www.cofen.gov.br/lei-n-749886-de-25-de-junho-de-1986_4161.html.
7. Brasil. Conselho Federal de Enfermagem. Resolução nº 564, de 6 de novembro de 2017. Aprova o novo Código de Ética dos Profissionais de Enfermagem. Diário Oficial da União. 6 dez. 2017;Seção 1:157.
8. Phillips LD. Techniques for peripheral infusion therapy. In: Phillips LD, Gorski LA. Manual of I.V. therapeutics evidence-based practice for infusion therapy. 6th ed. Philadelphia: F. A. Davis Co; 2014. p. 303-401.
9. Rüsch D, Koch T, Spies M, Eberhart LHJ. Pain during venous cannulation: a randomized controlled study of the efficacy of local anesthetics. Dtsch Arztebl Int. 2017;114(37):605-11.
10. Herdman TH, Kamitsuru S, organizadores. Diagnósticos de enfermagem da NANDA-I: definições e classificação 2018-2020. 11. ed. Porto Alegre: Artmed; 2018.
11. Bulechek MG, Butcher HK, Dochterman JM, Wagner CM. NIC: classificação das intervenções de enfermagem. 6. ed. Rio de Janeiro: Elsevier; 2016.
12. Moorhead S, Johnson M, Maas ML, Swanson E. NOC: classificação dos resultados de enfermagem. 5. ed. Rio de Janeiro: Elsevier; 2016.

13.2
Inserção de PICC

Vinicius Batista Santos
Ana Paula Dias de Oliveira

Introdução

O cateter central de inserção periférica (PICC, *peripherally inserted central catheter*) foi descrito pela primeira vez em 1929 por um médico alemão chamado Forssman; porém, pela precariedade dos materiais da época, esse procedimento não se estabeleceu na prática clínica. Na década de 1970, com o desenvolvimento de cateteres de silicone, passou a ser utilizado nas unidades de terapia intensiva neonatal, e, a partir de 1980, houve uma grande expansão de sua utilização, alcançando diversos cenários da prática clínica. A utilização do PICC no Brasil teve início na década de 1990, especialmente em récem-nascidos, crianças, idosos e pacientes com dificuldade venosa.[1,2]

Definição

O cateter venoso central de inserção periférica tornou-se conhecido e referenciado na literatura pela sigla PICC, sendo um dispositivo inserido por uma veia periférica progredido até o terço inferior ou o terço superior da veia cava superior.[3-6]

As principais vantagens do uso do PICC são:[3-6]

- Inserção sob anestesia local
- Redução do desconforto do paciente
- Inserção pode ser realizada à beira do leito
- Via segura para administração de antibióticos, nutrição parenteral prolongada, quimioterápicos, transfusão de hemocomponentes
- Maior tempo de permanência em relação aos cateteres venosos periféricos
- Menor risco de contaminação em relação a outros dispositivos
- Preservação do sistema venoso periférico
- Utilização em terapias domiciliares

As principais veias utilizadas para a inserção do PICC no adulto são as veias cefálicas, basílicas, jugular externa e, no caso de bebês de até 1 ano de idade, as veias temporal, retroauricular, grande safena, pequena safena, poplítea ou femoral.[4,7-10]

Existem diversos tipos de PICC, sendo que podem ser classificados quanto ao tipo de material (poliuretano ou silicone), quanto ao funcionamento dos cateteres (não valvulados, valvulados ou de alto fluxo) e aqueles impregnados com antimicrobianos.[4]

Indicação

A identificação e a indicação precoce do PICC são primordiais para o sucesso de sua inserção e utilização. Existem diversas indicações na literatura para seu uso, entre elas destacam-se a necessidade de acessos vasculares profundos por tempo prolongado, infusões de substâncias hiperosmolares e soluções vesicantes/irritantes para o endotélio, fármaco vasoativo, falha ou dificuldade para acesso venoso periférico, situações que impossibilitem a inserção do cateter venoso central (CVC), intolerância ao posicionamento em Trendelemburg para inserção do CVC.[4-6,11,12]

Aspectos legais

A inserção do PICC foi regulamentada pela Resolução COFEN-258/2001[13] para ser feita por enfermeiros submetidos a qualificação e capacitação profissional, cabendo ao técnico e ao auxiliar de enfermagem a manutenção do posicionamento adequado do paciente e o fornecimento de materiais e equipamentos para a intervenção.[14]

Material necessário

- Bandeja
- 1 caixa de passagem de cateter estéril contendo uma pinça Kelly e uma pinça anatômica
- 1 LAP (2 compressas estéreis, 1 campo fenestrado estéril, 2 campos simples estéreis, 2 aventais estéreis)
- 2 gorros cirúrgicos, 2 máscaras cirúrgicas, 2 óculos de proteção, 2 pares de luvas cirúrgicas
- 2 esponjas embebidas com clorexidina degermante a 2%
- 1 frasco de clorexidina degermante e 1 frasco de clorexidina alcoólica a 0,5%
- 100 mL de solução fisiológica a 0,9%
- 2 seringas de 10 mL

13.2 • Inserção de PICC

- 1 agulha hipodérmica 40×12
- 1 garrote estéril
- 5 pacotes de gazes estéreis
- 1 fita métrica não estéril
- 1 cateter de calibre adequado ao paciente e 1 introdutor de calibre equivalente ao cateter
- 1 curativo transparente de poliuretano
- 1 par de luvas de procedimento
- Saco plástico para resíduos

Existem duas formas de inserção do PICC. A técnica mais utilizada recentemente é a técnica de Seldinger modificada, que consiste na utilização de uma punção com agulha de menor calibre e a introdução de um fio-guia por dentro do cateter de punção e a introdução do PICC pelo fio-guia.[15] A inserção do PICC pode ser auxiliada com a utilização de ultrassom (US).[15] As etapas a seguir descrevem a técnica de punção direta para a inserção do PICC sem US.

Etapas	Justificativas
1. Confirmar o paciente e o procedimento a ser realizado.	A identificação do paciente é uma das metas internacionais de segurança do paciente, e sua falha está relacionada como uma das principais causas de eventos adversos em saúde.[16]
2. Higienizar as mãos.	É considerada uma das metas de segurança do paciente e visa à redução dos microrganismos por meio da lavagem com água e sabão ou fricção com soluções alcoólicas.[17-20]
3. Avaliar as condições clínicas do paciente quanto ao padrão respiratório, coagulograma e nível plaquetário e condições de rede venosa.	A avaliação clínica do paciente antes do procedimento é fundamental para avaliar situações de risco que possam aumentar a chance de complicações, como sangramentos e falhas na punção venosa. Também está indicada a avaliação da condição cardiopulmonar do paciente, já que ele deverá ser posicionado em decúbito dorsal durante a inserção do cateter, e isso pode levar a alterações no padrão cardiocirculatório.[2]
4. Reunir os materiais na bandeja previamente limpa e desinfetada com álcool a 70% e levá-los ao quarto do paciente.	Superfícies limpas e desinfetadas com álcool a 70% reduzem em até 99% o número de microrganismos.[21]
5. Explicar o procedimento ao paciente/acompanhante.	O paciente e a família têm o direito de serem informados quanto aos procedimentos que serão realizados e de estarem cientes dos riscos e benefícios.[22]

(Continua)

6. Promover a privacidade do paciente colocando o biombo e/ou fechando a porta do quarto.	O respeito à privacidade constitui direito elementar do paciente.[23]
7. Higienizar as mãos.	É considerada uma das metas de segurança do paciente e visa à redução dos microrganismos por meio da lavagem com água e sabão ou fricção com soluções alcoólicas.[17-20]
8. Posicionar o paciente em decúbito dorsal e colocar o membro selecionado para punção em ângulo de 90° em relação ao tórax, caso a punção seja em membro superior.	O posicionamento adequado para a inserção do PICC auxilia na medição do comprimento a ser inserido do cateter, bem como sua inserção após a punção venosa.[6]
9. Realizar a avaliação do comprimento do cateter a ser inserido, utilizando uma fita métrica: ■ Punção de membros superiores: distância entre o ponto de punção e a articulação escapuloumeral, desse ponto até a fúrcula esternal ou a região hemiclavicular direita e, em seguida, até o 3° espaço intercostal direito. ■ Punção de veia jugular externa: distância do ponto de inserção até a região hemiclavicular direita e, em seguida, até o 3° espaço intercostal direito. ■ Punção em membros inferiores: distância do ponto de inserção, passando pela região inguinal até a umbilical e, em seguida, até a região do processo xifoide.	Visa o posicionamento adequado do PICC em posição central.[6]
10. Colocar gorro, máscara e óculos.	O uso de equipamento de proteção individual faz parte das precauções-padrão e deve ocorrer em situações de risco de contato de sangue ou secreções, para proteção da mucosa de olhos, boca, nariz, roupa e superfícies corporais.[17]
11. Abrir os campos estéreis, *kit* de pinças cirúrgicas, gaze estéril, seringa, agulha 40×12, solução fisiológica, cateter e introdutor.	Esse procedimento deve ser realizado com técnica asséptica para evitar a contaminação do material.[24]
12. Realizar a degermação das mãos, antebraços e cotovelos e secá-los com compressas estéreis.	A degermação tem o objetivo de remover a microbiota das mãos, antebraços e cotovelos para minimizar o risco de transmissão de infecções.[24]
13. Colocar o avental estéril, solicitando ajuda para paramentação.	Durante a passagem do PICC, é recomendada a técnica de barreira máxima.[24]
14. Calçar as luvas estéreis.	Durante a passagem do PICC, é recomendada a técnica de barreira máxima.[24]

(Continua)

13.2 • Inserção de PICC

15. Utilizar campo estéril ampliado, de forma a cobrir todo o corpo do paciente.	Durante a passagem do PICC, é recomendada a técnica de barreira máxima.[24]
16. Aspirar solução salina na seringa e preencher o cateter com essa solução.	Esse procedimento visa testar o cateter quanto à sua integridade e ativar a camada hidrofílica para a liberação do fio-guia, quando houver.[6]
17. Tracionar o fio-guia até 1 cm abaixo do ponto do comprimento previamente mensurado e cortá-lo no comprimento desejado.	Posicionamento adequado do cateter em posição central.[6]
18. Proceder à antissepsia do local previamente escolhido para a inserção do PICC com clorexidina degermante, seguida de clorexidina alcoólica, aguardando a secagem do local antes de proceder à punção.	Reduzir microrganismos no local e evitar a transmissão de infecção.[24]
19. Solicitar ao profissional assistente que realize o garroteamento do membro sem comprometer a esterilidade dos campos estéreis.	Melhorar a inspeção e palpação do local da punção.[6,24]
20. Realizar a punção venosa e, após o retorno do fluxo sanguíneo na câmara do cateter, introduzir o cateter na veia e solicitar ao assistente que retire o garrote. Obs.: Em caso de inserção pela técnica de Seldinger modificada: introduzir o fio-guia por meio da agulha até a altura do ombro, retirando a agulha em seguida, pressionando o orifício.[4]	Evitar alto refluxo de sangue do paciente.[6,11]
21. Inserir o PICC no vaso, pelo introdutor, com auxílio da pinça anatômica. Obs.: Em caso de inserção pela técnica de Seldinger modificada: com o fio-guia no vaso, realizar pequena incisão com bisturi e introduzir o dilatador através do fio-guia, retirando-o em seguida; proceder, então, à introdução do PICC.[4]	A inserção do cateter deve ser realizada por meio de uma pinça anatômica para evitar o risco de flebite química ocasionada pelo contato com o talco da luva.[6]
22. Após a inserção de um terço do comprimento do cateter, removê-lo rasgando-o, conforme recomendação de cada fabricante.[4]	Deve-se retirar o cateter antes da total introdução do PICC.[4]
23. Introduzir o restante do cateter lentamente até o comprimento preestabelecido.	Posicionamento do cateter em posição central.[25]
24. Retirar o fio-guia suavemente.	Evitar a retirada brusca do fio-guia com o intuito de evitar danos ao cateter.[6]
25. Testar o refluxo sanguíneo e o fluxo de solução e proceder à permeabilização do cateter, com seringa de 10 mL, preenchida com solução salina por meio da técnica de turbilhonamento.	Avaliar a perviedade do cateter.[6,11]

(Continua)

26. Realizar a estabilização do cateter com fita adesiva estéril ou filme transparente.	Evitar o deslocamento do cateter comprometendo a segurança do paciente.[11]
27. Realizar a radiografia de tórax anteroposterior ou posteroanterior.	Confirmar o posicionamento do cateter antes do início da terapia endovenosa.[25]
28. Desprezar os resíduos em lixo apropriado.	Resíduos com material biológico devem ser acondicionados em saco branco leitoso. Materiais perfurocortantes devem ser desprezados nas caixas destinadas a esses materiais.[26]
29. Higienizar as mãos.	É considerada uma das metas de segurança do paciente e visa à redução dos microrganismos por meio da lavagem com água e sabão ou fricção com soluções alcoólicas.[17-20]
30. Recolher o material do quarto do paciente, mantendo a unidade organizada.	Aumentar a segurança, o conforto e a satisfação do paciente.[21]
31. Encaminhar o instrumental cirúrgico para o expurgo e, posteriormente, para o centro de materiais e esterilização.	Proceder à limpeza e à esterilização.
32. Lavar a bandeja com água e sabão, secar com papel toalha e aplicar álcool a 70%.	A lavagem da bandeja com água e sabão visa a remoção de material biológico. O álcool a 70% é o principal desinfetante utilizado em serviços de saúde, podendo ser aplicado em superfícies ou artigos por meio de fricção.[21]
33. Higienizar as mãos.	É considerada uma das metas de segurança do paciente e visa à redução dos microrganismos por meio da lavagem com água e sabão ou fricção com soluções alcoólicas.[17-20]
34. Verificar a prescrição de enfermagem e anotar o procedimento realizado, registrando o tamanho do cateter utilizado, veia puncionada, circunferência do braço em que foi introduzido o PICC, aspecto do local da inserção do cateter, nome completo e COREN do responsável pelo procedimento.	A verificação e os registros de enfermagem são elementos imprescindíveis ao processo do cuidar e servem de comunicação/transmissão de informações a outros profissionais.[27]

Considerações importantes

- Durante a inserção do PICC, todos os membros da equipe que estiverem auxiliando o procedimento devem estar utilizando gorro e máscara.[24]
- São descritas algumas complicações durante a inserção do PICC: hemorragias, hematoma no local da punção, punção arterial, dano/estimulação de nervos,

- dificuldade de progressão do cateter, posicionamento inadequado, arritmias cardíacas, migração externa ou interna do cateter, perfuração miocárdica, tamponamento cardíaco e trombose.[3,6,11]
- Não é recomendada a troca programada do PICC.[24]
- Para a manutenção da permeabilidade do cateter, são recomendadas infusões frequentes de solução fisiológica ou de heparina, com volume igual ao dobro do volume de preenchimento do cateter.[6]
- Não utilizar seringas menores que 10 mL para infundir soluções no PICC, principalmente em cateteres de silicone, pois seringas menores apresentam maior nível de pressão.[6]
- Envolver o membro no qual foi inserido o PICC com saco plástico durante o banho de imersão.[6]
- O enfermeiro deve avaliar o posicionamento da ponta do PICC por meio de radiografia.[28]
- A utilização de métodos anestésicos antes da inserção do PICC tem ocorrido com o intuito de proporcionar conforto ao paciente durante o procedimento.[4] O uso de anestésicos tópicos é recomendado para as punções venosas e precedendo o botão anestésico. Em relação ao botão anestésico, foi concedido ao enfermeiro a realização de anestesia local com lidocaína a 1 ou 2% sem vasoconstritor para a inserção do PICC, desde que o profissional esteja habilitado em curso de qualificação e exista protocolo institucional e prescrição médica.[28]

Autocuidado

O procedimento de inserção do PICC é um ato privativo do enfermeiro, porém o paciente deve ser orientado a cobri-lo antes do banho de imersão e a comunicar-se com a equipe de saúde em casos de dor no local ou caso observe saída de secreção no local de inserção do cateter.

Diagnósticos, intervenções e resultados

Para a inserção do PICC, é necessária a avaliação clínica do paciente para o planejamento das intervenções de enfermagem.[29,30]

Levando em consideração as possíveis complicações relacionadas a inserção e manutenção do PICC, podem-se identificar os seguintes diagnósticos de enfermagem com seus respectivos resultados/metas e intervenções de enfermagem:[29-31]

Diagnósticos de enfermagem[29]	Intervenções de enfermagem[30]	Resultados de enfermagem[31]
Risco de infecção	Proteção contra infecção Controle de dispositivo de acesso venoso central	Controle de riscos
Dor aguda	Controle da dor	Satisfação do cliente: controle da dor
Risco de débito cardíaco diminuído	Controle de arritmias	Eficácia da bomba cardíaca Sinais vitais

Exercícios *(respostas no final do livro)*

1. Em relação à inserção do PICC, assinale a alternativa correta:
   a. Não existe necessidade de paramentação completa (técnica de barreira máxima).
   b. Qualquer enfermeiro com registro no conselho pode realizar o procedimento.
   c. Para a punção em membros superiores, deve-se medir a distância entre o ponto de punção e a articulação escapuloumeral, desse ponto até a fúrcula esternal ou a região hemiclavicular direita e, em seguida, até o 3º espaço intercostal direito.
   d. Para punção em membros inferiores, o ponto final da avaliação do comprimento é a cartilagem cricóidea.

2. Entre os cuidados de enfermagem que devem ser observados em relação ao PICC, assinale a alternativa correta:
   a. Deve-se permeabilizar o cateter com qualquer tamanho de seringa, e o volume é fixo em 10 mL.
   b. Deve-se realizar a troca do PICC a cada 96 horas.
   c. Não existe a necessidade de proteção durante o banho de imersão caso a estabilização do cateter seja realizada com filme transparente.
   d. Antes da inserção do PICC, é importante a avaliação do coagulograma, do nível hematimétrico do paciente e das condições respiratórias.

Referências

1. Motta PN, Fialho FA, Dias IMAV, Nascimento L. Cateter central de inserção periférica: o papel da enfermagem na sua utilização em neonatologia. HU Rev. 2011;37(2):163-8.
2. Jesus VC, Secoli SR. Complicações acerca do cateter venoso central de inserção periférica (PICC). Cienc Cuid Saude. 2007;6(2):252-60.
3. Santo MKD, Takemoto D, Nascimento RG, Nascimento AM, Siqueira E, Duarte CT, et a. Cateteres venosos centrais de inserção periférica: alternativa ou primeira escolha em acesso vascular? J Vasc Bras. 2017;16(2):104-12.

4. Harada MJCS, Mota ANB, Infusion Nurses Society Brasil. Manual de PICC: peripherally inserted central catheter. São Paulo: [S. n.]; 2017.
5. Petry J, Rocha KT, Madalosso ARM, Carvalho RMA, Scariot M. Cateter venoso central de inserção periférica: limites e possibilidades. Rev Eletr Enf. 2012;14(4):937-43.
6. Vendramini P. Cateteres centrais de inserção periférica. In: Harada MJCS, Pedreira MLG. Terapia intravenosa e infusões. São Caetano do Sul: Yendis; 2011
7. Dawson RB. PICC zone insertion method™ (ZIM™): a systematic approach to determine the ideal insertion site for PICCs in the upper arm. J Assoc Vasc Access. 2011;16(3):156-60, 162-5.
8. Liem TK, Yanit KE, Moseley SE, Landry GJ, Deloughery TG, Rumwell CA, et al. Peripherally inserted central catheter usage patterns and associated symptomatic upper extremity venous thrombosis. J Vasc Surg. 2012;55(3):761-7.
9. Sharp R, Cummings M, Fielder A, Mikocka-Walus A, Grech C, Esterman A. The catheter to vein ratio and rates of symptomatic venous thromboembolism in patients with a peripherally inserted central catheter (PICC): a prospective cohort study. Int J Nurs Stud. 2015;52(3):677-85.
10. Wrightson DD. Peripherally inserted central catheter complications in neonates with upper versus lower extremity insertion sites. Adv Neonatal Care. 2013;13(3):198-204.
11. Phillips LD. Manual de terapia intravenosa. 2. ed. Porto Alegre: Artmed; 2001.
12. Wojnar DG, Beaman ML. Peripherally inserted central catheter: compliance with evidence-based indications for insertion in an inpatient setting. J Infus Nurs. 2013;36(4):291-6.
13. Brasil. Conselho Federal de Enfermagem. Resolução COFEN-258/2001. Inserção de cateter periférico central, pelos enfermeiros [Internet]. São Paulo: COFEN; 2001 [capturado em 18 mar. 2019]. Disponível em: http://www.cofen.gov.br/resoluo-cofen-2582001_4296.html.
14. Conselho Regional de Enfermagem de São Paulo. Parecer CT COREN-SP 043/2013. PRCI nº 100.988. Tickets nº 280.394, 280.449, 286. 884, 297.386, 299.915. Revisão e atualização em Junho de 2014. Ementa: passagem, cuidados e manutenção de PICC e cateterismo umbilical. [Internet]. São Paulo: COREN-SP; 2014 [capturado em 12 mar. 2019]. Disponível em: https://portal.coren-sp.gov.br/sites/default/files/parecer_coren_sp_2013_43.pdf.
15. Caparas J, Hu JP, Hung HS. Does a novel method of PICC insertion improve safety? Nursing. 2014; 44(5):65-7.
16. World Health Organization. Patient identification. Patient Safety Solution. 2007;1(solution 2):1-4.
17. Brasil. Agência Nacional de Vigilância Sanitária. Precauções padrão, precaução de contato, precauções para gotículas e precauções para aerossóis [Internet]. Brasília: ANVISA; 2014 [capturado em 12 mar. 2019]. Disponível em: http://www.anvisa.gov.br/servicosaude/controle/precaucoes_a3.pdf.
18. World Health Organization. Guidelines on hand hygiene in health care: first global patient safety challenge: "clean care is safer care". Geneva: WHO; 2009.
19. Siegel JD, Rhinehart E, Jackson M, Chiarello L, Health Care Infection Control Practices Advisory Committee. 2007 Guideline for isolation precautions: preventing transmission of infectious agents in health care settings. Am J Infect Control. 2007;35(10 Suppl 2):S65-164.
20. Brasil. Agência Nacional de Vigilância Sanitária. Assistência segura: uma reflexão teórica aplicada à prática. Brasília: ANVISA; 2017.
21. Brasil. Agência Nacional de Vigilância Sanitária. Segurança do paciente em serviços de saúde: limpeza e desinfecção de superfícies. Brasília: ANVISA; 2012.

22. Brasil. Ministério da Saúde. Carta dos direitos dos usuários da saúde. Brasília: Ministério da Saúde; 2006.
23. Villas-Bôas ME. O direito-dever de sigilo na proteção ao paciente. Rev Bioét. 2015;23(3):513-23.
24. Brasil. Agência Nacional de Vigilância Sanitária. Medidas de prevenção de infecção relacionada à assistência à saúde. Brasília: ANVISA; 2017.
25. Cotogni P, Pittiruti M. Focus on peripherally inserted central catheters in critically ill patients. World J Crit Care Med. 2014;3(4):80-94.
26. Brasil. Agência Nacional de Vigilância Sanitária. Consulta Pública n° 20, de 26 de março de 2015. Diário Oficial da União. 30 mar. 2015;Seção 1:104-5.
27. Brasil. Conselho Federal de Enfermagem. Guia de recomendações para registro de enfermagem no prontuário do paciente e outros documentos de enfermagem. Brasília: COFEN; 2016.
28. Brasil. Conselho Federal de Enfermagem. Parecer n° 15/2014/COFEN/CTLN. Legislação profissional, definição da prática da anestesia local pelo enfermeiro da inserção do PICC. Brasília: COFEN; 2014.
29. Herdman TH, Kamitsuru S, NANDA International Inc. Diagnósticos de enfermagem da NANDA-I: definições e classificação 2018-2020. 11. ed. Porto Alegre: Artmed; 2018.
30. Bulechek MG, Butcher HK, Dochterman JM, Wagner CM. NIC: classificação das intervenções de enfermagem. 6. ed. Rio de Janeiro: Elsevier; 2016.
31. Moorhead S, Johnson M, Maas ML, Swanson E. NOC: classificação dos resultados de enfermagem. 5. ed. Rio de Janeiro: Elsevier, 2016.

Leitura recomendada

Brasil. Agência Nacional de Vigilância Sanitária. Informe Técnico n° 01/09. Princípios básicos para limpeza de instrumental cirúrgico em serviços de saúde. Unidade de investigação e prevenção das infecções e dos eventos adversos [Internet]. Brasília: Ministério da Saúde; 2009 [capturado em 10 mar. 2010]. Disponível em: http://www.anvisa.gov.br/servicosaude/controle/Alertas/2009/informe_tecnico_1.pdf.

13.3
Curativo de cateter venoso periférico

Ana Paula Dias de Oliveira

Introdução

A presença de dispositivo venoso periférico constitui situação rotineira na assistência diária de enfermagem em unidades hospitalares e requer do enfermeiro conhecimentos provenientes de diversas especialidades que o instrumentalizem para a implementação das melhores práticas nos distintos aspectos relacionados ao seu cuidado.[1]

O curativo de cateter venoso periférico objetiva a prevenção de infecção no local de inserção do cateter e consequente infecção da corrente sanguínea, traumas na pele e no vaso sanguíneo associados ao deslocamento do dispositivo e a fixação adequada com consequente minimização de remoção acidental.[2] Recomenda-se a utilização de técnica asséptica para a troca de cobertura. Neste capítulo, serão apresentados os aspectos relevantes à sua realização em pacientes adultos.

Definição

Cateter endovenoso periférico é um dispositivo utilizado para a punção de um vaso venoso periférico.[1] O curativo é a técnica utilizada para reduzir a infecção e minimizar a remoção acidental desse cateter.

Indicação

A troca do curativo de um cateter venoso periférico está indicada quando ele estiver sujo, úmido, solto ou com perda da integridade. A troca também é indicada diariamente (se não utilizar curativo transparente)[2] ou em 7 dias se o curativo transparente for utilizado. Quando for necessária uma avaliação do local de inserção do cateter, a troca também está indicada.

Aspectos legais

Além do enfermeiro, o técnico e o auxiliar de enfermagem podem realizar o curativo em cateteres venosos periféricos. Os profissionais das duas últimas categorias podem fazê-lo somente sob orientação e supervisão do enfermeiro, conforme artigo 15 da Lei nº 7.498, de 25 de junho de 1986.[3]

Material necessário

- Bandeja
- Álcool a 70%
- Luva de procedimento
- Solução fisiológica a 0,9%
- Solução alcoólica de gliconato de clorexidina a 0,5%
- Membrana transparente semipermeável estéril
- Pacote de gaze estéril
- Adesivo hipoalergênico estéril
- Saco plástico para resíduos

Etapas	Justificativas
1. Confirmar o paciente e o procedimento a ser realizado.	Processos falhos de identificação do paciente estão entre as causas mais comuns de eventos adversos relacionados com a assistência à saúde.[4]
2. Higienizar as mãos.	A higiene das mãos está associada à redução na transmissão de microrganismos.[5]
3. Reunir os materiais na bandeja previamente limpa e desinfetada com álcool a 70% e levá-los ao quarto do paciente.	Superfícies limpas e desinfetadas reduzem em cerca de 99% o número de microrganismos, enquanto nas superfícies que foram apenas limpas, há a redução de apenas 80%.[6] O álcool a 70% é o principal desinfetante utilizado em serviços de saúde, podendo ser aplicado em superfícies ou artigos por meio de fricção.[6]
4. Explicar o procedimento ao paciente/acompanhante.	O paciente tem direito de ser informado sobre os procedimentos a serem realizados.[7]
5. Promover a privacidade do paciente.	O respeito à privacidade constitui direito elementar do paciente.[8]
6. Higienizar as mãos.	A higiene das mãos está associada à redução na transmissão de microrganismos.[5]
7. Calçar as luvas de procedimento.	O uso de luvas de procedimento é preconizado quando houver risco de contato com material biológico.[5]
8. Retirar delicadamente o curativo anterior, expondo o local da inserção.	As diversas complicações envolvendo cateter venoso periférico estão relacionadas ao seu deslocamento.[2]

(Continua)

9. Descartar o material em saco plástico branco leitoso.	Os resíduos contendo material biológico devem ser acondicionados em saco plástico branco leitoso.[9]
10. Limpar o local da inserção do cateter com gaze estéril embebida em solução fisiológica no sentido de dentro para fora.	A limpeza da inserção do cateter com solução fisiológica visa a remoção de resíduos de sangue antes da aplicação do antisséptico.[2]
11. Passar a gaze estéril embebida em solução alcoólica de gliconato de clorexidina a 0,5% do local da inserção do cateter para fora.	A antissepsia da pele faz parte do cuidado local.[10,11] O agente antisséptico preferido para a pele é a solução de clorexidina alcoólica a 0,5%.[11] O tempo de aplicação da clorexidina alcoólica é de 30 segundos, devendo-se aguardar a secagem espontânea do antisséptico.[11]
12. Estabilizar o cateter com adesivo estéril.	A estabilização do dispositivo preserva a integridade previne o deslocamento e a perda do acesso venoso.[10,11] Não é recomendada a utilização de fitas adesivas não estéreis para estabilização de cateteres.[10,11]
13. Aplicar a membrana transparente semipermeável estéril no local da inserção. Na vigência de sangramento ou diaforese excessivos, preferir gaze estéril e fita adesiva estéril a coberturas transparentes. Identificar o curativo com data e hora.	Acessos vasculares requerem cobertura estéril.[10,11]
14. Desprezar os resíduos em lixo apropriado.	Os resíduos contendo material biológico devem ser acondicionados em saco plástico branco leitoso.[9]
15. Higienizar as mãos.	A higiene das mãos está associada à redução na transmissão de microrganismos.[5]
16. Orientar o paciente para que comunique quaisquer desconfortos.	Como estratégia para promover a segurança, a disponibilização de orientações para estimular a participação do paciente na assistência prestada faz parte das boas práticas de funcionamento dos serviços de saúde.[4]
17. Recolher o material do quarto, mantendo a unidade organizada.	A aparência do ambiente proporcionada pela limpeza e organização é um importante critério de qualidade de atendimento do serviço de saúde.[6]
18. Lavar a bandeja com água e sabão, secá-la e aplicar álcool a 70%.	A lavagem da bandeja com água e sabão visa a remoção de material biológico. O álcool a 70% é o principal desinfetante utilizado em serviços de saúde, podendo ser aplicado em superfícies ou artigos por meio de fricção.[6]
19. Higienizar as mãos.	A higiene das mãos está associada à redução na transmissão de microrganismos.[5]
20. Verificar a prescrição de enfermagem e anotar o procedimento realizado, registrando o aspecto da inserção do cateter, a cobertura utilizada e a identificação do responsável pelo procedimento.	A verificação e os registros de enfermagem são elementos imprescindíveis ao processo do cuidar, além de constituírem evidência legal.[12]

Autocuidado

O curativo em cateter venoso periférico é um procedimento privativo do profissional de enfermagem, não devendo ser realizado pelo paciente.

Diagnósticos, intervenções e resultados

O curativo de cateter venoso periférico exige do enfermeiro uma avaliação clínica para o planejamento do cuidado a partir da identificação do diagnóstico e da seleção das intervenções para que sejam alcançados os resultados desejados.[13-15]

Diagnósticos de enfermagem[13]	Intervenções de enfermagem[14]	Resultados de enfermagem[15]
Risco de infecção	Proteção contra infecção	Controle de riscos
Risco de integridade da pele prejudicada	Proteção contra infecção	Integridade tissular: pele e mucosas

Exercícios *(respostas no final do livro)*

1. Em relação ao curativo de cateteres venosos periféricos, assinale a alternativa correta:
   a. O curativo pode ser realizado pelo próprio paciente.
   b. Apenas o enfermeiro está habilitado para a realização do curativo.
   c. O curativo em cateteres venosos periféricos objetiva somente a prevenção de infecção no local de inserção do cateter e a consequente infecção da corrente sanguínea.
   d. A troca do curativo de cateteres venosos periféricos está indicada quando ele estiver sujo, úmido, solto, com perda da integridade, quando for necessária a avaliação do local de inserção do cateter ou em 7 dias se curativo transparente.

2. Em relação à cobertura de cateteres venosos periféricos e ao agente antisséptico, assinale a alternativa correta:
   a. Cateteres venosos periféricos não requerem cobertura estéril.
   b. A membrana transparente semipermeável estéril deve ser trocada diariamente.
   c. O agente antisséptico preferido é a solução de clorexidina alcoólica a 0,5%.
   d. Após a aplicação da clorexidina alcoólica, deve-se secar o local com gaze.

Referências

1. Avelar AFM. Inserção de cateteres intravenosos periféricos. In: Harada MJCS, Pedreira MLG. Terapia intravenosa e infusões. São Caetano do Sul: Yendis; 2011.
2. Avelar AFM. Curativos e estabilização de cateteres. In: Harada MJCS, Pedreira MLG. Terapia intravenosa e infusões. São Caetano do Sul: Yendis; 2011.
3. Brasil. Conselho Federal de Enfermagem. Lei nº 7.498, de 25 de junho de 1986. Dispõe sobre a regulamentação do exercício de enfermagem e dá outras providências [Internet]. Diário Oficial da União. 26 jun. 1986;Seção 1:9.273-75 [capturado em 11 mar. 2019]. Disponível em: http://www.cofen.gov.br/lei-n-749886-de-25-de-junho-de-1986_4161.html.
4. Brasil. Agência Nacional de Vigilância Sanitária. Assistência segura: uma reflexão teórica aplicada à prática. Brasília: ANVISA; 2017.
5. Brasil. Agência Nacional de Vigilância Sanitária. Precauções padrão, precaução de contato, precauções para gotículas e precauções para aerossóis [Internet]. Brasília: ANVISA; 2014 [capturado em 12 mar. 2019]. Disponível em: http://www.anvisa.gov.br/servicosaude/controle/precaucoes_a3.pdf.
6. Brasil. Agência Nacional de Vigilância Sanitária. Segurança do paciente em serviços de saúde: limpeza e desinfecção de superfícies. Brasília: ANVISA; 2012.
7. Brasil. Ministério da Saúde. Carta dos direitos dos usuários da saúde. Brasília: Ministério da Saúde; 2006.
8. Villas-Bôas ME. O direito-dever de sigilo na proteção ao paciente. Rev Bioét. 2015;23(3):513-23.
9. Brasil. Agência Nacional de Vigilância Sanitária. Consulta Pública nº 20, de 26 de março de 2015. Diário Oficial da União. 30 mar. 2015;Seção 1:104-5.
10. Brasil. Agência Nacional de Vigilância Sanitária. Medidas de prevenção de infecção relacionada à assistência à saúde. Brasília: ANVISA; 2017.
11. Gorski L, Hadaway L, Hagle ME, McGoldrick M, Orr M, Doellman D. Infusion therapy: standards of practice. Journal of Infusion Nursing. 2016;39(1S):S1-S159.
12. Brasil. Conselho Federal de Enfermagem. Guia de recomendações para registro de enfermagem no prontuário do paciente e outros documentos de enfermagem. Brasília: COFEN; 2016.
13. Herdman TH, Kamitsuru S, NANDA International Inc. Diagnósticos de enfermagem da NANDA-I: definições e classificação 2018-2020. 11. ed. Porto Alegre: Artmed; 2018.
14. Bulechek MG, Butcher HK, Dochterman JM, Wagner CM. NIC: classificação das intervenções de enfermagem. 6. ed. Rio de Janeiro: Elsevier; 2016.
15. Moorhead S, Johnson M, Maas ML, Swanson E. NOC: classificação dos resultados de enfermagem. 5. ed. Rio de Janeiro: Elsevier; 2016.

13.4
Curativo de cateter venoso central

Ana Railka de Souza Oliveira-Kumakura
Viviane Carrasco
Juliany Lino Gomes Silva
Suellen C. D. Emidio

Introdução

O uso de dispositivo intravascular central está vinculado a um dos principais fatores de risco para as infecções da corrente sanguínea, sendo que aproximadamente 90% das infecções relacionadas à assistência à saúde (IRAS) estão associadas ao uso do cateter venoso central (CVC). A presença desse tipo de infecção tem impacto na morbimortalidade dos indivíduos, nos custos hospitalares e no tempo de internação.[1,2]

Nesse contexto, a enfermagem tem um importante papel, sendo responsável pela assistência direta na manutenção e avaliação diária, a fim de minimizar os riscos de desenvolvimento de infecção.[3] Entre as atividades a serem desenvolvidas para prevenção das infecções da corrente sanguínea está o uso correto de curativos.

A escolha e a troca do curativo é um processo dinâmico que depende de monitoramento constante, avaliação sistematizada e cobertura adequada. No mercado, existem diferentes tecnologias capazes de fazer uma oclusão estéril e adequadas aos tipos de óstio de inserção dos CVC. São elas: gaze e fita, filme transparente de poliuretano e curativos impregnados de agentes antimicrobianos. Para a escolha de cada material, o enfermeiro deverá avaliar durabilidade, facilidade de aplicação, reação cutânea e capacidade de prevenir infecções.[1,4]

Definição

O curativo é uma cobertura utilizada para ocluir o local de inserção dos cateteres centrais, geralmente introduzidos na veia jugular, subclávia ou femoral, para proteger a pele circundante. Os curativos ajudam a evitar a ocorrência de infecções e impedem que o CVC se mova.[1,5]

Indicação

Os curativos são indicados para fornecer uma proteção de barreira contra a infecção, pois diminuem a colonização microbiana da pele adjacente ao orifício de inserção do cateter e sua posterior migração para a superfície extraluminal. Além disso, durante a troca do curativo ou dependendo do material escolhido para cobertura, o enfermeiro poderá avaliar sinais e sintomas sugestivos de infecção (eritema, calor, dor, hiperemia, saída de secreção purulenta), sensibilidade ou outras complicações.[1,5] Eles fornecem também uma garantia adequada para prevenir remoção acidental, desdobramento parcial ou micromovimento, evitando a insuficiência do CVC.[5]

Dessa forma, para a escolha do curativo ideal, é importante que sejam observadas as características de conforto e ausência de irritação para o paciente, facilidade de uso e custo-benefício.[1,2,4,5]

Aspectos legais

No Brasil, o Conselho Federal de Enfermagem (COFEN) não apresenta nenhuma portaria, normativa ou parecer técnico que regulamente essa atividade como privativa do enfermeiro. Contudo, há diferentes pareceres técnicos dos conselhos regionais que divergem sobre essa questão.

Material necessário

- Luvas de procedimento
- Máscara cirúrgica
- Óculos de proteção
- Bandeja
- Instrumental cirúrgico estéril ou luvas estéreis
- Gazes estéreis
- Antisséptico: clorexidina alcoólica a 0,5 ou 2%, solução de iodopovidona ou álcool isopropílico a 70%
- Coberturas: antimicrobiana (p. ex., Tegaderm™), transparente, semipermeável e estéril (p. ex., IV3000)
- Proteção cutânea de barreira
- Dispositivo de estabilização, caso esteja disponível
- Fita hipoalergênica
- Fita métrica de papel

Etapas	Justificativas
1. Identificar o paciente usando dois identificadores.	Garantir os princípios de segurança do paciente.[2,6]
2. Explicar o procedimento e resultados esperados/riscos para paciente e família.	O paciente ou responsável pelas decisões devem receber apoio educacional para que tenham conhecimento do procedimento e práticas de prevenção de infecção.[2,6]
3. Higienizar as mãos com água e sabonete líquido ou usar álcool gel quando elas não estiverem visivelmente sujas.	Promover a redução da transmissão de infecções.[7]
4. Preparar o material em bandeja previamente desinfetada com álcool a 70% para a troca da cobertura do cateter e transportá-lo para o leito do paciente.	Posicionar a mesa de cabeceira ou o carrinho de procedimento para garantir que os materiais e o paciente estejam dentro do seu campo de visão ao longo do procedimento.[2]
5. Realizar higienização das mãos com água e sabão novamente.	Promover a redução da transmissão de infecções.[7]
6. Colocar máscara cirúrgica e óculos de proteção, se necessário.	Pacientes com sintomas de resfriado ou gripe devem ser encorajados a colocar uma máscara descartável e afastar o rosto do local do CVC.[2]
7. Calçar luvas de procedimento.	Evitar a contaminação do profissional.
8. Posicionar confortavelmente o paciente para expor o local em que será realizado o curativo.	O conforto deve ser garantido em todos os procedimentos realizados pela equipe de enfermagem.
9. Inspecionar o local de inserção do cateter buscando evidenciar a presença de edema, hiperemia e exsudato.	Isso permite a avaliação do local de inserção com relação a flebite, infiltração, extravasamento e infecção.[6]
10. Realizar a palpação próxima ao sítio de inserção, ainda com a cobertura anterior, para verificar se há alguma sensibilidade ou outras complicações.	
11. Mensurar o comprimento externo do cateter e comparar com o tamanho registrado no momento da inserção.	Determinar se ocorreu deslocamento do cateter.[6]
12. Remover a cobertura anterior, iniciando pelo *hub* do cateter (parte inferior), e delicadamente puxar paralelamente à pele em direção ao local de inserção. Enquanto uma mão puxa a cobertura, a outra segura o cateter e a pele.	A cobertura anterior deve ser retirada cuidadosamente para que não ocorra tração acidental do cateter.[6]
13. Realizar a retirada das luvas de procedimento e a higienização das mãos.	A higienização das mãos previne infecção.

(Continua)

14. Preparar o instrumental cirúrgico estéril, as gazes estéreis e o antisséptico a ser utilizado. Calçar luvas de procedimento. Se em vez do instrumental a opção for por luvas estéreis, calçá-las nesse momento.	A manipulação do local de inserção do cateter deve ser realizada com materiais e instrumentais estéreis. Essa prática contribui para a prevenção de infecção da corrente sanguínea.[6,8]
15. Realizar a antissepsia do local de inserção com solução de clorexidina alcoólica com concentração acima de 0,5% do cateter para fora, por 30 segundos, e aguardar a secagem espontânea. Caso seja aplicada a solução de iodopovidona para a antissepsia, a limpeza deve ser realizada pelo tempo de 1,5 a 2 minutos.	A antissepsia da pele com antisséptico está associada à redução de infecção da corrente sanguínea.[8,9] É crucial permitir que a solução antisséptica seque completamente antes de cobrir a pele para evitar uma reação devido à interação da solução molhada com o filme de barreira ou agente adesivo. O gliconato de clorexidina é a solução antisséptica preferida. Nos casos de suspeita de dermatite de contato, deve-se considerar alterar a concentração. Ou pode-se usar iodopovidona, mas, antes da sua aplicação, limpar o local com álcool isopropílico a 70% ou solução salina normal estéril, para remover o outro agente.[2,10,11]
16. Aplicar o dispositivo de estabilização, se disponível, de acordo com as recomendações do fabricante.	A utilização de dispositivo de estabilização contribui para prevenir complicações e o deslocamento acidental do cateter.[6]
17. Aplicar a cobertura.	A cobertura com gaze e fita adesiva estéril é preferível assim que o CVC estiver instalado ou na presença de drenagem de exsudato no local de inserção do cateter.[6] O curativo transparente semipermeável estéril é o preferido por facilitar o acompanhamento e a monitoração do local de inserção do cateter, além de minimizar a possibilidade de infecção.[2,6] Salienta-se que os curativos impregnados com medicamentos reduzem a incidência de infecção sanguínea relacionada com CVC em relação a todos os outros tipos de curativo.[5]
18. A cada troca da cobertura, avaliar a pele ao redor do local de inserção do cateter em busca de áreas com risco de lesão por adesivo.	O tempo da troca do curativo depende do material utilizado: 24 a 48 horas: se forem utilizadas gaze e fita. 5 a 7 dias: se for utilizada cobertura transparente estéril. A troca da cobertura irá ocorrer a intervalos estabelecidos (dependendo do tipo de curativo) e conforme necessário, quando a integridade do curativo estiver comprometida (levantamento, umidade, drenagem ou presença de sangue) ou quando estiverem presentes sinais e sintomas de infecção. No caso de presença de lesão de pele ou como medida de prevenção para peles mais sensíveis, recomenda-se a utilização de produtos para proteção da pele que servem como barreira para reduzir o risco de lesão por adesivo.[6]

(Continua)

19. Finalizada a troca da cobertura, retirar as luvas, descartar os materiais utilizados e realizar a higienização das mãos com água e sabonete líquido.	Prevenir infecção.
20. Realizar a identificação da cobertura com data, horário e o nome do profissional que executou o procedimento.	A identificação da cobertura favorece a monitoração das frequências de troca do curativo e a prevenção de infecção da corrente sanguínea.[12]
21. Documentar o procedimento no prontuário do paciente.	Devem-se descrever todas as observações realizadas com relação ao local de inserção e ao cateter. Relatar a resposta do paciente ao procedimento e as orientações prestadas.[13,14]

Diagnósticos, intervenções e resultados

Diagnósticos de enfermagem[15]	Intervenções de enfermagem[16]	Resultados de enfermagem[17]
Risco de infecção	Proteção contra infecção	Controle de riscos
Risco de integridade da pele prejudicada	Supervisão da pele	Integridade tissular: pele e mucosas
Risco de lesão	Supervisão da pele	Integridade tissular: pele e mucosas

Exercícios *(respostas no final do livro)*

1. Com relação à prevenção de infecção da corrente sanguínea, assinale (V) verdadeiro ou (F) falso:

    ( ) A troca de curativo do CVC só deve ser feita a cada 72 horas.

    ( ) O curativo do CVC deve ser feito com data preestabelecida.

    ( ) Atualmente, a clorexidina é o antisséptico de escolha para o preparo da pele antes do curativo de CVC.

    ( ) O curativo ideal apresenta conforto e não causa irritação ao paciente, é fácil de aplicar e tem um bom custo-benefício.

    ( ) A avaliação do local de inserção e da pele ao redor do CVC pode ser feita a cada 48 horas.

    Assinale a alternativa que apresenta a sequência correta:

    a. F, V, V, V, F
    b. V, F, V, V, F
    c. F, F, V, V, V
    d. F, F, V, V, F

2. Quanto aos curativos de CVC, assinale a alternativa correta:
   a. Os curativos são indicados para manter o cateter protegido contra ações mecânicas.
   b. Os curativos fornecem uma barreira contra a colonização e a infecção da pele adjacente e sua posterior migração para a superfície extraluminal.
   c. Durante a troca de curativo, não é necessária utilização de luva estéril.
   d. A troca do curativo só é necessária quando apresentar sujidade ou presença de infecção.

Referências

1. Takashima M, Ray-Barruel G, Ullman A, Keogh S, Rickard CM. Randomized controlled trials in central vascular access devices: a scoping review. PLoS One. 2017;12(3):e0174164.
2. O'Grady NP, Alexander M, Burns LA, Dellinger EP, Garland J, Heard SO, et al. Guidelines for the prevention of intravascular catheter-related infections. Clin Infect Dis. 2011;52(9):e162-93.
3. Santos SF, Viana RS, Alcoforado CLGC, Campos CC, Matos SS, Ercole FF. Ações de enfermagem na prevenção de infecções relacionadas ao cateter venoso central: uma revisão integrativa. Rev SOBECC. 2014;19(4):219-25.
4. Webster J, Gillies D, O'Riordan E, Sherriff KL, Rickard CM. Gauze and tape and transparent polyurethane dressings for central venous catheters. Cochrane Database Syst Rev. 2011;(11):CD003827.
5. Ullman AJ, Cooke ML, Mitchell M, Lin F, New K, Long DA, et al. Dressing and securement for central venous access devices (CVADs): a Cochrane systematic review. Int J Nurs Stud. 2016;59:177-96.
6. Gorski L, Hadaway L, Hagle ME, McGoldrick M, Orr M, Doellman D. Infusion therapy: standards of practice. Journal of Infusion Nursing. 2016;39(1S):S1-S159.
7. World Health Organization. World Alliance for Patient Safety. Health-care associated infections: fact sheet [Internet]. Geneva: WHO; [s.d., capturado em 19 mar. 2019]. Disponível em: http://www.who.int/gpsc/country_work/gpsc_ccisc_fact_sheet_en.pdf.
8. Brasil. Agência Nacional de Vigilância Sanitária. Critérios diagnósticos de infecções relacionadas à assistência à saúde. Brasília: ANVISA; 2017.
9. Lai NM, Lai NA, O'Riordan E, Chaiyakunapruk N, Taylor JE, Tan K. Skin antisepsis for reducing central venous catheter-related infections. Cochrane Database Syst Rev. 2016;7:CD010140.
10. Thayer D. Skin damage associated with intravenous therapy: common problems and strategies for prevention. J Infus Nurs. 2012;35(6):390-401.
11. Broadhurst D, Moureau N, Ullman AJ, World Congress of Vascular Access (WoCoVA) Skin Impairment Management Advisory Panel. Management of central venous access device-associated skin impairment: an evidence-based algorithm. J Wound Ostomy Continence Nurs. 2017;44(3):211-20.
12. Brasil. Agência Nacional de Vigilância Sanitária. Medidas de prevenção de infecção relacionada à assistência à saúde. Brasília: ANVISA; 2017.
13. Brasil. Conselho Federal de Enfermagem. Resolução nº 358, de 15 de outubro de 2009. Dispõe sobre a sistematização da assistência de enfermagem e a implementação do processo de enfermagem em ambientes, públicos e privados, em que ocorre o cuidado profissional de enfermagem, e dá outras providências. Diário Oficial da União. 23 out. 2009;Seção 1:179.

14. Brasil. Conselho Federal de Enfermagem. Guia de recomendações para registro de enfermagem no prontuário do paciente e outros documentos de enfermagem. Brasília: COFEN; 2016.
15. Herdman TH, Kamitsuru S, organizadores. Diagnósticos de enfermagem da NANDA-I: definições e classificação 2018-2020. 11. ed. Porto Alegre: Artmed; 2018.
16. Bulechek MG, Butcher HK, Dochterman JM, Wagner CM. NIC: classificação das intervenções de enfermagem. 6. ed. Rio de Janeiro: Elsevier; 2016.
17. Moorhead S, Johnson M, Maas ML, Swanson E. NOC: classificação dos resultados de enfermagem. 5. ed. Rio de Janeiro: Elsevier; 2016.

13.5
Curativo de cateter peridural

Magda Aparecida dos Santos Silva
Helena Aparecida de Rezende
Renata Soares de Macedo

Introdução

A analgesia peridural contínua é uma das estratégias usadas para alívio da dor e, comparada à analgesia sistêmica, em determinadas situações clínicas é considerada de melhor qualidade. Seu uso está associado à redução da mortalidade perioperatória, menor ocorrência de náuseas e vômitos, recuperação precoce, entre outros benefícios.[1-4]

Há necessidade de vigilância multiprofissional rigorosa para garantir a segurança e a satisfação do paciente e prevenir complicações.[5] Os cuidados necessários à analgesia peridural contínua estão relacionados com indicação, instalação, manutenção, retirada do cateter, cuidados com o preparo das soluções analgésicas e sistema de infusão. Neste capítulo, são apresentados os cuidados relacionados ao curativo do cateter peridural.

Definição

A analgesia ou anestesia peridural ou epidural faz parte de um grupo de procedimentos denominado analgesia ou anestesia locorregional. Utiliza-se uma menor concentração de fármaco quando o objetivo é somente controlar a dor, ou seja, quando não há necessidade de bloqueio motor e sensitivo (anestesia).[5]

O espaço peridural é um espaço virtual situado dentro do canal espinal e forma uma estrutura cilíndrica ao redor do saco dural e ao longo da coluna vertebral. Está delimitado entre o periósteo e a dura-máter e é preenchido por tecido conectivo frouxo, tecido gorduroso, fibras nervosas, vasos arteriais e venosos.[6,7] A visualização do ponto de inserção do cateter peridural, o curativo e a fixação do cateter são de extrema importância, devido à prevenção de infecção e de migração acidental do cateter.

Indicação

A analgesia peridural poderá ser usada em qualquer paciente que necessite de um plano analgésico devido a dor intensa, em casos em que não há adequado controle da dor por meio das vias convencionais de administração de fármacos, desde que observada a contraindicação. Alguns exemplos do uso dessa analgesia são dor pós-operatória, dor pós-traumática, fraturas de costelas, pancreatite aguda, dor isquêmica (principalmente para as extremidades inferiores), entre outros.[1-4,6] A analgesia peridural contínua ou intermitente é administrada pelo cateter peridural,[1] e o curativo é indicado para todos os pacientes que fazem uso desse tipo de cateter.

Aspectos legais

Quanto aos aspectos ético-legais em relação a esse procedimento, não há uma decisão federal e, sim, uma emissão de parecer do Conselho Regional de Enfermagem (COREN) de cada estado. Portanto, recomenda-se que o enfermeiro consulte o COREN de seu estado para a elaboração de seu protocolo.

Por meio da Orientação fundamentada nº 110/2017[8] pela Câmara Técnica do COREN-SP, corroborada pelo Parecer COREN/SC nº 004/CT/2010,[9] concluiu-se que é "competência do enfermeiro realizar o cuidado ao paciente em uso de cateter peridural, administração de medicamentos, curativo e avaliação das necessidades gerais de cuidados de enfermagem".

Material necessário

- 1 par de luva estéril ou material para curativo (pinças estéreis)
- 2 pacotes de gaze estéril (20 unidades)
- Solução salina (soro fisiológico [SF]) a 0,9% (10 mL)
- Clorexidina alcoólica a 0,5% (preferência) ou polivinilpirrolidona-iodo (PVPI) alcoólico
- 1 fita cirúrgica hipoalergênica (preferencialmente de seda)
- 1 película transparente semipermeável recomendada pela instituição
- Equipamento de proteção individual: luvas de procedimento, óculos de proteção e máscara cirúrgica
- Bandeja
- Álcool a 70%

13.5 • Curativo de cateter peridural

Etapas	Justificativas
1. Higienizar as mãos.	Evitar a transmissão de infecções relacionadas à assistência à saúde.[10]
2. Reunir o material em uma bandeja previamente desinfetada com álcool a 70% e cortar as fitas adesivas para fixar a inserção e extensão do cateter peridural. Medidas aproximadas: ■ inserção: 10×10 cm ■ extensão: largura de 5 cm	Diminuir o tempo de realização do procedimento ao levar todo o material necessário.
3. Orientar o paciente e o familiar quanto ao procedimento.	Explicar que o procedimento é indolor e que será necessário retirar o adesivo do curativo.
4. Posicionar o paciente confortavelmente (sentado ou deitado lateralmente).	Facilitar a execução do procedimento pelo profissional.
5. Vestir a máscara e os óculos de proteção.	Prevenir o risco de contato respiratório com fluidos corporais do paciente.[11]
6. Higienizar as mãos.	Evitar a transmissão de infecções relacionadas à assistência à saúde.[10]
7. Calçar luvas de procedimento.	Proteger as mãos dos profissionais do contato com sangue e fluidos corporais potencialmente contaminados; proteger os pacientes e reduzir o risco de infecção cruzada.[12]
8. Retirar o adesivo do local de inserção do cateter peridural cautelosamente. Retirar com as mãos enluvadas ou com pinça dente de rato.	Prevenir a extração acidental do cateter.
9. Inspecionar a área da inserção do cateter, tanto não tunelizado quanto tunelizado (Fig. 13.5.1) e a marca que indica a quantidade de cateter inserido em direção ao espaço peridural (Fig. 13.5.2).	Avaliar a presença de sinais flogísticos, dor local, presença de extravasamento de medicação, abaulamento. Atenção: cateter com inserção próxima ou menor que 10 cm ou próxima ou maior que 20 cm pode resultar em analgesia insuficiente.[13]
10. Decidir sobre a oclusão da área de inserção do cateter. Se houver umidade na área de inserção, fixar com curativo convencional (gaze estéril e fita hipoalergênica), conforme a Figura 13.5.3. Se limpa e seca, fixar com filme transparente semipermeável (verificar protocolo institucional).	Uma fixação adequada e confiável do cateter garante a obtenção de um melhor efeito analgésico, redução de complicações, infecção e migração do cateter e aumento da satisfação do paciente.[13,14]
11. Retirar as luvas de procedimento, abrir e colocar SF a 0,9% em 1 pacote de gaze estéril e clorexidina alcoólica a 0,5% em outro.	Promover a limpeza do local de inserção do cateter.[15]
12. Calçar luva estéril ou utilizar pinças estéreis do pacote do curativo.	Técnica asséptica para reduzir o risco de infecção.[16]

(Continua)

13. Proceder à limpeza com SF a 0,9% do local da inserção para fora, em um raio de 10 cm, incluindo cautelosamente a limpeza do cateter peridural (nesse momento, somente a porção que ficará ocluída).	Evitar a contaminação do local de inserção do cateter.[15]
14. Proceder à limpeza com clorexidina alcoólica a 0,5% do local de inserção para fora, em um raio de 10 cm, incluindo cautelosamente o cateter peridural (nesse momento, somente na porção que ficará ocluída).	Clorexidina alcoólica a 0,5% promove uma boa proteção contra infecções em cateteres de curta permanência.[17]
15. Ocluir o local da inserção com curativo convencional (Fig. 13.5.3): fazer uma curvatura em J no cateter no local da inserção (ver curvatura em J Fig. 13.5.4) e posicionar apenas 1 gaze, dobrada duas vezes sobre o local de inserção do cateter peridural, abrangendo a porção do cateter que ficará coberta. Fixar com adesivo hipoalergênico (esticar bem e não fazer dobras nas pontas para evitar que o adesivo se solte) e anotar a data.	Prevenir o deslocamento acidental do cateter e proteger o local de inserção do cateter contra contaminação.
16. Ocluir o local da inserção com película transparente semipermeável (Fig. 13.5.4): fazer uma curvatura em J no cateter no local da inserção (para minimizar migração) e posicionar e ocluir com a película certificando que o local da inserção ficará no centro (cuidado para não ocorrerem dobras, bolhas ou rugas).	Prevenir o deslocamento acidental do cateter e proteger o local de local de inserção do cateter contra contaminação.
17. Recolher o material e desprezar em lixo infectante.	Manter o ambiente limpo e organizado.
18. Retirar as luvas e proceder à higienização das mãos.	Evitar a transmissão de infecções relacionadas à assistência à saúde.[10]
19. Registrar em anotação de enfermagem: data, horário de troca do curativo no impresso institucional, aspecto do local de inserção do cateter peridural, o posicionamento e a marca do cateter no pertuito de inserção. Comunicar quaisquer alterações.	O registro é importante para documentar as atividades de enfermagem, garantir a continuidade da assistência e como instrumento de comunicação multiprofissional.[18] Garantir rápida intervenção para prevenir ou tratar complicações infecciosas, migração do cateter para espaço subaracnóideo, hematoma, ruptura do cateter, etc.[13]
Fixação da extensão do cateter	
20. Retirar a fixação da extensão do cateter cautelosamente com luvas de procedimento e executar a limpeza com clorexidina alcoólica a 0,5%.	Prevenir a tração do cateter peridural durante o procedimento e eliminar contaminações da pele.
21. Fixar evitando proeminências ósseas (coluna vertebral, ombros e braços); alterar o local de fixação na pele.	Promover o conforto do paciente e prevenir lesões de pele associadas à pressão do cateter contra proeminências ósseas.

(Continua)

13.5 • Curativo de cateter peridural

22. Fixar toda a extensão do cateter peridural, sinuosamente ou em zigue-zague **(Fig. 13.5.5)**, ao longo da coluna vertebral (paravertebral), finalizando no ombro ou até a região da subclávia do paciente, mantendo toda a extensão ocluída com a fita adesiva recomendada pela instituição.	Prevenir o deslocamento acidental do cateter e proteger toda a extensão contra ruptura acidental e contaminação. Promover o conforto do paciente e facilitar a manipulação do cateter.
Após a troca do curativo	
23. Recompor o paciente.	Promover o conforto e a privacidade do paciente.
24. Organizar o material e o ambiente.	Manter o ambiente limpo e organizado.
25. Orientar o paciente e a família sobre a mobilização e cuidados com o cateter peridural.	Incentivar o paciente a participar da sua própria segurança em conjunto com a família e a equipe.
26. Higienizar as mãos.	Evitar contaminação entre paciente e ambiente.
27. Verificar a prescrição de enfermagem.	Validar a finalização do cuidado prestado de acordo com o plano de cuidado proposto.

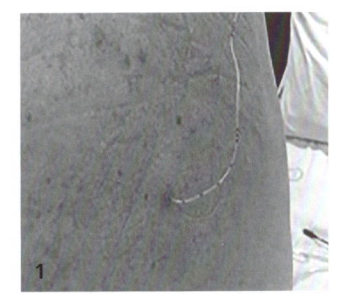

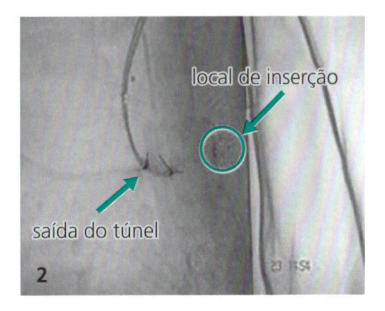

Figura 13.5.1 Local de inserção do cateter peridural não tunelizado (1) e tunelizado (2).

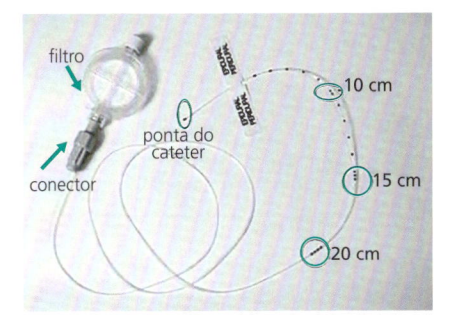

Figura 13.5.2 Cateter peridural.

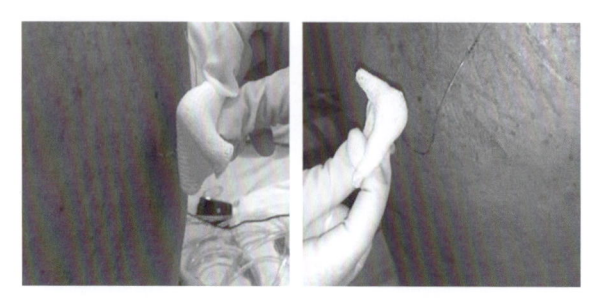

Figura 13.5.3 Oclusão do local de inserção do cateter peridural com curativo convencional.

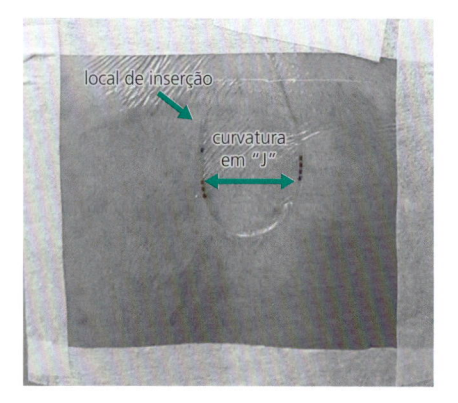

Figura 13.5.4 Curativo do local de inserção do cateter peridural com película semipermeável apresenta a curvatura em J. O curativo sem a curvatura em J facilita a extração acidental do cateter.

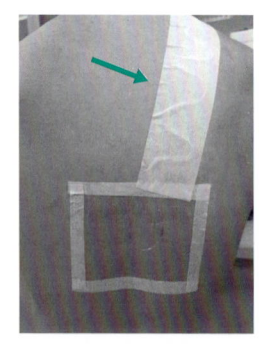

Figura 13.5.5 Demonstração da fixação da extensão do cateter peridural em zigue-zague e paravertebral.

Deve-se atentar para:

1. A tunelização da extensão do cateter peridural também pode ser realizada (uma decisão médica no momento da instalação que considera a estimativa de tempo de permanência), conforme a **Figura 13.5.1**. Dessa forma, o curativo deverá ser executado no local de inserção do cateter até sua cicatrização completa, ou seja, será necessário curativo apenas no local de saída do cateter após a cicatrização.
    - Algumas instituições utilizam a película transparente semipermeável com impregnação de clorexidina (CHG).[14,19,20] Nesses casos, deve-se trocar o curativo a cada 7 dias ou sempre que apresentar sujidade ou saturação da película.
2. Para a segurança do paciente, deve-se:
    - Avaliar, a cada plantão (manhã, tarde, noite), a integridade do curativo;
    - Trocar o curativo considerando as especificações da comissão de controle de infecção hospitalar (CCIH) de sua instituição ou sempre que apresentar sujidade ou estiver descolado;
    - Proteger o curativo para o banho.

A American Society of Anesthesiologists (ASA) recomenda que, nos casos de sinais e sintomas que sugerem complicação infecciosa, relacionada ou não ao cateter, o médico deverá remover o cateter peridural, solicitar cultura da ponta do cateter e um par de hemoculturas. Caso a suspeita esteja relacionada à presença de abscesso ou déficit neurológico, o médico poderá solicitar exames de imagem para complementar e elucidar o caso.[21]

O Centers for Disease Control and Prevention (CDC) e o National Institute for Health and Care Excellence (NICE) realizam recomendações para prevenção de infecções. Embora grande parte dessas recomendações estejam relacionadas a cateteres venosos, na prática clínica elas também são utilizadas para os cuidados com o cateter peridural.[22,23]

É importante que a instituição realize treinamento dos profissionais de saúde com relação a indicação, manutenção e medidas de prevenção de infecção; também é necessária uma avaliação periódica do conhecimento e da adesão da equipe às diretrizes estabelecidas.[22]

Diagnósticos, intervenções e resultados

O curativo de cateter peridural exige do enfermeiro uma avaliação rigorosa para que o cuidado seja planejado de modo seguro e holístico a partir da identificação dos diagnósticos e da seleção das intervenções para que sejam alcançados os resultados desejados.[24-26]

Diagnósticos de enfermagem[24]	Intervenções de enfermagem[25]	Resultados de enfermagem[26]
Risco de infecção	Controle de infecção Proteção contra infecção	Controle de riscos
Dor aguda/dor crônica	Controle da dor Administração de analgésicos: intraespinal Assistência à analgesia controlada pelo paciente (ACP)	Nível de dor Controle dos sintomas Satisfação do cliente: controle da dor

Exercícios *(respostas no final do livro)*

1. Considerando os riscos associados ao cateter, qual das alternativas abaixo é correta no que se relaciona à assistência de enfermagem?

    a. O curativo do cateter deve ser avaliado a cada 24 horas.
    b. A cobertura ideal para a realização do curativo do cateter é a cobertura de gaze com adesivo.
    c. O enfermeiro tem competência para prestar cuidados ao paciente em uso de cateter peridural, administração de medicamentos, curativo e avaliação das necessidades de cuidados de enfermagem.
    d. No caso de utilização de película semipermeável impregnada com clorexidina, ela deve ser trocada a cada 5 dias ou sempre que apresentar sujidade ou saturação da película.

2. Em relação às indicações e à assistência de enfermagem do paciente com cateter peridural, leia as afirmativas abaixo e marque verdadeiro (V) ou falso (F); a seguir, assinale a alternativa correspondente:

    ( ) A analgesia peridural contínua apresenta vários benefícios, que vão desde a redução da dor, a diminuição do tempo de intubação até a recuperação precoce do paciente.
    ( ) Os cuidados de enfermagem necessários à analgesia peridural contínua estão relacionados apenas com a manutenção e a retirada do cateter.
    ( ) A analgesia peridural somente é utilizada para tratamento da dor no pós-operatório.
    ( ) O curativo e a fixação do cateter peridural são de extrema importância, devido à prevenção de infecção e de migração acidental do cateter.
    ( ) O enfermeiro deve receber treinamento e educação permanente conforme protocolo institucional sobre a assistência segura do paciente com cateter peridural.

    a. V-V-F-V-V
    b. V-F-F-V-V
    c. V-F-F-F-V
    d. F-F-V-V-F

Referências

1. Guay J, Kopp S. Epidural pain relief versus systemic opioid-based pain relief for abdominal aortic surgery. Cochrane Database Syst Rev. 2016;(1):CD005059.
2. Nishimori M, Low JH, Zheng H, Ballantyne JC. Epidural pain relief versus systemic opioid-based pain relief for abdominal aortic surgery. Cochrane Database Syst Rev. 2012;(7):CD005059.
3. Hensel M, Frenzel J, Späker M, Keil E, Reinhold N. [Postoperative pain management after minimally invasive hysterectomy: thoracic epidural analgesia versus intravenous patient-controlled analgesia]. Anaesthesist. 2013;62(10):797-807.
4. Vigfússon G, Sigurðsson GH. Epidural pain management after open lateral thoracotomy: female patients have better pain relief and need smaller amounts of analgesics than males. Scand J Pain. 2012;3(2):108-11.
5. Duarte LTD, Fernandes MCCB, Fernandes MJ, Saraiva RA. Analgesia peridural contínua: análise da eficácia, efeitos adversos e fatores de risco para ocorrência de complicações. Rev Bras Anestesiol. 2004;54(3):371-90.
6. Macintyre PE, Schug SA. Acute pain management: a pratical guide. 4th ed. Boca Raton: Taylor & Francis Group; 2015. p. 135-68.
7. Kraychete DC, Gomes LMRS, Sakata RK. Analgésicos por via espinal. RBM (Rio de Janeiro). 2013;70(3):76-81.
8. Conselho Regional de Enfermagem de São Paulo. Câmara Técnica. Orientação fundamentada n° 110/2017. Assunto: Curativo de cateter de PCA [Internet]. São Paulo: COREN-SP; 2017 [capturado em 4 jun. 2018]. Disponível em: https://portal.coren-sp.gov.br/wp-content/uploads/2018/04/Orienta%C3%A7%C3%A3o-Fundamentada-110_1.pdf.
9. Conselho Regional de Enfermagem de Santa Catarina [Internet]. Parecer COREN/SC n° 004/CT/2010 [capturado em 4 jun. 2018]. Disponível em: http://www.corensc.gov.br/wp-content/uploads/2015/07/PARECER-004-2010-CT-Cuidado-de-Enfermagem-com-Cateter-Peridural.pdf.
10. Brasil. Agência Nacional de Vigilância Sanitária. Segurança do paciente: relatório sobre autoavaliação para higiene das mãos [Internet]. Brasília: ANVISA; 2012 [capturado em 20 jun. 2018]. Disponível em: https://www20.anvisa.gov.br/segurancadopaciente/index.php/publicacoes/item/seguranca-do-paciente-relatorio-sobre-autoavaliacao-para-higiene-das-maos.
11. Mehta Y, Gupta A, Todi S, Myatra SN, Samaddar DP, Patil V, et al. Guidelines for prevention of hospital acquired infections. Indian J Crit Care Med. 2014;18(3):149-63.
12. São Paulo. Secretaria de Estado de Saúde. Centro de Vigilância Epidemiológica. Divisão de Infecção Hospitalar. Recomendações sobre o uso de luvas em serviços de saúde [Internet]. São Paulo: Secretaria de Estado de Saúde; 2016 [capturado em 20 jun. 2018]. Disponível em: http://www.saude.sp.gov.br/resources/cve-centro-de-vigilancia-epidemiologica/areas-de-vigilancia/infeccao-hospitalar/bmr/doc/ih16_bmr_uso_luvas.pdf.
13. Odor PM, Bampoe S, Hayward J, Chis Ster I, Evans E. Intrapartum epidural fixation methods: a randomised controlled trial of three different epidural catheter securement devices. Anaesthesia. 2016;71(3):298-305.
14. Loveday HP, Wilson JA, Pratt RJ, Golsorkhi M, Tingle A, Bak A, et al. Epic3: national evidence-based guidelines for preventing healthcare-associated infections in NHS hospitals in England. J Hosp Infect. 2014;86 Suppl 1:S1-70.

15. Cardif and Vale University Health Board. Pain service guidelines (adult) [Internet]. Cardiff: Cardif and Vale University Health Board; 2015 [capturado em 20 jun. 2018]. Disponível em: http://www.cardiffandvaleuhb.wales.nhs.uk/sitesplus/documents/1143/acute%20pain%20guidelines%20Sept%2029th%202015.pdf.
16. Oliveira AC, Gama CS. Surgical antisepsis practices and use of surgical gloves as a potential risk factors to intraoperative contamination. Esc Anna Nery. 2016;20(2):370-7.
17. Mimoz O, Lucet JC, Kerforne T, Pascal J, Souweine B, Goudet V, et al. Skin antisepsis with chlorhexidine-alcohol versus povidone iodine-alcohol, with and without skin scrubbing, for prevention of intravascular-catheter-related infection (CLEAN): an open-label, multicentre, randomised, controlled, two-by-two factorial trial. Lancet. 2015;386(10008):2069-77.
18. Conselho Regional de Enfermagem do Estado de São Paulo. Anotações de enfermagem. São Paulo: COREN-SP; 2009.
19. Safdar N, O'Horo JC, Ghufran A, Bearden A, Didier ME, Chateau D, et al. Chlorhexidine-impregnated dressing for prevention of catheter-related bloodstream infection: a meta-analysis. Crit Care Med. 2014;42(7):1703-13.
20. Jenks M, Craig J, Green W, Hewitt N, Arber M, Sims A. Tegaderm CHG IV securement dressing for central venous and arterial catheter insertion sites: a NICE medical technology guidance. Appl Health Econ Health Policy. 2016;14(2):135-49.
21. Practice advisory for the prevention, diagnosis, and management of infectious complications associated with neuraxial techniques: an updated report by the American Society of Anesthesiologists task force on infectious complications associated with neuraxial techniques and the American Society of Regional Anesthesia and Pain Medicine. Anesthesiology. 2017;126(4):585-601.
22. Centers for Disease Control and Prevention. Guidelines for the prevention of intravascular catheter-related infections (2011) [Internet]. Atlanta: CDC; 2016 [capturado em 10 jul. 2018]. Disponível em: https://www.cdc.gov/infectioncontrol/guidelines/bsi/background/prevention-strategies.html.
23. National Institute for Health and Care Excellence. Biopatch for venous or arterial catheter sites: Medtech Innovation Briefing [MIB 117]. London: NICE; 2017 [capturado em 20 jul. 2018]. Disponível em: https://www.nice.org.uk/advice/mib117.
24. Herdman TH, Kamitsuru S, organizadores. Diagnósticos de enfermagem da NANDA-I: definições e classificação 2018-2020. 11. ed. Porto Alegre: Artmed; 2018.
25. Bulechek MG, Butcher HK, Dochterman JM, Wagner CM. NIC: classificação das intervenções de enfermagem. 6. ed. Rio de Janeiro: Elsevier; 2016.
26. Moorhead S, Johnson M, Maas ML, Swanson E. NOC: classificação dos resultados de enfermagem. 5. ed. Rio de Janeiro: Elsevier; 2016.

13.6
Curativo de PICC

Ana Paula Dias de Oliveira
Vinicius Batista Santos

Introdução

Nas últimas décadas, o uso do cateter central de inserção periférica (PICC, *peripherally inserted central catheter*) expandiu-se na prática clínica.[1]

Na inserção e manutenção do PICC (ver **Cap. 13.2**), as melhores práticas de enfermagem adquirem relevância como estratégia de segurança ao paciente por influenciarem na prevenção de complicações e da necessidade de remoção não eletiva do cateter.[1,2]

O curativo constitui um importante procedimento na manutenção do PICC, devendo ser realizado com técnica asséptica, utilizando cobertura estéril.[2] Neste capítulo, são apresentados os aspectos relevantes à sua realização.

Definições

PICC: é um cateter longo e flexível, inserido através de uma veia periférica, que progride até o terço distal da veia cava superior ou da veia cava inferior, adquirindo propriedades de acesso venoso central.[3]

Técnica asséptica: é a utilização de várias barreiras e precauções para evitar a transferência de microrganismos do profissional de saúde e do meio ambiente para o paciente durante um procedimento.[2]

Estéril: ausência total de microrganismos.[2]

Indicação

O curativo de PICC está indicado para todos os pacientes que mantenham esse dispositivo venoso, com a finalidade de evitar infecção no local de inserção do cateter, prevenir infecção da corrente sanguínea e impedir o deslocamento do aparato venoso.[4]

Aspectos legais

A Resolução COFEN-258/2001[5] dispõe que a inserção, a manutenção e a remoção do PICC são atribuições do enfermeiro. Desse modo, o curativo de PICC deve ser realizado exclusivamente por enfermeiro habilitado e capacitado.[6]

Material necessário

- Bandeja
- Álcool a 70%
- *Kit* de curativo ou luva estéril
- Luvas de procedimento
- Gorro
- Máscara
- Solução fisiológica a 0,9%
- Solução alcoólica de gliconato de clorexidina > 0,5%
- Membrana transparente semipermeável estéril
- Pacote de gaze estéril
- Adesivo hipoalergênico estéril (fita microporosa hipoalergênica estéril ou Steri Strips®)
- Saco plástico para resíduos
- Fita métrica

Etapas	Justificativas
1. Confirmar o paciente e o procedimento a ser realizado.	Processos falhos de identificação do paciente estão entre as causas mais comuns de eventos adversos relacionados com a assistência à saúde.[7,8]
2. Higienizar as mãos.	Além de fazer parte das precauções-padrão, a higiene das mãos está relacionada à redução na transmissão de microrganismos.[9-12]
3. Reunir os materiais na bandeja previamente limpa e desinfetada com álcool a 70% e levá-los ao quarto do paciente.	Superfícies limpas e desinfetadas reduzem em cerca de 99% o número de microrganismos, enquanto, nas superfícies que foram apenas limpas há redução de apenas 80%. O álcool a 70% é o principal desinfetante utilizado em serviços de saúde, podendo ser aplicado em superfícies ou artigos por meio de fricção.[13]
4. Explicar o procedimento ao paciente/acompanhante.	O paciente tem direito de ser informado sobre os procedimentos a serem realizados, de conhecer suas alternativas, de recusá-los e, se desejar, de ter uma segunda opinião.[14]
5. Promover a privacidade do paciente colocando o biombo e/ou fechando a porta do quarto.	O respeito à privacidade constitui direito elementar do paciente.[15]

(Continua)

6. Higienizar as mãos.	Além de fazer parte das precauções-padrão, a higiene das mãos está relacionada à redução na transmissão de microrganismos.[9-12]
7. Vestir avental, gorro e máscara.	O uso de equipamento de proteção individual faz parte das precauções-padrão e é preconizado quando houver risco de contato com sangue ou secreções, para proteção da mucosa de olhos, boca, nariz, roupa e superfícies corporais.[9]
8. Abrir o pacote de luva estéril (ou *kit* curativo), a solução fisiológica e a solução alcoólica de gliconato de clorexidina > 0,5%.	O uso de luvas de procedimento faz parte das precauções-padrão e é preconizado quando houver risco de contato com sangue, secreções ou membranas mucosas.[9]
9. Higienizar as mãos.	Além de fazer parte das precauções-padrão, a higiene das mãos está relacionada à redução na transmissão de microrganismos.[9-12]
10. Calçar as luvas de procedimento.	O uso de luvas de procedimento faz parte das precauções-padrão e é preconizado quando houver risco de contato com sangue, secreções ou membranas mucosas.[9]
11. Retirar delicadamente o curativo anterior, expondo o local da inserção.	Algumas das complicações relatadas em relação ao PICC são deslocamento e migração do cateter, além de ruptura do artefato com potencial risco de embolia e trombose.[16]
12. Descartar o material em saco plástico branco.	Os resíduos contendo material biológico devem ser acondicionados em saco plástico branco leitoso.[17]
13. Calçar as luvas estéreis (luvas de procedimento se usar a pinça Kelly).	A realização de curativo do PICC requer técnica asséptica.[2]
14. Limpar o local da inserção do cateter com gaze embebida em solução fisiológica com movimento único.	A limpeza do local da inserção do cateter com solução fisiológica visa a remoção de resíduos de sangue antes da aplicação do antisséptico.[18]
15. Passar a gaze embebida em solução alcoólica de gliconato de clorexidina > 0,5% no local da inserção do cateter.	A antissepsia da pele faz parte do cuidado local.[18,19] O agente antisséptico da pele preferido é a solução de clorexidina alcoólica > 0,5%.[19] O tempo de aplicação da clorexidina alcoólica é de 30 segundos, devendo-se aguardar a secagem espontânea do antisséptico.[19]
16. Medir o comprimento da parte exteriorizada do cateter para observar possível deslocamento, sem tocá-lo.	Uma das complicações de posicionamento é a migração externa do cateter. A mensuração da parte exteriorizada do cateter é um componente da avaliação de seu deslocamento.[18,19]

(Continua)

17. Trocar a fixação das aletas do cateter (fita microporosa hipoalergênica estéril ou Steri Strips®), atentando para manter a estabilização do cateter, se necessário.	Considerar o uso de dispositivos de estabilização sem sutura para redução do risco de infecção primária da corrente sanguínea.[2,20]
18. Aplicar a membrana transparente semipermeável estéril no local da inserção. Na presença de sangramento ou diaforese excessivos, preferir gaze estéril e fita adesiva estéril a coberturas transparentes.	Acessos vasculares requerem cobertura estéril.[2,19,20] Em termos de prevenção de infecção da corrente sanguínea associada ao cateter venoso central, não há diferença na utilização do curativo oclusivo convencional ou da membrana transparente semipermeável estéril.[19,20]
19. Orientar o paciente para que comunique quaisquer desconfortos.	Como estratégia para promover a segurança, a disponibilização de orientações para estimular a participação do paciente na assistência prestada faz parte das boas práticas de funcionamento dos serviços de saúde.[21]
20. Desprezar os resíduos em lixo apropriado.	Resíduos que não apresentam risco biológico, químico ou radiológico à saúde ou ao meio ambiente podem ser equiparados aos resíduos domiciliares e acondicionados em sacos plásticos que não precisam ser identificados.[17] Os resíduos contendo material biológico devem ser acondicionados em saco branco leitoso.[17]
21. Higienizar as mãos.	Além de fazer parte das precauções-padrão, a higiene das mãos está relacionada à redução na transmissão de microrganismos.[9-12]
22. Recolher o material do quarto, mantendo a unidade organizada.	A aparência do ambiente proporcionada pela limpeza e organização é um importante critério de qualidade de atendimento do serviço de saúde.[13]
23. Encaminhar o instrumental cirúrgico (se utilizado) para o expurgo e, posteriormente, para o centro de materiais e esterilização.	Proceder à limpeza e à esterilização.[22]
24. Lavar a bandeja com água e sabão, secar com papel toalha e aplicar álcool a 70%.	A lavagem da bandeja com água e sabão visa a remoção de material biológico. O álcool a 70% é o principal desinfetante utilizado em serviços de saúde, podendo ser aplicado em superfícies ou artigos por meio de fricção.[13]
25. Higienizar as mãos.	Além de fazer parte das precauções-padrão, a higiene das mãos está relacionada à redução na transmissão de microrganismos.[9-12]

(Continua)

26. Verificar a prescrição de enfermagem e anotar o procedimento realizado, registrando o aspecto do local da inserção do cateter, pele adjacente, presença e tipo de exsudato, tipo de curativo e as medidas encontradas, como centímetros de exteriorização do cateter, nome completo e COREN do responsável pelo procedimento.

A verificação e os registros de enfermagem são elementos imprescindíveis ao processo do cuidar, imbuído de evidência legal.[23] O registro da avaliação, evolução e cobertura utilizada na realização do curativo possibilita a continuidade do cuidado e a realização de estatísticas dos diversos atendimentos, além de servir como fonte de consulta e documento legal que favorecem a melhoria da qualidade da assistência.[24]

Considerações importantes

- A troca da cobertura com gaze e fita adesiva estéril deve ser realizada a cada 48 horas, e a troca com a cobertura estéril transparente, a cada 7 dias. Qualquer tipo de cobertura deve ser trocado imediatamente – independentemente do prazo – se estiver sujo, solto ou úmido. Não atrasar a troca da cobertura no caso de ela perder sua integridade, pois esse retardo está associado a um aumento de 4 a 12 vezes no risco de infecção primária da corrente sanguínea.[2,19,25]
- É recomendada a proteção das coberturas, cateteres e conexões com plástico ou outro material impermeável durante o banho.[2]
- Deve-se realizar a desinfecção das conexões, conectores valvulados e portas de adição de medicamentos com solução antisséptica à base de álcool, com movimentos aplicados de forma a gerar fricção mecânica, de 5 a 15 segundos.[2,26,27]
- O local de inserção deve ser avaliado no mínimo 1 vez ao dia, por inspeção visual e palpação sobre o curativo intacto.[2,20,28]
- A troca pré-programada do PICC, em virtude do tempo de sua permanência, não é recomendada.[2] No entanto, cateteres desnecessários devem ser removidos.[2] A remoção do PICC é indicada a partir do término da terapia endovenosa ou na vigência de complicações.[18]

Autocuidado

O curativo de PICC é um procedimento privativo do enfermeiro, não devendo ser realizado pelo paciente.

Diagnósticos, intervenções e resultados

O curativo de PICC exige do enfermeiro uma avaliação clínica para o planejamento do cuidado a partir da identificação do diagnóstico e da seleção das intervenções para que sejam alcançados os resultados desejados.[29-31]

Diagnósticos de enfermagem[29]	Intervenções de enfermagem[30]	Resultados de enfermagem[31]
Risco de infecção	Proteção contra infecção	Controle de riscos
Risco de integridade da pele prejudicada	Controle de infecção	Integridade tissular: pele e mucosas

Exercícios *(respostas no final do livro)*

1. Em relação ao curativo do PICC, assinale a alternativa correta:
   a. O curativo pode ser realizado pelo próprio paciente.
   b. Todas as categorias de enfermagem (enfermeiro, técnico de enfermagem e auxiliar de enfermagem) estão habilitadas para a realização do curativo.
   c. O curativo do PICC não requer técnica asséptica.
   d. O curativo do PICC requer técnica asséptica.

2. Em relação à cobertura do PICC, assinale a alternativa correta:
   a. O PICC não requer cobertura estéril.
   b. O curativo oclusivo convencional é superior à membrana transparente semipermeável estéril em qualquer situação.
   c. A troca da cobertura com gaze e fita adesiva estéril deve ser realizada a cada 48 horas, e a troca com a cobertura estéril transparente, a cada 7 dias.
   d. Qualquer tipo de cobertura deve ser trocado apenas se estiver vencido o seu prazo de validade.

Referências

1. Dórea E, Castro TE, Costa P, Kimura AF, Santos FMG. Práticas de manejo do cateter central de inserção periférica em uma unidade neonatal. Rev Bras Enferm. 2011;64(6):997-1002.
2. Brasil. Agência Nacional de Vigilância Sanitária. Medidas de prevenção de infecção relacionada à assistência à saúde. Brasília: ANVISA; 2017.
3. Jesus VC, Secoli SR. Complicações acerca do cateter venoso central de inserção periférica (PICC). Cienc Cuid Saude. 2007;6(2):252-60.
4. Belo MPM, Silva RAMC, Nogueira ILM, Mizoguti DP, Ventura CMU. Conhecimento de enfermeiros de neonatologia acerca do cateter venoso central de inserção periférica. Rev Bras Enferm. 2012;65(1) 42-8.
5. Brasil. Conselho Federal de Enfermagem. Resolução COFEN-258/2001. Inserção de cateter periférico central, pelos enfermeiros [Internet]. São Paulo: COFEN; 2001 [capturado em 18 mar. 2019]. Disponível em: http://www.cofen.gov.br/resoluo-cofen-2582001_4296.html.

6. Conselho Regional de Enfermagem de São Paulo. Parecer CT COREN-SP 043/2013. PRCI nº 100.988. Tickets nº 280.394, 280.449, 286. 884, 297.386, 299.915. Revisão e atualização em Junho de 2014. Ementa: passagem, cuidados e manutenção de PICC e cateterismo umbilical. [Internet]. São Paulo: COREN-SP; 2014 [capturado em 12 mar. 2019]. Disponível em: https://portal.coren-sp.gov.br/sites/default/files/parecer_coren_sp_2013_43.pdf.
7. World Health Organization. Patient identification. Patient Safety Solution. 2007;1(solution 2):1-4.
8. Brasil. Agência Nacional de Vigilância Sanitária. Assistência segura: uma reflexão teórica aplicada à prática. Brasília: ANVISA; 2017.
9. Brasil. Agência Nacional de Vigilância Sanitária. Precauções padrão, precaução de contato, precauções para gotículas e precauções para aerossóis [Internet]. Brasília: ANVISA; 2014 [capturado em 12 mar. 2019]. Disponível em: http://www.anvisa.gov.br/servicosaude/controle/precaucoes_a3.pdf.
10. World Health Organization. Guidelines on hand hygiene in health care: first global patient safety challenge. "clean care is safer care". Geneva: WHO; 2009.
11. Siegel JD, Rhinehart E, Jackson M, Chiarello L; Health Care Infection Control Practices Advisory Committee. 2007 Guideline for isolation precautions: preventing transmission of infectious agents in health care settings. Am J Infect Control. 2007;35(10 Suppl 2):S65-164.
12. Brasil. Agência Nacional de Vigilância Sanitária. Segurança do paciente: higienização das mãos [Internet]. Brasília: ANVISA; [s.d., capturado em 10 abr. 2019]. Disponível em: http://www.anvisa.gov.br/servicosaude/manuais/paciente_hig_maos.pdf.
13. Brasil. Agência Nacional de Vigilância Sanitária. Segurança do paciente em serviços de saúde: limpeza e desinfecção de superfícies. Brasília: ANVISA; 2012.
14. Brasil. Ministério da Saúde. Carta dos direitos dos usuários da saúde. Brasília: Ministério da Saúde; 2006.
15. Villas-Bôas ME. O direito-dever de sigilo na proteção ao paciente. Rev Bioét. 2015;23(3):513-23.
16. Jesus VC, Secoli SR. Complicações acerca do cateter venoso central de inserção periférica (PICC). Cienc Cuid Saude. 2007;6(2):252-60.
17. Brasil. Agência Nacional de Vigilância Sanitária. Consulta Pública nº 20, de 26 de março de 2015. Diário Oficial da União. 30 mar. 2015;Seção 1:104-5.
18. Vendramini P. Cateteres centrais de inserção periférica. In: Harada MJCS, Pedreira MLG. Terapia intravenosa e infusões. São Caetano do Sul: Yendis; 2011.
19. Gorski L, Hadaway L, Hagle ME, McGoldrick M, Orr M, Doellman D. Infusion therapy: standards of practice. Journal of Infusion Nursing. 2016;39(1S):S1-S159.
20. O'Grady NP, Alexander M, Burns LA, Dellinger EP, Garland J, Heard SO, et al. Guidelines for the prevention of intravascular catheter-related infections. Am J Infect Control. 2011;39(4 Suppl 1):S1-34.
21. Brasil. Agência Nacional de Vigilância Sanitária. Resolução-RDC nº 63, de 25 de novembro de 2011. Dispõe sobre os requisitos de boas práticas de funcionamento para os serviços de saúde. Diário Oficial da União. 28 nov. 2011;Seção 1:44-6.
22. Brasil. Agência Nacional de Vigilância Sanitária. Informe Técnico nº 01/09. Princípios básicos para limpeza de instrumental cirúrgico em serviços de saúde. Unidade de investigação e prevenção das infecções e dos eventos adversos [Internet]. Brasília: Ministério da Saúde; 2009 [capturado em 10 mar. 2010]. Disponível em: http://www.anvisa.gov.br/servicosaude/controle/Alertas/2009/informe_tecnico_1.pdf.

23. Brasil. Conselho Federal de Enfermagem. Guia de recomendações para registro de enfermagem no prontuário do paciente e outros documentos de enfermagem. Brasília: COFEN; 2016.
24. Gardona RGB, Ferracioli MM, Salomé GM, Pereira MTJ. Avaliação da qualidade dos registros dos curativos em prontuários realizados pela enfermagem. Rev Bras Cir Plást. 2013;28(4):686-92.
25. Timsit JF, Bouadma L, Ruckly S, Schwebel C, Garrouste-Orgeas M, Bronchard R, et al. Dressing disruption is a major risk factor for catheter-related infections. Crit Care Med. 2012;40(6):1707-14.
26. Munoz-Price LS, Dezfulian C, Wyckoff M, Lenchus JD, Rosalsky M, Birnbach DJ, et al. Effectiveness of stepwise interventions targeted to decrease central catheter-associated bloodstream infections. Crit Care Med. 2012;40(5):1464-9.
27. Rupp ME, Yu S, Huerta T, Cavalieri RJ, Alter R, Fey PD, et al. Adequate disinfection of a split-septum needleless intravascular connector with a 5-second alcohol scrub. Infect Control Hosp Epidemiol. 2012;33(7):661-5.
28. Marschall J, Mermel LA, Fakih M, Hadaway L, Kallen A, O'Grady NP, et al. Strategies to prevent central line-associated bloodstream infections in acute care hospitals: 2014 update. Infect Control Hosp Epidemiol. 2014;35 Suppl 2:S89-107.
29. Herdman TH, Kamitsuru S, organizadores. Diagnósticos de enfermagem da NANDA-I: definições e classificação 2018-2020. 11. ed. Porto Alegre: Artmed; 2018.
30. Bulechek MG, Butcher HK, Dochterman JM, Wagner CM. NIC: classificação das intervenções de enfermagem. 6. ed. Rio de Janeiro: Elsevier; 2016.
31. Moorhead S, Johnson M, Maas ML, Swanson E. NOC: classificação dos resultados de enfermagem. 5. ed. Rio de Janeiro: Elsevier; 2016.

Leitura recomendada

Simmons S, Bryson C, Porter S. "Scrub the hub": cleaning duration and reduction in bacterial load on central venous catheters. Crit Care Nurs Q. 2011;34(1):31-5.

13.7
Curativo de hipodermóclise

Aline Tavares Domingos
Juliana Nogueira Tirado Rusteika

Introdução

A hipodermóclise é uma via subcutânea de administração de medicamentos e soros, desde que tenham compatibilidade com esse tecido. Normalmente é indicada quando há impossibilidade ou dificuldade de administração via oral ou endovenosa.

Assim como na via endovenosa, ao puncionar um sítio para terapia subcutânea, há rompimento da barreira de proteção do corpo, a pele, favorecendo a entrada de microrganismos e consequente infecção oportunista. Apesar de estudos mostrarem que a técnica apresenta baixos índices de infecção e nenhuma relação com a sepse, é indispensável a utilização de técnica asséptica para manutenção do dispositivo e avaliação contínua do local da punção no momento da troca do curativo.[1-3]

Definição

O curativo de hipodermóclise pode ser realizado por meio de curativo estéril com gaze ou película semipermeável sobre o local da inserção do cateter. Vale ressaltar que a película semipermeável é o curativo de primeira escolha, pois permite avaliação constante do local da punção, proporciona maior conforto e pode ser mantida até a próxima punção, desde que limpa e íntegra, podendo permanecer por até 7 dias;[4] já a utilização de gaze e fita adesiva hipoalergência exige troca diária.

Indicação

Após a punção do sítio de hipodermóclise, o curativo com película semipermeável está indicado. Caso a película esteja descolando ou caso haja umidade ou sujidade visível no local da punção, também há indicação de retirada e substituição por nova película por meio de técnica asséptica da pele e do local de inserção do cateter com clorexidina alcoólica a 0,5%. Na ausência da película semipermeável, o curativo deverá ser realizado diariamente com gaze estéril após assepsia da pele com clorexidina alcoólica a 0,5% e ocluído com gaze e fita adesiva hipoalergênica.

O local da punção poderá ser mantido por um período de 72 horas, porém estudos mostraram boa estabilidade e segurança nos dispositivos mantidos por 5 a 11 dias.[1] A recomendação de troca do cateter agulhado é a cada 5 dias e do cateter não agulhado a cada 11 dias.[4] Vale ressaltar que locais que estiverem recebendo fármacos mais irritantes devem ser trocados em intervalos menores. A literatura sugere que seja seguida a orientação da comissão de controle de infecção hospitalar de cada instituição.[1]

Aspectos legais

Na hipodermóclise, o curativo pode ser feito por todos os membros da equipe de enfermagem, desde que o profissional seja treinado, capacitado e suas habilidades constantemente validadas por meio da educação permanente. Segundo a Lei do Exercício da Profissão de Enfermagem, Lei n° 7.498, de 25 de junho de 1986,[5] regulamentada pelo Decreto n° 94.406, de 8 de junho de 1987,[6] é privativa do enfermeiro a prescrição do curativo para que seja executada conforme sua delegação.[2]

Material necessário

- Bandeja
- Álcool a 70%
- Luvas de procedimento
- Soro fisiológico a 0,9%
- Clorexidina alcoólica a 0,5%
- Gaze estéril
- Película semipermeável ou fita adesiva hipoalergênica
- Tesoura
- Caneta

Etapas	Justificativas
1. Higienizar as mãos.	Remover os microrganismos que colonizam as camadas superficiais da pele, assim como o suor, a oleosidade e as células mortas, retirando a sujidade propícia à permanência e à proliferação de microrganismos.[7]
2. Reunir os materiais em uma bandeja previamente desinfetada com álcool a 70%.	Dirigir-se ao paciente com todos os materiais reunidos diminui o tempo de realização do procedimento.
3. Higienizar as mãos.	Remover os microrganismos que colonizam as camadas superficiais da pele, assim como o suor, a oleosidade e as células mortas, retirando a sujidade propícia à permanência e à proliferação de microrganismos.[7]

(Continua)

13.7 • Curativo de hipodermóclise

4. Explicar o procedimento para o paciente e para a família.	É importante ressaltar para o paciente e para a família a importância de manter o curativo limpo e seco.
5. Retirar a película semipermeável da embalagem externa e reservar na bandeja. No caso da fita hipoalergênica, medir a área a ser coberta, cortar a fita e reservar na bandeja. Deixar próximas gaze estéril, ampola de soro fisiológico a 0,9% e solução de clorexidina alcoólica a 0,5%.	Deixar todos os materiais disponíveis para utilização antes de calçar as luvas, a fim de impedir a contaminação do material.
6. Calçar as luvas.	Devem ser utilizadas para a proteção individual, nos casos de contato com sangue e fluidos corporais e contato com mucosas e pele não íntegra de todos os pacientes.[7]
7. Remover o curativo anterior, caso exista, e descartar em lixo infectante.	Materiais contaminados devem ser desprezados em lixo infectante.
8. Umedecer a gaze estéril com soro fisiológico a 0,9%, sem tocar na parte que entrará em contato com o cateter, e aplicar com leve fricção no local da inserção do cateter, da inserção para fora.	Eliminar sujidade e/ou sangramento presente na pele.
9. Aplicar solução alcoólica a 0,5% com nova gaze estéril, da inserção para fora.	Eliminar microrganismos potencialmente infecciosos.
10. Fixar o dispositivo com película semipermeável. Na ausência desta, fixar o cateter com gaze estéril e fita adesiva hipoalergênica de aproximadamente 10 cm.	É preferível a utilização de película semipermeável, quando disponível, para facilitar a visualização do local de inserção do cateter. Aplicar a película semipermeável de forma que fique totalmente aderida à pele, sem presença de bolhas e/ou umidade.
11. Identificar data de punção e data de curativo.	Controlar a data de punção e do curativo assegurando troca dentro do prazo de segurança, minimizando riscos de complicações.
12. Retirar luvas e desprezar em lixo infectante.	Materiais contaminados devem ser desprezados em lixo infectante.
13. Higienizar as mãos.	Remover os microrganismos que colonizam as camadas superficiais da pele, assim como o suor, a oleosidade e as células mortas, retirando a sujidade propícia à permanência e à proliferação de microrganismos.[7]
14. Anotar o procedimento.	Para respaldo técnico, a anotação deve conter aspecto do local da inserção do cateter, técnica e material utilizado para a troca de curativo, assinatura e carimbo.[2]

Diagnósticos, intervenções e resultados

Diagnósticos de enfermagem[8]	Intervenções de enfermagem[9]	Resultados de enfermagem[10]
Risco de infecção	Proteção contra infecção	Controle do risco de infecção

Exercícios *(respostas no final do livro)*

1. A hipodermóclise tem se tornado mais frequente nos serviços de saúde, sendo importante, portanto, saber como manusear e cuidar desse tipo de acesso. Em relação ao curativo, pode-se afirmar que:

   a. A realização do curativo é privativa do enfermeiro, por ser considerada uma técnica de difícil execução.
   b. O curativo pode ser feito por todos os membros da equipe de enfermagem, desde que o profissional esteja treinado.
   c. Podemos manter o curativo por 30 dias, pois o tecido subcutâneo tem menor risco de sofrer infecções.
   d. A técnica de curativo não necessita ser estéril, uma vez que a infecção é pouco comum.

2. Vários são os materiais que podem ser utilizados na realização de curativos, como película semipermeável e fitas adesivas. No local de punção de hipodermóclise, recomenda-se:

   a. A película semipermeável é o curativo de primeira escolha para avaliação constante do local de punção e poderá ser mantida até a próxima punção desde que limpa e íntegra, podendo permanecer por até 7 dias.
   b. A película semipermeável é o curativo de primeira escolha já que permite avaliação constante do local de punção, sendo necessária a troca a cada 48 horas.
   c. A gaze com fita adesiva hipoalergênica é o curativo de primeira escolha; por exigir a troca diária, permite a avaliação constante do local de inserção.
   d. A película semipermeável e a fita adesiva possuem o mesmo nível de segurança em relação a infecções; assim, pode ser priorizada a questão do custo relacionado ao curativo.

Referências

1. Azevedo EF, Barbosa MF. Via subcutânea: a via parenteral de escolha para administração de medicamentos e soluções de reidratação em cuidados paliativos. In: Carvalho RT, Parsons HA, organizadores. Manual de cuidados paliativos ANCP. 2. ed. São Paulo: ANCP; 2012. p. 259-69.
2. Conselho Regional de Enfermagem de São Paulo. Parecer COREN-SP 031/2014 – CTPRCI n° 102.681/2013. Ticket n° 295.806. Ementa: Punção e administração de fluidos na hipodermóclise [Internet]. São Paulo: COREN; 2014 [capturado 10 abr. 2019]. Disponível em: https://portal.coren-sp.gov.br/sites/default/files/parecer_coren_sp_2014_031.pdf.
3. Infusion Nurses Society Brasil. Diretrizes práticas para terapia infusional. São Paulo: INS Brasil; 2013.
4. Azevedo DL, organizador. O uso da via subcutânea em geriatria e cuidados paliativos. 2. ed. Rio de Janeiro: SBGG; 2017.
5. Brasil. Conselho Federal de Enfermagem. Lei n° 7.498, de 25 de junho de 1986. Dispõe sobre a regulamentação do exercício de enfermagem e dá outras providências [Internet]. Diário Oficial da União. 26 jun. 1986;Seção 1:9.273-75 [capturado em 11 mar. 2019]. Disponível em: http://www.cofen.gov.br/lei-n-749886-de-25-de-junho-de-1986_4161.html.
6. Brasil. Decreto n° 94.406, de 8 de junho de 1987. Regulamenta a Lei n° 7.498, de 25 de junho de 1986, que dispõe sobre o exercício da enfermagem e dá outras providências [Internet]. Diário Oficial da União. 9 jun. 1987;Seção 1:8853-5 [capturado em 27 mar. 2016]. Disponível em: http://www.cofen.gov.br/decreto-n-9440687_4173.html.
7. Brasil. Agência Nacional de Vigilância Sanitária. Segurança do Paciente: higienização das mãos [Internet]. Brasília: ANVISA; [s.d., capturado em 10 abr. 2019]. Disponível em: http://www.anvisa.gov.br/servicosaude/manuais/paciente_hig_maos.pdf.
8. Herdman TH, Kamitsuru S, organizadores. Diagnósticos de enfermagem da NANDA-I: definições e classificação 2018-2020. 11. ed. Porto Alegre: Artmed; 2018.
9. Bulechek MG, Butcher HK, Dochterman JM, Wagner CM. NIC: classificação das intervenções de enfermagem. 6. ed. Rio de Janeiro: Elsevier; 2016.
10. Moorhead S, Johnson M, Maas ML, Swanson E. NOC: classificação dos resultados de enfermagem. 5. ed. Rio de Janeiro: Elsevier; 2016.

Coleta de sangue venoso

14

Eliana Cavalari Teraoka

Introdução

A punção venosa é o método mais comum para obtenção de amostra de sangue venoso e envolve a perfuração de uma veia com agulha estéril.[1,2]

A coleta de sangue é amplamente praticada e continua sendo de inestimável valor para o diagnóstico e tratamento de vários processos patológicos. A sistematização do processo de coleta evita uma série de erros, retrabalhos e desperdícios de amostras e de reagentes, evitando danos aos pacientes e à imagem da instituição e custos maiores e desnecessários.[3] A escolha de materiais deve oferecer segurança ao profissional que manuseia o produto, reduzindo riscos de acidentes de trabalho, proporcionando segurança no atendimento ao paciente e aumentando a confiança do exercício da função, ofertando um resultado laboratorial confiável.[3]

Quando há erro na coleta de uma amostra de sangue, os resultados são inexatos e enganosos para o clínico e podem ocasionar ao paciente o incômodo da repetição do teste. As três principais questões decorrentes de erros na coleta de uma amostra de sangue são hemólise, contaminação e erro de rotulagem.[4]

Existem diversas regiões do corpo que podem ser escolhidas para a coleta de sangue venoso, embora qualquer veia do membro superior que apresente condições possa ser puncionada. As veias basílica mediana e cefálica são as mais frequentemente utilizadas.[5] Deve-se evitar puncionar veias sensíveis, esclerosadas, com trombose e endurecidas, locais com cicatrizes de queimadura, com terapia endovenosa, membros nos quais se realizou cateterismo ou qualquer outro procedimento cirúrgico e áreas com hematomas. Não devem ser puncionados os membros superiores do lado em que foi realizada a mastectomia e os que possuem fístulas arteriovenosas.[5] A coleta de amostras de sangue desse tipo de local pode resultar em falsos resultados do exame ou causar lesão ao paciente. As amostras retiradas próximo à infusão endovenosa podem estar diluídas ou conter concentrações de fluidos. O paciente pós-mastectomia pode ter drenagem linfática diminuída e risco maior de infecção decorrente da punção.[6]

A recomendação do Clinical and Laboratory Standardization Institute é que se utilize o sistema fechado, composto por um dispositivo que permite a aspiração do sangue diretamente da veia por meio de vácuo e/ou aspiração, utilizando agulha ou cateter agulhado de duas pontas que se conectam diretamente ao tubo de análise para onde o sangue é drenado.[3] As vantagens do sistema fechado para coleta de sangue venoso são: facilidade no manuseio, pois o tubo para coleta de sangue contém, no seu interior, vácuo calibrado proporcional entre a quantidade de volume de sangue a ser coletado com o anticoagulante/ativador de coágulo determinado na etiqueta do produto; e segurança e conforto ao paciente, pois há a disponibilidade de diversos calibres de agulhas e tubos com menor volume de aspiração, o que torna possível que, em uma única punção, sejam coletados vários tubos (coleta múltipla), beneficiando os pacientes com acessos venosos difíceis.[3]

A coleta em sistema aberto (uso de seringa e agulha) eleva o risco de acidente com perfurocortante no manuseio da transferência do sangue para o tubo e posterior descarte. Os acidentes com agulhas e outros perfurocortantes, em geral, são considerados extremamente perigosos por serem potencialmente capazes de transmitir diversos patógenos.[3]

O profissional de saúde, embasado em conhecimento científico, avalia o paciente e escolhe qual material será mais adequado para a coleta das amostras biológicas, proporcionando segurança e qualidade na fase pré-analítica e contribuindo para um resultado com qualidade. A escolha do material adequado promove a segurança do profissional de saúde, pela minimização do risco de contaminação, o que atende à norma regulamentadora 32 (NR 32),[7] que tem por finalidade estabelecer diretrizes básicas para a implementação de medidas de proteção à segurança e à saúde do trabalhador.[3]

Ressalta-se que, quando é realizada a coleta múltipla – quando há necessidade de coleta para diversos analitos de um mesmo paciente –, deve-se respeitar a recomendação da sequência dos tubos para que não ocorra contaminação por aditivos nos tubos subsequentes (contaminação cruzada dos aditivos).[5] A sequência recomendada é a seguinte:

- 1º Frascos para hemocultura.
- 2º Tubos com citrato (tampa azul-claro).
- 3º Tubos para soro com ativador de coágulo, com ou sem gel separador (tampa vermelha ou amarela).
- 4º Tubos com heparina com ou sem gel separador de plasma (tampa verde).
- 5º Tubos com EDTA (tampa roxa).
- 6º Tubos com fluoreto (tampa cinza).

Definição

A coleta de amostras de sangue é um dos procedimentos invasivos mais comuns na atenção à saúde.[4] Envolve a inserção de uma agulha de calibre oco no lúmen de uma veia para se obterem amostras de sangue para exames laboratoriais.[6]

Indicação

A coleta de sangue é realizada para rotina diagnóstica, monitoramento de pacientes em situações críticas, pesquisa, auxílio no diagnóstico, testes moleculares, dosagem sérica de fármacos, avaliação da terapêutica implementada, obtenção de material para análise bioquímica, hormonal e hematológica, determinação da compatibilidade de grupos e fatores sanguíneos, entre outros.[6]

Aspectos legais

A equipe de enfermagem pode ficar responsável pela coleta de amostras de sangue; entretanto, em alguns serviços, há técnicos de laboratório especialmente capacitados que são responsáveis pela coleta de sangue venoso.[6]

Nos laboratórios de análises clínicas, a atuação da enfermagem está assegurada pela Portaria CVS-01, de 18 de janeiro de 2000,[8] que trata das condições de funcionamento dos laboratórios de análises clínicas, patologia clínica e congêneres, e pela Resolução COFEN-146/1992,[9] que preconiza a presença de um enfermeiro responsável nos locais onde existam ações de enfermagem sendo executadas.

Material necessário

- Bandeja
- Tubos para amostra laboratorial
- Dispositivos para coleta de amostras de sangue – método com seringa: agulhas e seringas; coleta a vácuo: *vacutainer* e agulha com extremidade dupla
- Garrote
- Algodão com álcool a 70%
- Gaze ou chumaço de algodão hidrófilo
- Etiquetas para identificação das amostras laboratoriais
- Guia ou requisição laboratorial
- Equipamento de proteção individual (EPI): luvas de procedimento, óculos e máscara

Etapas	Justificativas
1. Higienizar as mãos.	A higienização das mãos previne infecções relacionadas à assistência à saúde.[10]
2. Desinfectar uma bandeja com álcool a 70% e reunir os materiais.	Separar os materiais facilita a organização e o desempenho eficiente do procedimento.[6,11]
3. Apresentar-se ao paciente. Identificar o paciente, solicitar que ele informe nome completo e outra identificação para a confirmação do pedido do exame e das etiquetas.	A identificação do paciente é prática indispensável para garantir a segurança em qualquer ambiente de cuidado à saúde.[12] Processos falhos de identificação do paciente estão entre as causas mais comuns de eventos adversos.[13]
4. Informar o procedimento para o paciente e obter seu consentimento verbal.	O paciente tem direito de recusar qualquer procedimento, sendo necessário assegurar-se de que ele compreendeu o procedimento.[4] O entendimento tranquiliza e promove cooperação.
5. Proporcionar boa iluminação.	Promover melhores condições ambientais e organização para o procedimento.[1]
6. Higienizar as mãos.	A higienização das mãos proposta pela Agência Nacional de Vigilância Sanitária (Anvisa) deve ser realizada em cinco momentos durante a prestação de cuidados, e um deles é antes da realização de procedimentos.[10,13]
7. Garantir que o paciente fique confortável, na posição sentada ou deitada. Elevar a cama até a altura do cotovelo do profissional.	Garantir a melhor posição para o paciente e para o profissional melhora as condições para a execução do procedimento.[1]
8. Avaliar o paciente para determinar o local a ser puncionado. Expor o braço, apoiá-lo e estendê-lo sobre a superfície.	Evitar locais contraindicados, conforme exposto no texto.[6]
9. Aplicar um torniquete cerca de 4 a 5 cm acima do local escolhido para a punção. Pedir ao paciente que feche a mão para que as veias se tornem mais proeminentes.	O garrote bloqueia o retorno venoso ao coração a partir da extremidade, levando as veias a se dilatarem, proporcionando maior visibilidade.[5]
10. Retirar o torniquete após escolha da veia a ser puncionada.	Não usar o torniquete por mais de 1 minuto, pois pode levar à hemoconcentração e a falsos resultados em certos analitos.[5]
11. Conectar a agulha na seringa no caso de sistema aberto. No sistema fechado, deve-se acoplar a agulha ou o cateter agulhado no dispositivo para *vacutainer*.	A coleta de sangue a vácuo é a técnica de coleta de sangue venoso recomendada pelas normas atualmente.[5]

(Continua)

12. Vestir equipamento de proteção individual: máscara, óculos e luvas de procedimento.	Utilizar luvas quando em risco de contato com sangue, fluidos corporais, secreções, excreções, mucosas e pele não intacta; isso previne a contaminação das mãos de profissionais de saúde e ajuda a reduzir a transmissão de agentes patogênicos.[14]
13. Inserir novamente o torniquete.	O garrote bloqueia o retorno venoso ao coração a partir da extremidade, levando as veias a se dilatarem, proporcionando maior visibilidade.[5]
14. Fazer a antissepsia do local de inserção usando álcool isopropílico a 70% ou outro antisséptico, com um movimento circular do centro para fora por 30 segundos, e deixar secar completamente (cerca de 30 segundos). Uma vez aplicado álcool ou outro antisséptico, não se deve tocar no local.	A antissepsia da pele evita que microrganismos da microbiota cutânea penetrem no tecido no momento da punção. O álcool que fica na pele pode causar hemólise da amostra e retração do tecido no local da punção.[15]
15. Firmar a veia segurando o braço do paciente e colocar um polegar abaixo do local da venopunção.	Estabilizar a veia e evitar rotação durante a inserção da agulha.[5]
16. Penetrar na veia, num ângulo de 30°, com o *bisel* voltado para cima.	Reduz a chance de transfixação da veia durante a inserção. Ter o *bisel* para cima diminui a chance de contaminação pelo fato de o orifício não ser arrastado na pele, possibilitando que a ponta da agulha primeiro perfure a pele, diminuindo o traumatismo.[5]
17. Retirar o torniquete do braço do paciente assim que o sangue começar a fluir dentro da seringa. No sistema aberto, aspirar devagar o volume necessário de acordo com a quantidade de sangue requerida na etiqueta dos tubos que serão utilizados; se for utilizado o sistema fechado, conectar e realizar as trocas dos tubos.	Aspirar o sangue evitando bolhas e espuma; isso deve ser feito com agilidade para evitar coagulação.[5,16]
18. Seguir a ordem dos tubos de acordo com o recomendado. No sistema fechado, realizar a homogeneização de cada frasco imediatamente após a coleta.	Deve-se respeitar a recomendação da sequência dos tubos para que não ocorra contaminação por aditivos nos tubos subsequentes (contaminação cruzada dos aditivos).[5] A homogeneização dos frascos previne a hemólise.[16]
19. Retirar delicadamente a agulha. Exercer pressão no local, em geral de 1 a 2 minutos, com algodão ou gaze seca. Fazer curativo oclusivo no local.	Evitar a formação de hematomas e sangramentos.[16]
20. Descartar a agulha usada ou o dispositivo de coleta de amostra em um recipiente resistente e apropriado para materiais perfurocortantes.	Evita acidentes com perfurocortantes. Ressalta-se que as agulhas não devem ser reencapadas.[7]

(Continua)

21. Se for utilizado o sistema aberto, abrir a tampa do primeiro tubo, conforme a sequência de tubos na coleta de sangue, e deixar o sangue escorrer pela sua parede.	Evitar a hemólise. Deve-se também respeitar o volume indicado em cada tubo.[16]
22. Fechar o tubo e homogeneizar, inverter a amostra suavemente de 5 a 10 vezes dependendo do tubo utilizado, para misturar os aditivos com o sangue. Etiquetar e embalar as amostras conforme a política da instituição.	Prevenir a hemólise.[16]
23. Retirar as luvas e colocá-las no lixo infectante. Higienizar novamente as mãos.	As mãos devem ser higienizadas após o contato com cada paciente, evitando, assim, a contaminação cruzada.[16]
24. Orientar o paciente para que não dobre o braço, não carregue peso ou bolsa no mesmo lado da punção por no mínimo 1 hora e não mantenha manga dobrada, que pode funcionar como torniquete.	Evitar a formação de hematoma no local.[4]
25. Colocar as amostras em local adequado ou encaminhá-las para processamento.	Deve-se respeitar sempre o procedimento operacional do laboratório; por exemplo, nos casos indicados, manter refrigerados os materiais necessários.[4]
26. Realizar a anotação de enfermagem do procedimento executado.	A anotação de enfermagem é uma documentação que respalda o profissional em relação ao procedimento realizado.

Diagnósticos, intervenções e resultados

Diagnósticos de enfermagem[17]	Intervenções de enfermagem[11]	Resultados de enfermagem[18]
Risco de infecção	Controle de infecção	Controle da infecção
Ansiedade	Redução da ansiedade	Autocontrole da ansiedade

Exercícios *(respostas no final do livro)*

1. Assinale a alternativa incorreta em relação às vantagens do uso do sistema fechado para a coleta de sangue:
   a. Segurança ao profissional de saúde, com a minimização do risco de contaminação, não havendo o manuseio da amostra de sangue, uma vez que este entra diretamente no recipiente de coleta.
   b. Facilidade no manuseio, uma vez que o tubo e/ou tubo seringa para coleta de sangue contém, no seu interior, vácuo calibrado ou seringa com vácuo e/ou aspiração, que está correlacionado com a proporção entre a quantidade de volume de sangue coletado com o anticoagulante/ativador de coágulo determinado na etiqueta do produto.
   c. Não oferece conforto ao paciente, pois não há a disponibilidade de diversos calibres de agulhas, assim como não há a possibilidade de que, em uma única punção, sejam colhidos vários tubos.
   d. Atende à norma regulamentadora 32 (NR 32), que tem por finalidade estabelecer diretrizes básicas para a implementação de medidas de proteção à segurança e à saúde do trabalhador.

2. Assinale a alternativa que não cita um erro decorrente da coleta de uma amostra de sangue:
   a. Hemólise
   b. Contaminação
   c. Erro de rotulagem
   d. Segurança ao paciente e ao profissional

Referências

1. Lynn P. Manual de habilidades de enfermagem clínica de Taylor. Porto Alegre: Artmed; 2012.
2. Pagana KD, Pagana TJ. Mosby's diagnostic and laboratory test reference. 10th ed. St. Louis: Mosby; 2011.
3. Sociedade Brasileira de Patologia. Recomendações da Sociedade Brasileira de Patologia Clínica/Medicina Laboratorial (SBPC/ML): coleta e preparo da amostra biológica [Internet]. Barueri: Manole; 2014 [capturado em 19 mar. 2019]. Disponível em: www.sbpc.org.br/upload/conteudo/livro_coleta_biologica2013.pdf.
4. World Health Organization. Diretrizes da OMS para a tiragem de sangue: boas práticas em flebotomia [Internet]. Geneva: WHO; [s.d., capturado em 19 mar. 2019]. Disponível em: http://www.who.int/infection-prevention/publications/Phlebotomy-portuges_web.pdf.
5. Machado AMO, Júnior AM, Frigatto EAM. Manual de coleta de material biológico. Laboratório Central. Hospital São Paulo. São Paulo: Unifesp; 2016-2017.
6. Perry AG, Potter P. Guia completo de procedimentos e competências em enfermagem. 8. ed. Rio de Janeiro: Elsevier; 2015.
7. Brasil. Ministério do Trabalho. NR 32 – Segurança e saúde no trabalho em serviços de saúde [Internet]. Brasília: MTE; [s.d., capturado em 19 mar. 2019]. Disponível em: http://www.trabalho.gov.br/images/Documentos/SST/NR/NR32.pdf.

8. São Paulo. Secretaria de Estado da Saúde. Centro de Vigilância Sanitária. Portaria CVS-01, de 18 de janeiro de 2000. Aprova NORMA TÉCNICA que trata das condições de funcionamento dos Laboratórios de Análises e Pesquisas Clínicas, Patologia Clínica e Congêneres, dos Postos de Coleta Descentralizados aos mesmos vinculados, regulamenta os procedimentos de coleta de material humano realizados nos domicílios dos cidadãos, disciplina o transporte de material humano e dá outras providências [Internet]. São Paulo: Secretaria de Estado da Saúde; 2000 [capturado em 19 mar. 2019]. Disponível em: https://sogi8.sogi.com.br/Arquivo/Modulo113.MRID109/Registro38777/documento%201.pdf.
9. Brasil. Conselho Federal de Enfermagem. Resolução COFEN-146/1992 – revogada pela Resolução 347/2009. Normatiza em âmbito nacional a obrigatoriedade de haver enfermeiro em todas as unidades de serviço onde são desenvolvidas ações de enfermagem durante todo o período de funcionamento da instituição de saúde [Internet]. Brasília: COFEN; [s.d., capturado em 19 mar. 2019]. Disponível em: http://www.cofen.gov.br/resoluo-cofen-1461992-revogada-pela-resoluo-3472009_4237.html.
10. Brasil. Agência Nacional de Vigilância Sanitária. Segurança do paciente em serviços de saúde: higienização das mãos. Brasília: ANVISA; 2009.
11. Bulechek MG, Butcher HK, Dochterman JM, Wagner CM. NIC: classificação das intervenções de enfermagem. 6. ed. Rio de Janeiro: Elsevier; 2016.
12. Conselho Regional de Enfermagem do Estado de São Paulo. 10 Passos para a segurança do paciente. São Paulo: COREN-SP; 2010.
13. Brasil. Agência Nacional de Vigilância Sanitária. Assistência segura: uma reflexão teórica aplicada à prática. Brasília: ANVISA; 2017.
14. Association for Professionals in Infection Control and Epidemiology. Guide to infection prevention in emergency medical services. Washington: APIC; 2013.
15. Calfee DP, Farr BM. Comparison of four antiseptic preparations for skin in the prevention of contamination of percutaneously drawn blood cultures: a randomized trial. J Clin Microbiol. 2002;40(5):1660-5.
16. Sociedade Brasileira de Patologia Clínica/Medicina Laboratorial. Recomendações da Sociedade Brasileira de Patologia Clínica/Medicina Laboratorial para coleta de sangue venoso. 2. ed. Barueri: Manole; 2010.
17. Herdman TH, Kamitsuru S, organizadores. Diagnósticos de enfermagem da NANDA-I: definições e classificação 2018-2020. 11. ed. Porto Alegre: Artmed; 2018.
18. Moorhead S, Johnson M, Maas ML, Swanson E. NOC: classificação dos resultados de enfermagem. 5. ed. Rio de Janeiro: Elsevier; 2016.

15 Prevenção e curativos de lesões

15.1 Prevenção de lesão por pressão

Rosali Isabel Barduchi Ohl
Suzel Regina Ribeiro Chavaglia

Introdução

A longa permanência em hospitais traz como uma de suas consequências mais frequentes o aparecimento de lesões de pele. A combinação de internações prolongadas com outros fatores de risco, como idade avançada, imobilidade e restrição ao leito, aumenta ainda mais a incidência dessas lesões.[1]

Para a manutenção da integridade da pele de pacientes restritos ao leito e a prevenção do desenvolvimento de lesões tanto de pessoas internadas como daquelas com mobilidade prejudicada em domicílio, deve-se ter como base o conhecimento e a aplicação de medidas de cuidado que possam ser aplicadas na prevenção de lesões de pele em geral e, mais especificamente, nas lesões por pressão (LPP).[2]

As LPP são eventos adversos que ocasionam prejuízos significativos aos pacientes, dificultando o processo de reabilitação funcional, frequentemente em decorrência de dor e do desenvolvimento de infecções graves, tendo sido associadas a internações prolongadas, sepse e mortalidade. Nesse sentido, as LPP se configuram como um grande desafio para o paciente, para a sua família e para os profissionais de saúde, especialmente os de enfermagem. Essas lesões ocorrem em pacientes em risco no início do processo de hospitalização ou de admissão em instituições de longa permanência. Os enfermeiros geralmente são responsáveis pela avaliação do risco de LPP desses pacientes e pela implantação de estratégias de prevenção adequadas.[3]

A prevenção de LPP é um dos indicadores de qualidade da assistência e de segurança do paciente, uma vez que elas contribuem significativamente para a redução da qualidade de vida do paciente e para o aumento dos custos hospitalares e de saúde.[2,4] Na **Tabela 15.1.1** são apresentados os pontos a serem observados na prevenção desse tipo de lesão.

Tabela 15.1.1 Pontos a serem observados na prevenção de lesões por pressão (LPP) (NPUAP-2016)

Avaliação de risco
1. Considerar as pessoas restritas ao leito ou à cadeira de rodas como em risco para o desenvolvimento de LPP.
2. Utilizar um instrumento de avaliação de risco estruturado, como a Escala de Braden, para identificar indivíduos em risco de LPP o mais breve possível, dentro de 8 horas após a admissão.
3. Reforçar a avaliação incluindo estes fatores de risco adicionais: A. Pele frágil B. LPP existentes em qualquer fase, incluindo as lesões cicatrizadas ou fechadas C. Alteração da perfusão sanguínea nas extremidades decorrentes de doenças vasculares, diabetes ou tabagismo D. Dor em áreas do corpo expostas à pressão
4. Repetir a avaliação de risco em intervalos regulares e em caso de qualquer alteração nas condições do paciente. Basear a frequência de avaliações regulares nos níveis de gravidade: A. Cuidado agudo: todos os turnos (M, T, N) B. Cuidados a longo prazo: 1 vez por semana por 4 semanas; após, a cada 3 meses C. Assistência domiciliar: em cada visita do enfermeiro
5. Desenvolver um plano de cuidados tendo como base as áreas de risco, e não a pontuação total da avaliação de risco.
Cuidados com a pele
1. Inspecionar toda a pele na admissão o mais rápido possível (dentro de 8 horas).
2. Inspecionar a pele pelo menos diariamente em busca de sinais de lesão por pressão, especialmente eritema não palpável.
3. Avaliar os pontos de pressão, como região sacral, cóccix, nádegas, calcanhares, ísquio, trocanteres, cotovelos e abaixo de dispositivos médicos.
4. Ao inspecionar a pele com pigmentação escura, procurar alterações no tom da pele, temperatura e consistência do tecido em comparação com a pele adjacente. Umedecer a pele auxilia na identificação de mudanças na cor.
5. Higienizar a pele imediatamente após episódios de incontinência, contato com exsudatos e outros fluidos orgânicos.
6. Usar produtos de limpeza de pele com pH equilibrado para a pele.

(Continua)

Tabela 15.1.1 Pontos a serem observados na prevenção de lesões por pressão (LPP) (NPUAP-2016) *(Continuação)*

7. Usar hidratantes para pele diariamente na pele seca.
8. Evitar posicionar um indivíduo em uma área de eritema ou LPP.
Nutrição
1. Considerar os indivíduos hospitalizados que estão sob risco de desnutrição, com má nutrição ou desnutridos devido à sua doença ou jejum para exames diagnósticos.
2. Utilizar uma ferramenta de triagem válida e confiável para determinar o risco de desnutrição, como a miniavaliação nutricional.
3. Encaminhar os indivíduos em risco de LPP com desnutrição para um nutricionista registrado.
4. Auxiliar o indivíduo nas refeições, aumentando sua ingestão oral.
5. Incentivar os indivíduos em risco de LPP a consumirem líquidos adequados e a manterem uma dieta equilibrada.
6. Avaliar as alterações de peso corporal ao longo do tempo.
7. Avaliar a adequação da ingestão oral, enteral e parenteral.
8. Oferecer suplementos nutricionais entre as refeições e com medicamentos orais, a menos que haja contraindicação.
Reposicionamento e mobilização
1. Mudar o decúbito e reposicionar os indivíduos em risco de LPP, a menos que haja contraindicação devido a condições médicas ou tratamentos realizados.
2. Escolher uma frequência de mudança de decúbito com base na superfície de suporte em uso, a tolerância da pele para pressão e as preferências do indivíduo.
3. Considerar prolongar o horário de mudança de decúbito durante a noite para permitir o sono ininterrupto.
4. Modificar o decúbito da pessoa para uma posição deitada lateral de 30° e utilizar a mão como parâmetro para determinar se o sacro está distante da cama.
5. Evitar posicionar o indivíduo sob as áreas do corpo com presença de LPP.
6. Assegurar-se de que os calcanhares estejam distantes da cama.
7. Considerar o nível de imobilidade, a exposição ao cisalhamento, a umidade da pele, a perfusão, o tamanho do corpo e o peso do indivíduo ao escolher uma superfície de suporte.
8. Continuar a reposicionar um indivíduo mesmo quando colocado em qualquer superfície de suporte (p. ex., colchão piramidal).
9. Usar uma almofada de incontinência respirável durante o uso de superfícies de controle do microclima (temperatura e umidade local do tecido na interface corpo/superfície de apoio).

(Continua)

Tabela 15.1.1 Pontos a serem observados na prevenção de lesões por pressão (LPP) (NPUAP-2016) *(Continuação)*

10. Usar uma almofada de cadeira de redistribuição de pressão para pessoas sentadas em cadeiras ou cadeiras de rodas.
11. Reposicionar pessoas debilitadas ou imóveis em cadeiras a cada hora.
12. Se o indivíduo não puder ser movido ou posicionado com a cabeceira da cama elevada acima de 30°, colocar uma cobertura de espuma de poliuretano na região sacral.
13. Usar dispositivos de descarga de calcanhar ou pensos de espuma de poliuretano em indivíduos de alto risco para úlceras no calcanhar.
14. Colocar espumas finas ou respiráveis sob dispositivos médicos.
Educação
1. Orientar o indivíduo e a família sobre o risco de LPP.
2. Envolver o indivíduo e seus familiares nas intervenções de redução de risco de lesão por pressão.

Fonte: National Pressure Ulcer Advisory Panel.[5]

Definição

O conceito, a nomenclatura e a descrição dos estágios da LPP foram modificados em 2016 pelo National Pressure Ulcer Advisory Panel (NPUAP), organização norte-americana dedicada à prevenção e ao tratamento das LPP. Essas modificações foram validadas para o português pela Associação Brasileira de Estomaterapia (SOBEST) e pela Sociedade Brasileira de Enfermagem em Dermatologia (SOBENDE).[6] O NPUAP vem fornecendo o padrão-ouro para o diagnóstico e a classificação de LPP por quase três décadas e espera continuar colaborando para melhorar os resultados dos pacientes na prevenção e no tratamento desse tipo de lesão por meio de políticas públicas, educação e pesquisa.

A LPP é definida como um dano localizado na pele e/ou tecidos moles subjacentes, geralmente sobre uma proeminência óssea, como resultado de pressão intensa ou em combinação com cisalhamento, podendo ainda estar relacionada ao uso de dispositivos médicos ou a outros artefatos.[6]

A tolerância dos tecidos moles à pressão e ao cisalhamento pode também ser afetada por fatores intrínsecos (idade avançada, redução da mobilidade ou imobilidade, déficit sensorial, alteração no nível de consciência, comorbidades, estado nutricional, desidratação, perfusão tecidual) e extrínsecos (microclima, umidade, fricção, pressão, cisalhamento).[5,6]

Indicação

Promover a prevenção da ocorrência de LPP e outras lesões da pele.

Aspectos legais

COFEN. Resolução nº 358, de 15 de outubro de 2009. Dispõe sobre a sistematização da assistência de enfermagem e a implementação do processo de enfermagem em ambientes, públicos e privados, em que ocorre o cuidado profissional de enfermagem, e dá outras providências.[7]

COFEN. Resolução nº 501, de 9 de dezembro de 2015. Regulamenta a competência da equipe de enfermagem no cuidado às feridas e dá outras providências.[8]

COFEN. Anexo Resolução nº 501/2015. Norma técnica que regulamenta a competência da equipe de enfermagem no cuidado às feridas.[9]

Observações

Práticas seguras para prevenção de lesão por pressão em serviços de saúde:

- Uso de colchão especial, almofadas e/ou coxins para redistribuir a pressão.
- Uso de apoio (travesseiros, coxins ou espumas) na altura da panturrilha, a fim de erguer os pés e proteger os calcanhares.
- Manutenção da higiene corporal, mantendo a pele limpa e seca.
- Hidratação diária da pele do paciente com hidratantes e umectantes.
- Manutenção de ingestão nutricional (calórica e proteica) e hídrica adequadas.
- Uso de barreiras protetoras da umidade excessiva, quando necessário, como, por exemplo: creme de barreira, película semipermeável, espuma de poliuretano, sacos retais e/ou substâncias oleosas.
- Mudança de posição a cada 2 horas para reduzir a pressão local.
- Orientação do paciente e da família sobre a prevenção e o tratamento das LPP.

Diagnósticos, intervenções e resultados[10-11]

Diagnósticos de enfermagem[12]	Intervenções de enfermagem[13]	Resultados de enfermagem[14]
Risco de integridade tissular prejudicada	■ **Supervisão da pele** • Avaliar a pele quanto a presença de sinais flogísticos: edema, temperatura, hiperemia, e sensação dolorosa	■ Prevenção do surgimento de lesões
Risco de lesão por pressão	■ **Controle da pressão** • Proteger a pele das proeminências ósseas • Higienizar e hidratar a pele ■ **Posicionamento** • Mudança de decúbito • Manter a pele seca, livre de contato com excreções e exsudatos	■ Prevenção de ruptura da integridade da pele
Integridade tissular prejudicada/Integridade da pele prejudicada	■ **Cuidados com o local da lesão** • Avaliar a LPP quanto a evidências clínicas: localização, forma, tamanho, profundidade, bordas, fase de cicatrização, presença de tecido de granulação, sinais flogísticos, presença de tecido necrótico (tipo, dimensão), exsudato (tipo, quantidade), condições de pele perilesional • Realizar curativo asséptico, segundo técnica adequada • Remoção do tecido necrótico e exsudatos • Fazer os registros referentes ao procedimento realizado	■ **Integridade tissular: pele e mucosas. Integridade estrutural e função fisiológica normal da pele e das mucosas** • Acompanhamento da evolução do processo de cicatrização da LPP e efetividade das condutas prescritas • Cicatrização da ferida
Risco de infecção	■ **Controle da infecção** • Manter técnica asséptica sempre que os acessos forem manipulados • Manter curativo oclusivo • Monitorar sinais e sintomas associados à infecção local e sistêmica	■ Prevenir infecção da pele e do organismo

Exercícios *(respostas no final do livro)*

1. Podemos citar como uma das finalidades para a realização do procedimento de prevenção de lesão por pressão:
   a. Manter o local úmido e quente.
   b. Aliviar a pressão nas proeminências ósseas.
   c. Evitar a mudança de decúbito a cada 2 horas.
   d. Higienizar o local e manter a ferida aberta.
   e. Nenhuma das anteriores está correta.

2. Ao avaliar as condições de um paciente restrito ao leito com risco de LPP, o enfermeiro deve:
   a. Identificar o estado nutricional do paciente.
   b. Avaliar as condições de pele nas proeminências ósseas.
   c. Determinar o estado de higiene corporal do paciente.
   d. Observar perfusão periférica e presença de lesões.
   e. Todas as alternativas estão corretas.

Referências

1. Brasil. Ministério da Saúde. Anexo 02: Protocolo para prevenção de úlcera por pressão. Brasília: ANVISA; 2013.
2. Laurenti TC, Domingues AN, Gabassa VC, Zem-Mascarenhas SH. Gestão informatizada de indicadores de úlcera por pressão. J Health Inform. 2015;7(3):94-8.
3. Brasil. Agência Nacional de Vigilância Sanitária. Nota Técnica GVIMS/GGTES n° 03/2017. Práticas seguras para prevenção de lesão por pressão em serviços de saúde. Brasília: ANVISA; 2017.
4. Melleiro MM, Tronchin DMR, Baptista CMC, Braga AT, Paulino A, Kurcgant P. Indicadores de prevalência de úlcera por pressão e incidência de queda de paciente em hospitais de ensino do município de São Paulo. Rev Esc Enferm USP. 2015;49(n. esp. 2):55-9.
5. National Pressure Ulcer Advisory Panel. Pressure injury prevention points [Internet]. Washington: NPUAP; 2016 [capturado em 10 abr. 2019]. Disponível em: https://www.npuap.org/wp-content/uploads/2016/04/Pressure-Injury-Prevention-Points-2016.pdf.
6. National Pressure Ulcer Advisory Panel. National Pressure Ulcer Advisory Panel (NPUAP) announces a change in terminology from pressure ulcer to pressure injury and updates the stages of pressure injury. [Internet]. Washington: NPUAP; 2016 [capturado em 29 jun. 2016]. Disponível em: https://www.npuap.org/national-pressure-ulcer-advisory-panel-npuap-announces-a-change-in-terminology-from-pressure-ulcer-to-pressure-injury-and-updates-the-stages-of-pressure-injury/.
7. Brasil. Conselho Federal de Enfermagem. Resolução n° 358, de 15 de outubro de 2009. Dispõe sobre a sistematização da assistência de enfermagem e a implementação do processo de enfermagem em ambientes, públicos e privados, em que ocorre o cuidado profissional de enfermagem, e dá outras providências. Diário Oficial da União. 23 out. 2009;Seção 1:179.
8. Brasil. Conselho Federal de Enfermagem. Resolução n° 501, de 9 de dezembro de 2015. Regulamenta a competência da equipe de enfermagem no cuidado às feridas e dá outras providências. Diário Oficial da União. 17 dez. 2015;Seção 1:77-8.
9. Brasil. Conselho Federal de Enfermagem. Anexo Resolução n° 501/2015. Norma técnica que regulamenta a competência da equipe de enfermagem no cuidado às feridas [Internet]. Brasília: COFEN; 2015 [capturado em 20 jan. 2018]. Disponível em: http://www.cofen.gov.br/wp-content/uploads/2015/12/ANEXO-Resolu%C3%A7%C3%A3o501-2015.pdf.
10. Doenges ME, Moorhouse MF, Murr AC. Nursing diagnosis manual: planning, individualizing, and documenting client care. 4th ed. Philadelphia: F.A. Davis Co; 2013.
11. Johnson M, Moorhead S, Bulecheck G, Butcher H, Mass M, Swanson E. Ligações NANDA – NIC – NOC: condições clínicas, suporte ao raciocínio e assistência de qualidade. 3. ed. Rio de Janeiro: Elsevier; 2012.

12. Herdman TH, Kamitsuru S, NANDA International Inc. Diagnóstico de enfermagem da NANDA-I: definições e classificação 2018-2020. 11. ed. Porto Alegre: Artmed; 2018.
13. Bulechek MG, Butcher HK, Dochterman JM, Wagner CM. NIC: classificação das intervenções de enfermagem. 6. ed. Rio de Janeiro: Elsevier; 2016.
14. Moorhead S, Johnson M, Maas ML, Swanson E. NOC: classificação dos resultados de enfermagem. 5. ed. Rio de Janeiro: Elsevier; 2016.

15.2
Curativo de ferida aberta

Rosali Isabel Barduchi Ohl
Suzel Regina Ribeiro Chavaglia

Introdução

Ferida aberta pode ser definida como a descontinuidade de um tecido corporal, em maior ou em menor extensão, provocada por agentes traumáticos (mecânicos, químicos e/ou físicos), desencadeada por ações intencionais (cirurgias) ou, ainda, motivada por doenças sistêmicas (isquemias ou pressão), alérgicas ou inflamatórias que desencadeiam mecanismos de defesa do organismo.[1]

As ações que envolvem o cuidado de feridas são temas de destaque em diversas áreas da saúde, pois trata-se de uma prática que remonta aos primórdios da civilização, estando intimamente relacionada aos hábitos e costumes dos povos, e que, com o passar da história e do desenvolvimento tecnológico, conquistou mérito científico.[2]

Para que o profissional de enfermagem possa desenvolver os cuidados necessários referentes ao tratamento de feridas, torna-se necessário o conhecimento da fisiologia do processo de cicatrização. A cicatrização acontece em três fases distintas:[3]

- **Fase inflamatória**: fase exsudativa, com duração entre 1 e 4 dias. É caracterizada por processos que buscam limitar a lesão tecidual – a hemostasia e a resposta inflamatória aguda. Corresponde à ativação do sistema de coagulação sanguínea e à liberação de mediadores químicos (fator de ativação de plaquetas, fator de crescimento, serotonina, epinefrina e fatores de complemento). Nesta fase, a ferida pode apresentar edema, vermelhidão e dor.
- **Fase proliferativa**: fase regenerativa, com duração entre 5 e 20 dias. É caracterizada pela proliferação de fibroblastos, sob a ação de citocinas que dão origem a um processo denominado fibroplasia. Ao mesmo tempo, ocorre a proliferação de células endoteliais, com formação de rica vascularização (angiogênese) e infiltração densa de macrófagos, formando o tecido de granulação.
- **Fase de reparo ou reconstrução**: fase de maturação que inicia no 21º dia e pode durar meses. É a última fase do processo de cicatrização. A densidade celular e a vascularização da ferida diminuem, enquanto há a maturação das

fibras colágenas. Ocorre uma remodelação do tecido cicatricial formado na fase anterior. O alinhamento das fibras é reorganizado a fim de aumentar a resistência do tecido e diminuir a espessura da cicatriz, reduzindo a deformidade. Durante esse período, a cicatriz vai progressivamente alterando sua tonalidade, passando da cor acastanhada para a cor rósea.

Definição

Também chamado por alguns autores de cobertura, o curativo é um conjunto de técnicas utilizadas no cuidado de feridas (**Figs. 15.2.1** e **15.2.2**) que vão desde a limpeza da lesão com irrigação de solução fisiológica até o uso de coberturas específicas. Tem como objetivo favorecer o processo de cicatrização e proteger a ferida contra agressões externas, mantendo-a úmida e preservando a integridade da região periférica.[4]

Indicação

- Auxiliar o organismo a promover o processo de cicatrização
- Eliminar os fatores desfavoráveis que retardam a cicatrização (p. ex., exsudato, corpos estranhos, biofilme)
- Promover a hemostasia
- Aliviar a dor
- Promover conforto ao paciente
- Proporcionar a manutenção da umidade da ferida
- Fornecer isolamento térmico
- Proteger a lesão contra infecção e danos mecânicos
- Reduzir infecção de lesões contaminadas

Aspectos legais

COFEN. Resolução nº 358, de 15 de outubro de 2009. Dispõe sobre a sistematização da assistência de enfermagem e a implementação do processo de enfermagem em ambientes, públicos e privados, em que ocorre o cuidado profissional de enfermagem, e dá outras providências.[5]

COFEN. Resolução nº 501, de 9 de dezembro de 2015. Regulamenta a competência da equipe de enfermagem no cuidado às feridas e dá outras providências.[6]

COFEN. Anexo Resolução nº 501/2015. Norma técnica que regulamenta a competência da equipe de enfermagem no cuidado às feridas.[7]

LIMPEZA DA FERIDA

```
                         LIMPEZA
       ┌────────────────────┴────────────────────┐
   Domicílio/UBS                         UBS/hospitais/ambulatórios
       │                                         │
   Técnica limpa                           Técnica asséptica
```

Técnica limpa

Materiais:
- Luvas de procedimento
- SF morno
- Agulha 40×12
- Gaze

↓

Remover curativo anterior com luvas de procedimento e <u>descartá-las</u>
Perfurar o frasco do SF com agulha 40×12

↓

Irrigar a lesão exaustivamente com SF

↓

Calçar luvas de procedimento

↓

Secar bordas com gaze
Manter leito da ferida umedecido

↓

Cobertura e tratamento conforme prescrição

Importante:
- Não friccionar a lesão
- Umedecer curativo anterior com SF morno antes de removê-lo, exceto em lesões hemorrágicas ou queimaduras

Técnica asséptica

Materiais estéreis:
- Pinças
- Luva estéril
- Luvas de procedimento
- SF morno
- Agulha 40×12
- Gaze

↓

Remover curativo anterior com luvas de procedimento ou pinça dente de rato

↓

Perfurar o frasco do SF com agulha 40×12

↓

Irrigar a lesão exaustivamente com SF

↓

Calçar luvas estéreis ou trocar por pinça anatômica

↓

Secar bordas com gaze
Manter leito da ferida umedecido

↓

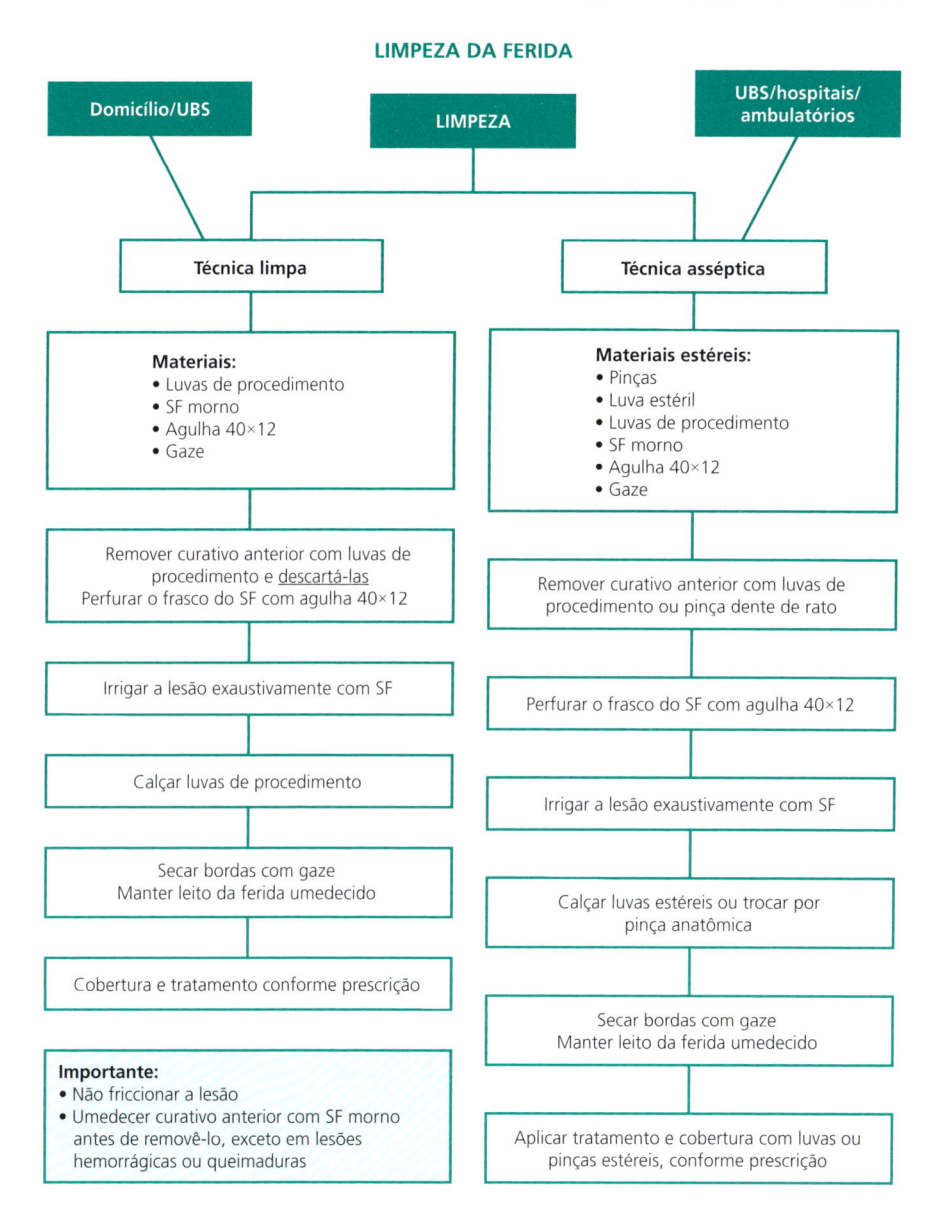

Aplicar tratamento e cobertura com luvas ou pinças estéreis, conforme prescrição

Figura 15.2.1 Algoritmo de limpeza de feridas crônicas. SF, soro fisiológico; UBS, unidade básica de saúde.
Fonte: Adaptada de São Paulo.[8]

Material necessário

- Bandeja
- *Kit* para curativo estéril, composto por pinças hemostáticas, dente de rato e anatômica
- Frasco de solução fisiológica a 0,9%, 500 mL, aquecido (40-50°C)
- Dispositivo de irrigação (Transofix ou agulha 40×12)
- Pacotes de gaze estéril
- Coberturas padronizadas da instituição
- Faixa crepe (10 ou 15 cm)
- Esparadrapo, fita microporosa, fita crepe
- Luvas de procedimento e estéreis
- Réguas de papel
- Papel-toalha
- Biombo
- Equipamento de proteção individual (avental, máscara, gorro e óculos de proteção)
- Bacia estéril ou forro plástico estéril

FERIDAS CIRÚRGICAS

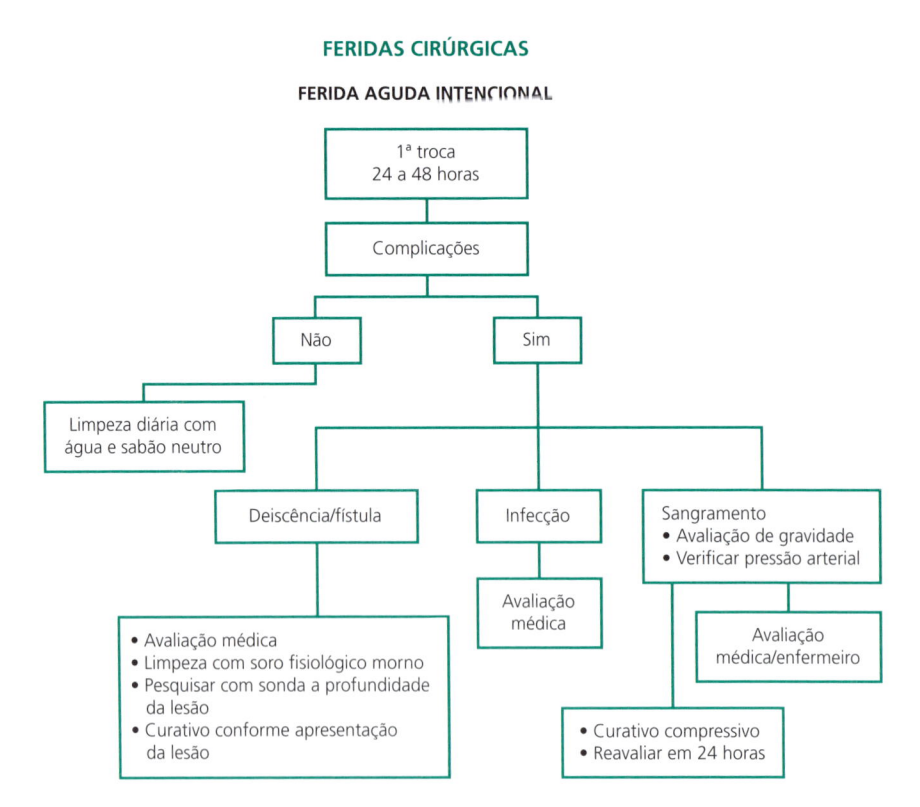

FERIDA AGUDA INTENCIONAL

```
1ª troca
24 a 48 horas
    │
Complicações
   ├─────────────┬──────────────────────┐
  Não           Sim
   │             │
Limpeza diária com
água e sabão neutro
                 ├──────────────┬──────────────┐
         Deiscência/fístula   Infecção      Sangramento
                                             • Avaliação de gravidade
                                             • Verificar pressão arterial
                              Avaliação
                              médica
                                             Avaliação
                                             médica/enfermeiro
• Avaliação médica
• Limpeza com soro fisiológico morno
• Pesquisar com sonda a profundidade da lesão
• Curativo conforme apresentação da lesão
                                             • Curativo compressivo
                                             • Reavaliar em 24 horas
```

Figura 15.2.2 Algoritmo de curativo de feridas cirúrgicas.
Fonte: São Paulo.[8]

15.2 • Curativo de ferida aberta

Etapas	Justificativas
1. Reunir todo o material necessário, conforme o ambiente (domicílio/unidade de saúde).	Necessidade de organização e planejamento do procedimento.
2. Orientar o paciente quanto ao procedimento a ser realizado.	Diminuir o estresse e permitir a colaboração do paciente no procedimento.
3. Fechar a porta do quarto e/ou colocar biombo.	Manter a privacidade do paciente.
4. Higienizar as mãos; vestir equipamento de proteção individual (EPI) (máscara, gorro e óculos de proteção).	Ver capítulo sobre biossegurança (Cap. 5) – prevenção de contato com secreções e fluidos.[9,10]
5. Calçar as luvas de procedimentos.	Ver capítulo sobre biossegurança (Cap. 5) – prevenção de contato com secreções e fluidos.[9,10]
6. Antes da remoção, observar o curativo anterior quanto às características do exsudato.	O exsudato é o produto resultante de um processo inflamatório ou infeccioso. As características envolvem: o tipo, a quantidade, a cor, o odor e a consistência. É produzido a partir da interação entre etiologia da ferida, fisiologia da cicatrização e processos patológicos/toxinas das bactérias.[11,12]
7. Remover cuidadosamente as fitas adesivas com solução fisiológica a 0,9%; caso haja aderência aos tecidos recém-formados, umedeça com solução fisiológica a 0,9% até que se desprenda.	Esse cuidado reduz as chances de traumatizar o tecido de granulação no leito da ferida e as bordas da lesão.
8. Realizar a limpeza do membro, das adjacências da ferida e pele periférica, com sabonete neutro e água corrente (encanada e tratada pelo serviço de abastecimento ou, então, fervida), seguir com a limpeza da ferida com solução fisiológica a 0,9% em jatos utilizando frasco de soro com agulha 40×12 mm. Para secar extremidades e membros, utilizar papel-toalha. A pele do membro deve ser hidratada com um produto adequado.	A aplicação do soro fisiológico através da irrigação sob a variação de pressão entre 04 e 08 "psi" (per square inch) é a forma mais segura de obter bons resultados. Esses valores de pressão maximizam a remoção bacteriana do tecido lesado e tornam a limpeza eficaz.[11,13,14]
9. Retirar as luvas de procedimento e desprezá-las em lixo específico.	Evitar contaminação ambiental.
10. Utilizar o pacote de curativos ou instrumentais (pinças) se o curativo for realizado na unidade, ou usar luvas estéreis na ausência dos instrumentais; no domicílio, usar as luvas de procedimento (técnica limpa).	Uso da técnica asséptica no sentido de reduzir ao máximo a carga microbiana por meio da utilização de insumos, objetos livres de microrganismos com o objetivo de evitar contaminação local. No domicílio, recomenda-se a técnica limpa em razão dos custos e falta de habilitação técnica dos cuidadores.[15]

(Continua)

11. Realizar a limpeza da ferida com jatos de solução fisiológica a 0,9% preferencialmente morna ou em temperatura ambiente mediante uma perfuração no frasco com uma agulha de calibre 30×8 mm ou 40×12 mm.	Havendo presença de tecido desvitalizado ou biofilme, o jato pode promover remoção, que pode ser também auxiliada suavemente com o uso de pinça hemostática do pacote de curativo, com gaze embebida em solução fisiológica a 0,9%, sem esfregar e com cuidado para não provocar sangramento.[16,17]
12. Realizar a mensuração com a régua de papel e registro fotográfico (esse último sempre que possível); dependendo do tamanho da ferida, pode ser mensurado a cada 15 dias ou semanalmente (na unidade hospitalar, o registro deve ser diário).	A avaliação de feridas por mensuração e fotografia digital é amplamente utilizada por valorizar elementos da realidade, que permitem o reconhecimento e a documentação das feridas com fidelidade para posterior avaliação.[18]
13. Realizar avaliação da ferida determinando a fase de cicatrização em que se encontra e o tipo de tecido presente no leito da ferida, com o intuito de selecionar a cobertura mais indicada.	A avaliação da ferida deve contemplar os princípios de preparação do leito da ferida, recomendada internacionalmente pelo acrônimo TIME/DIME.[8,14,19-22] ■ *Tissue/Debridement:* Tecido não viável (retirar e preparar o leito); ■ *Infection*: Infecção/inflamação (diminuir carga bacteriana); ■ *Moisture*: Umidade da ferida (controle de umidade); ■ *Edge:* Bordas da ferida não avançam (proteger e desbridar).
14. Aplicar a cobertura escolhida.	De acordo com a avaliação e as características da ferida, deve-se optar pela cobertura adequada, denominada curativo primário.[8,19-22]
15. Ocluir o curativo, conforme necessidade (cobertura secundária, gazes, compressas algodonadas, ataduras e/ou bota de Unna).	Permitir a manutenção do curativo primário junto ao leito da ferida e proteção desta.[8,19-22]
16. Recolher todo o material e desprezar o material descartável utilizado em lixo apropriado.	Organizar o material e evitar contaminação do ambiente.
17. Deixar a unidade/local do paciente em ordem.	Organizar o ambiente.
18. Colocar o paciente em posição confortável.	Promover conforto.
19. Higienizar as mãos.	Ver capítulo sobre biossegurança **(Cap. 5)** – prevenção de contato com secreções e fluidos.[9,10]
20. Nas unidades de saúde, agendar retorno ao serviço.	Acompanhar a evolução da ferida.
21. Fazer as anotações pertinentes no prontuário do paciente.	

Observações

1. Cobertura primária: é a que permanece em contato direto com a ferida.
2. Cobertura secundária: é a cobertura seca colocada sobre a cobertura primária.
3. A troca do curativo será prescrita de acordo com a avaliação da ferida e o tipo de cobertura utilizada.
4. Proceder à desinfecção da bandeja ou mesa auxiliar, após a execução de cada curativo, com álcool a 70%.
5. Após cada curativo, encaminhar o material utilizado ao expurgo da unidade.
6. O lixo deverá estar próximo do local onde se realiza o procedimento para o descarte da sujidade de forma que não seja necessário manipulá-la durante o procedimento.

Diagnósticos, intervenções e resultados[23-24]

Diagnósticos de enfermagem[25]	Intervenções de enfermagem[26]	Resultados de enfermagem[27]
Risco de integridade tissular prejudicada	■ **Supervisão da pele** • Avaliar a pele periférica e os tecidos comprometidos quanto a complicações, como presença de sinais de infecção, maceramento, necrose seca (escara) e/ou necrose úmida (esfacelo) e sensação dolorosa	■ Prevenção do surgimento das complicações da ferida descritas
Integridade tissular prejudicada	■ **Cuidados com o local da lesão** • Avaliar a ferida quanto a evidências clínicas: localização, forma, tamanho, profundidade, bordas, fase de cicatrização, presença de tecido de granulação, sinais flogísticos, presença de tecido necrótico (tipo, dimensão), exsudato (tipo, quantidade), condições de pele perilesional • Realizar curativo asséptico, segundo técnica descrita acima • Fazer os registros referentes ao procedimento realizado	■ **Integridade tissular: pele e mucosas. Integridade estrutural e função fisiológica normal da pele e das mucosas** • Acompanhamento da evolução do processo de cicatrização da lesão aberta e efetividade das condutas prescritas ■ Cicatrização da ferida
Risco de infecção	■ **Controle de infecção** • Manter técnica asséptica, sempre que os acessos forem manipulados • Manter curativo oclusivo • Monitorar os sinais e sintomas associados à infecção local e sistêmica	■ Prevenção de infecção da pele, tecidos adjacentes e sistêmica

Exercícios *(respostas no final do livro)*

1. Podemos citar, como uma das finalidades para a realização do procedimento de curativo de ferida aberta:
   a. Manter a ferida limpa e seca isenta de umidade.
   b. Aliviar a dor, promovendo, assim, o conforto do paciente.
   c. Evitar o isolamento térmico para manter a lesão ventilada.
   d. Promover a homeostase por meio de drenagem.
   e. Nenhuma das anteriores está correta.

2. Ao realizar o curativo, o enfermeiro deve avaliar a ferida para que possa:
   a. Determinar o tipo de material a ser utilizado no tratamento e cobertura da lesão.
   b. Avaliar a evolução do processo de cicatrização.
   c. Identificar o surgimento de infecção local ou sistêmica.
   d. Realizar os registros de enfermagem de forma acurada.
   e. Todas as alternativas estão corretas.

Referências

1. Chavaglia SRR, Ohl RIB. Enfermagem nas emergências: feridas traumáticas. In: Whitaker IY, Gallo MAF, organizadores. Pronto socorro: atenção hospitalar às emergências. Barueri: Manole; 2015.
2. Blanes L. Tratamento de feridas. In: Baptista-Silva JCC, editor. Cirurgia vascular: guia ilustrado. São Paulo: [S. n.]; 2004.
3. Mandelbaum SH, Di Santis EP, Mandelbaum MHS. Cicatrização: conceitos atuais e recursos auxiliares – Parte II. An Bras Dermatol. 2003;78(5):521-2.
4. Ribeirão Preto (Cidade). Secretaria Municipal da Saúde. Divisão de Enfermagem. Procedimento operacional: curativo [Internet]. Ribeirão Preto: Secretaria Municipal da Saúde; 2012 [capturado em 10 abr. 2019]. Disponível em: https://www.ribeiraopreto.sp.gov.br/ssaude/pdf/rpo029-curativo2012-02.pdf.
5. Brasil. Conselho Federal de Enfermagem. Resolução n° 358, de 15 de outubro de 2009. Dispõe sobre a sistematização da assistência de enfermagem e a implementação do processo de enfermagem em ambientes, públicos e privados, em que ocorre o cuidado profissional de enfermagem, e dá outras providências. Diário Oficial da União. 23 out. 2009;Seção 1:179.
6. Brasil. Conselho Federal de Enfermagem. Resolução n° 501, de 9 de dezembro de 2015. Regulamenta a competência da equipe de enfermagem no cuidado às feridas e dá outras providências. Diário Oficial da União. 17 dez. 2015;Seção 1:77-8.
7. Brasil. Conselho Federal de Enfermagem. Anexo Resolução n° 501/2015. Norma técnica que regulamenta a competência da equipe de enfermagem no cuidado às feridas [Internet]. Brasília: COFEN; 2015 [capturado em 20 jan. 2018]. Disponível em: http://www.cofen.gov.br/wp-content/uploads/2015/12/ANEXO-Resolu%C3%A7%C3%A3o501-2015.pdf.
8. São Paulo. Secretaria Municipal da Saúde. Atenção à saúde: protocolo de prevenção e tratamento de feridas. São Paulo: SMS; [s.d.].
9. O'Grady NP, Alexander M, Burns LA, Dellinger EP, Garland J, Heard SO, et al. Summary of recommendations: guidelines for the prevention of intravascular catheter-related infections. Clin Infect Dis. 2011;52(9):1087-99.

10. Ferreira MVF. Curativo de cateter venoso central: subsídio para o ensino e assistência de enfermagem [Tese]. Ribeirão Preto: USP; 2013.
11. Dealey C. Cuidando de feridas: um guia para as enfermeiras. 3. ed. São Paulo: Atheneu; 2008.
12. Harding K, Carville K, Chadwick P, Moore Z, Nicodème M, Percival S, et al. WUWHS consensus document: wound exudate, effective assessment and management [Internet]. London: Wounds International; 2007 [capturado em 10 abr. 2019]. Disponível em: https://www.woundsinternational.com/resources/details/wuwhs-consensus-document-wound-exudate-effective-assessment-and-management.
13. Ferreira AM, Andrade D. Revisão integrativa da técnica limpa e estéril: consensos e controvérsias na realização de curativos. Acta Paul Enferm. 2008;21(1):117-21.
14. Medeiros ABA, Santos AAR, Soares MJGO, Costa MML, Lira ALBC. Wound dressing technique: comparative study between nursing professionals and students. J Nurs UFPE. 2012;6(6):1352-60.
15. Bajay HM, Jorge AS, Dantas SRPE. Técnicas básicas para a realização de curativos no âmbito hospitalar. In: Jorge AS, Dantas SRP. Abordagem multiprofissional do tratamento de feridas. São Paulo: Atheneu; 2003. p. 69-79.
16. Shaw J, Hughes CM, Lagan KM, Bell PM, Stevenson MR. An evaluation of three wound measurement techniques in diabetic foot wounds. Diabetes Care. 2007;30(10):2641-2.
17. Martins EAP, Meneghin P. Avaliação de três técnicas de limpeza do sítio cirúrgico infectado utilizando soro fisiológico. Cienc Cuid Saúde. 2012;11(supl.):204-10.
18. Rodeheaver GT, Ratliff CR. Wound cleansing, wound irrigation, wound disinfection. In: Krasner D, Rodeheaver GT, Sibbald RG. Chronic wound care: a clinical source book for healthcare professionals. 4th ed. Malvern: HMP Communications; c2007.
19. Mandelbaum SH, Di Santis EP, Mandelbaum MHS. Cicatrização: conceitos atuais e recursos auxiliares – Parte I. An bras Dermatol. 2003;78(4):393-408.
20. Pinto FCM, Boa Hora EG, Corrêa NS, Alves NM. Proposta de protocolo para sistematização da assistência de enfermagem na sala de curativos em uma unidade básica de saúde localizada no Rio de Janeiro. Rev Augustus. 2012;17(34):9-17.
21. São Paulo. Secretaria Municipal da Saúde. Manual técnico: normatização das rotinas e procedimentos de enfermagem nas Unidades Básicas de Saúde. 2. ed. São Paulo: SMS; 2012.
22. São Paulo. Secretaria Municipal da Saúde. Programa de Prevenção e Tratamento das Úlceras Crônicas e do Pé Diabético. Protocolo de prevenção e tratamento de úlceras crônicas e pé diabético. São Paulo: SMS; 2010.
23. Doenges ME, Moorhouse MF, Murr AC. Diagnósticos de enfermagem: intervenções, prioridades, fundamentos. 12. ed. Rio de Janeiro: Guanabara Koogan; 2011.
24. Johnson M, Moorhead S, Bulecheck G, Butcher H, Mass M, Swanson E. Ligações NANDA – NIC – NOC: condições clínicas, suporte ao raciocínio e assistência de qualidade. 3. ed. Rio de Janeiro: Elsevier; 2012.
25. Herdman TH, Kamitsuru S, NANDA International Inc. Diagnósticos de enfermagem da NANDA-I: definições e classificação 2018-2020. 11. ed. Porto Alegre: Artmed; 2018.
26. Bulechek MG, Butcher HK, Dochterman JM, Wagner CM. NIC: classificação das intervenções de enfermagem. 6. ed. Rio de Janeiro: Elsevier; 2016.
27. Moorhead S, Johnson M, Maas ML, Swanson E. NOC: classificação dos resultados de enfermagem. 5. ed. Rio de Janeiro: Elsevier; 2016.

15.3
Curativo de incisão cirúrgica

Maria Zélia de Araújo Madeira
Ana Maria Ribeiro dos Santos
Claudia Daniella Avelino Vasconcelos Benício

Introdução

A incisão de sítio cirúrgico representa objeto de estudo de vários profissionais da saúde, como enfermeiros e médicos, e funciona como um dos marcadores de qualidade de vida dos pacientes a ela submetidos. Os enfermeiros, pelo maior tempo dedicado aos cuidados diretos aos pacientes, têm a oportunidade de avaliar com mais cautela essas feridas.

O enfermeiro, profissional atuante na equipe multi e interdisciplinar de saúde, tem importante papel na assistência a pessoas com incisão cirúrgica ou ferida operatória. São os profissionais com competência legal para o manuseio das lesões de pele de qualquer etiologia, por permanecer maior tempo prestando cuidados diretos e sistemáticos aos pacientes em sua recuperação, tendo a oportunidade de avaliar cautelosamente as feridas com a frequência necessária e adequada.

Neste capítulo, são apresentadas as recomendações para o curativo da incisão cirúrgica, com o objetivo de proporcionar uma assistência de qualidade e, assim, permitir uma recuperação mais rápida e segura, impactando na melhor qualidade de vida para os pacientes com ferida operatória.

Definição

A ferida provocada pela incisão cirúrgica denomina-se ferida cirúrgica, que converge para involução completa e espontânea, apresentando poucas variações individuais, em intervalo de tempo mais ou menos predeterminado. São classificadas como agudas e têm a possibilidade de serem realizadas com o propósito de reduzir os riscos de complicações. Mesmo sendo planejadas, podem se tornar crônicas, prolongando sobremaneira sua duração.[1-3]

Entre os eventos sistêmicos e locais que influenciam o processo cicatricial de uma ferida operatória, citam-se: hematoma, seroma, infecção, necrose de partes moles e deiscência.[3]

Destaca-se que a infecção de sítio cirúrgico (ISC) permanece como um dos principais riscos à segurança dos pacientes nos serviços de saúde do Brasil. Estudos apontam que sua ocorrência ocupa o 3º lugar entre as infecções relacionadas à assistência à saúde (IRAS), incluindo 14 a 16% daquelas encontradas em pacientes institucionalizados.[4,5]

De acordo com o Centers for Disease Control and Prevention (CDC) e o Ministério da Saúde, a incidência de infecções hospitalares varia de 3 a 11% e até 10%, respectivamente.[6,7]

Em 2008, a Organização Mundial da Saúde (OMS) publicou a primeira edição do manual *Second global patient safety challenge: safe surgery saves lives*[8], que são diretrizes para cirurgia segura. Em 2016, a OMS lançou as Diretrizes Globais para a Prevenção da ISC, afirmando que os riscos são multifatoriais e a prevenção é complexa e necessita da integração de medidas preventivas no pré, intra e pós-operatório. Seguindo essas diretrizes, a Anvisa lançou as recomendações básicas de prevenção das IRAS.[7]

Indicação

As feridas cirúrgicas são indicadas para a obtenção de acesso ao sítio cirúrgico que se pretende abordar, de modo que a cicatrização seja rápida e eficaz, com cicatrização por primeira intenção com ou sem drenos.[6,7]

O curativo na incisão cirúrgica deve, portanto, consistir na limpeza e aplicação de uma cobertura estéril em uma ferida, quando necessário, com a finalidade de promover uma cicatrização rápida e prevenir complicações. Nesse sentido, a viabilidade do tecido circundante à linha de sutura deve ser observada, pois este é determinante para a sua cicatrização, avaliando-se a ocorrência de edema, rubor e calor local, assim como a presença de quaisquer tipos de secreções – serossanguinolenta, sanguinolenta e purulenta – na própria incisão cirúrgica.[1,2]

Aspectos legais

O enfermeiro tem competência para realizar curativos, assim como coordenar e supervisionar a equipe de enfermagem no que tange à prevenção e ao cuidado das feridas. Esse procedimento de prevenção e cuidado deve ser executado no contexto do processo de enfermagem, atendendo-se às determinações da Resolução nº 358, de 15 de outubro de 2009, do COFEN,[9] e aos princípios da Política Nacional de Segurança do Paciente, do Sistema Único de Saúde.

O Código de Ética de Enfermagem, reformulado em 2017 sob a Resolução nº 564, de 6 de novembro de 2017,[10] refletindo a complexidade da atuação profissional nos tempos atuais, precisa reconhecer cada vez mais a valiosa e importante atribuição legal de avaliar, manusear e documentar a pele de pacientes com incisões cirúrgicas. A Resolução nº 567, de 29 de janeiro de 2018, do COFEN,[11] regulamenta a atuação da equipe de enfermagem no cuidado aos pacientes com feridas e determina que compete ao enfermeiro da área a participação na avaliação, elaboração de protocolos, seleção e indicação de novas tecnologias em prevenção e tratamento de pessoas com feridas.

Material necessário

- Pacote de curativo (com 3 pinças – 2 de dissecção anatômica – pinça com e sem dente e hemostática – Kelly)
- Luvas de procedimento
- Pacotes de gaze estéril
- Solução fisiológica
- Adesivo hipoalergênico
- Biombo
- Saco de lixo
- Lixeira para resíduo infectante
- Carrinho de curativo

Para a realização do curativo de incisão cirúrgica, deve-se verificar a validade de todo o material a ser utilizado.

Para a operacionalização do curativo da incisão cirúrgica, sempre se inicia pela área mais limpa, mantendo-se um único sentido. O curativo do dreno, se presente, deve ser realizado separado daquele da incisão cirúrgica, pois o número de trocas está diretamente relacionado à quantidade de drenagem. A retirada de pontos ocorrerá após a cicatrização da ferida, que varia de 7 a 10 dias, dependendo da localização, eficiência da irrigação sanguínea dos tecidos e evolução do processo cicatricial e tipo de cicatrização. A seguir, apresentamos o passo a passo do curativo[1,12] e os diagnósticos de enfermagem, baseados na classificação dos diagnósticos de enfermagem da NANDA-I, intervenções e resultados.[13-16]

Etapas	Justificativas
1. Reunir o material e encaminhar-se ao leito do paciente.	Otimizar o tempo.
2. Certificar-se da identidade do paciente (conferindo pulseira de identificação, prescrição médica e de enfermagem).	Evitar erros, a fim de assegurar a segurança do paciente.[12]
3. Orientar o paciente quanto ao procedimento a ser realizado.	Diminuir a ansiedade e promover a colaboração do paciente.[1]
4. Colocar um biombo de forma que o paciente não seja visualizado por outros.	Garantir a privacidade.

(Continua)

5. Posicionar o paciente possibilitando acesso do profissional à ferida cirúrgica e conforto ao paciente.	Garantir a visualização da ferida cirúrgica pelo profissional e conforto ao paciente.[7]
6. Higienizar as mãos e vestir a máscara descartável.	Promover proteção e evitar a transmissão de microrganismos.
7. Abrir o pacote de curativo e colocar gaze estéril em quantidade suficiente no campo, usando técnica asséptica.	Facilitar a execução do procedimento e evitar a contaminação do material.[7]
8. Expor o cabo de uma das pinças, pegando-a pela ponta com o auxílio do campo, tocando somente na face externa. Utilizando essa pinça, dispor as demais com os cabos voltados para a borda do campo.	Facilitar a execução do procedimento e evitar a contaminação do material.[7]
9. Umedecer com solução fisiológica as gazes em contato direto com a ferida antes da remoção.	Minimizar a dor e o trauma do tecido próximo à incisão cirúrgica.[7]
10. Remover o curativo anterior com auxílio das luvas de procedimento.	Facilitar a retirada do curativo e permitir a visualização da ferida e da pele adjacente.[7]
11. Descartar o curativo anterior e todo material utilizado durante o procedimento na lixeira de resíduo infectante ou no saco plástico.	Propiciar destino adequado ao curativo removido e à pinça ou à luva utilizada.
12. Observar o aspecto e as condições da ferida.	Inspecionar a ferida cirúrgica, observar complicações e sinais de infecção (calor, rubor, hiperemia, secreção).[1,7]
13. Montar a pinça hemostática (Kelly) com gaze, auxiliada pela pinça de dissecção anatômica, e umedecê-la com soro fisiológico a 0,9%.	Promover a limpeza e evitar a contaminação da ferida.[1,7]
14. Limpar a ferida cirúrgica com a gaze ao longo das bordas de uma extremidade da incisão para outra (em sentido único); certificar-se de limpar cada lado da ferida separadamente. Repetir o processo usando nova gaze umedecida, até que toda a incisão fique limpa e seca. Não friccionar para frente e para trás na linha de incisão.	Promover a limpeza e evitar a contaminação da ferida.[1,7]
15. Manter a ferida aberta.	Avaliar a incisão. Se não apresentar exsudato, mantê-la exposta até a remoção da sutura, uma vez que a indicação do curativo de incisão cirúrgica é ocluir por 24 a 48 horas após o fechamento (síntese).[6,7] Recomendar ao paciente que higienize a incisão com água e sabão durante o banho, secando-a com toalha limpa e seca.[7]

(Continua)

16. Recolher e encaminhar o material para o expurgo, acondicionar o pacote de curativo em local apropriado até encaminhá-lo à central de processamento de material e desprezá-lo no saco plástico em lixeira infectante.	Destinar adequadamente os materiais, pois o descarte adequado dos resíduos sólidos de saúde reduz a transmissão de microrganismos.[12]
17. Higienizar as mãos.	Promover proteção e evitar a transmissão de microrganismos.[12]
18. Organizar a unidade do paciente.	Promover ambiente favorável e privacidade ao paciente.[7]
19. Registrar a realização do procedimento no prontuário, descrevendo a presença ou não de exsudato, características, aspecto do leito da ferida, condições da pele, evolução da ferida e reações do paciente à terapêutica.	Documentar o cuidado e subsidiar o tratamento, planejando a assistência de enfermagem e fornecendo informações para avaliação do cuidado prestado.[1,7]

Diagnósticos, intervenções e resultados

Diagnósticos de enfermagem[13]	Intervenções de enfermagem[17]	Resultados de enfermagem[18]
Dor aguda relacionada a agentes físico lesivo evidenciada por expressão facial de dor, alteração no apetite e autorrelato das características e intensidade da dor	Administração de analgésicos Controle da dor Monitoração de sinais vitais	Controle da dor Estado de conforto Sinais vitais
Integridade da pele prejudicada relacionada a agente físico lesivo evidenciada por alteração na integridade da pele	Cuidados com o local de incisão	Cicatrização de feridas: primeira intenção
Risco de infecção relacionado a procedimento invasivo	Avaliar as condições da incisão cirúrgica, a fim de prevenir infecção e facilitar o processo de cicatrização Monitorar sinas e sintomas de infecção (edema, hiperemia, calor, rubor, hipertermia) Utilizar técnica asséptica do curativo e outros procedimentos Controle de infecção Cuidados com o local de incisão	Gravidade da infecção

Exercícios *(respostas no final do livro)*

1. Na cirurgia de mamoplastia, a ferida operatória na paciente de acordo com o grau de contaminação cirúrgica é considerada limpa. A sequência correta para execução do curativo é:
   a. Calçar luvas de procedimento, limpar a incisão com solução fisiológica da região da menos contaminada para a mais contaminada e cobrir a ferida com o novo curativo seco.
   b. Utilizar pinças, limpar a incisão com soro fisiológico morno e cobrir a ferida com o novo curativo seco.
   c. Utilizar luvas cirúrgicas e pinças, limpar a incisão com soro fisiológico morno da região limpa para a suja e cobrir a ferida com curativo seco quando estiver com secreção.
   d. Utilizar luvas cirúrgicas, limpar a incisão com soro fisiológico sob pressão na seringa e cobrir a ferida com o novo curativo seco.
   e. Utilizar uma das pinças e desprezá-la, limpar a incisão com solução fisiológica com pressão de jato de seringa de 20 mL e cobrir a ferida com o novo curativo seco.

2. Após ter sido submetido a uma cirurgia, o paciente evoluiu com a incisão limpa e seca na região inguinal direita. O tempo decorrido da cirurgia é de 48 horas. Nesse caso, o curativo deve ser:
   a. Aberto
   b. Compressivo
   c. Com aproximação das bordas
   d. Oclusivo
   e. Úmido

Referências

1. Potter PA, Perry AG, Stockert PA, Hall AM. Fundamentos de enfermagem. 8. ed. Rio de Janeiro: Elsevier; 2013.
2. Smeltzer SC, Bare BG, Hinkle JL, Cheever KH. Tratado de enfermagem médico-cirúrgica. 12. ed. Rio de Janeiro: Guanabara Koogan; 2011.
3. Brasil. Agência Nacional de Vigilância Sanitária. Critérios diagnósticos de infecções relacionadas à assistência à saúde: ANVISA; 2017.
4. Masukawa II, Vieira GB, Klein TR. Serviços de controle de infecção hospitalar (SCIH/HU). Bol Epidemiol. 2014.
5. Campos JAR, Costa ACB, Dessotte CAM, Silveira RCCP. Produção científica da enfermagem de centro cirúrgico de 2003 a 2013. Rev SOBECC. 2015;20(2):81-95.
6. Centers for Disease Control and Prevention. Surgical site infection (SSI) event [Internet]. Atlanta: CDC; 2019 [capturado em 16 abr. 2019]. Disponível em: https://www.cdc.gov/nhsn/pdfs/pscmanual/9pscssicurrent.pdf.
7. Brasil. Agência Nacional de Vigilância Sanitária. Medidas de prevenção de infecção relacionada à assistência à saúde. Brasília: ANVISA; 2017.

8. World Alliance for Patient Safety. Second global patient safety challenge: safe surgery saves lives [Internet]. Geneva: WHO; c2008 [capturado em 15 abr. 2019]. Disponível em: https://apps.who.int/iris/bitstream/handle/10665/70080/WHO_IER_PSP_2008.07_eng.pdf;jsessionid=8C47B0D0140541157CC3E2579247A02E?sequence=1.
9. Brasil. Conselho Federal de Enfermagem. Resolução nº 358, de 15 de outubro de 2009. Dispõe sobre a sistematização da assistência de enfermagem e a implementação do processo de enfermagem em ambientes, públicos e privados, em que ocorre o cuidado profissional de enfermagem, e dá outras providências. Diário Oficial da União. 23 out. 2009;Seção 1:179.
10. Brasil. Conselho Federal de Enfermagem. Resolução nº 564, de 6 de novembro de 2017. Aprova o novo Código de Ética dos Profissionais de Enfermagem. Diário Oficial da União. 6 dez. 2017; Seção 1:157.
11. Brasil. Conselho Federal de Enfermagem. Resolução nº 567, de 29 de janeiro de 2018. Regulamenta a atuação da equipe de enfermagem no cuidado aos pacientes com feridas. Diário Oficial da União. 6 fev. 2018;Seção 1:112.
12. Brasil. Agência Nacional de Vigilância Sanitária. Implantação do núcleo de segurança do paciente em serviços de saúde. Brasília: ANVISA; 2016.
13. Herdman TH, Kamitsuru S, organizadores. Diagnósticos de enfermagem da NANDA-I: definições e classificação 2018-2020. 11. ed. Porto Alegre: Artmed; 2018.
14. Bertoncello KCG, Sávio B, Ferreira JM, Amante LN, Nascimento ERP. Diagnósticos e propostas de intervenções de enfermagem aos pacientes em pós-operatório imediato de cirurgia eletiva. Cogitare Enferm. 2014;19(3):582-9.
15. Ribeiro CP, Silveira CO, Benetti ERR, Gomes JS, Stumm EMF. Diagnósticos de enfermagem em pacientes no pós-operatório de cirurgia cardíaca. Rev Rene. 2015;16(2):159-67.
16. Novaes ES, Torres MM, Oliva APV. Diagnósticos de enfermagem em clínica cirúrgica. Acta Paul Enferm. 2015;28(1):26-31.
17. Bulechek MG, Butcher HK, Dochterman JM, Wagner CM. NIC: classificação das intervenções de enfermagem. 6. ed. Rio de Janeiro: Elsevier; 2016.
18. Moorhead S, Johnson M, Maas ML, Swanson E. NOC: classificação dos resultados de enfermagem. 5. ed. Rio de Janeiro: Elsevier; 2016.

Termoterapia e crioterapia

16

Rosali Isabel Barduchi Ohl
Suzel Regina Ribeiro Chavaglia
Graciana Maria de Moraes Coutinho

Termoterapia

Introdução

A termoterapia surgiu a partir do momento em que o homem primitivo percebeu que, expondo-se ao sol, obtinha benefícios – o calor era reconfortante e os efeitos, vitalizantes. Sem nenhum tipo de conhecimento, apenas com a capacidade de observação, o homem, intuitivamente, banhou um ferimento em água para curar e friccionou o músculo contundido para aliviar a dor. Hoje ela é uma ferramenta terapêutica utilizada em muitos traumas e no reumatismo, sendo um de seus principais efeitos imediatos, o alívio da dor.[1,2]

Definição

Medida terapêutica e/ou de conforto que consiste no uso de calor de origem química, elétrica, magnética ou mecânica, em aplicação cutânea, para auxiliar nas funções fisiológicas – vasodilatação e terapêuticas –, aumentando o metabolismo celular.[3]

Indicação[1-3]

- Aumentar o fluxo sanguíneo e o aporte de oxigênio
- Diminuir edemas
- Facilitar a cicatrização
- Proporcionar vasodilatação
- Promover o relaxamento muscular, a extensibilidade dos tecidos moles, a alteração de propriedades viscoelásticas teciduais e a redução da inflamação

Contraindicação

- Feridas cirúrgicas
- Hemorragias
- Lesões abertas
- Luxações e trações (antes de 24 horas)
- Presença de fenômenos tromboembólicos
- Pacientes hemofílicos
- Pacientes com fragilidade capilar

Aspectos legais

Resolução COFEN-197/1997. Estabelece e reconhece as terapias alternativas como especialidade e/ou qualificação do profissional de enfermagem.[4]

Resolução COFEN-0500/2015. Revoga, expressamente, a Resolução COFEN nº 197, de 19 de março de 1997, a qual dispõe sobre o estabelecimento e reconhecimento de terapias alternativas como especialidade e/ou qualificação do profissional de enfermagem, e dá outras providências.[5]

Parecer nº 08/2014/COFEN/CTLN[6] – As atividades de crioterapia, termoterapia, hidroterapia, curativos, entre outras citadas no cotidiano de sua atuação profissional, não constituem ações privativas de profissionais de enfermagem, no entanto, há o devido amparo legal para que tais atividades possam ser executadas com autonomia pelo enfermeiro(a), inclusive com a utilização de modernas técnicas, como o *laser* e o ultrassom, desde que devidamente treinado, integrando tais atividades às atividades multiprofissionais.

Material necessário

- Bandeja
  - Calor seco: bolsa de água quente, almofadas, cobertor elétrico, foco de luz
  - Calor úmido: compressa, bacia, balde, jarro
- Toalha
- Luvas de procedimento

Etapas	Justificativas
1. Higienizar as mãos.	Ver procedimento operacional padrão (POP) específico (biossegurança). Prevenção de contato com secreções e fluidos.
2. Preparar o material e colocar sobre a mesa de cabeceira do paciente.	Necessidade de organização e planejamento do procedimento.
3. Orientar o paciente e/ou o acompanhante sobre o procedimento.	Diminuir o estresse e permitir a colaboração do paciente no procedimento.

(Continua)

4. Utilizar o biombo, se necessário.	Manter a privacidade do paciente.
5. Calçar as luvas de procedimento.	Ver POP específico (biossegurança). Prevenção de contato com secreções e fluidos.
6. Colocar o paciente em posição confortável.	Manter o conforto do paciente.
7. Expor a área em que será aplicada a termoterapia.	Manter a privacidade do paciente.
8. Providenciar água quente (temperatura média de 55-65°C).	Temperatura ideal para promover a vasodilatação e alívio da dor. Acima dessa temperatura pode haver lesões de pele.[1,2]
9. Aplicar a bolsa protegida com a toalha e mantê-la no local adequado por no máximo 20 minutos.	Promover a proteção da pele. Acima de 20 minutos, a bolsa sofre esfriamento, perdendo sua efetividade.[2]
10. No caso de compressa, submergi-la na água aquecida (temperatura adequada), torcer para retirar o excesso e aplicar sobre o local por no máximo 20 minutos.	Promover a vasodilatação. Acima de 20 minutos, a compressa sofre resfriamento, perdendo sua efetividade.[3,4,7]
11. Deixar a unidade/local do paciente em ordem e confortável.	Faz parte do planejamento e das atividades da enfermagem manter o ambiente limpo e organizado.
12. Retirar as luvas de procedimento e desprezá-las.	Prevenir infecções; é uma técnica utilizada como medida prioritária nos serviços de saúde.
13. Higienizar as mãos.	Prevenir infecções; é uma técnica utilizada como medida prioritária nos serviços de saúde.
14. Anotar no prontuário do paciente a realização do procedimento.	Faz parte do planejamento e das atividades da enfermagem fazer anotações detalhadas dos cuidados e/ou procedimentos realizados.

Precauções

- Não ultrapassar 20 minutos de aplicação/imersão.
- Observar a temperatura da água, pois pode causar queimaduras na pele.
- Proteger a pele para evitar queimaduras.
- Lubrificar a pele (com óleo de amêndoa, cremes).
- Não expor demasiadamente o local a fim de evitar penetração de ar frio.
- Quando usar material elétrico, certificar-se de que está em perfeito estado e com isolamento a fim de evitar choques.
- Observar alterações da pele: vermelhidão, formação de bolhas.

Crioterapia

Introdução

A crioterapia consiste em um conjunto de técnicas muito usadas por profissionais da saúde, principalmente no meio esportivo, que utiliza o frio em forma sólida, líquida e/ou gasosa com objetivo terapêutico. A retirada de calor do corpo induz os tecidos a um estado de hipotermia, favorecendo uma redução da taxa metabólica local. Assim que ocorre uma lesão, é muito comum a utilização do frio como tratamento imediato, além de ser uma técnica prática e de baixo custo, o que influencia a popularização de seu uso.[1,2]

Definição

A palavra crioterapia é derivada do grego, *krios*, que significa "frio", em conjunção com terapia, que é tratamento, ou seja, "tratamento por meio do frio". É definida como uma medida terapêutica e/ou de conforto, que consiste no uso do frio em aplicação cutânea, para auxiliar nas funções fisiológicas – vasoconstrição e consequente redução da dor, do edema e da inflamação.[3,7]

Indicação[1-3,7]

- Promover vasoconstrição
- Reduzir a formação de edema
- Diminuir a temperatura corporal
- Estancar hemorragia
- Diminuir o metabolismo
- Diminuir processos inflamatórios
- Aliviar a dor

Contraindicação

- Rigidez articular

Aspectos legais

Resolução COFEN-197/1997. Estabelece e reconhece as terapias alternativas como especialidade e/ou qualificação do profissional de enfermagem.[4]

Resolução COFEN-0500/2015. Revoga, expressamente, a Resolução COFEN nº 197, de 19 de março de 1997, a qual dispõe sobre o estabelecimento e reconhecimento de terapias alternativas como especialidade e/ou qualificação do profissional de enfermagem, e dá outras providências.[5]

Resolução nº 577, de 5 de junho de 2018. Atualiza, no âmbito do Sistema COFEN/Conselhos Regionais de Enfermagem, os procedimentos para Registro de

Títulos de Pós-Graduação Lato e Stricto Sensu concedido a Enfermeiros e aprova a lista das especialidades.[8]

Material necessário[9,10]

- Bandeja
  - Frio seco – bolsa de gelo
  - Frio úmido – compressa fria
- Toalha
- Luvas de procedimento
- Bacia
- Gelo

Etapas[11-14]	Justificativas
1. Higienizar as mãos.	Ver procedimento operacional padrão (POP) específico (biossegurança). Prevenção de contato com secreções e fluidos
2. Preparar o material e colocar sobre a mesa de cabeceira do paciente.	Necessidade de organização e planejamento do procedimento.
3. Orientar o paciente e/ou o acompanhante sobre o procedimento.	Diminuir o estresse e permitir a colaboração do paciente no procedimento.
4. Utilizar o biombo, se necessário.	Manter a privacidade do paciente.
5. Calçar as luvas de procedimento.	Ver POP específico (biossegurança). Prevenção de contato com secreções e fluidos
6. Colocar o paciente em posição confortável.	Manter o conforto do paciente.
7. Expor a área em que será aplicada a crioterapia.	Expor apenas a área para assegurar a privacidade do paciente.
8. Aplicar a bolsa de gelo protegida com toalha e mantê-la no local adequado por no máximo 20 minutos.	Evitar lesões de pele e promover vasoconstrição e alívio da dor.[5,8,9]
9. No caso de compressa, submergi-la na água fria (temperatura adequada), torcer para retirar o excesso e aplicar sobre o local por no máximo 20 minutos.	Promover a vasodilatação. Acima de 20 minutos, a compressa sofre aquecimento, perdendo sua efetividade.[10,11]
10. Deixar a unidade/local do paciente em ordem e confortável.	Faz parte do planejamento e das atividades de enfermagem manter o ambiente limpo e organizado.
11. Retirar as luvas de procedimento e desprezá-las.	Prevenir infecções; é uma técnica utilizada como medida prioritária nos serviços de saúde.
12. Higienizar as mãos.	Prevenir infecções; é uma técnica utilizada como medida prioritária nos serviços de saúde.
13. Anotar no prontuário do paciente a realização do procedimento.	Faz parte do planejamento e das atividades de enfermagem fazer anotações detalhadas dos cuidados e/ou procedimentos realizados.

Precauções

- Não ultrapassar os 20 minutos de aplicação da bolsa/compressa.
- Trocar sempre que necessário.
- Proteger o local, evitando molhar a roupa de cama e a do paciente.
- Enxugar a área após terminar a aplicação.
- Observar sinais de dormência ou queimação, formigamento, vermelhidão, descoloração azulada.

Diagnósticos, intervenções e resultados[15]

Diagnósticos de enfermagem[16]	Intervenções de enfermagem[17]	Resultados de enfermagem[18]
Hipotermia	Aplicação de calor Controle de sinais vitais – temperatura	Termorregulação: equilíbrio entre produção, aumento e perda de calor
Hipertermia	Aplicação de frio Controle de sinais vitais – temperatura	Termorregulação: equilíbrio entre produção, aumento e perda de calor
Integridade tissular prejudicada	Aplicação de calor	Redução da dor Redução do edema

Exercícios *(respostas no final do livro)*

1. Podemos citar, como uma das finalidades da aplicação da termoterapia:
   a. Aumentar o fluxo sanguíneo e o aporte de oxigênio no local.
   b. Aumentar a fragilidade capilar.
   c. Permitir a diminuição do metabolismo.
   d. Promover vasoconstrição e diminuição da hemorragia.
   e. Nenhuma das anteriores está correta.

2. Ao realizar o procedimento de crioterapia, o enfermeiro deve estar atento para observar os seguintes cuidados:
   a. Não ultrapassar os 10 minutos de aplicação da bolsa/compressa.
   b. Observar sinais de dormência ou queimação, formigamento, vermelhidão, descoloração azulada.
   c. Manter a roupa de cama e a do paciente e o local da lesão em ambiente úmido.
   d. Trocar a compressa somente quando ela estiver seca.
   e. Todas as alternativas estão corretas.

Referências

1. Felice TD, Santana LR. Recursos fisioterapêuticos (crioterapia e termoterapia) na espasticidade: revisão de literatura. Rev Neurocienc. 2009;17(1):57-62.
2. Akin MD, Weingand KW, Hengehold DA, Goodale MB, Hinkle RT, Smith RP. Continuous low-level topical heat in the treatment of dysmenorrhea. Obstet Gynecol. 2001;97(3):343-9.
3. Nadler SF, Weingand K, Kruse RJ. The physiologic basis and clinical applications of cryotherapy and thermotherapy for the pain practitioner. Pain Physician. 2004;7(3):395-9.
4. Brasil. Conselho Federal de Enfermagem. Resolução COFEN-197/1997. Estabelece e reconhece as terapias alternativas como especialidade e/ou qualificação do profissional de enfermagem [Internet]. Brasília: COFEN; 1997 [capturado em 19 mar. 2019]. Disponível em: http://www.cofen.gov.br/resoluo-cofen-1971997_4253.html.
5. Brasil. Conselho Federal de Enfermagem. Resolução COFEN-0500/2015. Revoga, expressamente, a Resolução COFEN nº 197, de 19 de março de 1997, a qual dispõe sobre o estabelecimento e reconhecimento de terapias alternativas como especialidade e/ou qualificação do profissional de enfermagem, e dá outras providências [Internet]. Brasília: COFEN; 2015 [capturado em 19 mar. 2019]. Disponível em: http://www.cofen.gov.br/resolucao-cofen-no-05002015_36848.html.
6. Brasil. Conselho Federal de Enfermagem. Parecer nº 08/2014/COFEN/CTLN. Legislação profissional. Questionamento do COREN-PB acerca das atribuições privativas do fisioterapeuta para utilização de meios fototerápicos [Internet]. Brasília: COFEN; 2014 [capturado em 11 abr. 2019]. Disponível em: http://www.cofen.gov.br/parecer-n-0812014cofenctln_50327.html.
7. Bissell JH. Therapeutic modalities in hand surgery. J Hand Surg Am. 1999;24(3):435-48.
8. Brasil. Conselho Federal de Enfermagem. Resolução nº 577, de 5 de junho de 2018. Atualiza, no âmbito do Sistema COFEN/Conselhos Regionais de Enfermagem, os procedimentos para Registro de Títulos de Pós-Graduação Lato e Stricto Sensu concedido a Enfermeiros e aprova a lista das especialidades. Diário Oficial da União. 13 jun. 2018;Seção 1:94.
9. Lane E, Latham T. Managing pain using heat and cold therapy. Paediatr Nurs. 2009;21(6):14-8.
10. Chaou CH, Chen CK, Chen JC, Chiu TF, Lin CC. Comparisons of ice packs, hot water immersion, and analgesia injection for the treatment of centipede envenomations in Taiwan. Clin Toxicol (Phila). 2009;47(7):659-62.
11. Knight KL. Crioterapia no tratamento de lesões esportivas. Barueri: Manole; 2000.
12. Silva ALP, Imoto DM, Croci AT. Comparison of cryotherapy, exercise and short waves in knee osteoarthritis treatment. Acta Ortop Bras. 2007;15(4):204-9.
13. Vieira RQ, Caverni LMR. Técnicas de revulsão na prática das enfermeiras brasileiras: os rubefacientes físicos (1932-1942). Rev Enferm UFSM. 2013;3(1):1-7.
14. Oliveira RM, Silva LMS, Leitão IMTA. Análise dos saberes e práticas de enfermeiras sobre avaliação da dor no contexto hospitalar. Rev Enferm UFPE on line. 2010;4(3):1392-1400.
15. Doenges ME, Moorhouse MF, Murr AC. Diagnósticos de enfermagem: intervenções, prioridades, fundamentos. 12. ed. Rio de Janeiro: Guanabara Koogan; 2011.
16. Herdman TH, Kamitsuru S, NANDA International Inc. Diagnósticos de enfermagem da NANDA-I: definições e classificação 2018-2020. 11. ed. Porto Alegre: Artmed; 2018.
17. Bulechek MG, Butcher HK, Dochterman JM, Wagner CM. NIC: classificação das intervenções de enfermagem. 6. ed. Rio de Janeiro: Elsevier; 2016.
18. Moorhead S, Johnson M, Maas ML, Swanson E. NOC: classificação dos resultados de enfermagem. 5. ed. Rio de Janeiro: Elsevier; 2016.

Oxigenoterapia   17

Graciana Maria de Moraes Coutinho
Ana Laura Oliveira Guedes

Introdução

O sistema respiratório compreende desde o nariz até os alvéolos pulmonares e visa garantir a realização das trocas gasosas em condições adequadas, em face da inalação constante de impurezas e de microrganismos presentes no meio ambiente.[1]

A prescrição de oxigênio deve respeitar indicações definidas e incluir especificações de dose, forma de administração, duração da terapia e monitoração da saturação.[2]

Definição

A oxigenoterapia é definida como a administração de oxigênio com finalidade terapêutica, em casos em que o paciente apresenta respiração ruidosa, taquipneia, ortopneia, cianose, batimentos das asas do nariz, queda da saturação de oxigênio, entre outros.[3] As formas mais convencionais de administração de oxigênio dependem de máscaras faciais ou cânulas e dispositivos nasais.[4]

Consiste na oferta adequada de oxigênio (O_2) complementar ao paciente com a finalidade de impedir ou tratar deficiência de oxigênio ou hipóxia. A American Association for Respiratory Care (AARC) cita como principais indicações de oxigenoterapia pacientes com pressão arterial de oxigênio (PaO_2) menor do que 60 mmHg ou saturação periférica de oxigênio (SpO_2) menor do que 90% em ar ambiente, ou SpO_2 menor do que 88% durante a deambulação, exercícios ou sono em portadores de doença cardiorrespiratória.[5]

Aspectos legais

A oxigenoterapia deve ser prescrita pelo médico, e sua administração pode ser realizada pelo enfermeiro, técnico ou auxiliar de enfermagem.

Na ausência do médico, em casos de pacientes graves com risco de vida, cabe ao enfermeiro a avaliação da conduta de enfermagem a ser tomada, incluindo o uso (prescrição) de cateter nasal e oxigênio medicinal, se necessário, até a chegada do médico (Parecer COREN-SP 014/2012 – CT. PRCI n° 99.072/2012[6]).

A seguir, serão apresentadas a indicação, o material necessário e as etapas dependendo do dispositivo a ser utilizado.

Administração de oxigênio por cateter/cânula nasal

Indicação

A administração de oxigênio por cateter ou cânula nasal é empregada quando o paciente requer uma concentração média ou baixa de O_2 destinada a prevenir e tratar hipóxia. É relativamente simples e permite que o paciente converse e se alimente sem interrupção da administração do O_2. Deve ser prescrita pelo médico, que determinará o volume de oxigênio necessário para cada paciente.[3]

Material necessário

- Bandeja
- Cateter nasal – que pode ser utilizado em diferentes tamanhos (8 a 12) em adultos
- Umidificador
- Extensão de látex/silicone
- Fluxômetro
- Luvas de procedimento
- Fonte de oxigênio
- Solução fisiológica a 0,9%
- Adesivo hipoalergênico
- Gaze
- Álcool a 70%

Etapas	Justificativas
1. Verificar a prescrição médica de administração de oxigênio por cateter/cânula nasal.	Identificar e evitar possíveis erros na prescrição.[7,8]
2. Higienizar as mãos.	Prevenir infecção é uma medida prioritária nos serviços de saúde.[7,9,10]
3. Reunir todo o material em uma bandeja previamente desinfetada com álcool a 70% e levar junto ao paciente.	Priorizar o material de acordo com o procedimento faz parte do planejamento de enfermagem.[11]
4. Explicar o procedimento ao paciente, familiar ou acompanhante.	É um direito do paciente receber orientações sobre os procedimentos que serão realizados.[11,12]

(Continua)

5. Promover a privacidade do paciente, colocando biombo.	Manter a privacidade e integridade do paciente faz parte dos cuidados de enfermagem em uma visão individualizada e holística.[11,12]
6. Higienizar as mãos.	Prevenir infecção é uma medida prioritária nos serviços de saúde.[7,9,10]
7. Conectar o cateter na extensão de látex/silicone, e esta no umidificador. Após, o umidificador deverá ser conectado à rede de oxigênio por meio do fluxômetro.	O fluxômetro é o medidor acoplado à fonte de oxigênio. Tem a finalidade de regular a quantidade de litros de oxigênio oferecida ao paciente.[13]
8. Calçar as luvas de procedimento.	A utilização de luvas se faz necessária quando houver risco de contato com sangue, secreções ou membranas mucosas.[9,10]
9. Posicionar o paciente de maneira confortável, geralmente em Fowler ou semi-Fowler.	Permitir que as micropartículas penetrem profundamente nas vias aéreas e promover o máximo de expansão pulmonar.[3]
10. Realizar a higiene das narinas do paciente com gaze umedecida em solução fisiológica a 0,9%.	Manter intacta a pele e as membranas da mucosa e reduzir a proliferação de microrganismos.[3]
11. Introduzir o cateter nasal na narina do paciente. Para a sua colocação, lubrifica-se o cateter e mede-se a distância da orelha ao nariz, aproximadamente 5 cm, introduzindo com suavidade.	Direcionar o fluxo de oxigênio ao trato respiratório superior do paciente. A cânula se manterá no lugar se ela se encaixar confortavelmente.[13]
12. Realizar a fixação delicadamente do cateter na região temporal ou sobre o nariz com fita adesiva. Se o cateter nasal for do tipo óculos, posicionar o cateter na narina, nas orelhas e ajustá-lo na mandíbula do paciente de maneira confortável.	Manter intacta a pele e as membranas da mucosa.[13,14]
13. Abrir o fluxômetro que regula a quantidade de oxigênio em litros por minuto, de acordo com a prescrição médica.	Garantir o aporte de oxigênio prescrito e a permeabilidade da cânula.[3]
14. Avaliar o estado respiratório do paciente e verificar a frequência e esforço respiratórios e sons pulmonares. Observar sinais de sofrimento respiratório, taquipneia, dispneia e batimentos das asas do nariz. Inspecionar se há alívio dos sintomas do paciente.	Garantir o aporte de oxigênio prescrito, a permeabilidade da cânula[13] e a segurança do paciente.[11,12]
15. Deixar o paciente confortável.	Faz parte dos cuidados de enfermagem manter o paciente numa posição anatômica adequada, promovendo conforto e segurança.[12]
16. Manter o ambiente em ordem.	A organização do ambiente faz parte das atividades da enfermagem.

(Continua)

17. Retirar as luvas de procedimento, desprezá-las em lixo infectante e higienizar as mãos.	Prevenir infecção é uma medida prioritária nos serviços de saúde.[7,9,10]
18. Verificar o procedimento e realizar as anotações de enfermagem no prontuário.	Faz parte do planejamento e das atividades de enfermagem fazer anotações detalhadas dos cuidados e/ou procedimentos realizados.[3]

Administração de oxigênio por máscara

Indicação

É empregada quando o paciente necessita utilizar máscara facial simples, máscaras com reinalação parcial, máscara sem reinalação e máscara de Venturi. A máscara deve servir como conforto ao paciente, atentando-se para o ajuste correto ao rosto para evitar saída de oxigênio. Esse método é utilizado quando o paciente necessita fluidificar secreções e também de aporte de oxigênio. Deve ser prescrito pelo médico, que determinará o volume de oxigênio para cada paciente.[3]

Os materiais necessários e as etapas para administração de oxigênio por máscara serão divididos em: (1) Máscara facial simples, máscaras com reinalação parcial e máscara sem reinalação; (2) máscara de Venturi.

1. Máscara facial simples, máscaras com reinalação parcial e máscara sem reinalação

Material necessário

- Bandeja
- Álcool a 70%
- Traqueia ou extensão de látex/siliconada
- Máscara facial especificada pelo médico
- Fluxômetro
- Água destilada estéril
- Cadarço ou fita elástica
- Gaze
- Fonte de oxigênio
- Umidificador

Etapas	Justificativas
1. Verificar a prescrição médica de administração de oxigênio por máscara.	Identificar e evitar possíveis erros na prescrição.[7,8]
2. Higienizar as mãos.	Prevenir infecção é uma medida prioritária nos serviços de saúde.[7,9,10]

(Continua)

17 • Oxigenoterapia 385

3. Reunir todo o material em uma bandeja previamente desinfetada com álcool a 70% e levar junto ao paciente.	Priorizar o material de acordo com o procedimento faz parte do planejamento de enfermagem.[11]
4. Explicar o procedimento ao paciente, familiar ou acompanhante.	É um direito do paciente receber orientações sobre os procedimentos que serão realizados.[11,12]
5. Promover a privacidade do paciente colocando biombo.	Manter a privacidade e integridade do paciente faz parte dos cuidados de enfermagem em uma visão individualizada e holística.[11,12]
6. Higienizar as mãos.	Prevenir infecção é uma medida prioritária nos serviços de saúde.[7,9,10]
7. Posicionar o paciente de maneira confortável, geralmente em Fowler ou semi-Fowler.	Permitir que as micropartículas penetrem profundamente nas vias aéreas e promover o máximo de expansão pulmonar.[3]
8. Preencher o umidificador com água destilada estéril até o nível máximo.	O oxigênio deve ser umidificado para não lesar o epitélio ciliar, o que dificulta a eliminação do muco e provoca uma reação inflamatória subepitelial.[3]
9. Conectar a máscara facial à traqueia ou extensão de látex/siliconada, e esta ao umidificador. Após, conectar o umidificador na fonte de oxigênio por meio do fluxômetro (com umidificação caso seja necessário [conforme o tipo de máscara]).	Direcionar o fluxo de oxigênio ao trato respiratório superior do paciente. A máscara se manterá no lugar se ela se encaixar confortavelmente.[13]
10. Colocar a máscara sobre o nariz, a boca e o queixo do paciente delicadamente; se necessário, colocar gaze.	Direcionar o fluxo de oxigênio ao trato respiratório superior do paciente. A máscara se manterá no lugar se ela se encaixar confortavelmente.[13]
11. Ajustar a faixa elástica/cadarço em torno da cabeça para prender a máscara firmemente, mas de maneira confortável.	Direcionar o fluxo de oxigênio ao trato respiratório superior do paciente. A máscara se manterá no lugar se ela se encaixar confortavelmente.[11]
12. Observar sinais de hiperemia no local da faixa elástica/cadarço. Usar gaze ou compressa em pontos de pressão no pescoço, orelha e couro cabeludo.	Proteger a pele evitando lesões por pressão.[11]
13. Abrir o fluxômetro que regula a quantidade de oxigênio em litros por minuto. No caso de máscara com reservatório, verificar se a bolsa do reservatório está cheia de oxigênio.	Garantir o aporte de oxigênio prescrito e a permeabilidade da máscara.[3]
14. Ajustar o volume de fluxo à velocidade de acordo com a prescrição médica.	Garantir o aporte de oxigênio prescrito e a permeabilidade da máscara.[3]

(Continua)

15. Avaliar o estado respiratório do paciente e verificar frequência e esforço respiratórios e sons pulmonares. Observar sinais de sofrimento respiratório, taquipneia, dispneia e batimentos das asas do nariz. Inspecionar se há alívio dos sintomas do paciente.	Garantir o aporte de oxigênio prescrito, a permeabilidade da cânula[13] e a segurança do paciente.[11,12]
16. Deixar o paciente confortável.	Faz parte dos cuidados de enfermagem manter o paciente em uma posição anatômica adequada, promovendo o conforto e a segurança.[12]
17. Manter o ambiente em ordem.	A organização do ambiente faz parte das atividades da enfermagem.
18. Higienizar as mãos.	Prevenir infecção é uma medida prioritária nos serviços de saúde.[7,9,10]
19. Verificar o procedimento e realizar as anotações de enfermagem no prontuário.	Faz parte do planejamento e das atividades de enfermagem fazer anotações detalhadas dos cuidados e/ou dos procedimentos realizados.[3]

2. Máscara de Venturi

Com esse tipo de máscara, é possível ofertar oxigênio de baixo e alto fluxo. Essas máscaras são precisas e seguras e permitem obter diferentes concentrações de oxigênio, que podem variar de 24 a 50% com a mudança do dispositivo denominado Venturi **(Fig. 17.1)**.[13]

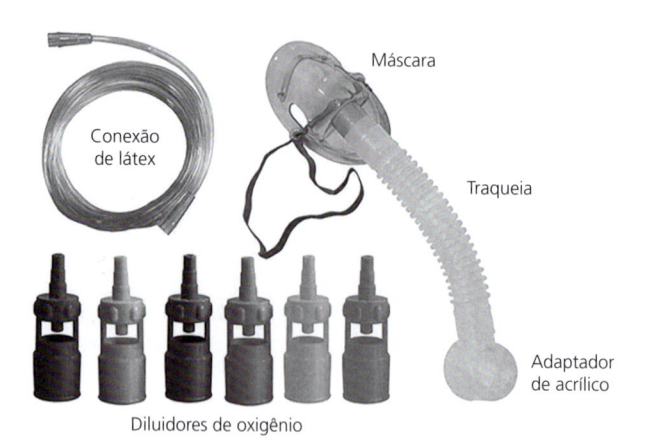

Figura 17.1 Máscara de Venturi.
Fonte: Romed.[15]

Material necessário

- Bandeja
- Álcool a 70%
- Máscara
- Conexão de látex
- Traqueia
- Fonte de oxigênio
- Fluxômetro
- Umidificador
- Água destilada
- Diluidores coloridos para diferentes concentrações (24%, 28%, 31%, 35%, 40% e 50%)
- Adaptador de acrílico para nebulização

Etapas	Justificativas
1. Verificar a prescrição médica de administração de oxigênio por máscara de Venturi.	Identificar possíveis erros na prescrição.[7,8]
2. Higienizar as mãos.	Prevenir infecção é uma medida prioritária nos serviços de saúde.[7,9,10]
3. Reunir todo o material em bandeja previamente desinfetada com álcool a 70% e levar junto ao paciente.	Priorizar o material de acordo com o procedimento faz parte do planejamento de enfermagem.[11]
4. Explicar o procedimento ao paciente, familiar ou acompanhante.	É um direito do paciente receber orientações sobre os procedimentos que serão realizados.[11,12]
5. Promover a privacidade do paciente, colocando biombo.	Manter a privacidade e integridade do paciente faz parte dos cuidados de enfermagem em uma visão individualizada e holística.[11,12]
6. Higienizar as mãos.	Prevenir infecção é uma medida prioritária nos serviços de saúde.[7,9,10]
7. Posicionar o paciente de maneira confortável, geralmente em Fowler ou semi-Fowler.	Permitir que as micropartículas penetrem profundamente nas vias aéreas e promover o máximo de expansão pulmonar.[3]
8. Adaptar a máscara à traqueia, e esta ao diluidor colorido, de acordo com a prescrição médica.	Evitar ressecamento das membranas mucosas e orais e secreções nas vias aéreas.[13]
9. Inserir o adaptador de acrílico no diluidor de oxigênio. Após, conectar a conexão de látex/siliconada.	Direcionar o fluxo de oxigênio ao trato respiratório superior do paciente[3] e garantir o aporte de oxigênio prescrito.[14]
10. Preencher o umidificador com água destilada estéril até o nível máximo, colocando a data da instalação para realizar a troca do sistema (máscara/traqueia/umidificador) conforme padronização da instituição, e conectar na conexão de látex/siliconada.	O oxigênio precisa ser sempre umidificado para não lesar o epitélio ciliar, o que dificulta a eliminação do muco e provoca uma reação inflamatória subepitelial.[3,14]

(Continua)

11. Conectar o umidificador no fluxômetro de oxigênio e ajustar o fluxômetro de acordo com a prescrição médica.	O fluxômetro direcionará a quantidade de oxigênio oferecido.
12. Colocar a máscara de Venturi sobre o nariz, a boca e o queixo do paciente delicadamente, ajustando o elástico na parte posterior da cabeça.	Direcionar o fluxo de oxigênio ao trato respiratório superior do paciente. A máscara se manterá no lugar se ela se encaixar confortavelmente.[3]
13. Observar sinais de hiperemia no local da faixa elástica/cadarço. Usar gaze ou compressa em pontos de pressão no pescoço, orelha e couro cabeludo.	Proteger a pele evitando lesões por pressão.[11,14]
14. Avaliar o estado respiratório do paciente e verificar frequência e esforço respiratórios e sons pulmonares. Observar sinais de sofrimento respiratório, taquipneia, dispneia e batimentos das asas do nariz. Inspecionar se há alívio dos sintomas do paciente.	Garantir o aporte de oxigênio prescrito[13] e a segurança do paciente.[11,12]
15. Deixar o paciente confortável.	Faz parte dos cuidados de enfermagem manter o paciente em uma posição anatômica, promovendo o conforto e a segurança.[11,12]
16. Manter o ambiente em ordem.	Faz parte dos cuidados de enfermagem manter o ambiente organizado.
17. Higienizar as mãos.	Prevenir infecção é uma medida prioritária nos serviços de saúde.[7,9,10]
18. Verificar o procedimento e realizar as anotações de enfermagem no prontuário.	Faz parte do planejamento e das atividades de enfermagem anotar detalhadamente os cuidados e/ou procedimentos realizados.[3]

Oxigenoterapia por inalação

Indicação

Método terapêutico que transforma uma solução (água ou soluções salinas) em névoa quando submetida a uma determinada pressão. Pode ser associada à terapia medicamentosa (mucolíticos, antibióticos, broncodilatadores e anti-inflamatórios); esses medicamentos são aplicados através da boca e cavidade nasal, ou por traqueostomia, fluidificando as secreções, diminuindo os processos inflamatórios e reduzindo o broncospasmo.[16]

Material necessário

- Bandeja
- Álcool a 70%
- Fluxômetro
- Micronebulizador completo
- Conexão de látex/siliconada

Etapas	Justificativas
1. Verificar a prescrição médica de administração de oxigênio por inalação.	Identificar possíveis erros na prescrição.[7,8]
2. Higienizar as mãos.	Prevenir infecção é uma medida prioritária nos serviços de saúde.[7-9]
3. Reunir todo o material em uma bandeja previamente desinfetada com álcool a 70% e levar junto ao paciente.	Priorizar o material de acordo com o procedimento faz parte do planejamento de enfermagem.[11]
4. Explicar o procedimento ao paciente, familiar ou acompanhante.	É um direito do paciente receber as orientações dos procedimentos que serão realizados.[11,12]
5. Promover a privacidade do paciente, colocando biombo.	Manter a privacidade e a integridade do paciente faz parte dos cuidados de enfermagem em uma visão individualizada e holística.[11,12]
6. Higienizar as mãos.	Prevenir infecção é uma medida prioritária nos serviços de saúde.[7,9,10]
7. Posicionar o paciente de maneira confortável, geralmente em Fowler ou semi-Fowler.	Promover a ventilação.[3]
8. Instalar o fluxômetro na rede de ar comprimido ou oxigênio e testá-lo.	Priorizar o material de acordo com o procedimento faz parte do planejamento de enfermagem.[3]
9. Colocar a medicação prescrita no copo do nebulizador.	Garantir o aporte de oxigênio e medicamentoso prescrito.[3]
10. Conectar a máscara ao nebulizador, o nebulizador na conexão de látex/siliconada, e esta ao fluxômetro.	Oferecer uma via de passagem do oxigênio de sua fonte para o paciente.[3]
11. Aproximar a máscara do rosto do paciente e ajustá-la (cobrindo a boca e o nariz) até que a solução termine e abrir o fluxômetro até a formação de névoa.	Garantir o aporte de oxigênio e medicamentoso prescrito e a permeabilidade da máscara.[3]
12. Fechar o fluxômetro e retirar o nebulizador.	Certificar-se do término da solução e do fechamento do fluxômetro para não ter desperdício de oxigênio.[3]
13. Deixar o paciente confortável.	Faz parte dos cuidados de enfermagem manter o paciente em uma posição anatômica, promovendo conforto e segurança.[11,12]

(Continua)

14. Manter o ambiente em ordem.	Faz parte dos cuidados de enfermagem manter o ambiente organizado.
15. Higienizar as mãos.	Prevenir infecção; é uma medida prioritária nos serviços de saúde.[7,9,10]
16. Verificar o procedimento e realizar as anotações de enfermagem no prontuário.	Faz parte do planejamento e das atividades de enfermagem fazer anotações detalhadas dos cuidados e/ou procedimentos realizados.[3]

Autocuidado

A oxigenoterapia é utilizada para auxiliar o paciente na assistência/suporte ventilatório por meio de máscaras faciais, nasais ou bucais. Estudos evidenciam elevados benefícios no uso do oxigênio nos casos relacionados a patologias respiratórias agudas e crônicas, durante a internação ou em domicílio, proporcionando uma maior estabilização clínica e uma melhor qualidade de vida ao paciente.[6,17]

Cabe ao enfermeiro capacitar o paciente/familiar a efetuar os cuidados referentes ao uso da oxigenoterapia na alta hospitalar e no acompanhamento domiciliar, reduzindo as complicações relacionadas ao déficit de autocuidado.[6,17]

Diagnósticos, intervenções e resultados

Diagnósticos de enfermagem[18]	Intervenções de enfermagem[19]	Resultados de enfermagem[20]
Padrão respiratório ineficaz	Oxigenoterapia	Estado respiratório
Troca de gases prejudicada	Oxigenoterapia	Estado respiratório

Exercícios (respostas no final do livro)

1. Em relação à oxigenoterapia, são responsabilidades da equipe de enfermagem:

   I. Observar sinais de sofrimento respiratório, taquipneia, dispneia e batimentos das asas do nariz.

   II. Verificar sinais vitais antes e depois da oxigenoterapia.

   III. Acomodar o paciente em posição Fowler ou semi-Fowler.

   Considerando as afirmações:
   a. Apenas I está correta.
   b. Apenas III está correta.
   c. Apenas I e III estão corretas.
   d. I, II e III estão corretas.

2. "A oxigenoterapia é definida como a administração de oxigênio com finalidade terapêutica, em casos em que o paciente apresenta respiração ruidosa, taquipneia, ortopneia, cianose, batimentos das asas do nariz, queda da saturação de oxigênio, entre outros". Baseado nessa afirmação, é correto afirmar que:
   a. O oxigênio pode ser administrado sem prescrição médica em qualquer situação.
   b. A cânula nasal deve ser a oxigenoterapia de escolha para paciente que requer uma concentração alta de oxigênio.
   c. A oxigenoterapia por meio da máscara de Venturi não permite obter diferentes concentrações de oxigênio.
   d. As formas mais convencionais de administração de oxigênio dependem de máscaras faciais ou cânulas e dispositivos nasais.

Referências

1. West JB. Fisiologia respiratória. 6. ed. Barueri: Manole; 2002. p.1-20.
2. Neves JT, Lobão MJ. Grupo de trabalho EMO. Estudo multicêntrico de oxigenoterapia – uma auditoria nacional aos procedimentos de oxigenoterapia em enfermarias de medicina interna. Rev Port Pneumol. 2012;18(2):80-5.
3. Silva MT, Silva SRLPT. Manual de procedimentos para estágio de enfermagem. 4. ed. São Paulo: Martinari; 2013.
4. Dres M, Demoule A. O que todo intensivista deve saber sobre oxigenoterapia nasal de alto fluxo em pacientes críticos. Rev Bras Ter Intensiva. 2017;29(4):399-403.
5. Kock KS, Rocha PAC, Silvestre JCC, Coelho D, Leite KR. Adequações dos dispositivos de oxigenoterapia em enfermaria hospitalar avaliadas por oximetria de pulso e gasometria arterial. ASSOBRAFIR Ciência. 2014;5(1):53-64.
6. Conselho Regional de Enfermagem de São Paulo. Parecer COREN-SP 014/2012 – CT. PRCI nº 99.072 /2012 e Ticket nº 279.315. Assunto: administração de oxigênio medicinal, sem prescrição médica, por meio de cateter nasal em situação de emergência [Internet]. São Paulo: COREN-SP; 2012 [capturado em 19 mar. 2019]. Disponível em: https://portal.coren-sp.gov.br/wp-content/uploads/2013/07/parecer_coren_sp_2012_14.pdf.
7. Rede Brasileira de Enfermagem e Segurança do Paciente. Acordos básicos de cooperação na Rede Brasileira de Enfermagem e Segurança do Paciente. São Paulo: REBRAENSP; 2009.
8. Potter PA, Perry AG. Fundamentos de enfermagem. 5. ed. Rio de Janeiro: Guanabara Koogan; 2004. p. 1156-69.
9. Centers for Disease Control and Prevention. Handwashing: clean hands save lives [Internet]. Chapel Hill: CDC; 2012 [capturado em 16 abr. 2019]. Disponível em: https://www.cdc.gov/handwashing/index.html.
10. Cassettari VC, Balsamo AC, Silveira IR. Manual para prevenção das infecções hospitalares 2009. São Paulo: Hospital Universitário da Universidade de São Paulo; 2009.
11. Taylor C, Lillis C, LeMone P, Lynn P. Fundamentos de enfermagem: a arte e a ciência do cuidado de enfermagem. 7. ed. Porto Alegre: Artmed; 2014.
12. Morganheira D, Silva P, Pereira R, Ruivo A. Preservação do direito à privacidade: perceção do doente internado: revisão integrativa. RIASE. 2017;3(2):999-1012.

13. Souza EN, organizador. Manual de procedimentos básicos de enfermagem. Porto Alegre: UFCSPA; 2016.
14. Alves JCF, Fank A, Souza LP, Lima MG. O papel do enfermeiro na oxigenoterapia: revisão narrativa da literatura. J Health Biological Sci. 2018;6(2):176-81.
15. Romed. Máscara (KIT) venturi [Internet]. Cotia: Romed; c2019 [capturado em 20 mar. 2019]. Disponível em: https://romed.com.br/produtos/mascara-venturi-adulto/.
16. Parente AAAI, Maia PN. Aerossolterapia. Pulmão RJ 2013;22(3):14-19.
17. Amorim L. Promoção do autocuidado em pessoas com DPOC: o caso da ventilação não invasiva. JournaL of Aging and Innovation. 2012;1(1):69-79.
18. Herdman TH, Kamitsuru S, organizadores. Diagnósticos de enfermagem da NANDA-I: definições e classificação 2018-2020. 11. ed. Porto Alegre: Artmed; 2018.
19. Bulechek MG, Butcher HK, Dochterman JM, Wagner CM. NIC: classificação das intervenções de enfermagem. 6. ed. Rio de Janeiro: Elsevier; 2016.
20. Moorhead S, Johnson M, Maas ML, Swanson E. NOC: classificação dos resultados de enfermagem. 5. ed. Rio de Janeiro: Elsevier; 2016.

Aspiração de cânulas 18

18.1
Aspiração das vias aéreas em pacientes intubados

Suely Sueko Viski Zanei

Introdução

O procedimento de aspiração de secreções das vias aéreas é essencial para a maioria dos indivíduos hospitalizados que se encontram intubados pela via traqueal. Na maioria das vezes, a intubação está associada ao uso de equipamentos (ventiladores pulmonares mecânicos), que, por meio de pressão positiva, permitem a ventilação e a oxigenação pulmonar em pacientes com comprometimento grave da função respiratória.

A intubação traqueal é um procedimento médico. Geralmente, opta-se pela colocação do tubo através da boca – orotraqueal – por ser o meio mais rápido e recomendado. Em casos específicos, como cirurgia que envolva a cavidade bucal, trauma ou sangramento oral, utiliza-se a via nasal (intubação nasotraqueal). Entretanto, a intubação através de uma das narinas apresenta riscos de diversas complicações, entre elas a sinusite, que pode desencadear, em alguns dias, a pneumonia hospitalar.[1] Qualquer que seja a via, o tubo substitui a passagem natural do ar pelas vias aéreas superiores. Assim, as funções de aquecimento, umidificação e filtragem natural do ar que acontecem através do nariz e vias aéreas superiores ficam prejudicadas e devem ser compensadas por meio de umidificação externa.[2] Outro aspecto a considerar é que a utilização de um tubo traqueal está vinculada à necessidade de fornecer oxigênio e, se este não for umidificado, o fluxo contínuo do gás torna a via aérea ressecada e mais suscetível à formação de secreções espessas, formando tampões mucosos ("rolhas"). As secreções espessas ou rolhosas, além de difícil sucção, podem obstruir total ou parcialmente o lúmen da cânula, piorando de forma significativa a condição do paciente, inclusive levando-o à morte se a desobstrução não for realizada em tempo hábil.[3,4]

Considerando-se a importância de manter a via aérea pérvia, ou seja, livre de impedimentos para o fluxo de ar, o procedimento de aspiração das vias aéreas artificiais deve ser realizado de acordo com a necessidade de cada paciente e de acordo com as melhores evidências científicas conhecidas,[3] que serão destacadas no presente capítulo.

Definição

A aspiração da cânula endotraqueal é a retirada de secreções das vias aéreas utilizando-se uma sonda de aspiração acoplada a um sistema de sucção a vácuo (pressão negativa). A finalidade é manter a via aérea permeável, possibilitando a livre passagem do ar durante os ciclos respiratórios.[2-5]

Indicação

O procedimento deve ser realizado somente quando houver sinais ou sintomas indicativos de que há secreções nas vias aéreas **(Tab. 18.1.1)**.

Tabela 18.1.1 Indicativos de presença de secreção

- Secreções visíveis na cânula[6-8]
- Tosse[6-8]
- Ausculta de roncos grossos sobre a traqueia
- Ausculta pulmonar com presença de roncos (crepitações sonoras)[6,8]
- Aumento da frequência respiratória[5,6,8]
- Diminuição da saturação periférica de oxigênio (SpO$_2$)[5,6,8]
- Alterações da frequência cardíaca e da pressão arterial[5,6,8]
- Aumento do pico de pressão inspiratória e/ou gráficos em dente de serra nas curvas de pressão ou fluxo visualizados no monitor do ventilador mecânico[5,6]

Aspirações periódicas sem indicação podem acarretar riscos ou complicações para o paciente.[2,3,5,6] As complicações imediatas relacionadas à aspiração das vias aéreas geralmente são ocasionadas por supressão temporária de oxigênio e/ou tempo prolongado de sucção, o que leva a hipoxemia, instabilidade hemodinâmica e atelectasia. Técnica agressiva ou inapropriada, utilização de sondas calibrosas ou o contato da própria sonda de aspiração com a carina e a instilação de solução salina podem provocar dor, tosse, broncospasmo e lesões na mucosa.

Posteriormente, o edema local e a infecção decorrentes de aspirações inadvertidas podem propiciar complicações tardias **(Tab. 18.1.2)**.

Tabela 18.1.2 Complicações

Imediatas
■ Hipoxemia/diminuição da saturação de oxigênio[3,5,8-10]
■ Arritmias cardíacas devido a hipoxemia[3,5]
■ Trauma da mucosa traqueal e secreções sanguinolentas[4,5,10-12]
■ Alterações da pressão arterial[3,5,9]
■ Taquicardia ou bradicardia[3,5,9]
■ Dor, desconforto e agitação/ansiedade[3,5,9-11]
■ Diminuição do volume pulmonar (atelectasia)[9,11-13]
■ Broncospasmo[8,9]
■ Aumento da pressão intracraniana[12,14]
■ Extubação acidental durante o procedimento[5]
Posteriores
■ Edema traqueobronqueal[4]
■ Infecção pulmonar[4,5,10,15]

Aspectos legais

Em 23 de agosto de 2017, o COFEN divulgou a Resolução nº 557[7] que determina que pacientes considerados graves (no ambiente hospitalar), com via aérea artificial, submetidos ou não à ventilação pulmonar mecânica, devem ser aspirados exclusivamente por enfermeiros. Em casos de pacientes não graves em unidades de repouso/observação, unidades de internação e em atendimento domiciliar, eles poderão ser aspirados pelo técnico de enfermagem, desde que devidamente avaliado e prescrito pelo enfermeiro como parte integrante do processo de enfermagem.[7]

Material necessário

- Equipamento de proteção individual: máscara e óculos de proteção, luvas de procedimento e, se necessário (em casos de isolamento de contato), avental descartável.[10]
- Materiais para o procedimento:[12,16]
    - Sondas de aspiração descartáveis de diferentes calibres
    - Luva estéril (única) para a mão dominante
    - Aspirador de secreções (portátil ou sistema de vácuo)

- Equipamentos mínimos para monitoração/segurança do paciente:[16,17]
  - Fonte de oxigênio
  - Monitor cardíaco
  - Oxímetro de pulso
- Outros:[18]
  - Estetoscópio para avaliação
  - Dispositivo do tipo bolsa-válvula-máscara ("ambu")
  - Protetor de papel ou toalha para proteção do tórax
  - Flaconete de soro fisiológico ou similar ou recipiente com água limpa para limpeza da extensão do aspirador ao término do procedimento

Recomendações gerais

Com a finalidade de proporcionar maior segurança durante o procedimento, recomendam-se alguns cuidados descritos na **Tabela 18.1.3**.

Tabela 18.1.3 Cuidados relacionados à aspiração endotraqueal

- Manter o paciente com monitoração cardíaca e oximetria de pulso durante a aspiração, principalmente em pacientes dependentes de oxigenoterapia contínua e em alta concentração (FiO$_2$ igual ou maior do que 50%).[15,17]
- Realizar o procedimento de forma asséptica para diminuir o risco de infecção pulmonar.[3,4,12,16]
- Escolher a sonda de aspiração de menor calibre possível, desde que favoreça a aspiração de forma efetiva. O calibre deve ser menor do que 50% do diâmetro da cânula, pois quanto maior o calibre, maior o risco de traumatismo, dor, desconforto e hipoxemia. Em adultos, recomenda-se utilizar sonda n° 12 French (F), que produz menos efeitos adversos. Para tubos traqueais com diâmetro de 8 F ou maior, podem-se utilizar sondas de aspiração n° 14 F.[3,12,16]
- O procedimento deve ser realizado, preferencialmente, por duas pessoas: uma que realizará os passos principais e a outra que irá auxiliar no que for necessário. Minimiza-se, assim, o risco de contaminação do sistema e a extubação acidental e aumenta-se a vigilância e a segurança durante todo o procedimento.[18,19]
- Proteger o tórax do paciente com papel ou toalha para evitar respingos de secreção sobre ele.[18]
- Evitar a instilação de solução salina a 0,9% durante o procedimento para minimizar os efeitos adversos.[5,20,21]

Descrição do procedimento com sistema aberto

A aspiração com sistema aberto ainda é amplamente utilizada e deve ser realizada de forma asséptica, seguindo as recomendações descritas a seguir.

18.1 • Aspiração das vias aéreas em pacientes intubados

Etapas	Justificativas
1. Avaliar a necessidade da aspiração endotraqueal e, se indicada, preparar os materiais e equipamentos necessários.[5,8,10]	Aspirações sem indicação podem ser prejudiciais ao paciente. Preparar o material antecipadamente agiliza o processo e evita a interrupção do procedimento.
2. Higienizar as mãos e colocar o equipamento de proteção individual necessário.[4,18,19,21]	Evitar a transmissão de infecções.
3. Apresentar-se e explicar ao paciente a necessidade do procedimento.[10,18,19,21]	Reduzir a ansiedade e favorecer sua colaboração.
4. Posicionar o paciente em decúbito dorsal elevado, com a cabeça centralizada.[19]	Facilitar a introdução da sonda e evitar a broncoaspiração.
5. Avaliar parâmetros basais antes do procedimento: SpO_2, frequência cardíaca e frequência respiratória.[12]	Minimizar alterações desencadeadas pela sucção.
6. Em pacientes com dispositivo de oxigenoterapia (ventilador mecânico ou outros), recebendo frações elevadas (FiO_2), aumentar o oxigênio ofertado (pré-oxigenação) para 100% durante 1 a 2 minutos, enquanto prepara o material para o procedimento.[5,8,10,22]	Evitar hipoxemia e a piora do desconforto respiratório.
7. Adaptar firmemente a ponta da sonda de aspiração na extremidade da extensão do aspirador. (Essa ponta pode ser manipulada com a mão não estéril.) Manter o corpo da sonda dentro da embalagem, mantendo-a estéril enquanto prepara os itens 8 e 9.[18,19]	Evitar que a sonda se desprenda da extensão antes ou durante o procedimento.
8. Abrir o sistema de aspiração e mantê-lo com pressão entre 100 a 200 mmHg ou, no máximo, até 250 mmHg em adultos. Manter a sonda próxima ao paciente.[3,11,23]	Sucções com pressões elevadas são desconfortáveis, aumentam o risco de sangramento, hipoxemia e podem provocar atelectasias.
9. Calçar a luva estéril na mão dominante. Usar a outra mão para desconectar o paciente do ventilador ou outro dispositivo. Quando o procedimento for realizado por duas pessoas, o dispositivo pode ser desconectado pelo outro profissional.[24]	Evitar infecção.
10. Retirar a sonda da embalagem e introduzir a sonda no tubo traqueal segurando-a com a mão estéril. Com a outra mão, segurar a extensão do aspirador próximo à válvula, porém sem ocluir sua abertura (sem sucção). Caso a sonda não disponha da abertura, fazer a interrupção da pressão, dobrando manualmente a extensão.[19,24]	Evitar maior retirada de ar e minimizar desconforto e hipoxemia, além de evitar infecção.

(Continua)

11. Durante a introdução da sonda, manter o tubo traqueal firme e centralizado. Se o paciente estiver consciente, solicitar a ele que não movimente a cabeça e estimulá-lo a tossir durante o procedimento. Se necessário, outro profissional deve auxiliar o operador a segurar o tubo. Introduzir a sonda sem sucção, até que o paciente tussa ou que encontre resistência à passagem (provável encontro da ponta da sonda na carina). Nesse momento, tracionar a sonda de 1 a 2 centímetros e iniciar a sucção. Retirar a sonda em um único movimento ou realizando movimentos circulares. A velocidade da retirada deve durar cerca de 10 segundos, não excedendo 15.[3,19,21]	Evitar traumatismo, deslocamento do tubo e extubação não planejada. Além de evitar desconforto e hipoxemia.
12. Repetir as manobras (introdução e retirada da sonda) se necessário, com intervalos de descanso e oxigenação. Permitir ao menos 4 a 6 ciclos respiratórios entre uma e outra aspiração ou até a saturação retornar ao nível basal. Evitar várias aspirações consecutivas (o ideal é que sejam no máximo três, ou até menos). Reconectar o ventilador mecânico ou dispositivo de oxigenoterapia nos intervalos entre as sucções. Reavaliar a necessidade de repetir o procedimento.[18,24]	Evitar desconforto, traumatismo e hipoxemia.
13. Observar, durante o procedimento: aspecto do paciente, das secreções (quantidade, aspecto, odor, consistência e coloração) e alterações mostradas pelo monitor, principalmente de frequência cardíaca, pressão arterial e SpO$_2$.[12,21]	Os registros fornecem subsídios para avaliação do quadro pulmonar e repercussão hemodinâmica do procedimento.
14. Após a aspiração do tubo, realizar aspiração orofaríngea.[15]	Secreções acumuladas na boca e orofaringe são passíveis de serem broncoaspiradas e podem ser foco para infecção pulmonar.
15. Retirar a luva estéril e acondicionar dentro dela a sonda de aspiração para ser desprezada em lixo infectante. Aspirar água limpa de recipiente pequeno ou outra solução similar para limpeza da extensão do aspirador.	Manter as condições de higiene do ambiente e dos dispositivos para aspiração.
16. Manter a hiperoxigenação durante 1 a 2 minutos ou até que a saturação retorne ao nível basal. Em adultos, pode-se manter a hiperoxigenação por até 5 minutos.[18,22]	Evitar a hipoxemia e garantir a oxigenação.
17. Avaliar o efeito da sucção por meio da ausculta pulmonar ou perguntando diretamente ao paciente consciente, certificando-se de que ele está confortável.[10,18,19]	A avaliação fornece subsídios para verificação da eficácia do procedimento.
18. Higienizar as mãos.[24]	Evitar a transmissão de infecção.
19. Fazer as anotações relacionadas ao procedimento; registrar reações adversas caso tenham ocorrido.[18,19,21]	Os registros fornecem subsídios para avaliação e evolução do paciente.

Situações especiais

Alguns pacientes podem apresentar condições diferenciadas, e algumas dificuldades durante o procedimento podem ser encontradas, conforme descrito na **Tabela 18.1.4**.

Tabela 18.1.4 Situações especiais

- Apesar da sucção durante a introdução da sonda não ser recomendada (aumenta o potencial para hipoxemia e trauma)[19], quando o paciente apresentar tosse intensa e/ou secreções abundantes, a sucção poderá ser realizada de imediato, ou seja, enquanto a sonda é introduzida e retirada rapidamente. A justificativa racional é que, nessas situações, a entrada de ar e a oxigenação estão momentaneamente bloqueadas pela tosse e secreções e, assim, é prioritário que sejam retiradas de imediato.
- Caso encontre resistência na passagem da sonda, verificar se o paciente não está mordendo o tubo. Nesse caso, deve-se solicitar ao paciente que mantenha a boca aberta enquanto o procedimento é realizado. Caso o paciente não colabore, colocar temporariamente uma cânula de Guedel para manter a abertura da boca e discutir com o médico a possibilidade de sedação. A cânula deve permanecer o menor tempo possível para que se evitem lesões na cavidade oral.[25]
- Mobilizar e manter a cabeça virada para a esquerda ou para a direita antes da introdução da sonda de aspiração pode facilitar a aspiração do brônquio contralateral, garantindo a aspiração de ambos os brônquios.[5]
- A instilação de solução fisiológica (SF) antes ou durante a aspiração deve ser evitada, considerando-se que não há efeitos benéficos comprovados. Ao contrário, em adultos e crianças, há estudos que demonstram maior número de efeitos adversos, como instabilidade hemodinâmica, diminuição da saturação, maior tempo de retorno à situação basal e broncospasmo. Entretanto, um estudo menciona dois critérios para a instilação de pequenas quantidades de SF em crianças que pode ser utilizada para adultos: histórico prévio de formação de rolhas e/ou ausência de tosse.[20] Apesar de algumas alterações serem transitórias, salienta-se que, enquanto não forem comprovados reais benefícios, o uso rotineiro de SF deve ser evitado.[2,5]
- Em pacientes neurológicos com aumento persistente da pressão intracraniana (PIC) e que necessitam de aspiração traqueal, deve-se discutir a utilização de bloqueador neuromuscular antes do procedimento para evitar a tosse e aumento da elevação da pressão intra-abdominal (PIA), que, por sua vez, provoca maior elevação da PIC.[5,12]
- Durante os intervalos entre uma e outra aspiração, a saturação pode não retornar ao nível basal, persistindo em nível baixo, acompanhada de alterações importantes da frequência cardíaca ou arritmias. Nesse caso, deve-se interromper imediatamente o procedimento, aumentar ou manter a FiO_2 em 100% e chamar ajuda.[21]
- O risco de sangramento durante a aspiração é maior em pacientes plaquetopênicos e, portanto, os cuidados para evitar sangramento devem ser intensificados. Evitar a introdução profunda da sonda pode ser uma medida a ser considerada, principalmente se o paciente mobiliza as secreções através da tosse.
- Pacientes com alto risco de hipoxemia durante a aspiração traqueal (em geral, dependentes de oxigenoterapia em altas concentrações e/ou que necessitam de recursos ventilatórios para manutenção da oxigenação) devem ser aspirados com sistema fechado, no qual não há necessidade de desconectar o dispositivo que fornece oxigênio.[3,5,21]
- Pacientes intubados mantêm a boca semiaberta, o que pode levar a ressecamento; lesões na boca e na mucosa oral também podem ocorrer, ocasionadas pela presença do tubo e pelo acúmulo de secreções orofaríngeas.[5]
- Pacientes ventilados por uma via aérea artificial podem apresentar ressecamento de secreções pulmonares por falta de umidificação do sistema que fornece o oxigênio. A umidificação do gás deve ser mantida continuamente para facilitar a aspiração.[5]

Diagnósticos, intervenções e resultados

Pacientes com intubação traqueal necessitam de cuidados específicos e podem apresentar alguns dos diagnósticos de enfermagem descritos a seguir. Para cada diagnóstico, são apresentadas as intervenções e os resultados esperados.

Diagnósticos de enfermagem[26]	Intervenções de enfermagem[27]	Resultados de enfermagem[28]
Risco de aspiração	Aspiração de vias aéreas	Controle e detecção do risco Prevenção da aspiração Estado respiratório: permeabilidade da via aérea
Desobstrução ineficaz das vias aéreas	Aspiração de vias aéreas Controle de vias áreas artificiais Inserção e estabilização de vias aéreas artificiais Assistência ventilatória	Estado respiratório: permeabilidade das vias aéreas Prevenção da aspiração
Risco de infecção	Monitoração respiratória Assistência ventilatória Controle de vias áreas artificiais	Estado respiratório Controle de riscos Gravidade da infecção
Integridade da membrana mucosa oral prejudicada Risco de integridade da membrana mucosa oral prejudicada	Restauração da saúde oral	Integridade tissular: mucosa oral Controle de riscos: processo infeccioso Saúde oral
Ventilação espontânea prejudicada	Aspiração de vias aéreas Monitoração respiratória Assistência ventilatória	Estado respiratório: ventilação
Troca de gases prejudicada	Monitoração respiratória Assistência ventilatória	Estado respiratório: trocas gasosas
Ansiedade	Redução da ansiedade	Nível de ansiedade

Exercícios *(respostas no final do livro)*

1. Em relação ao procedimento de aspiração do tubo traqueal, assinale a alternativa verdadeira:
   a. A instilação de solução salina a 0,9% durante o procedimento de aspiração endotraqueal é recomendada para facilitar o procedimento.
   b. A aspiração endotraqueal é um procedimento simples, com poucos riscos para os pacientes.

c. Os sinais e sintomas que demonstram presença de secreção traqueal e indicam a aspiração são tosse, ausculta pulmonar com roncos, secreções visíveis na cânula, aumento da frequência respiratória, diminuição da saturação de oxigênio.

d. A sonda de aspiração deve ser calibrosa (14 ou 16 F) para remover grande quantidade de secreções.

2. Assinale a alternativa verdadeira em relação à aspiração das vias aéreas de pacientes intubados:

   a. Após a aspiração do tubo, realizar aspiração orofaríngea devido à quantidade de secreções que se acumulam nessa região que são passíveis de serem broncoaspiradas.
   b. Pacientes intubados, submetidos à ventilação mecânica pulmonar, não apresentam hipoxemia quando aspirados.
   c. A aspiração endotraqueal deve ser realizada a cada 2 horas em pacientes com secreções purulentas.
   d. A aspiração endotraqueal pode ser realizada por qualquer membro da equipe de enfermagem.

Referências

1. Pacheco-Lopez PC, Berkow LC, Hillel AT, Akst LM. Complications of airway management. Respir Care. 2014;59(6):1006-19; discussion 1019-21.
2. Dougherty L, Lister S, West-Oram A, editors. The Royal Marsden manual of clinical nursing procedures. 9th ed. West Sussex: John Wiley & Sons; 2015.
3. Maggiore SM, Lellouche F, Pignataro C, Girou E, Maitre B, Richard JC, et al. Decreasing the adverse effects of endotracheal suctioning during mechanical ventilation by changing practice. Respir Care. 2013;58(10):1588-97.
4. Seema S, Pity K, Kiran B. Effectiveness of suction protocol on nurse's and patient's outcome in ICU. Asian J. Nursing Edu Research. 2017;7(4):589-95.
5. Branson RD, Gomaa D, Rodriquez D Jr. Management of the artificial airway. Respir Care. 2014;59(6):974-89; discussion 989-90.
6. Sole ML, Bennett M, Ashworth S. Clinical indicators for endotracheal suctioning in adult patients receiving mechanical ventilation. Am J Crit Care. 2015;24(4):318-24; quiz 325.
7. Brasil. Conselho Federal de Enfermagem. Resolução nº 557, de 23 de agosto de 2017. Normatiza a atuação da equipe de enfermagem no procedimento de aspiração de vias aéreas. Diário Oficial da União. 5 set. 2017;Seção 1:97.
8. Stacy KM. Pulmonary therapeutic management. In: Urden LD, Stacy KM, Lough ME. Priorities in critical care nursing. 7th ed. St. Louis: Elsevier; 2016. p. 301-29.
9. Liu XW, Jin Y, Ma T, Qu B, Liu Z. Differential effects of endotracheal suctioning on gas exchanges in patients with acute respiratory failure under pressure-controlled and volume-controlled ventilation. Biomed Res Int. 2015;2015:941081.

10. Sinha V, Bhimji SS. Airway, surgical suctioning. In: StatPearls [Internet]. Treasure Island: StatPearls Publishing; 2017 [capturado em 11 abr. 2019]. Disponível em: https://www.ncbi.nlm.nih.gov/books/NBK448077/.
11. Shamali M, Babaii A, Abbasinia M, Shahriari M, Kaji MA, Gradel KO. Effect of minimally invasive endotracheal tube suctioning on suction-related pain, airway clearance and airway trauma in intubated patients: a randomized controlled trial. Nurs Midwifery Stud. 2017;6(2):e35909.
12. Barton G, Vanderspank-Wright B, Shea J. Optimizing oxygenation in the mechanically ventilated patient: nursing practice implications. Crit Care Nurs Clin North Am. 2016;28(4):425-435.
13. Corley A, Sharpe N, Caruana LR, Spooner AJ, Fraser JF. Lung volume changes during cleaning of closed endotracheal suction catheters: a randomized crossover study using electrical impedance tomography. Respir Care. 2014;59(4):497-503.
14. Galbiati G, Paola C. Effects of open and closed endotracheal suctioning on intracranial pressure and cerebral perfusion pressure in adult patients with severe brain injury: a literature review. J Neurosci Nurs. 2015;47(4):239-46.
15. Hyzy RC. Complications of the endotracheal tube following initial placement: Prevention and management in adult intensive care unit patients [Internet]. Waltham: UpToDate; 2018 [capturado em 19 mar. 2019]. Disponível em: https://www.uptodate.com/contents/complications-of-the-endotracheal-tube-following-initial-placement-prevention-and-management-in-adult-intensive-care-unit-patients.
16. Acls.com. Respiratory arrest airway management: basics of suctioning [Internet]. Lehi: ACLS Certification Institute; c2018 [capturado em 11 abr. 2019]. Disponível em: https://acls.com/free-resources/knowledge-base/respiratory-arrest-airway-management/basics-of-suctioning.
17. Physiotherapy Alberta: College + Association. Table 1: indications, contraindications and hazards of suctioning [Internet]. Alberta: Physiotherapy Alberta: College + Association; c2018 [capturado em 20 mar. 2019]. Disponível em: https://www.physiotherapyalberta.ca/files/tablesrif.pdf.
18. Potter PA, Perry AG. Fundamentos de enfermagem. 7. ed. Rio de Janeiro: Elsevier; 2009. p. 934-5.
19. Rebeiro G, Jack L, Scully N, Wilson D. Fundamentals of nursing: clinical skills workbook. 2nd ed. London: Elsevier; 2014. p. 277-82.
20. Owen EB, Woods CR, O'Flynn JA, Boone MC, Calhoun AW, Montgomery VL. A bedside decision tree for use of saline with endotracheal tube suctioning in children. Crit Care Nurse. 2016;36(1):e1-e10.
21. NSW Agency for Clinical Innovation. Suctioning an adult patient with an artificial airway: assessment [Internet]. New South Wales: NSW ACI; c2018 [capturado em 20 mar. 2019]. Disponível em: https://www.aci.health.nsw.gov.au/__data/assets/pdf_file/0007/239578/Suction_07112013_A3.pdf.
22. Tavangar H, Javadi M, Sobhanian S, Jahromi F. The effect of the duration of pre-oxygenation before endotracheal suction on hemodynamic symptoms. Global Journal of Health Science. 2016;9(2):127-33.
23. Yousefi H, Vahdatnejad J, Yazdannik AR. Comparison of the effects of two levels of negative pressure in open endotracheal tube suction on the physiological indices among patients in intensive care units. Iran J Nurs Midwifery Res. 2014;19(5):473-7.
24. Lynn P. Manual de habilidades de enfermagem clínica de Taylor. Porto Alegre: Artmed; 2012. p. 247-54.

25. Johnson KM, Lehman RE. Acute management of the obstructed endotracheal tube. Respir Care. 2012;57(8):1342-4.

26. Herdman TH, Kamitsuru S, organizadores. Diagnósticos de enfermagem da NANDA-I: definições e classificação 2018-2020. 11. ed. Porto Alegre: Artmed; 2018.

27. Bulechek MG, Butcher HK, Dochterman JM, Wagner CM. NIC: classificação das intervenções de enfermagem. 6. ed. Rio de Janeiro: Elsevier; 2016.

28. Moorhead S, Johnson M, Maas ML, Swanson E. NOC: classificação dos resultados de enfermagem. 5. ed. Rio de Janeiro: Elsevier; 2016.

Leitura recomendada

Guglielminotti J, Alzieu M, Maury E, Guidet B, Offenstadt G. Bedside detection of retained tracheobronchial secretions in patients receiving mechanical ventilation: is it time for tracheal suctioning? Chest. 2000;118(4):1095-9.

18.2
Aspiração das vias aéreas em pacientes traqueostomizados

Suely Sueko Viski Zanei

Introdução

A aspiração de pacientes com traqueostomia no ambiente hospitalar, assim como daqueles com intubação traqueal, é um procedimento que exige habilidades e conhecimentos específicos para não ocasionar danos aos pacientes no momento da realização.

A aspiração de secreções através da traqueostomia geralmente apresenta menor dificuldade de execução devido ao posicionamento e comprimento da cânula (mais curta do que as sondas de intubação) e pela facilidade de fixação. Assim, o risco de decanulação é menor, mas o procedimento não é totalmente isento de complicações.

Quando o paciente está traqueostomizado, além da observação das características das secreções aspiradas, é importante observar se elas são exteriorizadas pelo estoma ao redor da cânula. Essa situação pode ocorrer quando houver tosse e excesso de secreções, ou, ainda, quando o balonete da cânula da traqueostomia não está adequadamente insuflado, ou quando há infecção local e dilatação do estoma.[1] As recomendações para a aspiração de traqueostomia são semelhantes às da aspiração de cânula de intubação orotraqueal (ver **Tab. 18.1.1**).

Vale destacar que, em razão da cânula de traqueostomia estar posicionada na região cervical, muito próxima da região torácica, o risco da ponta da sonda de aspiração tocar o tórax durante sua manipulação é maior, devendo-se, portanto, atentar para que isso não ocorra.

Definição

A traqueostomia é uma abertura cirúrgica na região cervical cuja finalidade é a colocação de um dispositivo temporário (cânula descartável) na traqueia que permita o acesso às vias aéreas. Tal como a sonda de intubação traqueal, a cânula de traqueostomia necessita ser mantida pérvia, por meio da sucção de secreções das vias aéreas, para permitir uma adequada ventilação pulmonar.[1-3]

Indicação

A traqueostomia no ambiente hospitalar é indicada para pacientes nas seguintes situações: obstrução de vias aéreas que não são corrigidas pela intubação traqueal; necessidade de suporte ventilatório artificial por tempo prolongado ou para aqueles não dependentes de ventilação mecânica, mas que necessitam de higienização brônquica frequente; e, ainda, para aqueles que necessitam de proteção das vias aéreas.[1-3] Da mesma forma que o tubo traqueal, o procedimento de aspiração da traqueostomia deve ser realizado somente quando houver sinais ou sintomas indicativos de que há secreções nas vias aéreas (ver **Tab. 18.1.1**). Aspirações periódicas sem indicação podem acarretar riscos ou complicações para o paciente, conforme descrito na **Tabela 18.1.2**.

Aspectos legais

A Resolução COFEN nº 557, de 23 de agosto de 2017,[4] artigo 2º, já mencionada no capítulo anterior, é válida também para pacientes submetidos à traqueostomia, que sejam considerados graves, em unidades de emergência, de internação intensiva, semi-intensivas ou intermediárias, ou demais unidades de assistência, ou seja, a aspiração da traqueostomia deverá ser realizada pelo profissional enfermeiro. Em outros casos, como, por exemplo, pacientes não graves em unidades de repouso/observação, unidades de internação e em atendimento domiciliar, a aspiração poderá ser feita pelo técnico de enfermagem, desde que devidamente avaliado e prescrito pelo enfermeiro como parte integrante do processo de enfermagem.[4]

Complicações

Aspirações periódicas sem indicação podem acarretar riscos ou complicações ao paciente.[5-8] As complicações imediatas relacionadas à aspiração das vias aéreas em geral são ocasionadas por supressão temporária de oxigênio e/ou tempo prolongado de sucção, o que leva a hipoxemia, instabilidade hemodinâmica e atelectasia. Técnica agressiva ou inapropriada, utilização de sondas calibrosas ou o contato da própria sonda de aspiração com a carina e a instilação de solução salina podem provocar dor, tosse, broncospasmo e lesões na mucosa com sangramento. Posteriormente, o edema local e a infecção decorrentes de inadvertidas aspirações podem propiciar complicações tardias (ver **Tab. 18.1.2**).

Material necessário

- Equipamento de proteção individual: máscara e óculos de proteção, luvas de procedimento e, se necessário (em casos de isolamento de contato), avental descartável[9]
- Materiais para o procedimento:[10,11]
    - Sondas de aspiração descartáveis de diferentes calibres
    - Luva estéril (única) para a mão dominante
    - Aspirador de secreções (portátil ou sistema de vácuo)
- Equipamentos mínimos para monitoração/segurança do paciente:[11,12]
    - Fonte de oxigênio
    - Monitor cardíaco
    - Oxímetro de pulso
- Outros:[13]
    - Estetoscópio para avaliação
    - Dispositivo do tipo bolsa-válvula-máscara ("ambu")
    - Protetor de papel ou toalha para proteção do tórax
    - Flaconete de soro fisiológico/água destilada ou recipiente com água limpa para limpeza da extensão do aspirador ao término do procedimento

A sonda poderá ser mais curta, se disponível. Se utilizada a sonda comum para a aspiração, a porção a ser introduzida a cada aspiração não deverá ser maior do que o comprimento da cânula de traqueostomia (de 10 a 15 cm), evitando-se, assim, lesões na carina ou nas mucosas.[3]

Caso esteja disponível, a sucção poderá ser realizada com sistema fechado de aspiração, sendo, nesses casos, dispensável o uso de luva estéril, pois o sistema permite a introdução da sonda sem o risco de contaminação.

Descrição do procedimento com sistema aberto

A aspiração com sistema aberto ainda é amplamente utilizada e deve ser realizada de forma asséptica, seguindo-se as recomendações descritas a seguir.

Etapas	Justificativas
1. Avaliar a necessidade da aspiração e, se indicada, preparar os materiais e equipamentos que serão utilizados.[7,9,14]	Aspirações sem indicação podem ser prejudiciais ao paciente. Preparar o material antecipadamente agiliza o processo e evita a interrupção do procedimento.

(Continua)

18.2 • Aspiração das vias aéreas em pacientes traqueostomizados

2. Higienizar as mãos e colocar o equipamento de proteção individual necessário.[13,15-17]	Evitar a transmissão de infecções.
3. Apresentar-se e explicar ao paciente a necessidade do procedimento.[9,13,16,17]	Reduzir a ansiedade e aumentar sua colaboração.
4. Posicionar o paciente em decúbito dorsal elevado, com a cabeça centralizada (posição neutra).[16]	Facilitar a introdução da sonda de aspiração e evitar broncoaspiração.
5. Avaliar parâmetros basais antes do procedimento: saturação periférica de oxigênio (SpO_2), frequência cardíaca (FC) e frequência respiratória.[10]	Minimizar alterações desencadeadas pela sucção.
6. Em pacientes com dispositivo de oxigenoterapia (ventilador mecânico ou nebulização) recebendo frações elevadas (FiO_2), aumentar o oxigênio ofertado (pré-oxigenação) para 100% durante 1 a 2 minutos, enquanto se prepara o material para o procedimento.[7,9,14,18]	Evitar hipoxemia e piora do desconforto respiratório.
7. Adaptar firmemente a ponta da sonda de aspiração na extremidade da extensão do aspirador. (Essa ponta pode ser manipulada com a mão não estéril.) Manter o corpo da sonda dentro da embalagem, mantendo-a estéril enquanto prepara as etapas 8 e 9.[13,16]	Evitar que a ponta se desprenda da extensão antes ou durante o procedimento. Evitar a transmissão de infecção.
8. Abrir o sistema de aspiração e mantê-lo com pressão entre 100 a 200 mmHg ou no máximo até 250 mmHg em adultos. Manter a sonda próxima ao paciente.[6,19,20]	Sucções com pressões elevadas são desconfortáveis, aumentam o risco de sangramento, de hipoxemia e podem provocar atelectasias.
9. Calçar a luva estéril na mão dominante. Usar a outra mão para desconectar o paciente do ventilador ou de outro dispositivo. Quando o procedimento for realizado por duas pessoas, o dispositivo pode ser desconectado pelo outro profissional.[21]	Evitar a transmissão de infecção.
10. Retirar a sonda da embalagem e introduzir a sonda pela traqueostomia, segurando-a com a mão estéril. Com a outra mão, segurar a extensão do aspirador próximo à válvula, porém sem ocluir sua abertura (sem sucção). Caso a sonda não disponha de abertura, fazer a interrupção da pressão, dobrando manualmente a extensão.[16,21]	Evitar maior retirada de ar e minimizar desconforto e hipoxemia, além de evitar a transmissão de infecção.
11. Durante a introdução da sonda, manter a cabeça centralizada. Se estiver consciente, solicitar ao paciente para não movimentá-la e estimulá-lo a tossir durante o procedimento. Introduzir a sonda sem sucção, até que o paciente tussa ou até que encontre resistência à passagem (provável encontro da ponta da sonda na carina). Nesse momento, tracionar a sonda de 1 a 2 centímetros e iniciar a sucção. Retirar a sonda em um único movimento ou realizando movimentos circulares. A velocidade da retirada deve durar cerca de 10 segundos, não excedendo 15.[6,16,17]	Evitar traumatismo, desconforto, e hipoxemia.

(Continua)

12. Repetir as manobras (introdução e retirada da sonda), se necessário, com intervalos de descanso e oxigenação. Permitir ao menos 4 a 6 ciclos respiratórios entre uma e outra aspiração ou até a saturação retornar ao nível basal. Evitar várias aspirações consecutivas (o ideal é que sejam no máximo três, ou até menos). Reconectar o dispositivo de oxigenoterapia nos intervalos entre as succões. Reavaliar a necessidade de repetir o procedimento.[13,21]	Evitar desconforto, traumatismo, e hipoxemia.
13. Observar, durante o procedimento: aspecto do paciente, das secreções (quantidade, aspecto, odor, consistência e coloração) e alterações mostradas pelo monitor, principalmente de FC, pressão arterial e SpO_2.[10,17]	Os registros fornecem subsídios para avaliação do quadro pulmonar e repercussão hemodinâmica do procedimento.
14. Após a aspiração do tubo, realizar aspiração orofaríngea.[22]	Secreções acumuladas na boca e orofaringe são passíveis de serem broncoaspiradas e podem ser foco de infecção pulmonar.
15. Retirar a luva estéril e acondicionar a sonda de aspiração dentro dela para ser desprezada em lixo infectante. Aspirar flaconete ou água limpa de recipiente pequeno para limpeza da extensão do aspirador.	Manter as condições de higiene do ambiente e dos dispositivos para aspiração.
16. Manter a hiperoxigenação durante 1 a 2 minutos ou até que a saturação retorne ao nível basal. Em adultos, pode-se manter a hiperoxigenação até 5 minutos.[13,18]	Evitar a hipoxemia e garantir a oxigenação.
17. Avaliar as condições do estoma. Se necessário, refazer o curativo.	Pode haver saída de secreções ou sangue pelo estoma.
18. Avaliar o efeito da sucção por meio da ausculta pulmonar ou perguntando diretamente ao paciente consciente e deixá-lo confortável.[9,13,16]	A avaliação fornece subsídios para verificação da eficácia do procedimento.
19. Higienizar as mãos.[21]	Evitar a transmissão de infecção.
20. Fazer as anotações relacionadas ao procedimento; registrar reações adversas caso tenham ocorrido.[13,16,17]	Os registros fornecem subsídios para avaliação e evolução do paciente.

Situações especiais

Pacientes traqueostomizados hospitalizados podem apresentar condições diferenciadas, e as ações devem ser adequadas para melhora da segurança e diminuição do desconforto e efeitos adversos **(Tab. 18.2.1)**.

Tabela 18.2.1 Situações especiais

- Traqueostomias recentes podem apresentar maior risco de sangramentos, assim como aspirações frequentes podem causar lesões em mucosas devido à pressão de sucção ou à própria sonda. Assim, recomenda-se utilizar pressão de sucção de no máximo 120 mmHg. Atentar para a presença de secreções sanguinolentas.[6,8]
- Caso o paciente esteja tossindo e/ou com secreção abundante, a sucção pode ser realizada enquanto a sonda é introduzida e retirada rapidamente. Nessas situações, a entrada de ar e a oxigenação estão momentaneamente bloqueadas pela tosse e secreções; assim, é prioritária a sucção imediata das secreções.
- A introdução da sonda deve ser de 10 a 15 cm (dependendo do tamanho da cânula), sem dificuldades ou com resistência mínima, em casos de secreções aderidas. Caso encontre impeditivo para sua introdução, ou seja, se não for possível introduzir a sonda de 5 a 7 cm, atentar para possível deslocamento da cânula, principalmente se a traqueostomia for recente (menor do que 7 dias) e/ou o paciente apresentar sinais de desconforto respiratório, tais como diminuição da saturação de oxigênio e dispneia. Nesse caso, chamar o médico imediatamente, pois a situação é emergencial e a probabilidade de reposicionamento ou reintubação via cavidade oral é elevada.[1,3]
- A instilação de solução fisiológica antes ou durante a aspiração deve ser evitada, pois aumenta a possibilidade de alterações e desconforto. Apesar de serem transitórias na maioria das vezes, salienta-se que, enquanto não forem comprovados reais benefícios, o uso rotineiro deve ser evitado. Estudos demonstraram maior número de efeitos adversos, como instabilidade hemodinâmica, diminuição da saturação, maior tempo de retorno à situação basal e broncospasmo.[3,7] Com base em um estudo realizado com crianças, admite-se a instilação de pequenas quantidades de solução fisiológica quando houver histórico prévio de formação de rolhas e/ou ausência de tosse.[14]
- Em pacientes neurológicos com aumento persistente da pressão intracraniana (PIC) que necessitam de aspiração, deve-se discutir a utilização de bloqueador neuromuscular antes do procedimento. Justifica-se tal conduta, pois a tosse produz aumento da pressão intra-abdominal (PIA), que, por sua vez, reduz o fluxo venoso cerebral, exacerbando o aumento da PIC.[5,23]
- Durante os intervalos entre uma e outra aspiração, a saturação pode não retornar ao nível basal, persistindo em nível baixo, acompanhada de alterações da frequência cardíaca ou arritmias. Além disso, pode provocar ansiedade, dor, desconforto respiratório e hipoxemia. Nessa situação, interromper imediatamente o procedimento, aumentar ou manter a FiO_2 em 100% e chamar ajuda.[9]
- O risco de sangramento durante a aspiração é maior em pacientes plaquetopênicos e, portanto, os cuidados para evitá-lo devem ser intensificados. Evitar a introdução profunda da sonda pode ser uma medida recomendável, principalmente se o paciente apresentar tosse. Introdução forçada ou que apresente dificuldades facilmente aumenta o potencial para trauma e sangramento.[9]
- Pacientes com alto risco de hipoxemia durante a aspiração traqueal (em geral, dependentes de oxigenoterapia em altas concentrações e/ou aqueles que necessitam de recursos ventilatórios para manter a oxigenação) devem ser aspirados com sistema fechado, no qual não há necessidade de desconectar o dispositivo que fornece oxigênio.[9,14,19]
- Pacientes ventilados por uma via aérea artificial podem apresentar ressecamento de secreções pulmonares por falta de umidificação do sistema que fornece o oxigênio. A umidificação do gás deve ser mantida continuamente para facilitar a aspiração e evitar lesões.[1,7]
- Pacientes traqueostomizados que não necessitam de ventilação artificial podem permanecer com a cânula de traqueostomia com o balonete externo desinsuflado.[1]

Diagnósticos, intervenções e resultados

Pacientes com traqueostomia em situação hospitalar necessitam de cuidados específicos e podem apresentar alguns dos diagnósticos de enfermagem descritos a seguir. Para cada diagnóstico, são apresentados intervenções e resultados esperados.

Diagnósticos de enfermagem[24]	Intervenções de enfermagem[25]	Resultados de enfermagem[26]
Risco de aspiração	Aspiração de vias aéreas	Controle e detecção do risco Prevenção da aspiração Estado respiratório: permeabilidade da via aérea
Desobstrução ineficaz das vias aéreas	Aspiração de vias aéreas Controle de vias áreas artificiais Inserção e estabilização de vias aéreas artificiais Assistência ventilatória	Estado respiratório: permeabilidade das vias aéreas Prevenção da aspiração
Risco de infecção	Monitoração respiratória Assistência ventilatória Controle de vias áreas artificiais	Estado respiratório Controle de riscos Gravidade da infecção
Ventilação espontânea prejudicada	Aspiração de vias aéreas Monitoração respiratória Assistência ventilatória	Estado respiratório: ventilação
Troca de gases prejudicada	Monitoração respiratória Assistência ventilatória	Estado respiratório: trocas gasosas
Risco de sangramento	Precauções contra sangramento Cuidados com o local de incisão Controle de vias áreas artificiais	Controle de riscos
Ansiedade	Redução da ansiedade	Nível de ansiedade

Exercícios (respostas no final do livro)

1. Em relação ao procedimento de aspiração de traqueostomia, assinale a alternativa correta:
   a. A aspiração da traqueostomia no ambiente hospitalar não necessita de técnica asséptica.
   b. O diagnóstico de enfermagem "Desobstrução ineficaz das vias aéreas", no paciente traqueostomizado, tem como resultado esperado a permeabilidade das vias aéreas e a prevenção de aspiração.

c. Pacientes traqueostomizados podem ser mantidos em decúbito baixo, inclusive durante a aspiração, pois o risco de broncoaspiração é menor.
d. Pacientes com traqueostomias no hospital podem ser aspirados sem preocupações, pois o risco de lesões e efeitos adversos é menor.

2. Assinale a alternativa correta:
   a. O sangramento durante a aspiração pode ser devido a lesões nas mucosas causadas por aspiração com sonda de grosso calibre, tempo de sucção prolongado, pressão de sucção elevada e possível plaquetopenia.
   b. A aspiração de traqueostomia pode ser realizada pelo técnico ou auxiliar de enfermagem em qualquer circunstância.
   c. A aspiração de traqueostomia é isenta de complicações.
   d. Pacientes traqueostomizados apresentam menor quantidade de secreções e, portanto, podem ser aspirados de 4 em 4 horas.

Referências

1. Morris LL, Whitmer A, McIntosh E. Tracheostomy care and complications in the intensive care unit. Crit Care Nurse. 2013;33(5):18-30.
2. Cheung NH, Napolitano LM. Tracheostomy: epidemiology, indications, timing, technique, and outcomes. Respir Care. 2014;59(6):895-915; discussion 916-9.
3. Cosgrove JF, Carrie S. Indications for and management of tracheostomy. Surgery. 2015;33:172-9.
4. Brasil. Conselho Federal de Enfermagem. Resolução nº 557, de 23 de agosto de 2017. Normatiza a atuação da equipe de enfermagem no procedimento de aspiração de vias aéreas. Diário Oficial da União. 5 set. 2017;Seção 1:97.
5. Dougherty L, Lister S, West-Oram A, editors. The Royal Marsden manual of clinical nursing procedures. 9th ed. West Sussex: John Wiley & Sons; 2015.
6. Maggiore SM, Lellouche F, Pignataro C, Girou E, Maitre B, Richard JC, et al. Decreasing the adverse effects of endotracheal suctioning during mechanical ventilation by changing practice. Respir Care. 2013;58(10):1588-97.
7. Branson RD, Gomaa D, Rodriquez D Jr. Management of the artificial airway. Respir Care. 2014;59(6):974-89; discussion 989-90.
8. Sole ML, Bennett M, Ashworth S. Clinical indicators for endotracheal suctioning in adult patients receiving mechanical ventilation. Am J Crit Care. 2015;24(4):318-24; quiz 325.
9. Sinha V, Bhimji SS. Airway, surgical suctioning. In: StatPearls [Internet]. Treasure Island: StatPearls Publishing; 2017 [capturado em 11 abr. 2019]. Disponível em: https://www.ncbi.nlm.nih.gov/books/NBK448077/.
10. Barton G, Vanderspank-Wright B, Shea J. Optimizing oxygenation in the mechanically ventilated patient: nursing practice implications. Crit Care Nurs Clin North Am. 2016;28(4):425-435.
11. Acls.com. Respiratory arrest airway management: basics of suctioning [Internet]. Lehi: ACLS Certification Institute; c2018 [capturado em 11 abr. 2019]. Disponível em: https://acls.com/free-resources/knowledge-base/respiratory-arrest-airway-management/basics-of-suctioning.

12. Physiotherapy Alberta: College + Association. Table 1: indications, contraindications and hazards of suctioning [Internet]. Alberta: Physiotherapy Alberta: College + Association; c2018 [capturado em 20 mar. 2019]. Disponível em: https://www.physiotherapyalberta.ca/files/tablesrif.pdf.
13. Potter PA, Perry AG. Fundamentos de enfermagem. 7. ed. Rio de Janeiro: Elsevier; 2009. p. 934-5.
14. Stacy KM. Pulmonary therapeutic management. In: Urden LD, Stacy KM, Lough ME. Priorities in critical care nursing. 7th ed. St. Louis: Elsevier; 2016. p. 301-29.
15. Seema S, Pity K, Kiran B. Effectiveness of suction protocol on nurse's and patient's outcome in ICU. Asian J. Nursing Edu Research. 2017;7(4):589-95.
16. Rebeiro G, Jack L, Scully N, Wilson D. Fundamentals of nursing: clinical skills workbook. 2nd ed. London: Elsevier; 2014. p. 277-82.
17. NSW Agency for Clinical Innovation. Suctioning an adult patient with an artificial airway: assessment [Internet]. New South Wales: NSW ACI; c2018 [capturado em 20 mar. 2019]. Disponível em: https://www.aci.health.nsw.gov.au/__data/assets/pdf_file/0007/239578/Suction_07112013_A3.pdf.
18. Tavangar H, Javadi M, Sobhanian S, Jahromi F. The effect of the duration of pre-oxygenation before endotracheal suction on hemodynamic symptoms. Global Journal of Health Science. 2016;9(2):127-33.
19. Shamali M, Babaii A, Abbasinia M, Shahriari M, Kaji MA, Gradel KO. Effect of minimally invasive endotracheal tube suctioning on suction-related pain, airway clearance and airway trauma in intubated patients: a randomized controlled trial. Nurs Midwifery Stud. 2017;6(2):e35909.
20. Yousefi H, Vahdatnejad J, Yazdannik AR. Comparison of the effects of two levels of negative pressure in open endotracheal tube suction on the physiological indices among patients in intensive care units. Iran J Nurs Midwifery Res. 2014;19(5):473-7.
21. Lynn P. Manual de habilidades de enfermagem clínica de Taylor. Porto Alegre: Artmed; 2012. p. 247-54.
22. Hyzy RC. Complications of the endotracheal tube following initial placement: Prevention and management in adult intensive care unit patients [Internet]. Waltham: UpToDate; 2018 [capturado em 19 mar. 2019]. Disponível em: https://www.uptodate.com/contents/complications-of-the-endotracheal-tube-following-initial-placement-prevention-and-management-in-adult-intensive-care-unit-patients.
23. Liu XW, Jin Y, Ma T, Qu B, Liu Z. Differential effects of endotracheal suctioning on gas exchanges in patients with acute respiratory failure under pressure-controlled and volume-controlled ventilation. Biomed Res Int. 2015;2015:941081.
24. Herdman TH, Kamitsuru S, organizadores. Diagnósticos de enfermagem da NANDA-I: definições e classificação 2018-2020. 11. ed. Porto Alegre: Artmed; 2018.
25. Bulechek MG, Butcher HK, Dochterman JM, Wagner CM. NIC: classificação das intervenções de enfermagem. 6. ed. Rio de Janeiro: Elsevier; 2016.
26. Moorhead S, Johnson M, Maas ML, Swanson E. NOC: classificação dos resultados de enfermagem. 5. ed. Rio de Janeiro: Elsevier; 2016.

19

Inserção e cuidados com sonda nasoentérica e nasogástrica

19.1

Inserção de sonda oro e nasogástrica/enteral

Vânia Lopes Pinto
Tânia A. Moreira Domingues
Ana Cristina Tripoloni

Introdução

Em algumas situações, o atendimento das necessidades nutricionais pela ingestão por via oral de uma dieta adequada pode estar prejudicado e, nessas circunstâncias, pode ser necessária a utilização de outro método de alimentação. Neste capítulo, vamos apresentar a definição das sondas normalmente utilizadas na drenagem gástrica e na administração de dieta enteral, além dos aspectos legais que envolvem o emprego desses dispositivos, assim como os materiais e o passo a passo necessário para a sua inserção.

Inserção de sonda oro e nasogástrica

Definição

É a passagem de uma sonda através da boca ou do nariz, posicionando-a próximo à parte distal do estômago (gástrica ou pré-pilórica).[1,2]

Indicação

Drenar o conteúdo gástrico para descompressão, realizar lavagem gástrica e administração de medicamentos e/ou dieta, alimentação, hidratação, administração de medicamentos em pacientes com dificuldade ou impossibilidade de se alimentar, descompressão gástrica, remoção parcial ou total do conteúdo gástrico e proteção contra broncoaspiração.

Ressalta-se que a dieta por sonda oro e nasogástrica deve ser realizada somente em casos especiais, devido ao risco de aspiração.

Aspectos legais

É um procedimento atribuído à equipe de enfermagem conforme indicação e prescrição médica, devendo ser executado preferencialmente pelo enfermeiro, podendo ser delegado ao técnico de enfermagem sob sua orientação e supervisão.[1]

Material necessário

- Bandeja
- Máscara descartável
- Óculos de proteção
- Sonda gástrica tipo Levine nº 8, 10, 12, 14, 16 ou 18
- Coletor de sistema aberto (em caso de drenagem)
- Gel hidrossolúvel
- Gaze
- Seringa de 3 a 5 mL (para as sondas de menor calibre) e de 20 mL (para as de maior calibre)
- Estetoscópio
- Luvas de procedimento
- Fita adesiva hipoalergênica
- Solução fisiológica a 0,9%
- Biombo (se necessário)
- Toalha ou papel-toalha, um copo com água e canudo (se necessário)
- Abaixador de língua
- Lanterna[2]

Etapas	Justificativas
1. Higienizar as mãos.	Reduzir a transmissão de microrganismos.[3]
2. Conferir prescrição médica, reunir o material e levar para o leito do paciente.	Evitar erros, facilitar a organização e o controle eficiente do tempo.[2]
3. Explicar o procedimento ao paciente e ao familiar.	Favorecer a cooperação do paciente e diminuir a ansiedade.[4]
4. Isolar o leito com um biombo.	Resguardar a privacidade do paciente.[2,4]

(Continua)

19.1 • Inserção de sonda oro e nasogástrica/enteral

5. Posicionar o paciente em posição de Fowler a 45°, a menos que haja contraindicação. Caso o paciente não possa ter a cabeceira elevada, mantê-lo em decúbito dorsal horizontal, lateralizando a cabeça e inclinando-a para frente a 30°.	Facilitar a inserção da sonda, diminuir os riscos de vômitos e aspiração.[1,2,5]
6. Colocar máscara e calçar luvas de procedimento.	Proporcionar barreira física entre o profissional e os fluidos corporais do paciente.[6]
7. Avaliar a cavidade oral e/ou a narina (verificar a presença de desvio de septo).	Inserir a sonda na cavidade oral e/ou na narina sem comprometimento.[2,5]
8. Inspecionar a condição da cavidade oral do paciente e o uso de prótese dentária, utilizando o abaixador de língua e a lanterna (se necessário), retirar a prótese com o consentimento do paciente e/ou familiar.	Prevenir obstrução de orofaringe.[2,5]
9. Colocar toalha ou papel-toalha sobre o tórax do paciente.	Evitar que a roupa e o paciente se sujem.[2,5]
10. Higienizar a narina com solução fisiológica a 0,9%, quando necessário.	Reduzir quantidade de secreções facilitando a passagem da sonda.[2,5]
11. Medir a distância para inserir a sonda, colocando uma das extremidades da sonda na narina do paciente ou no canto da boca (caso seja orogástrica) e estendendo até o lóbulo da orelha e deste até o apêndice xifoide, marcando com uma fita a medida delimitada.	Determinar o comprimento correto da sonda a ser inserida, a fim de atingir o estômago de acordo com o objetivo da sondagem e evitar aspiração.[2,5,7]
12. Lubrificar a sonda com gel hidrossolúvel.	Reduzir a fricção e o trauma tissular.[2]
13. Pedir ao paciente para hiperestender a cabeça; inserir a sonda na narina ou na cavidade oral (caso seja orogástrica); quando ela alcançar a faringe, haverá uma pequena resistência; nesse momento, deve-se pedir ao paciente para fletir a cabeça, encostando o mento no tórax (respeitando as limitações físicas do paciente).	Ao fletir a cabeça, ocorre o fechamento da traqueia e a abertura do esôfago.[2,5]
14. Quando possível, solicitar a colaboração do paciente, pedindo para que faça movimentos de deglutição (oferecer um copo com água e canudo se não houver contraindicação).	Ajudar a passagem da sonda pelo esôfago.[2,5]
15. Continuar introduzindo a sonda, acompanhando os movimentos de deglutição do paciente até o ponto pré-marcado.	Finalizar a passagem da sonda.[2,5]

(Continua)

16. Testar o posicionamento da sonda, injetando 20 mL de ar com seringa de 20 mL, auscultando com o estetoscópio simultaneamente a região epigástrica e/ou aspirar o conteúdo gástrico e medir o pH utilizando uma tira reagente.	A ausculta do fluxo de ar ao entrar no estômago, bem como a avaliação do pH, podem indicar a posição da sonda, assim como a presença de conteúdo gástrico.[2,4]
17. A sonda deverá ser fixada na face do paciente (inserção oral) ou no nariz; no segundo caso, deve-se fixá-la também na face, do mesmo lado da narina utilizada (inserção nasal), com fita adesiva.	Evitar pressão excessiva sobre a narina e que a sonda migre para além da distância desejada.[2]
18. Manter a sonda fechada ou aberta, conforme a indicação da prescrição (se aberta, conectar o coletor de sistema aberto na extremidade da sonda).	Atender à prescrição médica.[2,5]
19. Manter o paciente em decúbito elevado.	Diminuir o risco de aspiração do conteúdo gástrico.
20. Reunir todo o material e deixar o paciente confortável.	Manter o ambiente em ordem e demonstrar preocupação com o bem-estar do paciente.[2,5]
21. Desprezar o material em local apropriado e higienizar a bandeja.	Reduzir a transmissão de microrganismos.[3]
22. Retirar as luvas de procedimento e a máscara descartável.	Descartar o equipamento de proteção individual (EPI) de forma adequada.[2,5,6]
23. Higienizar as mãos.	Reduzir a transmissão de microrganismos.[3]
24. Realizar anotações de enfermagem no prontuário.	Documentar o cuidado e subsidiar o tratamento.[8]

Inserção de sonda oro e nasoenteral

Definição

É a inserção de uma sonda de poliuretano e silicone guiada por um fio na cavidade oral e/ou em uma das narinas até o duodeno, com o objetivo de permitir a administração de dietas e medicamentos de maneira mais confortável e segura para os pacientes que não conseguem deglutir ou se alimentar por via oral.

Indicação

Quando pacientes não conseguem ingerir o alimento, mas a digestão e a absorção são eficazes; em pacientes inconscientes e/ou com dificuldades de deglutição; traumas e alterações neurológicas e musculares; alterações gastrintestinais (fístulas, doenças inflamatórias); intubação prolongada.[9]

Aspectos legais

É um procedimento privativo do enfermeiro, sendo necessário que seja solicitada a realização de raio X para confirmação radiológica do posicionamento da sonda enteral.[1,8]

Material necessário

- Máscara descartável
- Bandeja
- Sonda enteral nº 8, 10 ou 12 F
- Gel hidrossolúvel
- Seringa de 10 mL com água filtrada
- Seringa de 20 mL
- Gaze
- Estetoscópio
- Luvas de procedimento
- Esparadrapo ou fita adesiva hipoalergênica
- Solução fisiológica a 0,9%
- Biombo (se necessário)
- Toalha ou papel-toalha
- Copo com água e canudo (se necessário)
- Abaixador de língua e lanterna (se necessário)[2]

Etapas	Justificativas
1. Higienizar as mãos.	Reduzir a transmissão de microrganismos.[3]
2. Conferir prescrição médica, reunir o material e levar para o leito do paciente.	Evitar erros, facilitar a organização e o controle eficiente do tempo.[2]
3. Explicar o procedimento ao paciente e ao familiar.	Favorecer a cooperação do paciente e diminuir a ansiedade.[4]
4. Isolar o leito com um biombo.	Resguardar a privacidade do paciente.[2,4,5]
5. Posicionar o paciente em posição de Fowler a 45°, a menos que haja contraindicação. Caso o paciente não possa ter a cabeceira elevada, mantê-lo em decúbito dorsal horizontal, lateralizando a cabeça e inclinando-a para frente a 30°.	Facilitar a deglutição, a inserção da sonda e evitar a aspiração em caso de vômito.[2,5]
6. Colocar máscara e calçar luvas de procedimento e óculos de proteção.	Proporcionar barreira física entre o profissional e os fluidos corporais do paciente.[6]
7. Avaliar a cavidade oral e/ou narina (verificar a presença de desvio de septo).	Para inserir a sonda na cavidade oral e/ou narina que esteja pérvia.[2,5]
8. Inspecionar a condição da cavidade oral do paciente e o uso de prótese dentária, utilizando o abaixador de língua e a lanterna (se necessário), retirar a prótese com o consentimento do paciente e/ou familiar.	Prevenir obstrução de orofaringe.[2,5]

(Continua)

9. Colocar toalha ou papel-toalha sobre o tórax do paciente.	Evitar que a roupa e o paciente se sujem.[2,5]
10. Higienizar a narina com solução fisiológica a 0,9%, quando necessário.	Reduzir quantidade de secreções, facilitando a passagem da sonda.[2,5]
11. Medir a sonda do lóbulo da orelha até o apêndice xifoide e deste até o ponto médio da cicatriz umbilical para inserção oral e/ou nasal, marcando com uma fita a medida delimitada.	Determinar o comprimento correto a ser inserido a fim de atingir o duodeno.[7]
12. Lubrificar a sonda internamente com 10 mL de água filtrada.	Facilitar a saída do fio-guia após a passagem da sonda.[2]
13. Lubrificar a sonda externamente com gel hidrossolúvel.	Reduzir a fricção e o trauma tissular.[2]
14. Pedir ao paciente para hiperestender a cabeça; inserir a sonda na narina dele ou na cavidade oral (caso seja orogástrica); quando ela alcançar a faringe, haverá uma pequena resistência; nesse momento, deve-se pedir ao paciente para fletir a cabeça, encostando o mento no tórax (respeitando as limitações físicas do paciente).	Ao fletir a cabeça, ocorre o fechamento da traqueia e a abertura do esôfago.[2,5]
15. Quando possível, solicitar a colaboração do paciente, pedindo para que faça movimentos de deglutição (oferecer um copo com água e canudo se não houver contraindicação).	Ajudar a passagem da sonda pelo esôfago.[2,5]
16. Continuar introduzindo a sonda, acompanhando os movimentos de deglutição do paciente até o ponto pré-marcado.	Finalizar a passagem da sonda.[2,5]
17. Testar o posicionamento da sonda, injetando 20 mL de ar com seringa de 20 mL, auscultando com o estetoscópio simultaneamente a região epigástrica e/ou aspirar o conteúdo gástrico.	A ausculta do fluxo de ar ao entrar no estômago é indicador da correta posição da sonda, bem como a presença de conteúdo gástrico.[2]
18. Solicitar uma radiografia para verificar o posicionamento da sonda.	A visualização radiográfica é a medida mais consistente para determinar a posição da sonda e prevenir iatrogenias decorrentes da incorreta localização.[5]
19. Após confirmação do posicionamento adequado da sonda, retirar o fio-guia delicadamente.	Evitar a tração da sonda.[2]
20. A sonda deverá ser fixada na face do paciente (inserção oral) ou no nariz; no segundo caso, deve-se fixá-la também na face, do mesmo lado da narina utilizada (inserção nasal), com fita adesiva.	Evitar pressão excessiva sobre a narina e que a sonda migre para além da distância desejada.[2]

(Continua)

19.1 • Inserção de sonda oro e nasogástrica/enteral

21. Solicitar que o paciente permaneça em decúbito lateral direito, se possível.	Facilitar o posicionamento da sonda para o duodeno por meio dos movimentos peristálticos.[2]
22. Reunir todo o material e deixar o paciente confortável.	Manter o ambiente em ordem e demonstrar preocupação com o bem-estar do paciente.[2,5]
23. Desprezar o material em local apropriado, higienizar a bandeja.	Reduzir a transmissão de microrganismos.[3]
24. Retirar as luvas de procedimento e a máscara descartável.	Descartar o EPI de maneira adequada.[2,5,6]
25. Higienizar as mãos.	Reduzir a transmissão de microrganismos.[3]
26. Realizar anotações de enfermagem no prontuário.	Documentar o cuidado e subsidiar o tratamento.[8]
27. Após confirmar a localização da sonda pela radiografia, iniciar a nutrição e/ou medicação.	Atender à prescrição médica.[2,5]

Diagnósticos, intervenções e resultados

Diagnósticos de enfermagem[10]	Intervenções de enfermagem[11]	Resultados de enfermagem[12]
Risco de infecção	Controle de infecção Proteção contra infecção	Controle de riscos: processo infeccioso Preparo pré-procedimento
Risco de aspiração	Cuidados com sondas: gastrintestinal Cuidados com sondas/drenos Alimentação por sonda enteral	Prevenção de aspiração
Risco de integridade da membrana mucosa oral prejudicada	Supervisão da pele	Higiene oral Integridade tissular: pele e mucosas
Náusea	Controle da náusea	Náuseas e vômitos: efeitos nocivos

Exercícios *(respostas no final do livro)*

1. Quais são as indicações para a inserção de uma sonda oro ou nasogástrica?
   a. Exclusivamente para alimentação de pacientes com problemas bucais e sem dentição.
   b. Alimentação, hidratação, medicação, descompressão gástrica e proteção contra broncoaspiração.
   c. Administração de medicamentos em todos os pacientes geriátricos.
   d. Indicada em pacientes inconscientes e/ou com dificuldades de deglutição.

2. Para evitar iatrogenia após a inserção de uma sonda oro ou nasoenteral, que exame o enfermeiro deve solicitar para verificar o posicionamento da sonda antes de liberá-la para uso?
   a. Ultrassonografia
   b. Tomografia computadorizada
   c. Ressonância magnética
   d. Raio X

Referências

1. Conselho Regional de Enfermagem de São Paulo. Parecer COREN-SP – CT 025/2013. Ementa: Inserção de sonda nasogástrica/nasoenteral (SNG/SNE) e lavagem gástrica em RN por enfermeiros, técnicos e auxiliares de enfermagem [Internet]. São Paulo: COREN-SP; 2013 [capturado em 20 mar. 2019]. Disponível em: https://portal.coren-sp.gov.br/wp-content/uploads/2015/09/parecer-025--13-nota.pdf.
2. São Paulo. Secretaria Municipal da Saúde. Coordenação da Atenção Básica. Manual técnico: normatização das rotinas e procedimentos de enfermagem nas Unidades Básicas de Saúde. 2 ed. São Paulo: SMS; 2016.
3. Brasil. Ministério da Saúde. Anexo 01: Protocolo para a prática de higiene das mãos em serviços de saúde [Internet]. Sorocaba: Hospital Santa Lucinda; 2013 [capturado em 11 abr. 2019]. Disponível em: http://www.hospitalsantalucinda.com.br/downloads/prot_higiene_das_maos.pdf.
4. Brasil. Ministério da Saúde. Carta dos direitos dos usuários da saúde. Brasília: Ministério da Saúde; 2012.
5. Taylor C, Lillis C, LeMone P, Lynn P. Fundamentos de enfermagem: a arte e a ciência do cuidado de enfermagem. 7. ed. Porto Alegre: Artmed; 2014.
6. Brasil. Ministério do Trabalho e Emprego. Portaria nº 485, de 11 de novembro de 2005. Aprova a norma regulamentadora nº 32 (Segurança e saúde no trabalho em estabelecimentos de saúde). Diário Oficial da União. 16 nov. 2005;Seção 1:80-94.
7. Brasil. Conselho Federal de Enfermagem. Resolução nº 564, de 6 de novembro de 2017. Aprova o novo Código de Ética dos Profissionais de Enfermagem. Diário Oficial da União. 6 dez. 2017;Seção 1:157.
8. Conselho Regional de Enfermagem do Paraná. Parecer nº 013/2013. Assunto: competência de colocação de sonda vesical e solicitação de exame de raio-x de abdome para certificação do posicionamento da sonda nasoenteral [Internet]. Curitiba: COREN-PR; 2013 [capturado em 20 mar. 2019]. Disponível em: http://www.corenpr.gov.br/portal/images/pareceres/PARTEC_13-013-Colocacao_de_sonda_vesical_e_solicitacao_de_raio-x_para_certificacao_do_posicionamento_da_sonda_nasoenteral.pdf.

9. Potter PA, Perry AG. Fundamentos de enfermagem. 7. ed. Rio de Janeiro: Elsevier; 2009.
10. Herdman TH, Kamitsuru S, organizadores. Diagnósticos de enfermagem da NANDA-I: definições e classificação 2018-2020. 11. ed. Porto Alegre: Artmed; 2018.
11. Moorhead S, Johnson M, Maas ML, Swanson E. NOC: classificação dos resultados de enfermagem. 5. ed. Rio de Janeiro: Elsevier; 2016.
12. Bulechek MG, Butcher HK, Dochterman JM, Wagner CM. NIC: classificação das intervenções de enfermagem. 6. ed. Rio de Janeiro: Elsevier; 2016.

19.2
Administração de dieta enteral

Ana Cristina Tripoloni
Tânia A. Moreira Domingues
Cassiane Dezoti da Fonseca

Introdução

Todo organismo necessita de energia para manter o equilíbrio e ela pode ser obtida dos alimentos consumidos. O desequilíbrio de nutrientes no organismo, influenciado por fatores físicos, fisiológicos, psicossociais e patológicos, pode levar à utilização de recursos para suprir essas necessidades. Uma das formas de repor esses nutrientes é a administração de dieta via enteral.[1]

Definição

Oferta de alimento na forma líquida e intermitente aos pacientes incapazes de deglutir ou desnutridos, através de sonda enteral (pré ou pós-pilórica) ou estomas de alimentação (gastrostomia ou jejunostomia),[1] como uma possibilidade terapêutica de manutenção ou recuperação do estado nutricional. É apropriada aos indivíduos que, embora com a ingestão oral parcial ou totalmente comprometida, apresentam o trato gastrintestinal íntegro para o processo digestório.[2]

Indicação

A nutrição enteral está indicada para atender às necessidades nutricionais em casos em que a ingestão oral não é capaz de prover a quantidade adequada de nutrientes. Os pacientes que a recebem, no entanto, devem ter sua capacidade absortiva preservada.[3]

1. Inadequação alimentar e comprometimento do estado nutricional em fases pré ou pós-operatórias, provenientes de:
    a. impedimento para alimentação por obstrução de alguma região do trato gastrintestinal;

b. doenças que interferem na digestão e/ou absorção dos alimentos concomitante às diarreias crônicas e à perda de nutrientes;
c. vômitos e/ou anorexia e/ou náuseas, entre outros sintomas procedentes ou não de alguma intervenção cirúrgica.
2. Comprometimento nutricional de acordo com a sua doença de base, que pode ser dos seguintes tipos:
   a. afecções digestivas que implicam em alterações nos processos de ingestão e/ou digestão e/ou absorção dos nutrientes da dieta;
   b. afecções não digestivas, como neoplasias, deficiência pulmonar obstrutiva crônica, caquexia cardíaca, demências, fraturas extensas, entre outras.

Aspectos legais

A equipe de enfermagem envolvida na administração da terapia nutricional (TN) deve ser constituída por enfermeiro e técnicos de enfermagem. Trata-se de uma terapia de alta complexidade, sendo, portanto, vedada aos auxiliares de enfermagem a execução de ações relacionadas a ela. Esses profissionais podem, no entanto, executar cuidados de higiene e conforto ao paciente em TN.[4-7]

Material necessário

- Bandeja
- Luvas de procedimento
- Frasco de dieta enteral (deve vir envasado do serviço de nutrição e dietética)
- Frasco com água filtrada (deve vir envasado do serviço de nutrição e dietética)
- Equipo para dieta enteral (azul)
- Seringas de 10 e 20 mL
- Copo plástico descartável
- Estetoscópio

Etapas	Justificativas
1. Higienizar as mãos.	Segurança do paciente: reduzir, a um mínimo aceitável, o risco de dano desnecessário associado à atenção à saúde.[7] Diminuir o risco biológico e a probabilidade da exposição ocupacional a agentes biológicos.[4]
2. Reunir o material na bandeja e levar ao quarto.	Otimizar o tempo despendido pelo profissional.[5]

(Continua)

3. Confirmar a prescrição médica, o paciente e a dieta. Conferir o rótulo do frasco com a prescrição médica: nome completo, leito, tipo e volume da dieta, data de validade e de infusão.	Avaliar e assegurar a administração da nutrição enteral (NE) observando as informações contidas no rótulo, confrontando-as com a prescrição médica.[8]
4. Inspecionar o frasco quanto à presença de alterações; caso haja, comunicar à Central de Nutrição e Dietética (CND).	Observar a integridade da embalagem e a presença de elementos estranhos ao produto; realizar a inspeção de recebimento, verificando o rótulo da NE.[3]
5. Levar imediatamente o frasco de dieta (água e equipo apropriado) para o quarto do paciente para administração.	Diminuir o risco biológico. É de responsabilidade do enfermeiro o recebimento da NE.[6,8]
6. Conferir o nome completo do paciente que consta no frasco da dieta com a pulseira de identificação.	Deve-se seguir resolução já existente para procedimentos operacionais de rotulagem e de embalagem de NE na unidade hospitalar.[5] Segurança do paciente: reduzir, a um mínimo aceitável, o risco de dano desnecessário associado à atenção à saúde.[5]
7. Explicar o procedimento ao paciente, à família e/ou ao cuidador.	Proporcionar ao paciente uma assistência de enfermagem humanizada, mantendo-o informado de sua evolução.[6] A equipe de enfermagem deve facilitar o intercâmbio entre os pacientes submetidos à terapia nutricional enteral e suas famílias, visando minimizar receios e apreensões quanto à terapia implementada.[6]
8. Pedir ao paciente para se sentar ou elevar a cabeceira do leito a 30 a 45°. Manter nessa posição durante toda a infusão da dieta.	Para prevenção da broncoaspiração, recomenda-se elevação da cabeceira da cama em 30 a 45°.[8]
9. Higienizar as mãos.	Segurança do paciente: reduzir, a um mínimo aceitável, o risco de dano desnecessário associado à atenção à saúde.[5] Diminuir o risco biológico e a probabilidade da exposição ocupacional a agentes biológicos.[4]
10. Calçar as luvas de procedimento.	Reduzir, a um mínimo aceitável, o risco de dano desnecessário associado à atenção à saúde.[5]
11. Colocar o equipo de dieta enteral no frasco, preenchendo a câmara de gotejamento e todo o equipo (retirar bolha de ar, caso tenha alguma) e manter protegida sua extremidade com a tampa.	A adaptação do equipo indicado deve ser em condições de rigorosa assepsia, para proceder à administração da NE.[7]
12. Colocar o frasco de dieta em um suporte acima da cabeceira do paciente.	Permitir o gotejamento por sistema gravitacional.[1]

(Continua)

13. Em paciente com sonda enteral, abrir a sonda, conectar a seringa vazia e aspirar. Caso não haja retorno de resíduo, injetar 10 mL de ar e auscultar o quadrante superior esquerdo do abdome (em sonda pós-pilórica, pode não haver resíduo ao aspirar). Verificar também se a fixação da sonda está correta e se não há deslocamento da sonda. Em paciente com gastrostomia, abrir o cateter, conectar seringa de 10 mL vazia e aspirar para verificar a permeabilidade e se está locada (pela presença de resíduo gástrico).	Segurança do paciente: reduzir, a um mínimo aceitável, o risco de dano desnecessário associado à atenção à saúde.[5]
14. Aspirar a sonda para verificar se há resíduo gástrico, proceder de acordo com protocolo para resíduo gástrico.	A mensuração do volume residual gástrico deve ser realizada, para prevenção de pneumonia aspirativa, segundo protocolo institucional.[8]
15. Conectar a ponta do equipo na sonda enteral e abrir lentamente, atentando para tempo de administração correto.	Infusão de dieta enteral em volume menor do que prescrito contribui para a desnutrição e suas consequências: aumento de morbimortalidade, tempo de hospitalização e custos com os cuidados à saúde, assim como infusão rápida pode provocar distúrbios gastrintestinais, como diarreia.[2]
16. Observar para que seja o conector correto, nunca conecte em outro dispositivo. Seguir o trajeto do conector e o local de inserção.	A administração da NE deve ser executada de forma a garantir ao paciente uma terapia segura e que permita a máxima eficácia em relação aos custos, utilizando materiais e técnicas padronizadas.[7]
17. Iniciar a infusão da dieta e calcular o gotejamento para término da administração no prazo de 90 a 120 minutos.	A infusão intermitente é considerada mais fisiológica.[8] A infusão rápida (menos do que 90 minutos) pode provocar diarreia, vômito e regurgitação.[2,8]
18. Deixar o paciente confortável e seguro, observar sinais de intolerância, como vômitos, diarreia, náuseas e distensão abdominal.	Adotar medidas de higiene e conforto que proporcionem bem-estar ao paciente.[1] Segurança do paciente: reduzir, a um mínimo aceitável, o risco de dano desnecessário associado à atenção à saúde.[5]
19. Higienizar as mãos.	Segurança do paciente: reduzir, a um mínimo aceitável, o risco de dano desnecessário associado à atenção à saúde.[5] Diminuir o risco biológico e a probabilidade da exposição ocupacional a agentes biológicos.[4]

(Continua)

20. Verificar e anotar o procedimento realizado. Registrar a verificação da fixação da sonda, o teste de refluxo e a ausculta.	Garantir o registro claro e preciso de informações relacionadas à administração e à evolução do paciente, quanto aos dados antropométricos, peso, sinais vitais, balanço hídrico, glicemia, tolerância digestiva, entre outros.[9]
21. Calçar as luvas de procedimento, ao término da dieta, para retirada do equipo da sonda.	Diminuir o risco biológico e a probabilidade da exposição ocupacional a agentes biológicos.[4]
22. Desconectar o equipo da sonda, protegendo a extremidade com a tampa (ele poderá ser utilizado por até 24 horas, e fechar a sonda.	Diminuir o risco biológico e a probabilidade da exposição ocupacional a agentes biológicos.[4]
23. Retirar o frasco de dieta vazio e instalar o frasco com água filtrada (geralmente, em pacientes sem restrição hídrica, volume de 50 mL e, com restrição hídrica, volume de 25 mL) ou de acordo com a prescrição médica.	A irrigação periódica conforme protocolo é a melhor forma de prevenir obstrução da sonda.[8]
24. Retirar o equipo da sonda, reservar o restante da água para os próximos horários.	Recomenda-se, também, lavar a sonda após cada verificação do resíduo gástrico e entre a administração de medicamentos.[8]
25. Descartar em lixo apropriado o frasco de dieta vazio.	Diminuir o risco biológico e a probabilidade da exposição ocupacional a agentes biológicos.[10]
26. Retirar as luvas de procedimento.	Diminuir o risco biológico e a probabilidade da exposição ocupacional a agentes biológicos.[4]
27. Higienizar as mãos.	Segurança do paciente: reduzir, a um mínimo aceitável, o risco de dano desnecessário associado à atenção à saúde.[5] Diminuir o risco biológico e a probabilidade da exposição ocupacional a agentes biológicos.[4]
28. Deixar o paciente confortável e seguro, observar sinais de intolerância, como vômitos, diarreia, náuseas e distensão abdominal.	Adotar medidas de higiene e conforto que proporcionem bem-estar ao paciente.[1] Segurança do paciente: reduzir, a um mínimo aceitável, o risco de dano desnecessário associado à atenção à saúde.[5]
29. O paciente deve ser mantido em decúbito de 30° a 45° por pelo menos 30 minutos após a infusão da dieta, para facilitar o esvaziamento gástrico.	Para prevenção da broncoaspiração, recomenda-se elevação da cabeceira da cama em 30 a 45°.[8,9]
30. Recolher o material e desprezar no expurgo em lixo para resíduo infectante.	Diminuir o risco biológico e a probabilidade da exposição ocupacional a agentes biológicos.[4]
31. Lavar a bandeja com água e sabão, secar com papel-toalha e passar álcool a 70%.	Diminuir o risco biológico e a probabilidade da exposição ocupacional a agentes biológicos.[4]

(Continua)

32. Manter a unidade organizada.	Diminuir o risco biológico e a probabilidade da exposição ocupacional a agentes biológicos.[4]
33. Higienizar as mãos.	Segurança do paciente: reduzir, a um mínimo aceitável, o risco de dano desnecessário associado à atenção à saúde.[5] Diminuir o risco biológico e a probabilidade da exposição ocupacional a agentes biológicos.[4]
34. Verificar na prescrição médica o horário da dieta administrada.	Garantir o registro claro e preciso de informações relacionadas à administração e à evolução do paciente, quanto aos dados antropométricos, peso, sinais vitais, balanço hídrico, glicemia, tolerância digestiva, entre outros.[6]
35. Registrar o procedimento realizado na anotação de enfermagem. Incluir o volume administrado no balanço hídrico e intercorrências (se houver), assinar e carimbar.	Garantir o registro claro e preciso de informações relacionadas à administração e à evolução do paciente, quanto aos dados antropométricos, peso, sinais vitais, balanço hídrico, glicemia, tolerância digestiva, entre outros.[6]

Diagnósticos, intervenções e resultados

Diagnósticos de enfermagem[11]	Intervenções de enfermagem[12]	Resultados de enfermagem[13]
Risco de infecção	Controle de infecção Proteção contra infecção	Controle de riscos: processo infeccioso Preparo pré-procedimento
Risco de aspiração	Alimentação por sonda enteral	Prevenção de aspiração

Exercícios *(respostas no final do livro)*

1. Com relação à administração de dieta enteral é correto afirmar que:
   a. Está indicada para atender às necessidades nutricionais quando a ingestão oral não é capaz de prover a quantidade adequada de nutrientes.
   b. A administração da dieta enteral é uma possibilidade terapêutica de manutenção ou recuperação do estado nutricional, naqueles indivíduos que apresentarem qualquer alteração na digestão ou absorção de nutrientes.
   c. A administração da dieta é uma atividade exclusiva do enfermeiro.
   d. A dieta deve ser aquecida imediatamente antes de ser administrada.

2. Com relação ao procedimento de administração da dieta é correto afirmar que:
   a. O paciente deverá estar em decúbito elevado.
   b. É de responsabilidade da equipe de nutrição a conferência da prescrição médica com o rótulo no frasco da

dieta, nome completo, leito, tipo e volume da dieta, data de validade e de infusão.

c. É necessário o uso de luva estéril para diminuir o risco de contaminação para o paciente.

d. Na presença de resíduo gástrico, a dieta deverá ser guardada em geladeira para ser utilizada no próximo horário.

Referências

1. Paiva MCMS, Juliani CMCM, Lima SAM. Terapia nutricional enteral: aspectos da assistência de enfermagem relevantes à auditoria de serviço. Rev Uningá. 2014;41:72-81.
2. Taylor BE, McClave SA, Martindale RG, Warren MM, Johnson DR, Braunschweig C, et al. Guidelines for the provision and assessment of nutrition support therapy in the adult critically Ill patient: Society of Critical Care Medicine (SCCM) and American Society for Parenteral and Enteral Nutrition (A.S.P.E.N.). Crit Care Med. 2016;44(2):390-438.
3. Pellico LH. Enfermagem médico-cirúrgica. Rio de Janeiro: Guanabara Koogan; 2015. Cap 22, p. 582-608.
4. Brasil. Ministério do Trabalho e Emprego. NR 32 – Segurança e saúde no trabalho em serviços de saúde [Internet]. Brasília: Ministério do Trabalho e Emprego; [2011, capturado em 11 abr. 2019]. Disponível em: http://www.trabalho.gov.br/images/Documentos/SST/NR/NR32.pdf.
5. Brasil. Agência Nacional de Vigilância Sanitária. Resolução-RDC nº 36, de 25 de julho de 2013. Institui ações para a segurança do paciente em serviços de saúde e dá outras providências. Diário Oficial da União. 26 jul. 2013;Seção 1:32-3.
6. Brasil. Conselho Federal de Enfermagem. Resolução nº 453, de 16 de janeiro de 2014. Aprova a Norma Técnica que dispõe sobre a atuação da equipe de enfermagem em terapia nutricional. Diário Oficial da União. 28 jan. 2014;Seção 1:78-9.
7. Brasil. Agência Nacional de Vigilância Sanitária. Resolução-RDC nº 63, de 6 de julho de 2000. Diário Oficial da União. 7 jul. 2000;Seção 1:89.
8. Hospital das Clínicas da Universidade Federal de Goiás. Protocolo de terapia nutricional enteral e parenteral da comissão de suporte nutricional [Internet]. Goiânia: HC; 2014 [capturado em 15 abr. 2019]. Disponível em: http://www2.ebserh.gov.br/documents/222842/1033900/Manual+de+Nutricao+Parenteral+e+Enteral.pdf/98898f78-942a-4e5e-93be-4e13c63ee8cd.
9. Lino AIA, Jesus CAC. Cuidado ao paciente com gastrostomia: uma revisão de literatura. Rev Estima. 2013;11(3):28-34.
10. Hinkle JL, Cheever KH, editors. Brunner & Suddarth tratado de enfermagem médico-cirúrgica. 13. ed. Rio de Janeiro: Guanabara Koogan; 2016.
11. Herdman TH, Kamitsuru S, organizadores. Diagnósticos de enfermagem da NANDA-I: definições e classificação 2018-2020. 11. ed. Porto Alegre: Artmed; 2018.
12. Moorhead S, Johnson M, Maas ML, Swanson E. NOC: classificação dos resultados de enfermagem. 5. ed. Rio de Janeiro: Elsevier; 2016.
13. Bulechek MG, Butcher HK, Dochterman JM, Wagner CM. NIC: classificação das intervenções de enfermagem. 6. ed. Rio de Janeiro: Elsevier; 2016.

19.3

Drenagem e avaliação de resíduo gástrico

Tânia A. Moreira Domingues
Ana Cristina Tripoloni
Cassiane Dezoti da Fonseca

Introdução

A drenagem e a avaliação do volume residual gástrico (VRG), antes da infusão da dieta, tem como objetivo verificar o posicionamento da sonda, o volume e as características da drenagem, como coloração, odor e textura. O VRG tem sido considerado um marcador de intolerância gástrica à terapia nutricional. Assim, um dos fatores que interferem na oferta energética é a existência de débito elevado do VRG.[1,2]

Definição

É o processo de retirada do conteúdo gástrico e avaliação do VRG antes da infusão da dieta.

Indicação

A mensuração do VRG deve ser realizada para avaliar a posição da sonda e as características do líquido drenado. Funciona como um marcador de intolerância gástrica à terapia nutricional.[1]

Aspectos legais

Ao enfermeiro, dentro da terapia nutricional, compete, entre suas funções administrativas, assistenciais, educativas e de pesquisa, a inserção de sondas com fio-guia, administração e monitoração de infusão, bem com a drenagem do conteúdo gástrico.[3-5]

Material necessário

- Bandeja
- Biombo (se necessário)
- Luvas de procedimento
- Máscara e óculos de proteção
- Seringa de 10 ou 20 mL
- Fita reagente para conteúdo gástrico
- Coletor de secreções
- Estetoscópio

Observação

Caso o paciente não esteja com sonda, deve-se preparar material para sondagem gástrica.

Etapas	Justificativas
1. Higienizar as mãos.	Segurança do paciente: redução, a um mínimo aceitável, do risco de dano desnecessário associado à atenção à saúde.[3] Diminuir o risco biológico e a probabilidade da exposição ocupacional a agentes biológicos.[4]
2. Reunir o material na bandeja e levá-lo ao quarto.	Otimizar o tempo despendido pelo profissional.[1]
3. Confirmar o paciente e o procedimento a ser realizado (confirmar a necessidade da localização pré-pilórica).	Segurança do paciente: redução, a um mínimo aceitável, do risco de dano desnecessário associado à atenção à saúde.[3]
4. Explicar o procedimento ao paciente, à família e/ou ao cuidador.	A equipe de enfermagem deve facilitar o intercâmbio entre os pacientes submetidos à terapia nutricional enteral (TNE) e suas famílias, visando minimizar receios e apreensões quanto à terapia implementada.[4] Volume residual alto tem sido considerado um marcador de intolerância gástrica à terapia nutricional. Assim, um dos fatores que interferem na oferta energética é a existência de débito elevado do volume residual gástrico (VRG).[5]
5. Higienizar as mãos.	Segurança do paciente: redução, a um mínimo aceitável, do risco de dano desnecessário associado à atenção à saúde.[3] Diminuir o risco biológico e a probabilidade da exposição ocupacional a agentes biológicos.[4]
6. Colocar o paciente em posição sentada/elevar a cabeceira da cama.	Diminuir os riscos de vômitos e aspiração.[6] O VRG alto é considerado fator de risco para aspiração.[5,7-9]

(Continua)

19.3 • Drenagem e avaliação de resíduo gástrico

7. Calçar as luvas de procedimento, colocar a máscara descartável e os óculos de proteção.	Diminuir o risco biológico e a probabilidade da exposição ocupacional a agentes biológicos.[3]
8. Proteger o tórax com papel-toalha.	Minimizar os riscos de sujidades em contato direto com o paciente.[6]
9. Conectar uma seringa de 20 mL na sonda e aspirar o conteúdo gástrico com suavidade.	Observar aspecto, volume e quantidade drenada.[5] A avaliação do VRG deve ser realizada sempre precedendo a administração da dieta intermitente ou de 4/4 horas quando a dieta for contínua. O conteúdo gástrico aspirado deve ser avaliado quanto a seu aspecto e volume.[5,8,9]
10. Caso não haja retorno gástrico, injetar de 10 a 20 mL de ar pela sonda e auscultar simultaneamente o quadrante abdominal superior esquerdo.	Certificar-se do posicionamento correto da sonda.[6]
11. Quando houver retorno gástrico, proceder de acordo com o protocolo da instituição.[5,7-9]	Algumas recomendações de verificação do resíduo gástrico consideram volume acima de 200 mL em dois horários consecutivos, devendo-se reavaliar o regime nutricional para valores acima de 200 mL e utilizar procinéticos para volumes a partir de 250 mL; outros consideram como um conteúdo maior que 50% do volume da última dieta administrada.[10,11]
12. Retirar as luvas de procedimento, a máscara descartável e os óculos de proteção.	Diminuir o risco biológico e a probabilidade da exposição ocupacional a agentes biológicos.[4]
13. Deixar o paciente confortável.	Garantir o bem-estar físico e a segurança do paciente.[7]
14. Recolher o material, mantendo a unidade organizada.	Diminuir o risco biológico e a probabilidade da exposição ocupacional a agentes biológicos.[4]
15. Descartar os resíduos e proceder à desinfecção da bandeja.	Diminuir o risco biológico e a probabilidade da exposição ocupacional a agentes biológicos.[4]
16. Higienizar as mãos.	Segurança do paciente: redução, a um mínimo aceitável, do risco de dano desnecessário associado à atenção à saúde.[3] Diminuir o risco biológico e a probabilidade da exposição ocupacional a agentes biológicos.[4]
17. Verificar o procedimento na prescrição médica e proceder às anotações de enfermagem.	Garantir o registro claro e preciso de informações relacionadas à administração e à evolução do paciente no que diz respeito aos dados antropométricos, peso, sinais vitais, balanço hídrico, glicemia, tolerância digestiva, entre outros.[6,12]

Diagnósticos, intervenções e resultados

Diagnósticos de enfermagem[13]	Intervenções de enfermagem[14]	Resultados de enfermagem[15]
Risco de infecção	Controle de infecção Proteção contra infecção	Controle de riscos: processo infeccioso Preparo pré-procedimento
Risco de aspiração	Cuidados com sondas: gastrintestinal	Prevenção de aspiração
Motilidade gastrintestinal disfuncional	Cuidados com sondas: gastrintestinal	Função gastrintestinal

Exercícios *(respostas no final do livro)*

1. Quais características do conteúdo residual gástrico devem ser avaliadas?
   a. Coloração, odor, textura e volume.
   b. Odor, textura, frequência e velocidade.
   c. Coloração, frequência, odor e velocidade.
   d. Textura, odor, coloração e frequência.

2. Em que situação a avaliação do resíduo gástrico implica na suspensão da dieta enteral?
   a. Quando apresentar aspecto amarelo-esverdeado.
   b. Quando apresentar um conteúdo maior que 50% do volume da última dieta administrada.
   c. Quando apresentar um conteúdo maior que 5% do volume da última dieta administrada.
   d. Quando apresentar aspecto acastanhado.

Referências

1. Mori S, Matsuba CST, Whitaker IY. Verificação do volume residual gástrico em unidade de terapia intensiva. Rev Bras Enferm. 2003;56(6):661-4.
2. Smeltzer SC, Bare BG, Hinkle JL, Cheever KH, editors. Brunner & Suddarth tratado de enfermagem médico-cirúrgica. 12. ed. Rio de Janeiro: Guanabara Koogan; 2011.
3. Brasil. Agência Nacional de Vigilância Sanitária. Resolução-RDC nº 36, de 25 de julho de 2013. Institui ações para a segurança do paciente em serviços de saúde e dá outras providências. Diário Oficial da União. 26 jul. 2013;Seção 1:32-3.
4. Brasil. Ministério do Trabalho e Emprego. NR 32 – Segurança e saúde no trabalho em serviços de saúde [Internet]. Brasília: Ministério do Trabalho e Emprego; 2011[capturado em 11 abr. 2019]. Disponível em: http://www.trabalho.gov.br/images/Documentos/SST/NR/NR32.pdf.

5. Brasil. Conselho Federal de Enfermagem. Resolução n° 453, de 16 de janeiro de 2014. Aprova a Norma Técnica que dispõe sobre a atuação da equipe de enfermagem em terapia nutricional. Diário Oficial da União. 28 jan. 2014;Seção 1:78-9.
6. Agudelo GM, Giraldo NA, Aguilar N, Barbosa J, Castaño E, Gamboa S, et al. Incidencia de complicaciones del soporte nutricional en pacientes críticos: estudio multicéntrico. Nutr Hosp. 2011;26(3):537-45.
7. Naves LK. Avaliação da intubação gástrica dos usuários em programa de atendimento domiciliar em um hospital universitário [Dissertação]. São Paulo: USP; 2010.
8. Hospital das Clínicas da Universidade Federal de Goiás. Protocolo de terapia nutricional enteral e parenteral da comissão de suporte nutricional [Internet]. Goiânia: HC; 2014 [capturado em 15 abr. 2019]. Disponível em: http://www2.ebserh.gov.br/documents/222842/1033900/Manual+de+Nutricao+Parenteral+e+Enteral.pdf/98898f78-942a-4e5e-93be-4e13c63ee8cd.
9. Acosta Escribano J, Herrero Meseguer I, Conejero García-Quijada R, Metabolism and Nutrition Working Group of the Spanish Society of Intensive Care Medicine and Coronary units. Guidelines for specialized nutritional and metabolic support in the critically-ill patient: update. Consensus SEMICYUC-SENPE: neurocritical patient. Nutr Hosp. 2011;26 Suppl 2:72-5.
10. Hoyos Gómez GM, Agudelo Ochoa GM. Incidencia de residuo gástrico alto en pacientes adultos que reciben soporte nutricional enteral en instituciones de alta complejidad de la ciudad de Medellín-Colombia. Perspect Nut Hum. 2010;12(1):47-60.
11. Malta MA, Carvalho-Junior AF, Andreollo NA, Freitas MIP. Medidas antropométricas na introdução da sonda nasogástrica para nutrição enteral empregando a esofagogastroduodenoscopia. ABCD, Arq Bras Cir Dig. 2013;26(2):107-11.
12. Brasil. Conselho Federal de Enfermagem. Resolução n° 564, de 6 de novembro de 2017. Aprova o novo Código de Ética dos Profissionais de Enfermagem. Diário Oficial da União. 6 dez. 2017; Seção 1:157.
13. Herdman TH, Kamitsuru S, organizadores. Diagnósticos de enfermagem da NANDA-I: definições e classificação 2018-2020. 11. ed. Porto Alegre: Artmed; 2018.
14. Moorhead S, Johnson M, Maas ML, Swanson E. NOC: classificação dos resultados de enfermagem. 5. ed. Rio de Janeiro: Elsevier; 2016.
15. Bulechek MG, Butcher HK, Dochterman JM, Wagner CM. NIC: classificação das intervenções de enfermagem. 6. ed. Rio de Janeiro: Elsevier; 2016.

Manutenção de drenos

20

20.1
Manutenção de dreno abdominal

Cássia Regina Vancini Campanharo
Tânia A. Moreira Domingues

Introdução

A cavidade abdominal é limitada em sua parte superior pelo diafragma e na inferior pela abertura superior da pelve. Nas partes anterior e laterais, sem limites precisos, é composta por várias camadas de diferentes espessuras de pele, tecido conectivo, gordura e músculos.[1]

O peritônio, extensa membrana serosa formada predominantemente por tecido conectivo, reveste o interior da parede abdominal e expande-se para cobrir a maior parte dos órgãos que contém; é composto por duas camadas – o peritônio parietal e o visceral.[1]

A utilização de sistemas de drenagem pode ocorrer também como uma prevenção de acúmulo de líquidos em local fechado, o que pode retardar o processo de cicatrização. Desde tempos remotos, diversos materiais já foram empregados para esse fim, como metais, ossos, vidro, gaze e borracha, por mecanismos de gravidade, capilaridade, sucção, entre outros.[2,3]

Definição

A drenagem da cavidade abdominal pode ser utilizada como tratamento ou de forma profilática, sendo a segunda mais utilizada após procedimentos cirúrgicos, com o objetivo de evitar o acúmulo de fluidos e ar provenientes do corpo a partir de um espaço morto.[4]

Os drenos abdominais são dispositivos colocados no interior de uma ferida ou cavidade, que têm a finalidade de estabelecer ou criar um trajeto artificial, de menor resistência, ao longo do qual líquidos ou ar possam chegar ao meio externo.[5]

Os sistemas de drenagem podem ser classificados em abertos ou fechados e ativos ou passivos; quanto à sua estrutura, em laminares ou tubulares; e, quanto ao tipo de drenagem, em sistemas que atuam por capilaridade, gravitação ou sucção. Os sistemas fechados impedem a exposição do conteúdo ao ambiente, ao contrário dos abertos, que se comunicam com o ambiente externo. Os sistemas ativos de drenagem, também chamados de sistemas de sucção, são aqueles que agem pela troca de pressão negativa sobre o fluido. Já os passivos são canais para passagem de fluidos e dependem de fatores como pressão interna da cavidade e quantidade de líquido presente para a drenagem.[6]

Indicação

Os drenos podem ser utilizados quando já existe secreção a ser drenada, uma coleção localizada, como hematomas, seromas, abscessos, ou quando o intuito é orientar uma fístula, ou, ainda, prevenindo o acúmulo de exsudato em um local potencial.[2,3]

Tipos de drenos

Sistemas passivos

Laminares (Penrose)

O dreno laminar (Penrose) é feito de um tubo achatado, de borracha de látex, macia e flexível, com diâmetro entre 1 e 3 cm, utilizado para drenar exsudato purulento, sangue ou serosidade. Quando utilizado em pós-operatório de cirurgia abdominal, costuma ser exteriorizado por uma contra-abertura próxima à incisão e fixado à pele **(Fig. 20.1.1)**.[3]

Nos casos em que a drenagem não é mais necessária, ele pode ser removido de uma única vez ou "mobilizado" a cada dia até sua remoção completa, o que impede a formação de coleções ao longo do trajeto.[3]

Tubular e laminotubular ou "encamisado"

Os drenos tubulares têm o mesmo princípio do laminar, porém sua estrutura mais rígida **(Fig. 20.1.2)** propicia um trajeto muscular aberto. O *maddrain*, ou também chamado dreno japonês, é um dreno tubular, com uma linha radiopaca e, em seu interior, possui ranhuras para evitar o colabamento. O dreno de Kehr **(Fig. 20.1.3)**,

20.1 • Manutenção de dreno abdominal

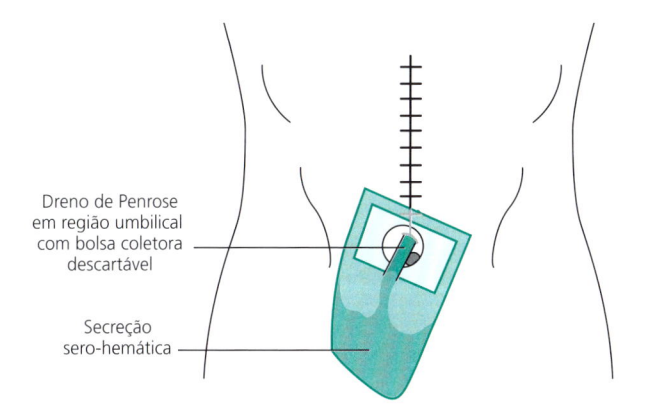

Figura 20.1.1 Dreno de Penrose.

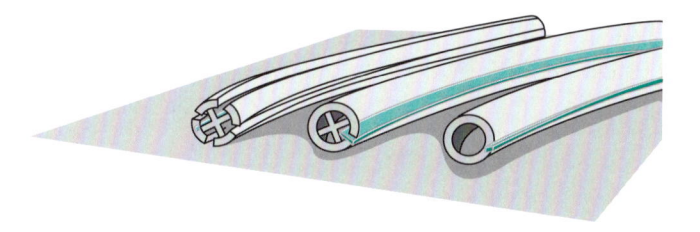

Dreno de Penrose em região umbilical com bolsa coletora descartável

Secreção sero-hemática

Figura 20.1.2 Dreno tubular.

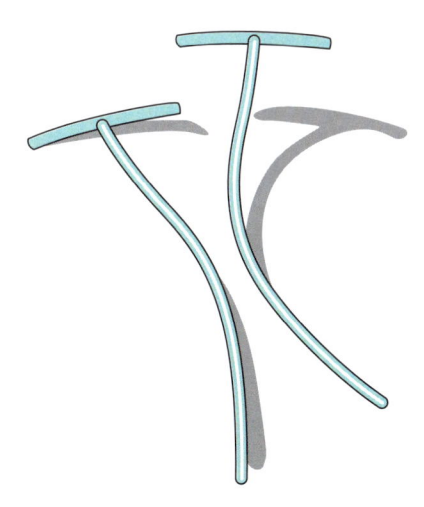

Figura 20.1.3 Dreno de Kehr.

específico para a drenagem de vias biliares, é também um exemplo de dreno tubular. Como alternativa podem ser utilizados drenos de tórax, equipos de soro, sondas de Foley isoladamente ou encamisados por um dreno laminar para evitar traumatismo.[3,5]

Sistemas ativos

Por manter uma pressão negativa no local drenado, a drenagem ativa na cavidade abdominal deve ser indicada quando há grandes descolamentos cutâneos e quando há manipulação no espaço subfrênico, local onde ocorre variação da pressão em função da respiração.[3]

Dreno de sucção (Porto-VAC)

O dreno de sucção (Porto-VAC) é multifenestrado e não colabável, confeccionado de polivinil clorido ou silicone com uma "sanfona" externa que mantém uma alta pressão negativa **(Fig. 20.1.4)**. Apresenta baixos índices de infecção, mas pode obstruir facilmente. Costuma ser exteriorizado por uma contra-abertura próxima à incisão e fixado à pele por fio de náilon. É útil sob grandes retalhos cutâneos, como nos casos de dermolipectomia e correção de hérnia incisional e em cirurgias ortopédicas. Quando a drenagem diminui de volume, o dreno pode ser retirado de uma única vez, após 24 a 72 horas.

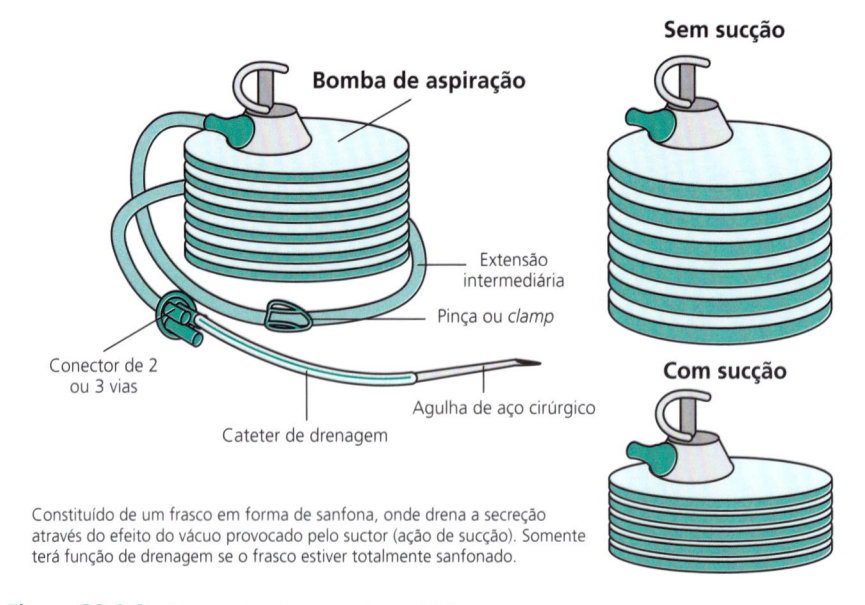

Constituído de um frasco em forma de sanfona, onde drena a secreção através do efeito do vácuo provocado pelo suctor (ação de sucção). Somente terá função de drenagem se o frasco estiver totalmente sanfonado.

Figura 20.1.4 Sistema de drenagem Porto-VAC.

Dreno Jackson-Pratt

O dreno de *Jackson-Pratt* tem uma porção achatada (laminar) que fica no interior do organismo, feita de silicone, multifenestrada com um mecanismo que impede o seu colabamento total, com uma zona de transição para tubular que se conecta a um "bulbo" ("pêra"), que mantém o ambiente de baixa pressão negativa (**Figs. 20.1.5** e **20.1.6**). Dessa forma, associa a capilaridade de um dreno laminar com a pressão negativa de um dreno de sucção.[3]

Aspectos legais

A manutenção de drenos abdominais deve ser realizada pela equipe de enfermagem, por meio de ações subsidiadas pela sistematização da assistência de enfermagem e pelos protocolos institucionais.[7]

A retirada de drenos abdominais é uma atividade complexa e deve ser realizada pelo enfermeiro, desde que prescrita pelo profissional médico.[2]

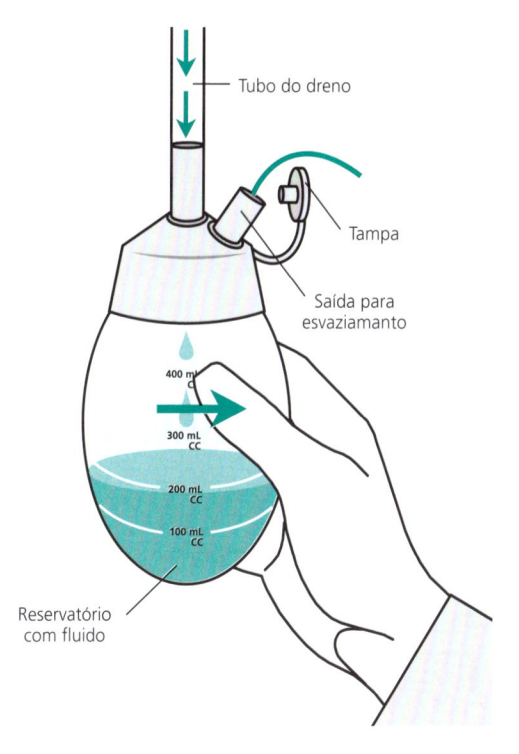

Figura 20.1.5 Sistema de drenagem com dreno de Jackson-Pratt.

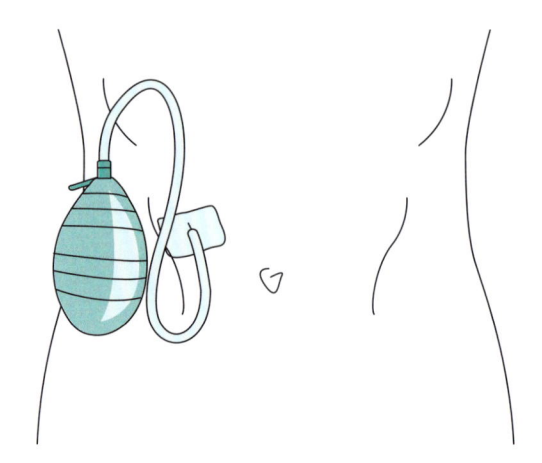

Figura 20.1.6 Dreno de Jackson-Pratt.

Material necessário

Curativo do dreno

- Carrinho para curativo
- Luvas de procedimento
- *Kit* de curativo simples (1 pinça anatômica, 1 pinça dente de rato, 1 pinça Kelly reta e 1 campo cirúrgico)
- Luva estéril
- Gaze estéril
- Solução fisiológica a 0,9%
- Solução antisséptica
- Clorexidina alcoólica
- Fita adesiva
- Dispositivo para mensuração de débito
- Bolsa coletora

Etapas	Justificativas
1. Revisar a prescrição de enfermagem.	Segurança do paciente. Confirmar o paciente correto e o procedimento.[8]
2. Reunir os materiais para a realização do curativo e o controle da drenagem.	Controlar o tempo e organizar a tarefa.[2]

(Continua)

20.1 • Manutenção de dreno abdominal

3. Explicar o procedimento ao paciente.	Favorecer a cooperação do paciente e diminuir a ansiedade.[8]
4. Posicionar o paciente em decúbito dorsal.	O posicionamento adequado do paciente propicia conforto durante o procedimento.[9]
5. Fechar a porta ou colocar o biombo, se necessário.	Manter a privacidade do paciente.[9]
6. Higienizar as mãos.	Evitar a disseminação de microrganismos; segurança do paciente.[8,10]
7. Colocar máscara e calçar as luvas de procedimentos.	Proporcionar barreira física entre o profissional e os fluidos corporais do paciente.[8,10]
8. Esvaziar a bolsa coletora e medir o conteúdo drenado.	Controlar o débito e avaliar as características do exsudato (volume, cor e aspecto).[8,9]
9. Retirar as luvas de procedimento.	Evitar a disseminação de microrganismos; segurança do paciente.[8,10]
10. O curativo pode ser realizado utilizando-se luva estéril e gaze ou *kit* para curativos (pinças).	Evitar a disseminação de microrganismos; segurança do paciente.[8,10]
11. Abrir o pacote de gaze estéril sobre o carrinho de curativos.	Evitar a disseminação de microrganismos; segurança do paciente.[8,10]
12. Calçar a luva estéril ou abrir o *kit* de curativo estéril sobre o carrinho de curativo.	Evitar a disseminação de microrganismos; segurança do paciente.[8,10]
13. Realizar a limpeza do local de inserção do dreno com gaze embebida em solução fisiológica a 0,9%.	Proporcionar a limpeza do local e reduzir o risco de disseminação de microrganismos.[8,10]
14. Avaliar as características do local de inserção.	Proporcionar integridade da pele.[2,8]
15. Friccionar a gaze embebida em clorexidina alcoólica na inserção do dreno.	Evitar a disseminação de microrganismos; segurança do paciente.[8,10]
16. Cobrir o local de inserção com gaze estéril ou utilizar a bolsa de drenagem.	Proteger o local contra microrganismos e possibilitar a avaliação da drenagem.[8,10]
17. Retirar a luva estéril ou recolher o material do *kit* de curativo e colocar no expurgo.	Controlar o tempo e a organização da tarefa.[2]
18. Higienizar as mãos.	Evitar a disseminação de microrganismos; segurança do paciente.[8,10]
19. Organizar a unidade do paciente.	Realizar um procedimento correto com o mínimo de erros.[8,9]
20. Registrar características do local de inserção do dreno, da pele ao redor, do débito e do curativo.	O registro adequado e a comunicação são fundamentais para a boa prática da segurança do paciente, além de promover a continuidade do cuidado.[8,9]

Diagnósticos, intervenções e resultados

Diagnósticos de enfermagem[11]	Intervenções de enfermagem[12]	Resultados de enfermagem[13]
Risco de infecção	Controle de infecção Proteção contra infecção	Controle de riscos: processo infeccioso Preparo pré-procedimento
Risco de integridade da pele prejudicada	Supervisão da pele	Integridade tissular: pele e mucosas

Exercícios *(respostas no final do livro)*

1. Com relação à drenagem da cavidade abdominal, é correto afirmar que:
   a. A drenagem pode ser utilizada como tratamento ou como prevenção do acúmulo de líquidos no local, retardando o processo de cicatrização.
   b. Os drenos abdominais são colocados na ferida com a finalidade de criar um trajeto artificial por onde o líquido sairá.
   c. No sistema de drenagem passivo, são utilizados drenos laminares.
   d. Todas as alternativas estão corretas.

2. É correto afirmar que:
   a. Quanto aos tipos de drenagem, eles podem ocorrer por gravitação, capilaridade e sucção.
   b. O dreno de Penrose é frequentemente utilizado nas vias biliares.
   c. Os drenos de sucção são pouco utilizados por colabarem com facilidade.
   d. A manutenção dos drenos abdominais é atividade exclusiva do enfermeiro.

Referências

1. Mason PJ. Histórico das funções digestiva e gastrintestinal. In: Hinkle JL, Cheever KH, editors. Brunner & Suddarth tratado de enfermagem médico-cirúrgica. 13. ed. Rio de Janeiro: Guanabara Koogan; 2016. V. 2.
2. Taylor C, Lillis C, LeMone P, Lynn P. Fundamentos de enfermagem: a arte e a ciência do cuidado de enfermagem. 7. ed. Porto Alegre: Artmed; 2014.
3. Monteiro-Filho JJR, Oliveira FMM, Oliveira MAP. Tipos e usos de drenos pós-operatórios. In: Crispi CP, Oliveira FMM, Damian Júnior JC, Oliveira MAP, Errico G, Zamagna L, et al. Tratado de videoendoscopia e cirurgia minimamente invasiva em ginecologia. 2. ed. Rio de Janeiro: Revinter; 2007. p. 255-7.
4. Tsang LF. Developing an evidence-based nursing protocol on wound drain management for total joint arthroplasty. Int J Orthop Trauma Nurs. 2015;19(2):61-73.

5. Cesaretti IUR, Saad SS. Drenos laminares e tubulares em cirurgia abdominal: Fundamentos básicos e assistência. Acta Paul Enferm. 2002;15(3):97-106.
6. Schalamon J, Petnehazy T, Ainoedhofer H, Castellani C, Till H, Singer G. Experimental comparison of abdominal drainage systems. Am J Surg. 2017;213(6):1038-41.
7. Brasil. Conselho Federal de Enfermagem. Resolução COFEN n° 311/2007 – revogada pela Resolução COFEN n° 564/2007. Aprova a reformulação do código de ética dos profissionais de enfermagem [Internet]. Brasília: Conselho Federal de Enfermagem; 2017 [capturado em 11 mar. 2019]. Disponível em: http://www.COFEn.gov.br/resoluo-COFEn-3112007_4345.html.
8. Brasil. Ministério da Saúde. Portaria n° 529, de 1° de abril de 2013. Institui o Programa Nacional de Segurança do Paciente (PNSP). Diário Oficial da União. 2 abr. 2013;Seção 1:43-4.
9. Cloter J. O respeito à autonomia e aos direitos dos pacientes. Revista da AMRIGS. 2009;53(4): 432-5.
10. Centers for Disease Control and Prevention. Handwashing: clean hands save lives [Internet]. Chapel Hill: CDC; 2018 [capturado em 11 mar. 2019]. Disponível em: http://www.cdc.gov/handwashing/.
11. Herdman TH, Kamitsuru S, organizadores. Diagnósticos de enfermagem da NANDA-I: definições e classificação 2018-2020. 11. ed. Porto Alegre: Artmed; 2018.
12. Moorhead S, Johnson M, Maas ML, Swanson E. NOC: classificação dos resultados de enfermagem. 5. ed. Rio de Janeiro: Elsevier; 2016.
13. Bulechek MG, Butcher HK, Dochterman JM, Wagner CM. NIC: classificação das intervenções de enfermagem. 6. ed. Rio de Janeiro: Elsevier; 2016.

Leituras recomendadas

Conselho Regional de Enfermagem de Santa Catarina. Parecer Coren/SC n° 007/CT/2015. Assunto: realização da retirada ou o tracionamento dos drenos Portovack e Penrose [Internet]. Florianópolis: COREN-SC; 2015 [capturado em 20 mar. 2019]. Disponível em: http://www.corensc.gov.br/wp-content/uploads/2015/07/Parecer-007-2015-retirada-ou-tracionamento-dos-drenos-portovack-e-penrose-CT-Alta-e-Média-Complexidade.pdf.

Conselho Regional de Enfermagem de São Paulo. Parecer COREN-SP 053/2013 – CTPRCI n° 102.607. Tickets n° 281.905, 294.402, 297.308, 303.282, 306.904, 308.105, 310.350, 314.642. Ementa: Competência para a retirada de drenos de diferentes tipos, troca do selo d'água e ordenha por profissionais de Enfermagem [Internet]. São Paulo: COREN-SP; 2013 [capturado em 20 mar. 2019]. Disponível em: https://portal.coren-sp.gov.br/wp-content/uploads/2016/09/parecer_coren_sp_%20053_2013-2.pdf.

20.2
Manutenção de dreno de tórax

Ana Rita de Cássia Bettencourt
Isabela da Costa Maurino Amaya
Patricia Rezende do Prado

Introdução

O sistema respiratório tem como principal função a promoção das trocas gasosas. A pleura é uma membrana serosa, lisa, muito fina e dupla, formada pela pleura visceral, que envolve o pulmão, e a pleura parietal, que forra internamente as paredes do espaço torácico. Em condições normais, o espaço virtual entre as duas membranas pleurais dá origem ao espaço pleural, que contém uma pequena quantidade de líquido, que as lubrifica e permite um deslizamento suave entre elas a cada movimento respiratório. Fisiologicamente, existe um equilíbrio entre a entrada e a saída de líquido no espaço pleural, e os movimentos respiratórios facilitam a absorção do líquido e das partículas. O acúmulo de líquidos ou gases no espaço pleural ocorre quando existe um desequilíbrio nesse processo, prejudicando a mecânica pulmonar. Nesse sentido, as punções e a drenagem do tórax são procedimentos essenciais para restabelecer a pressão negativa desse espaço e manter a função cardiorrespiratória e a estabilidade hemodinâmica por meio da retirada de líquidos e gases acumulados nesse espaço.[1,2] A manutenção do dreno de tórax exigirá cuidados diários de enfermagem, na anamnese, no exame físico e na observação e avaliação do conteúdo drenado, do curativo e da troca de selo d'água do dreno de tórax.

Definição

O dreno de tórax é aquele que é inserido no espaço pleural ou mediastinal.[2,3]

Indicação

Está indicado para drenagem de líquidos (derrame pleural), sangue (hemotórax), pus (empiema), linfa (quilotórax) ou ar (pneumotórax), patologicamente retidos no espaço pleural, resultantes de processos infecciosos, traumas ou procedimentos cirúrgicos.[2,3]

Aspectos legais

Tanto a inserção como a retirada do dreno devem ser realizadas pelo médico com auxílio do enfermeiro. Os cuidados com a manutenção do dreno de tórax devem ser realizados por enfermeiro capacitado, auxiliado pela equipe de enfermagem.[4,5]

Material necessário[3]

- 1 par de luvas estéreis
- 1 par de luvas de procedimento
- Máscara cirúrgica
- Óculos de proteção
- Bandeja
- Álcool a 70%
- Soro fisiológico (SF) a 0,9% estéril ou água destilada estéril
- Material de curativo com campos estéreis
- Esparadrapo ou fita hipoalergênica
- Pacotes de gaze estéril
- Solução de clorexidina aquosa
- Pinça hemostática para pinçar o cateter
- Sistema fechado de drenagem torácica
- Frasco coletor para colocar material drenado
- 1 cálice graduado

São apresentadas, a seguir, as etapas para a manutenção diária do dreno (avaliação da funcionalidade do dreno, curativo, troca do selo d´água e avaliação das condições clínicas do paciente).

Etapas	Justificativas
Avaliação da funcionalidade do dreno e das condições clínicas do paciente	
1. Verificar os dados de identificação (nome completo e data de nascimento) e solicitar que o paciente ou acompanhante os confirme.	Garantir a segurança do paciente e que o procedimento será realizado no paciente correto.[6]
2. Explicar o procedimento para o paciente.[3]	Diminuir a ansiedade.[3]
3. Higienizar as mãos.[3,6]	Prevenir a propagação de infecções relacionadas à saúde; remover sujidade, suor, oleosidade, pelos, células descamativas e da microbiota da pele, interrompendo a transmissão de infecções causadas pelas transmissões cruzadas.[7]

(Continua)

4. Avaliar o estado geral, o padrão respiratório, os sinais vitais e a presença e intensidade de dor; depois, registrar em prontuário.³	Respaldar o paciente e o enfermeiro na execução do procedimento.³
5. Vestir a máscara cirúrgica, os óculos de proteção e as luvas de procedimento.³	Proteger o profissional da área da saúde, prevenir a contaminação por contato com fluidos e secreções, manter a higiene e evitar a propagação de infecção para o paciente.³,⁷
6. Expor o local de inserção do dreno mantendo o paciente coberto.³	Permitir a visualização e evitar a exposição do paciente, mantendo sua privacidade.³
7. Observar o curativo ao redor do dreno.³	Oportunizar a observação da área do curativo – se está seco, limpo e completamente aderido à pele e se existem sinais flogísticos.³
8. Palpar levemente ao redor do curativo, sentindo se há presença de crepitações/enfisema subcutâneo.³	Se houver pequena quantidade de enfisema, este será absorvido pelo organismo. Se essa quantidade estiver aumentando, indica posicionamento inadequado do dreno, o que deve ser comunicado ao médico.³
9. Verificar se o dreno está livre de obstruções internas e externas.³	O dreno deve estar pérvio para drenar adequadamente o conteúdo pleural.³
10. Verificar a conexão do dreno com o sistema de drenagem.³	As conexões devem estar perfeitamente encaixadas para evitar saída de líquidos e entrada de ar.³
11. Verificar se o sistema de drenagem está livre de obstruções internas e externas.³	O sistema de drenagem precisa estar livre de obstruções internas e externas para que a drenagem seja eficiente. Não deve estar fixado à cama, para evitar tração quando o paciente se movimenta ou quando a grade da cama for movimentada.³
12. Verificar o posicionamento do frasco coletor abaixo do tórax.³	O frasco deve estar posicionado abaixo do nível do tórax. A gravidade é essencial para a drenagem e evita o retorno do líquido drenado.³
13. Verificar a integridade do frasco coletor.³	Vazamentos podem ocorrer se o frasco coletor apresentar rachaduras e/ou comunicação com o meio externo.³
14. Verificar a oscilação da coluna de água dentro do frasco de drenagem de acordo com a inspiração e a expiração.³	A oscilação indica que o dreno está corretamente posicionado e pérvio.³

(Continua)

20.2 • Manutenção de dreno de tórax

15. Verificar se a ponta da coluna que fica dentro do frasco de drenagem está submersa no selo d'água.[3]	Evitar entrada de ar no espaço pleural. A haste deve estar imersa 2 cm abaixo do nível do líquido para estabelecer a quantidade apropriada de pressão no selo d'água.[3]
16. Observar, comunicar e anotar a presença de borbulhamento no frasco coletor.[3]	O borbulhamento é esperado na presença de pneumotórax. Quando presente na drenagem de líquidos, comunicar imediatamente ao médico. O excesso de borbulhamento pode levar ao extravasamento de espuma pelo orifício da tampa do dreno. Nesse caso, pode ser utilizada dimeticona, sob prescrição médica, que, misturada ao líquido drenado, reduz a tensão superficial, evitando a formação de espuma.[3]
17. Retirar as luvas, a máscara cirúrgica e os óculos de proteção e descartá-los no lixo infectante.	O descarte em local adequado evita a transmissão de microrganismos.[3,7]
18. Avaliar a presença de dor.[3]	Permite avaliar o 5° sinal vital e a presença de sinal flogístico. Auxilia na respiração.[3]
19. Colocar o paciente em posição confortável.[3]	Auxiliar a respiração e propiciar melhor troca gasosa.[3]
20. Orientar o paciente e a família a manter o dreno abaixo do nível do tórax e evitar acidentes com o frasco coletor.[3]	Favorecer a drenagem devido à gravidade e também evitar o retorno do conteúdo para o espaço pleural.[3]
21. Higienizar as mãos.[6]	Prevenir a propagação de infecções relacionadas à saúde; remover sujidade, suor, oleosidade, pelos, células descamativas e da microbiota da pele, interrompendo a transmissão de infecções causadas pelas transmissões cruzadas.[7]

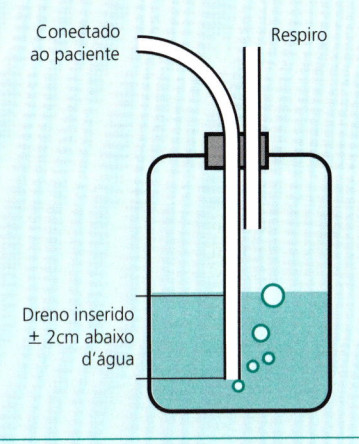

(Continua)

22. Observar e anotar aspecto e volume drenado.[3]	Deve ser anotado volume, aspecto, cor e odor do volume drenado e comunicado ao médico.[3]
Troca do selo d´água e do frasco de drenagem	
1. Verificar os dados de identificação (nome completo e data de nascimento) e solicitar que o paciente ou o acompanhante os confirme.	Garantir a segurança do paciente e que o procedimento será realizado no paciente correto.[6]
2. Separar o material em uma bandeja previamente desinfetada com álcool a 70%.	Permitir a organização do material necessário, bem como o seu transporte para o quarto do paciente.
3. Higienizar as mãos.	Prevenir a propagação de infecções relacionadas à saúde; remover sujidade, suor, oleosidade, pelos, células descamativas e da microbiota da pele, interrompendo a transmissão de infecções causadas pelas transmissões cruzadas.[7]
4. Orientar o paciente sobre o procedimento.	Diminuir a ansiedade e propiciar a colaboração do paciente durante a execução do procedimento.[3]
5. Colocar a máscara cirúrgica, os óculos de proteção e as luvas de procedimento.	Proteger o profissional da área da saúde, prevenir a contaminação por contato com fluidos e secreções, manter a higiene e evitar a propagação de infecção para o paciente.[3,7]
6. Pinçar o dreno enquanto realiza a troca do frasco de drenagem ou do selo d'água, conforme protocolo da instituição.[3]	O ar poderá entrar no espaço pleural com a inspiração e poderá causar ou agravar o pneumotórax e o enfisema subcutâneo.[3]
7. Desprezar o líquido drenado em um cálice graduado e trocar o selo d'água (soro fisiológico [SF] ou água estéril, 300 a 500 mL) diariamente, conforme o protocolo da instituição.[3]	Permitir a observação, o registro, a avaliação e a limpeza do frasco e do conteúdo drenado. Diariamente, sempre no mesmo horário (em 24 horas) ou sempre que necessário, deve ser trocado o selo d'água do frasco coletor com SF a 0,9% ou água destilada estéril. Nesse momento, deve-se observar o débito e o aspecto e anotar, no frasco coletor, a data, a hora e o nome do enfermeiro que trocou o selo.[3]
8. Trocar o frasco de drenagem conforme o protocolo da instituição.[3]	Permitir a observação, o registro e a avaliação do conteúdo drenado. Deve ser realizado conforme protocolo da instituição ou sempre que necessário. Abrir um novo frasco coletor e enchê-lo com SF a 0,9% ou água destilada estéril. Observar o débito e o aspecto, devendo-se anotar, no frasco coletor, a data, a hora e o nome do enfermeiro que realizou a troca do frasco.[3]

(Continua)

20.2 • Manutenção de dreno de tórax | 449

9. Retirar a pinça do dreno e manter o dreno abaixo do tórax.	Retirar a pinça para possibilitar a drenagem necessária. O frasco deve estar posicionado abaixo do nível do tórax. A gravidade é essencial para a drenagem e evita o retorno do líquido drenado.[3]
10. Instalar o sistema de aspiração contínua com pressão negativa, conforme indicação médica e protocolo da instituição.[3]	O sistema de aspiração propicia a drenagem de líquidos e ar com pressão negativa, e o nível de água do sistema de aspiração controla a intensidade da pressão. Despejar a água dentro do frasco/régua de aspiração até a quantidade designada pelo médico, geralmente 20 cm de nível de pressão de água. Conectar o frasco de drenagem à fonte de aspiração e ajustar o regulador de fluxo de aspiração até notar borbulhamento na câmara de controle de aspiração.[3]
11. Desprezar o conteúdo drenado e lavar com água e sabão o cálice graduado e, posteriormente, realizar a desinfecção com álcool a 70%.	Permitir a observação, o registro e a avaliação do conteúdo drenado, além de manter a assepsia do frasco coletor e do sistema de drenagem.[3]
12. Retirar as luvas, a máscara cirúrgica e os óculos de proteção e descartá-los no lixo infectante.	O descarte em local adequado evita a transmissão de microrganismos.[3,7]
13. Higienizar as mãos.	Prevenir a propagação de infecções relacionadas à saúde, remover sujidade, suor, oleosidade, pelos, células descamativas e da microbiota da pele, interrompendo a transmissão de infecções causadas pelas transmissões cruzadas.[7]
14. Realizar a anotação de enfermagem da quantidade e do aspecto drenado e da troca do selo d´água e/ou do frasco de drenagem.	Permitir a identificação do procedimento realizado no paciente, sua evolução e continuidade da assistência de enfermagem, além de ser um procedimento obrigatório pela lei do exercício profissional de enfermagem.[3,4]
Realização do curativo	
1. Verificar os dados de identificação (nome completo e data de nascimento) e solicitar que o paciente ou o acompanhante os confirme.	Garantir a segurança do paciente e que o procedimento será realizado no paciente correto.[6]
2. Separar o material em uma bandeja previamente desinfetada com álcool a 70%.	Facilitar e organizar o procedimento a ser realizado.[3]
3. Higienizar as mãos.	Prevenir a propagação de infecções relacionadas à saúde; remover sujidade, suor, oleosidade, pelos, células descamativas e da microbiota da pele, interrompendo a transmissão de infecções causadas pelas transmissões cruzadas.[6]

(Continua)

4. Orientar o paciente sobre o procedimento.	Diminuir a ansiedade e propiciar a colaboração do paciente durante a execução do procedimento.[3]
5. Vestir a máscara cirúrgica, os óculos de proteção e as luvas de procedimento.	Proteger o profissional da área da saúde, prevenir a contaminação por contato com fluidos e secreções, manter a higiene e evitar a propagação de infecção para o paciente.[3,7]
6. Retirar o curativo anterior cautelosamente (ou com a pinça do pacote de curativo ou com as luvas de procedimento).	Prevenir a contaminação por contato com fluidos e secreções.[3,7]
7. Abrir o pacote de gaze estéril, mantendo sua integridade e assepsia.	Realizar o curativo.[3]
8. Calçar a luva estéril.	Realizar o curativo estéril.[3]
9. Realizar o curativo com gaze embebida em SF a 0,9% para limpar a pele; após a limpeza, aplicar a solução de clorexidina aquosa embebida em gaze. Fazer a antissepsia no sentido da inserção para fora, utilizando uma única vez cada face da gaze.	Manter a higiene e evitar a propagação de infecção para o paciente.[3,7]
10. Ocluir a inserção do dreno com gaze estéril e fita hipoalergênica.	Manter a higiene e evitar a propagação de infecção para o paciente e equipe de enfermagem.[3,7]
11. Manter o curativo em forma de "meso" – demonstrado na área pontilhada (fita adesiva hospitalar fixada na pele do paciente).[9]	O "meso" deve permanecer enquanto permanecer o dreno, sendo refeito sempre que necessário. Ele auxilia na fixação, reduzindo a dor e o risco de saída acidental do dreno. Para fazer o "meso", deve-se recortar uma tira de 20 cm de fita adesiva hospitalar de 5 cm de largura (fita hipoalergênica ou esparadrapo). Envolver o dreno na metade da fita longa (20 cm) e colar fita com fita 2 cm abaixo do dreno. Fixar o restante da fita adesiva na pele.[8,9]
12. Realizar o curativo "contrameso" – demonstrado pela fita adesiva com linha contínua na figura acima (cada fita fixada sobre o curativo meso paralelamente ao dreno).[9]	Recortar duas tiras de fita adesiva hospitalar (fita hipoalergênica ou esparadrapo), ambas com 10 cm de largura, e fixá-las sobre cada lado do curativo meso, paralelamente ao dreno. A fixação do dreno depende muito dos curativos "meso" e "contrameso", pois eles evitam a tração do dreno.[8,9]

(Continua)

13. Recolher o material e desprezar no lixo infectante.	Prevenir a propagação da infecção.³
14. Retirar a luva estéril, a máscara cirúrgica, os óculos de proteção e descartá-los no lixo infectante.	Faz parte das normas de cuidados de higiene; evita a propagação de infecção.⁷
15. Higienizar as mãos.	Prevenir a propagação de infecções relacionadas à saúde; remover sujidade, suor, oleosidade, pelos, células descamativas e da microbiota da pele, interrompendo a transmissão de infecções causadas pelas transmissões cruzadas.⁷
16. Organizar o ambiente.	Favorecer a continuidade da assistência de enfermagem.³
17. Realizar a anotação de enfermagem no prontuário do paciente.³	Permitir a comunicação com a equipe de saúde que presta cuidado ao paciente e registrar o cuidado realizado pelo enfermeiro.³

Autocuidado

Orientar e ensinar o paciente a cuidar do seu dreno de tórax, observando que o frasco de drenagem deve estar sempre com a pinça aberta e também abaixo do nível de inserção do dreno. O paciente deve chamar imediatamente um profissional da enfermagem caso haja desconexão do dreno, tombamento do frasco coletor, quebra do frasco ou tração do dreno da cavidade torácica.

Isso diminui a ansiedade do paciente e da família e propicia a colaboração durante a manutenção do dreno de tórax; mantém o sistema de drenagem pérvio; evita a entrada de ar do ambiente para o espaço pleural, o retorno para o espaço pleural do líquido drenado; evita a tração do dreno e previne acidentes.³

Diagnósticos, intervenções e resultados

Diagnósticos de enfermagem[10]	Intervenções de enfermagem[11]	Resultados de enfermagem[12]
Risco de infecção	Cuidados com local de incisão Proteção contra infecção Controle de infecção	Detecção de riscos Controle de riscos Integridade tissular: pele e mucosas Conhecimento: controle de infecção

(Continua)

20 • Manutenção de drenos

Padrão respiratório ineficaz	Monitoração dos sinais vitais e/ou Monitoração respiratória	Estado cardiopulmonar Estado respiratório Sinais vitais
Risco de integridade da pele prejudicada	Cuidado com drenos: torácico Cuidados com local de incisão	Integridade tissular: pele e mucosas
Conhecimento deficiente	Ensino: procedimento e tratamento	Conhecimento: procedimentos de tratamento

Exercícios *(respostas no final do livro)*

1. Como cuidados de enfermagem após drenagem torácica temos:
    a. Observar oscilação e borbulhamento do frasco, trocar o selo d´água a cada 6 horas, medir o débito drenado, manter o frasco abaixo do nível do tórax, não fixar o dreno ao leito, trocar o curativo da inserção do dreno diariamente.
    b. Observar oscilação e borbulhamento do frasco, trocar o selo d´água a cada 24 horas, medir o débito drenado, manter o frasco abaixo do nível do tórax, não fixar o dreno ao leito.
    c. Observar oscilação e borbulhamento do frasco, trocar o selo d´água a cada 6 horas, medir o débito drenado, manter o frasco ao nível do tórax, fixar o dreno ao leito.
    d. Observar oscilação e borbulhamento do frasco, trocar o selo d´água a cada 24 horas, medir o débito drenado, manter o frasco abaixo do nível do tórax, fixar o dreno ao leito.

2. Coloque (V) para as afirmativas verdadeiras e (F) para as falsas sobre cuidados de enfermagem após drenagem torácica; após, assinale a alternativa correta.
    ( ) Percutir a região próxima à inserção do dreno para identificar presença de crepitações.
    ( ) O enfermeiro deve observar, a cada plantão, a presença de sinais flogísticos na inserção do dreno.
    ( ) O borbulhamento no frasco coletor é esperado na presença de pneumotórax.
    ( ) A oscilação indica que o dreno está corretamente posicionado e pérvio.
    a. F-F-V-V
    b. V-V-V-V
    c. F-V-V-V
    d. V-V-V-F

Referências

1. Bettencourt ARC, Maurino IC, Prado PR, Zeitoun SS, Martins I, Leite AL. Exame do tórax: aparelho respiratório. In: Barros ALBL, organizadora. Anamnese e exame físico: avaliação diagnóstica de enfermagem no adulto. 3. ed. Porto Alegre: Artmed; 2016. p. 205-35.
2. Ramalho Neto JM. Dispositivos invasivos: drenos torácicos. In: Viana RAPP, Torre M. Enfermagem em terapia intensiva: práticas integrativas. Barueri: Manole; 2017. p. 560-61.
3. Penafiel MB. Principais indicações para o uso de tubos, sondas, drenos e cateteres. In: Viana RAPP, Torre M. Enfermagem em terapia intensiva: práticas integrativas. Barueri: Manole; 2017. p. 567-79.
4. Conselho Regional de Enfermagem de São Paulo. Boas Práticas: dreno de tórax [Internet]. São Paulo: COREN-SP; 2011 [capturado em 20 mar. 2019]. Disponível em: https://portal.coren-sp.gov.br/sites/default/files/dreno-de-torax.pdf.
5. Durai R, Hoque H, Davies TW. Managing a chest tube and drainage system. AORN J. 2010;91(2):275-80; quiz 281-3.
6. Brasil. Ministério da Saúde. Fundação Oswaldo Cruz. Agência Nacional de Vigilância Sanitária. Documento de referência para o programa nacional de segurança do paciente. Brasília: Ministério da Saúde; 2014.
7. Kingston L, O'Connell NH, Dunne CP. Hand hygiene-related clinical trials reported since 2010: a systematic review. J Hosp Infect. 2016;92(4):309-20.
8. Inácio HP, Santos MA, Camcilheri RN, Nascimento GO, Diniz SOS. A elaboração de diagnósticos de enfermagem e propostas de intervenção a um cliente submetido à toracocentese. Rev Rede Cuid Saúde. 2014;8(2):1-4.
9. Cipriano FG, Dessote LU. Drenagem pleural. Medicina (Ribeirão Preto). 2011;44(1):70-8.
10. Herdman TH, Kamitsuru S, organizadores. Diagnósticos de enfermagem da NANDA-I: definições e classificação 2018-2020. 11. ed. Porto Alegre: Artmed; 2018.
11. Bulechek MG, Butcher HK, Dochterman JM, Wagner CM. NIC: classificação das intervenções de enfermagem. 6. ed. Rio de Janeiro: Elsevier; 2016.
12. Moorhead S, Johnson M, Maas ML, Swanson E. NOC: classificação dos resultados de enfermagem. 5. ed. Rio de Janeiro: Elsevier; 2016.

Procedimentos relacionados ao sistema urinário e gastrintestinal

21.1 Cateterismo vesical de demora

Graciana Maria de Moraes Coutinho
Ana Laura Oliveira Guedes

Definição

É a introdução de um cateter estéril (Folley), através do meato uretral até a bexiga, conectado a um coletor, também estéril, para drenagem da urina. Deve-se utilizar técnica asséptica no procedimento, a fim de evitar uma infecção urinária.[1-3]

Os cateteres de Folley são utilizados no procedimento de sondagem vesical de demora, apresentam um balão de retenção e foram projetados para que não se desloquem da bexiga. Podem ter duas ou três vias, sendo a escolha feita de acordo com o tratamento programado para o paciente.[1-3]

Indicação

O cateterismo vesical tem por finalidade esvaziar a bexiga em casos de retenção urinária; coletar material para exames; instilar medicamentos; controlar o volume urinário; mensurar a pressão abdominal; irrigar a bexiga; possibilitar a eliminação da urina em pacientes imobilizados, inconscientes, com obstrução urinária e em pós-operatório de cirurgias urológicas; paciente com úlcera na região sacra (medida para evitar recontaminação e desaceleração da cicatrização); entre outras. A drenagem urinária, nesse caso, é realizada por meio de sistema fechado (demora) ou por via suprapúbica.[1-3]

Aspectos legais

Existem divergências sobre o responsável pela prescrição do procedimento: tanto médicos quanto enfermeiros estão autorizados pelo seu órgão de exercício para realizar a prescrição do procedimento, porém cabe à instituição definir o seu protocolo assistencial.

Responsáveis pela prescrição

Médico e enfermeiro.

Responsável pela execução

O parecer normativo aprovado pela Resolução COFEN nº 0450/2013[1] determina que o cateterismo vesical é atividade privativa do enfermeiro, no âmbito da equipe de enfermagem. No que tange à realização do cateterismo vesical intermitente no domicílio, a capacitação do paciente (quando possível o autocateterismo) deve ser atribuição do enfermeiro. Quando existirem limitações para o autocuidado, um familiar poderá ser capacitado para realizar esse procedimento.

Cabe ressaltar que o Parecer COREN-SP 035/2014 – CT PRCI nº 101.127/2012, da Câmara Técnica[2], trata da prescrição de cateterismo vesical por enfermeiro e monitoração/manutenção pelo auxiliar de enfermagem.[1-3]

Material necessário

- 1 bandeja de aço inox
- Material de cateterismo: cuba rim, cúpula e pinça pean ou cheron
- 1 sonda de Folley estéril (calibre adequado ao paciente)
- 1 coletor de urina de sistema fechado
- 2 seringas de 20 mL
- 1 agulha 40×12 mm
- 2 ampolas de água destilada
- 1 par de luvas estéreis
- 1 par de luvas de procedimento
- 1 gel lubrificante estéril (fechado)
- 1 pacote de gaze estéril
- 1 cálice graduado
- Sabão (comum ou com antisséptico)
- Solução aquosa de digliconato de clorexidina a 0,2%
- Álcool a 70% ou *swab* alcoólico
- Bolas de algodão
- Adesivo hipoalergênico
- Avental descartável
- Óculos de proteção
- Máscara cirúrgica
- Biombo (se necessário)

21.1 • Cateterismo vesical de demora

Etapas	Justificativas
1. Verificar a prescrição de cateterismo vesical de demora.	Ressaltar aos profissionais de saúde que é sua responsabilidade fundamental conferir, previamente a qualquer procedimento/tratamento, a identidade do paciente, de modo que o paciente correto receba o cuidado correto.[4,5]
2. Reunir o material na bandeja para higiene íntima, cateterismo e equipamento para precaução-padrão.	Priorizar o material de acordo com o procedimento faz parte do planejamento de enfermagem.[5-9]
3. Providenciar 1 comadre e 1 jarro com água morna para higiene íntima.	Priorizar o material de acordo com o procedimento faz parte do planejamento de enfermagem.[5-9]
4. Explicar o procedimento ao paciente, familiar ou acompanhante.	É um direito do paciente receber as orientações sobre os procedimentos que serão realizados.[6,7,10]
5. Promover a privacidade do paciente colocando o biombo e cobrindo-o com lençol.	Manter a privacidade e a integridade do paciente faz parte dos cuidados de enfermagem, em uma visão individualizada e holística.[6,7,10]
6. Higienizar as mãos.	Prevenir infecções; é uma técnica utilizada como medida prioritária nos serviços de saúde.[5,6,9,11-13]
7. Calçar luvas de procedimento e paramentar-se com equipamento de proteção individual (EPI) – máscara, óculos e avental.	A utilização de luvas se faz necessária quando houver risco de contato com sangue, secreções ou membranas mucosas.[5,6,9,11-14]
8. Posicionar a paciente do sexo feminino em posição ginecológica e elevar a cabeceira para proporcionar maior conforto. Posicionar o paciente do sexo masculino em decúbito dorsal com os membros inferiores afastados.	A privacidade e a integridade do paciente fazem parte dos cuidados de enfermagem, promovendo conforto e segurança.[6,7,10,13]
9. Realizar minuciosamente a higiene íntima da área perianal e genital do paciente com água e sabão.	As dobras da pele do paciente podem conter as secreções corporais que hospedam a flora de microrganismos e, por essa razão, devem ser bem lavadas e secas.[6,7,11,13,14]
10. Retirar as luvas.	Tanto a colocação como a retirada de forma adequada fazem parte dos cuidados com o EPI.[6,7,11,13,14]
11. Higienizar as mãos.	Prevenir infecções; é uma técnica utilizada como medida prioritária nos serviços de saúde.[5,6,9,11-13]

(Continua)

12. Abrir o pacote de cateterismo vesical (cuba rim, pinça pean ou cheron, cúpula, campo fechado, gazes/compressa).	É um procedimento estéril, devendo seguir as recomendações de técnicas assépticas.[3,4,6,7,11,14]
13. Abrir e organizar os materiais no campo estéril.	É um procedimento estéril, devendo seguir as recomendações de técnicas assépticas.[3,4,6,7,11,14]
14. Realizar desinfecção da almotolia de solução de clorexidina aquosa a 0,2% com álcool a 70% e colocar na cúpula, sem contaminar a solução.	É um procedimento estéril, devendo seguir as recomendações de técnicas assépticas e as recomendações do Centers for Disease Control and Prevention (CDC) e da Agência Nacional de Vigilância Sanitária (Anvisa).[3,4,6,7,11-14]
15. Calçar luvas estéreis.	É um procedimento estéril, devendo seguir as recomendações de técnicas assépticas.[3,4,6,7,11,14]
16. Conectar a sonda Folley ao coletor de urina de sistema fechado, certificando-se do fechamento dos *clamps* do sistema coletor.	As instruções sobre o manuseio, os testes e o procedimento correto devem atender às recomendações do CDC e da Anvisa e às boas práticas de enfermagem.[3,4,6,7,11-14]
17. Testar o *cuff*/balonete da sonda utilizando o volume indicado na sonda.	As instruções sobre o manuseio, os testes e o procedimento correto devem atender às recomendações do CDC e da Anvisa e às boas práticas de enfermagem.[3,4,6,7,11-14]
18. Proceder à antissepsia com auxílio das pinças e gazes, iniciando pela região suprapúbica com movimentos firmes, de distal para proximal, de cima para baixo, trocando a gaze a cada movimento.	É um procedimento estéril, devendo seguir as recomendações de técnicas assépticas e as recomendações do CDC e da Anvisa.[5,9,11-14]
19. Antissepsia em pacientes do sexo feminino: fazer a antissepsia separando os grandes lábios com a mão não dominante, expondo o meato uretral e o orifício da vagina, sempre da vulva para baixo em sentido único, trocando a gaze a cada movimento e retirando o excesso com gaze seca, dando atenção ao meato uretral. Antissepsia no paciente masculino: fazer a antissepsia erguendo o pênis perpendicular ao corpo e retraindo o prepúcio; espalhar com gaze umedecida do meato uretral para baixo em sentido único, do distal para o proximal (da glande até a base do pênis), usando uma gaze a cada movimento e retirando o excesso com gaze seca, dando atenção ao meato uretral. *Obs.: pode-se utilizar uma gaze ou compressa estéril para segurar o membro masculino com a mão não dominante.	As instruções sobre o manuseio, os testes e o procedimento correto devem atender às recomendações do CDC e da Anvisa e às boas práticas de enfermagem.[3,4,6,7,11-14]

(Continua)

21.1 • Cateterismo vesical de demora

20. Em pacientes do sexo feminino, lubrificar a sonda de Folley com gel lubrificante estéril, utilizando uma gaze de apoio.	As instruções sobre o manuseio, os testes e o procedimento correto devem atender às recomendações do CDC e da Anvisa.[3,4,6,7,11-14]
21. Em pacientes do sexo masculino, posicionar o pênis utilizando gaze/compressa, mantendo-o perpendicularmente ao corpo do paciente; introduzir o bico da seringa no meato urinário e injetar 20 mL do gel lubrificante estéril lentamente.	As instruções sobre o manuseio, os testes e o procedimento correto devem atender às recomendações do CDC e da Anvisa.[3,4,6,7,11-14]
22. Introduzir a sonda no meato urinário feminino delicadamente até observar a drenagem de urina pela extensão da bolsa coletora e, posteriormente, introduzir mais 3 cm para garantir que o balão fique totalmente dentro da bexiga.	As instruções sobre o manuseio, os testes e o procedimento correto devem atender às recomendações do CDC e da Anvisa.[3,4,6,7,11-14]
23. Introduzir a sonda no meato urinário masculino delicadamente, mantendo o pênis elevado até a bifurcação da sonda e observar a drenagem de urina pela extensão da bolsa coletora.	As instruções sobre o manuseio, os testes e o procedimento correto devem atender às recomendações do CDC e da Anvisa.[3,4,6,7,11-14]
24. Introduzir água destilada, já aspirada anteriormente, e preencher o *cuff*/balonete da sonda vesical de demora (de acordo com a especificação do fabricante) conforme impresso na extensão distal da sonda (utilizada para insuflar o balão). Tracionar delicadamente a sonda até apresentar resistência. Remover o excesso de gel lubrificante e antisséptico. No homem, reposicionar o prepúcio e fixar a sonda na região suprapúbica com adesivo hipoalergênico. Na mulher, fixar a sonda na face interna da coxa, com adesivo hipoalergênico.	As instruções sobre o manuseio, os testes e o procedimento correto devem atender às recomendações do CDC e da Anvisa.[3,4,6,7,11-14]
25. Retirar as luvas estéreis.	Tanto a colocação como a retirada de forma adequada fazem parte dos cuidados com o EPI.[8,11-14]
26. Higienizar as mãos.	Prevenir infecções; essa técnica é utilizada como medida prioritária nos serviços de saúde.[6,8,10,12,13]
27. Deixar o paciente confortável.	Faz parte dos cuidados de enfermagem manter o paciente em uma posição anatômica, promovendo o conforto e a segurança.[6,7,10]
28. Posicionar o sistema coletor de urina de sistema fechado abaixo do nível da bexiga, sem contato com o chão, após identificá-lo com nome, data e hora.	As instruções sobre o procedimento correto devem atender às recomendações do CDC e da Anvisa.[3,4,6,7,11-14]

(Continua)

29. Encaminhar o material permanente e o resíduo para o expurgo.	Faz parte do planejamento e das atividades de enfermagem manter o ambiente limpo e organizado.[1,2,10]
30. Lavar a bandeja com água e sabão, secar com papel-toalha e realizar a desinfecção com álcool a 70%.	Faz parte do planejamento e das atividades de enfermagem manter o ambiente limpo e organizado.[1,2,10]
31. Higienizar as mãos.	Prevenir infecções; essa técnica é utilizada como medida prioritária nos serviços de saúde.[1,2,6,11,14]
32. Verificar a prescrição e anotar o procedimento realizado na folha de anotação de enfermagem do prontuário do paciente.	Faz parte do planejamento e das atividades de enfermagem anotar detalhadamente os cuidados e/ou os procedimentos realizados.[1,2,10]

Diagnósticos, intervenções e resultados

Diagnósticos de enfermagem[15]	Intervenções de enfermagem[16]	Resultados de enfermagem[17]
Eliminação urinária prejudicada	Controlar débito urinário	Estado urinário
Risco de infecção	Realizar higiene íntima	Estado infeccioso

Exercícios *(respostas no final do livro)*

1. Acerca do cateterismo vesical, analise as seguintes afirmativas:

    I. O cateter mais utilizado é o de Folley, composto de látex com balão de retenção na extremidade.

    II. Com relação ao coletor, deve ser mantido abaixo do nível da bexiga, para evitar o refluxo da urina.

    III. Há indicação de troca diária do coletor urinário para evitar presença de sedimentos.

    IV. Na observação diária, registrar o volume urinário e outros sinais de infecção urinária, caso existam.

    Está correta a seguinte afirmativa:

    a. As alternativas II, III e IV estão corretas.
    b. As alternativas I, II e IV estão corretas.
    c. Somente as alternativas III e IV estão corretas.
    d. Todas as alternativas estão corretas.

2. A sondagem vesical de demora consiste na introdução de um cateter pela uretra até a bexiga com fim de diagnóstico ou tratamento. Sua indicação é para drenagem vesical por obstrução crônica, disfunção vesical (bexiga neurogênica), drenagem vesical após cirurgias urológicas e pélvicas, medida de diurese em pacientes graves, assegurar a higiene perineal e o conforto de pacientes incontinentes de urina e comatosos. Sobre esse procedimento, é correto afirmar que:

   a. O sistema de drenagem deve ser obrigatoriamente "fechado" e trocado a cada 21 dias.
   b. Os coletores de urina devem ser esvaziados a cada 3 horas e nunca devem ser posicionados em um nível acima do púbis.
   c. Não há um intervalo ideal preconizado para a troca da sonda, mas recomenda-se a sua retirada precocemente.
   d. Deve-se realizar higiene perineal com água e sabão e do meato uretral, no mínimo 6 vezes ao dia.

Referências

1. Brasil. Conselho Federal de Enfermagem. Resolução COFEN nº 0450/2013. Normatiza o procedimento de sondagem vesical no âmbito do Sistema COFEN/Conselhos Regionais de Enfermagem [Internet]. Brasília: COFEN; 2013 [capturado em 20 mar. 2019]. Disponível em: http://www.cofen.gov.br/resolucao-cofen-no-04502013-4_23266.html.

2. Conselho Regional de Enfermagem de São Paulo. Parecer COREN-SP 035/2014 – CT PRCI nº 101.127/2012. Tickets nºs 282.521, 282.535, 285.705, 290.587, 294.508, 355.952, 358.288, 363.369, 364.773, 367.202 e 385.095. Revisado e atualizado em outubro de 2017. Ementa: Prescrição de cateterismo vesical por enfermeiro e monitorização/manutenção pelo auxiliar de enfermagem [Internet]. São Paulo: COREN-SP; 2017 [capturado em 20 mar. 2019]. Disponível em: https://portal.coren-sp.gov.br/wp-content/uploads/2018/01/Parecer-35.2014-revisado.pdf.

3. Conselho Regional de Enfermagem de São Paulo. Parecer COREN-SP CAT nº 006/2015. Revisão em março de 2015. Ementa: Sondagem/cateterismo vesical de demora, de alívio e intermitente no domicílio [Internet]. São Paulo: COREN-SP; 2015 [capturado em 20 mar. 2019]. Disponível em: https://portal.coren-sp.gov.br/sites/default/files/parecer%2006-2015.pdf.

4. Rede Brasileira de Enfermagem e Segurança do Paciente. Acordos básicos de cooperação na Rede Brasileira de Enfermagem e Segurança do Paciente. São Paulo: REBRAENSP; 2009.

5. Perry AG, Potter PA. Guia completo de procedimentos e competências de enfermagem. 5. ed. Rio de Janeiro: Elsevier; 2012. p. 640.

6. Hospital das Clínicas HC. Manual prático de procedimentos: assistência segura para o paciente e para o profissional de saúde. São Caetano do Sul: Yendis; 2009.

7. Taylor C, Lillis C, LeMone P, Lynn P. Fundamentos de enfermagem: a arte e a ciência do cuidado de enfermagem. 7. ed. Porto Alegre: Artmed; 2014.

8. Lacerda MKS, Souza SCO, Soares DM, Silveira BRM, Lopes JR. Precauções padrão e precauções baseadas na transmissão de doenças: revisão de literatura. Rev Epidemiol Control Infect. 2014;4(4):254-9.
9. Merces MC. A prática do (a) enfermeiro (a) na inserção do cateter de Folley em pacientes de unidade de terapia intensiva: limites e possibilidades. Rev Epidemiol Control Infect. 2012;3(2):55-61.
10. Morganheira D, Silva P, Pereira R, Ruivo A. Preservação do direito à privacidade: percepção do doente internado: revisão integrativa. RIASE. 2017;3(2):999-1012.
11. Hamasuna R, Takahashi S, Yamamoto S, Arakawa S, Yanaihara H, Ishikawa S, et al. Guideline for the prevention of health care-associated infection in urological practice in Japan. Int J Urol. 2011;18(7):495-502.
12. Centers for Disease Control and Prevention. Handwashing: clean hands save lives [Internet]. Chapel Hill: CDC; 2019 [capturado em 16 abr. 2019]. Disponível em: https://www.cdc.gov/handwashing/index.html.
13. Brasil. Agência Nacional de Vigilância Sanitária. Medidas de prevenção de infecção relacionada à assistência à saúde. Brasília: ANVISA; 2017.
14. Gould CV, Umscheid CA, Agarwal RK, Kuntz G, Pegues DA, Healthcare Infection Control Practices Advisory Committee. Guideline for prevention of catheter-associated urinary tract infections 2009. Infect Control Hosp Epidemiol. 2010;31(4):319-26.
15. Herdman TH, Kamitsuru S, NANDA International Inc. Diagnósticos de enfermagem da NANDA-I: definições e classificação 2018-2020. 11. ed. Porto Alegre: Artmed; 2018.
16. Bulechek MG, Butcher HK, Dochterman JM, Wagner CM. NIC: classificação das intervenções de enfermagem. 6. ed. Rio de Janeiro: Elsevier; 2016.
17. Moorhead S, Johnson M, Maas ML, Swanson E. NOC: classificação dos resultados de enfermagem. 5. ed. Rio de Janeiro: Elsevier; 2016.

Leitura recomendada

Ercole FF, Macieira TGR, Wenceslau LCC, Martins AR, Campos CC, Chianca TCM. Revisão integrativa: evidências na prática do cateterismo urinário intermitente/demora. Rev Latino-Am Enfermagem. 2013;21(1):[10 telas].

21.2
Cateterismo vesical de alívio

Graciana Maria de Moraes Coutinho
Ana Laura Oliveira Guedes

Introdução

O cateterismo vesical é um procedimento invasivo, que consiste na inserção de um cateter uretral até a bexiga. Entre as finalidades, o cateterismo vesical é indicado para drenagem da urina em pacientes com problema de eliminação urinária. A drenagem urinária nesse caso é realizada por meio de sistema aberto (intermitente ou alívio).[1-3]

Definição

O cateterismo vesical de alívio é o esvaziamento completo e imediato da bexiga. Para a realização desse procedimento, utiliza-se um cateter estéril, que é introduzido através da uretra até a bexiga. Após a eliminação da urina, o cateter é retirado e descartado.

Indicação

É indicado em casos de retenção urinária, verificação de volume residual e coleta de exames. É contraindicado em casos de trauma uretral, estenose de uretra, prostatite aguda e pós-operatório urológico imediato.[1-5]

Aspectos legais

Existem divergências sobre o responsável pela prescrição do procedimento: tanto médicos quanto enfermeiros estão autorizados pelo seu órgão de exercício para realizar a prescrição do procedimento, porém cabe à instituição definir o seu protocolo assistencial.

Responsáveis pela prescrição

Médico e enfermeiro.

Responsável pela execução

O parecer normativo aprovado pela Resolução COFEN nº 0450/2013[1] determina que o cateterismo vesical é atividade privativa do enfermeiro, no âmbito da equipe de Enfermagem. No que tange à realização do cateterismo vesical intermitente no domicílio, a capacitação do paciente (quando possível o autocateterismo) deve ser atribuição do enfermeiro. Quando existirem limitações para o autocuidado, um familiar poderá ser capacitado para realizar o procedimento.

Cabe ressaltar que o Parecer COREN-SP 035/2014 – CT PRCI nº 101.127/2012, da Câmara Técnica[2], trata da prescrição de cateterismo vesical por enfermeiro e monitoração/manutenção pelo auxiliar de enfermagem.[1-3]

Material necessário

- 1 bandeja de aço inox
- Material de cateterismo: cuba rim, cúpula e pinça pean ou cheron
- 1 sonda uretral estéril (calibre adequado ao paciente)
- 1 par de luvas estéreis
- 1 par de luvas de procedimento
- 1 gel lubrificante estéril (fechado)
- 1 seringa de 20 mL
- 1 pacote de gaze estéril
- Solução aquosa de digliconato de clorexidina a 0,2%
- Sabão (comum ou com antisséptico)
- 1 cálice graduado
- Avental descartável
- Óculos de proteção
- Máscara cirúrgica
- Biombo (se necessário)
- Bolas de algodão
- Álcool a 70% ou *swab* alcoólico

Etapas	Justificativas
1. Verificar a prescrição do cateterismo vesical de alívio.	Ressaltar aos profissionais de saúde que é sua responsabilidade fundamental conferir, previamente a qualquer procedimento/tratamento, a identidade do paciente, de modo que o paciente correto receba o cuidado correto.[5,6]

(Continua)

21.2 • Cateterismo vesical de alívio

2. Reunir o material na bandeja para higiene íntima, cateterismo e equipamento para precaução-padrão.	Priorizar o material de acordo com o procedimento faz parte do planejamento de enfermagem.[4,5,7-9]
3. Providenciar 1 comadre e 1 jarro com água morna para higiene íntima.	Priorizar o material de acordo com o procedimento faz parte do planejamento de enfermagem.[4,5,7-9]
4. Explicar o procedimento ao paciente, familiar ou acompanhante.	É um direito do paciente receber as orientações sobre os procedimentos que serão realizados.[7,8,10]
5. Promover a privacidade do paciente colocando o biombo e cobrindo-o com lençol.	Manter a privacidade e a integridade do paciente faz parte dos cuidados de enfermagem, em uma visão individualizada e holística.[7,8,10]
6. Higienizar as mãos.	Prevenir infecções; é uma técnica utilizada como medida prioritária nos serviços de saúde.[4,5,7,11-13]
7. Calçar luvas de procedimento e paramentar-se com equipamento de proteção individual (EPI) – máscara, óculos e avental.	A utilização de luvas se faz necessária quando houver risco de contato com sangue, secreções ou membranas mucosas.[4,5,7,9,11-14]
8. Posicionar a paciente do sexo feminino em posição ginecológica e elevar a cabeceira para proporcionar maior conforto. Posicionar o paciente do sexo masculino em decúbito dorsal com os membros inferiores afastados.	A privacidade e a integridade do paciente fazem parte dos cuidados de enfermagem, promovendo conforto e segurança.[7,8,10,13]
9. Realizar minuciosamente a higiene íntima da área perianal e genital do paciente com água e sabão.	As dobras da pele do paciente podem conter secreções corporais que hospedam a flora de microrganismos e, por essa razão, devem ser bem lavadas e secas.[7,8,11,13,14]
10. Retirar as luvas.	Tanto a colocação como a retirada de forma adequada fazem parte dos cuidados com o EPI.[4,5,9-11,13,14]
11. Higienizar as mãos.	Prevenir infecções; é uma técnica utilizada como medida prioritária nos serviços de saúde.[4,5,7,9,11-13]
12. Abrir o pacote de cateterismo vesical em diagonal com uma das pontas sob as nádegas do paciente, evitando cruzar o campo.	É um procedimento estéril, devendo seguir as recomendações de técnicas assépticas.[7,11-14]
13. Abrir o material descartável, com técnica estéril, sobre o campo – sonda uretral, gaze estéril, pacote de cateterismo vesical (cuba rim, pinça pean ou cheron, cúpula) e gel lubrificante estéril.	É um procedimento estéril, devendo seguir as recomendações de técnicas assépticas.[7,11-14]

(Continua)

14. Realizar a desinfecção da almotolia com álcool a 70% e colocar solução de clorexidina aquosa a 0,2% na cúpula.	É um procedimento estéril, devendo seguir as recomendações de técnicas assépticas e as recomendações do Centers for Disease Control and Prevention (CDC) e da Agência Nacional de Vigilância Sanitária (Anvisa).[11-14]
15. Higienizar as mãos.	Prevenir infecções; é uma técnica utilizada como medida prioritária nos serviços de saúde.[4,5,7,9,11-13]
16. Calçar as luvas estéreis.	A utilização de luvas estéreis se faz necessária quando houver risco de contato com sangue, secreções ou membranas mucosas.[5,7,9,11-14]
17. Proceder à antissepsia com auxílio das pinças e gazes, iniciando pela região suprapúbica com movimentos firmes, do distal para proximal, de cima para baixo, trocando a gaze a cada movimento.	É um procedimento estéril, devendo seguir as recomendações de técnicas assépticas e as recomendações do CDC e Anvisa.[4,5,11-14]
18. Antissepsia em pacientes do sexo feminino: fazer a antissepsia separando os grandes lábios com a mão não dominante, expondo o meato uretral e o orifício da vagina, sempre da vulva para baixo em sentido único, trocando a gaze a cada movimento e retirando o excesso com gaze seca, dando atenção ao meato uretral. Antissepsia no paciente masculino: fazer a antissepsia erguendo o pênis perpendicular ao corpo e retraindo o prepúcio; espalhar com gaze umedecida do meato uretral para baixo em sentido único, do distal para o proximal (da glande até a base do pênis), usando uma gaze a cada movimento e retirando o excesso com gaze seca, dando atenção ao meato uretral. *Obs.: pode-se utilizar uma gaze ou compressa estéril para segurar o membro masculino com a mão não dominante.	É um procedimento estéril, devendo seguir as recomendações de técnicas assépticas e as recomendações do CDC e da Anvisa.[4,5,11-14]
19. Lubrificar a sonda vesical de alívio com gel lubrificante estéril. No sexo feminino, lubrificar a ponta da sonda. No sexo masculino, elevar o pênis a 90°, aplicando lentamente 20 mL de lubrificante no meato urinário.	As instruções sobre o manuseio, os testes e o procedimento correto devem atender às recomendações do CDC e da Anvisa e às boas práticas de enfermagem.[4,5,7,11-15]
20. Introduzir a sonda uretral delicadamente no meato urinário, colocando a extremidade distal da sonda uretral dentro da cuba rim estéril até observar a drenagem de urina.	As instruções sobre o manuseio, os testes e o procedimento correto devem atender às recomendações do CDC e da Anvisa e às boas práticas de enfermagem.[4,5,7,11-15]

(Continua)

21. Ao término do fluxo urinário, retirar delicadamente a sonda.	As instruções sobre o manuseio, os testes e o procedimento correto devem atender às recomendações do CDC e da Anvisa e às boas práticas de enfermagem.[4,5,7,11-15]
22. Medir o volume urinário no cálice graduado.	Faz parte das atividades da enfermagem controlar os débitos do paciente.[9,11-14]
23. Retirar as luvas estéreis.	Tanto a colocação como a retirada de forma adequada fazem parte dos cuidados com o EPI.[9,11-14]
24. Higienizar as mãos.	Prevenir infecções; é uma técnica utilizada como medida prioritária nos serviços de saúde.[4,5,7,9,11-13]
25. Deixar o paciente confortável.	Faz parte dos cuidados de enfermagem manter o paciente em uma posição anatômica, promovendo o conforto e a segurança.[9,11-14]
26. Recolher o material do quarto, mantendo a unidade organizada.	Faz parte do planejamento e das atividades de enfermagem manter o ambiente limpo e organizado.[7,8,13]
27. Descartar o material de forma adequada e encaminhar o material permanente ao expurgo.	Faz parte do planejamento e das atividades de enfermagem manter o ambiente limpo e organizado.[7,8,13]
28. Lavar a bandeja com água e sabão, secar com papel-toalha e realizar a desinfecção com álcool a 70%.	Faz parte do planejamento e das atividades de enfermagem manter o ambiente limpo e organizado.[7,8,13]
29. Higienizar as mãos.	Prevenir infecções; é uma técnica utilizada como medida prioritária nos serviços de saúde.[4,5,7,9,11-13]
30. Verificar a prescrição e anotar o procedimento realizado, registrando o volume, o aspecto e a coloração da urina, na folha de anotação de enfermagem do prontuário do paciente.	Faz parte do planejamento e das atividades de enfermagem fazer as anotações detalhadas dos cuidados e/ou dos procedimentos realizados.[5-7]

Diagnósticos, intervenções e resultados

Diagnósticos de enfermagem[16]	Intervenções de enfermagem[17]	Resultados de enfermagem[18]
Eliminação urinária prejudicada	Controlar débito urinário	Estado urinário
Risco de infecção	Realizar higiene íntima	Estado infeccioso

Exercícios *(respostas no final do livro)*

1. Que cuidado precisa ser observado ao realizar cateterismo vesical de alívio em paciente adulto, sem alterações anatômicas?
   a. Realizar o procedimento com o paciente do sexo masculino em decúbito lateral de sua preferência.
   b. Selecionar sonda de cateterismo vesical de número 8 a 10.
   c. Posicionar o pênis do paciente em ângulo de 30° em relação ao corpo para efetuar a inserção da sonda.
   d. Realizar a antissepsia da paciente do sexo feminino no sentido do meato urinário para o ânus.

2. A execução do procedimento de cateterismo vesical requer ações da equipe de enfermagem, observadas as disposições legais da profissão sobre competências. O que estabelece a Resolução do Conselho Federal de Enfermagem COFEN nº 450/2013?
   a. As soluções salinas são as mais indicadas para encher o balão de retenção.
   b. A inserção do cateter vesical de alívio pode ser realizada pelo técnico de enfermagem.
   c. A inserção dos dispositivos urinários deve ser realizada somente pelo enfermeiro treinado.
   d. O sistema cateter-tubo coletor deve ser aberto, no mínimo, diariamente para evitar o risco de cristalização.

Referências

1. Brasil. Conselho Federal de Enfermagem. Resolução COFEN Nº 0450/2013. Normatiza o procedimento de sondagem vesical no âmbito do Sistema COFEN/Conselhos Regionais de Enfermagem [Internet]. Brasília: COFEN; 2013 [capturado em 20 mar. 2019]. Disponível em: http://www.cofen.gov.br/resolucao-cofen-no-04502013-4_23266.html.
2. Conselho Regional de Enfermagem de São Paulo. Parecer COREN-SP 035/2014 – CT PRCI nº 101.127/2012. Tickets nºs 282.521, 282.535, 285.705, 290.587, 294.508, 355.952, 358.288, 363.369, 364.773, 367.202 e 385.095. Revisado e atualizado em outubro de 2017. Ementa: Prescrição de cateterismo vesical por enfermeiro e monitorização/manutenção pelo auxiliar de enfermagem [Internet]. São Paulo: COREN-SP; 2017 [capturado em 20 mar. 2019]. Disponível em: https://portal.coren-sp.gov.br/wp-content/uploads/2018/01/Parecer-35.2014-revisado.pdf.
3. Conselho Regional de Enfermagem de São Paulo. Parecer COREN-SP CAT nº 006/2015. Revisão em março de 2015. Ementa: Sondagem/cateterismo vesical de demora, de alívio e intermitente no domicílio [Internet]. São Paulo: COREN-SP; 2015 [capturado em 20 mar. 2019]. Disponível em: https://portal.coren-sp.gov.br/sites/default/files/parecer%2006-2015.pdf.
4. Merces MC. A prática do (a) enfermeiro (a) na inserção do cateter de Folley em pacientes de unidade de terapia intensiva: limites e possibilidades. Rev Epidemiol Control Infect. 2012;3(2):55-61.
5. Perry AG, Potter PA. Guia completo de procedimentos e competências de enfermagem. 5. ed. Rio de Janeiro: Elsevier; 2012. p. 640.

6. Rede Brasileira de Enfermagem e Segurança do Paciente. Acordos básicos de cooperação na Rede Brasileira de Enfermagem e Segurança do Paciente. São Paulo: REBRAENSP; 2009.
7. Hospital das Clínicas. Manual prático de procedimentos: assistência segura para o paciente e para o profissional de saúde. São Caetano do Sul: Yendis; 2009.
8. Taylor C, Lillis C, LeMone P, Lynn P. Fundamentos de enfermagem: a arte e a ciência do cuidado de enfermagem. 7. ed. Porto Alegre: Artmed; 2014.
9. Lacerda MKS, Souza SCO, Soares DM, Silveira BRM, Lopes JR. Precauções padrão e precauções baseadas na transmissão de doenças: revisão de literatura. Rev Epidemiol Control Infect. 2014;4(4):254-9.
10. Morganheira D, Silva P, Pereira R, Ruivo A. Preservação do direito à privacidade: percepção do doente internado: revisão integrativa. RIASE. 2017;3(2):999-1012.
11. Hamasuna R, Takahashi S, Yamamoto S, Arakawa S, Yanaihara H, Ishikawa S, et al. Guideline for the prevention of health care-associated infection in urological practice in Japan. Int J Urol. 2011;18(7):495-502.
12. Centers for Disease Control and Prevention. Handwashing: clean hands save lives [Internet]. Chapel Hill: CDC; 2019 [capturado em 16 abr. 2019]. Disponível em: https://www.cdc.gov/handwashing/index.html.
13. Brasil. Agência Nacional de Vigilância Sanitária. Medidas de prevenção de infecção relacionada à assistência à saúde. Brasília: ANVISA; 2017.
14. Gould CV, Umscheid CA, Agarwal RK, Kuntz G, Pegues DA, Healthcare Infection Control Practices Advisory Committee. Guideline for prevention of catheter-associated urinary tract infections 2009. Infect Control Hosp Epidemiol. 2010;31(4):319-26.
15. Ercole FF, Macieira TGR, Wenceslau LCC, Martins AR, Campos CC, Chianca TCM. Revisão integrativa: evidências na prática do cateterismo urinário intermitente/demora. Rev Latino-Am Enfermagem. 2013;21(1):[10 telas].
16. Herdman TH, Kamitsuru S, NANDA International Inc. Diagnósticos de enfermagem da NANDA-I: definições e classificação 2018-2020. 11. ed. Porto Alegre: Artmed; 2018.
17. Bulechek MG, Butcher HK, Dochterman JM, Wagner CM. NIC: classificação das intervenções de enfermagem. 6. ed. Rio de Janeiro: Elsevier; 2016.
18. Moorhead S, Johnson M, Maas ML, Swanson E. NOC: classificação dos resultados de enfermagem. 5. ed. Rio de Janeiro: Elsevier; 2016.

21.3
Enemas

Sheila Coelho Ramalho Vasconcelos Morais
Tânia A. Moreira Domingues

Introdução

O intestino grosso, também chamado de cólon, vai da válvula ileocecal até o ânus e é o principal órgão de eliminação intestinal. Entre suas funções estão a absorção de água, a formação e a eliminação das fezes do organismo. Vários são os fatores que podem interferir na eliminação intestinal, como quantidade e qualidade de líquidos e alimentos, estilo de vida, uso de medicamentos, patologias, exames, entre outros.[1]

Definição

Enema é a instilação de uma solução no intestino grosso, em geral, com o objetivo de promover a eliminação das fezes e ou a realização de exames. Ele pode ser classificado como limpador, de retenção ou retorno de fluxo. O volume a ser administrado varia conforme a indicação e a idade.[1,2]

Indicação

- Enemas limpadores: têm como finalidade o alívio da constipação e da impactação fecal, prevenção de saída involuntária de fezes durante procedimentos cirúrgicos, promoção de visualização do trato intestinal para exame radiográfico e auxílio no restabelecimento da função regular normal durante treinamento intestinal.
- Enemas de retenção: são aqueles que mantêm o líquido dentro do intestino por um período prolongado.
- Enemas de retenção à base de óleo: a solução à base de óleo tem por finalidade lubrificar as fezes e a mucosa intestinal, facilitando sua saída.
- Enemas carminativos: auxiliam na eliminação de gases.

- Enemas com medicamentos: são introduzidos no reto e absorvidos pela mucosa.
- Enemas anti-helmintos: têm a finalidade de eliminar os parasitas do intestino.[1]

Aspectos legais

A instilação de uma solução no intestino grosso é um procedimento que pode ser realizado pela equipe de enfermagem[3] e que deve ser registrado no prontuário do paciente com as seguintes informações: data e hora do procedimento; a necessidade de realizar higiene íntima; orientações quanto à finalidade do procedimento; informar o tipo de solução; a quantidade da solução prescrita e administrada; o tempo de retenção do líquido e se apresentou intercorrências, queixas durante a instilação da solução e as providências adotadas. Quanto ao conteúdo drenado, anotar as características do líquido. Ao final da anotação, colocar o nome completo e o número do COREN do responsável pelo procedimento e o carimbo do profissional.[4]

Material necessário

- Bandeja
- Álcool a 70%
- Sonda retal
- Solução prescrita
- Equipo de soro
- Lubrificante hidrossolúvel
- Comadre e papel higiênico
- Lençol móvel e impermeável
- Luvas de procedimento
- Biombo (se necessário)
- Óculos de proteção
- Máscara cirúrgica
- Avental descartável

Etapas	Justificativas
1. Verificar a indicação da realização do enema.	Tipo de solução instilada (limpeza, administração de medicamentos, redução de distensão).
2. Confirmar a prescrição médica e verificar se há contraindicações.	Segurança do paciente.
3. Organizar o material na bandeja previamente desinfetada com álcool a 70%.	Reunir o material necessário para a realização do procedimento.
4. Aquecer a solução à temperatura corporal.	Facilitar a entrada do líquido, evitando dor.

(Continua)

5. Higienizar as mãos e colocar o equipamento de proteção individual (EPI) – luva, máscara e avental descartável.	Reduzir a transmissão de microrganismos e prevenir infecções.
6. Colocar o biombo caso seja necessário.	Manter a privacidade do paciente.
7. Explicar o procedimento ao paciente.	Orientar quanto ao procedimento e as sensações esperadas durante e após a administração da solução. Reduzir a ansiedade, facilitar a cooperação do paciente, atender ao requisito do direito do paciente a informações sobre seu tratamento e qualquer procedimento a ser realizado.
8. Colocar o paciente em posição de SIMS (decúbito lateral esquerdo com o joelho direito flexionado).	A posição de SIMS facilita o fluxo da solução por gravidade até o reto e o cólon, otimizando a retenção da solução.
9. Dobrar o lençol de cima, apenas o suficiente para expor a região anal.	Minimizar a exposição desnecessária e promover conforto e privacidade ao paciente.
10. Colocar um forro sob o quadril.	Proteger a cama.
11. Retirar a proteção e lubrificar a extremidade do frasco (no caso, de Fleet enema) ou da sonda retal.	A lubrificação facilita a passagem da sonda pelo esfíncter e evita lesões à mucosa.
12. Afastar os glúteos para expor a região anal.	Facilitar a visualização da região para a avaliação do local, bem como evitar lesões à mucosa na introdução da sonda.
13. Introduzir a extremidade do frasco ou da sonda retal lentamente, direcionando para a região da cicatriz umbilical.	O canal anal tem cerca de 2,5 a 5 cm de comprimento. A extremidade do frasco deve ser inserida até depois do esfíncter interno, e o ângulo sugerido segue o contorno normal do intestino.
14. Comprimir o recipiente com as mãos, administrando todo o conteúdo lentamente (no caso, do Fleet enema) ou colocar o frasco contendo a solução no suporte de soro e conectar o equipo à sonda retal, deixando gotejar até o término da solução.	Administrar toda a solução prescrita.
15. Após a administração, retirar a sonda.	Finalizar o procedimento com o descarte no lixo infectante.
16. Estimular o paciente a manter a solução até que o desejo de evacuar se torne forte, aproximadamente entre 5 e 15 minutos.	Esse tempo permite que as contrações musculares sejam suficientes para produzir um bom efeito da medicação.
17. Desprezar o frasco no lixo infectante.	Descarte apropriado.

(Continua)

18. Colocar o paciente em posição confortável.	Promover o conforto.
19. Retirar as luvas, máscara e avental descartável e colocá-los no lixo infectante.	Prevenir a transmissão de patógenos.
20. Higienizar as mãos.	Evitar a contaminação do material e prevenir a transmissão de patógenos.
21. Calçar a luva e o avental descartável para levar o paciente ao banheiro ou para fazer a higiene íntima no leito.	Segurança do profissional.
22. Examinar o efeito do enema.	Avaliar se o resultado do enema foi satisfatório ou não.
23. Auxiliar ou realizar a higiene do paciente.	A higiene impede a disseminação de microrganismos.
24. Retirar o EPI e desprezá-lo no lixo infectante.	Prevenir a transmissão de patógenos.
25. Higienizar as mãos.	Reduzir a transmissão de microrganismos e prevenir infecções.
26. Registrar o horário do procedimento, resultado e eventuais intercorrências.	Documentar o procedimento no prontuário do paciente atendendo aos requisitos ético e legal.

Fonte: Taylor e colaboradores,[1] Bulechek e colaboradores,[2] Brasil,[4,6,7] e Siegel e colaboradores.[5]

Autocuidado

A assistência de enfermagem ao paciente que necessita de administração de enema no domicílio requer uma avaliação do enfermeiro para identificar se há a possibilidade de o indivíduo se autoadministrar ou se há a necessidade de um familiar para auxiliá-lo na instilação do enema. As ações educativas sobre o procedimento no domicílio, a posição confortável e o tempo necessário para a retenção da solução antes da defecação são fundamentais para evitar desconforto e complicações[8,9] e devem ser orientadas pelo enfermeiro.

Diagnósticos, intervenções e resultados

Diagnósticos de enfermagem[10]	Intervenções de enfermagem[2]	Resultados de enfermagem[11]
Constipação	Controle de constipação/ impactação Administração de enemas	Eliminação intestinal
Constipação percebida	Controle intestinal Controle hídrico Educação em saúde	Conhecimento: comportamento de saúde Eliminação intestinal

Exercícios (respostas no final do livro)

1. Quais são as indicações para a administração de um enema?
   a. Prevenção de saída involuntária das fezes durante um procedimento.
   b. Visualização do trato intestinal para exame.
   c. Contribuir no restabelecimento da função normal.
   d. Eliminar parasitas do intestino.
   e. Todas as alternativas anteriores estão corretas.

2. Com relação ao procedimento de administração de enema, é correto afirmar que:
   a. O paciente deverá ficar na posição de SIMS, ou seja, decúbito lateral esquerdo.
   b. Administrar a solução em temperatura ambiente evita desconforto e dor durante o procedimento.
   c. Imediatamente após o término da administração, o paciente deverá ser encaminhado ao banheiro para evacuar.
   d. Para o enema de limpeza, é necessário que a sonda seja introduzida até 20 cm para que o efeito seja satisfatório.

Referências

1. Taylor C, Lillis C, LeMone P, Lynn P. Fundamentos de enfermagem: a arte e a ciência do cuidado de enfermagem. 7. ed. Porto Alegre: Artmed; 2014.
2. Bulechek MG, Butcher HK, Dochterman JM, Wagner CM. NIC: classificação das intervenções de enfermagem. 6 ed. Rio de Janeiro: Elsevier; 2016.
3. Brasil. Decreto nº 94.406, de 8 de junho de 1987. Regulamenta a Lei nº 7.498, de 25 de junho de 1986, que dispõe sobre o exercício da enfermagem e dá outras providências [Internet]. Diário

Oficial da União. 9 jun. 1987;Seção 1:8853-5 [capturado em 27 mar. 2016]. Disponível em: http://www.cofen.gov.br/decreto-n-9440687_4173.html.

4. Brasil. Conselho Federal de Enfermagem. Guia de recomendações para registro de enfermagem no prontuário do paciente e outros documentos de enfermagem. Brasília: COFEN; 2016.
5. Siegel JD, Rhinehart E, Jackson M, Chiarello L, The Healthcare Infection Control Practices Advisory Committee. 2007 Guideline for isolation precautions: preventing transmission of infectious agents in healthcare settings. Atlanta: CDC; 2007 [capturado em 24 fev. 2018]. Disponível em: http://www.cdc.gov/hicpac/pdf/isolation/Isolation2007.pdf.
6. Brasil. Ministério da Saúde. Carta dos direitos dos usuários da saúde. 3 ed. Brasília: Ministério da Saúde; 2011.
7. Brasil. Ministério do Trabalho e Emprego. Portaria nº 485, de 11 de novembro de 2005. Aprova a norma regulamentadora nº 32 (Segurança e saúde no trabalho em estabelecimentos de saúde). Diário Oficial da União. 16 nov. 2005;Seção 1:80-94.
8. Campoy LT, Rabeh SAN, Nogueira PC, Vianna PC, Miyazaki MY. Práticas de autocuidado para funcionamento intestinal em um grupo de pacientes com trauma raquimedular. Acta Fisiátrica. 2012;19(4):228-32.
9. Potter PA, Perry AG, Stockert PA, Hall AM. Fundamentos de enfermagem. 8. ed. Rio de Janeiro: Elsevier; 2013.
10. Herdman TH, Kamitsuru S, NANDA International Inc. Diagnósticos de enfermagem da NANDA-I: definições e classificação 2018-2020. 11. ed. Porto Alegre: Artmed; 2018.
11. Moorhead S, Johnson M, Maas ML, Swanson E. NOC: classificação dos resultados de enfermagem. 5. ed. Rio de Janeiro: Elsevier; 2016.

Respostas

Cap. 1
1. a
2. a

Cap. 2
1. d
2. c
3. d

Cap. 3
1. b
2. d

Cap. 4
1. a
2. c

Cap. 5
1. c
2. a

Cap. 6
1. d
2. e
3. b

Cap. 7.1
1. c
2. b

Cap. 7.2
1. a
2. a

Cap. 7.3
1. a
2. d

Cap. 7.4
1. c
2. d

Cap. 7.5
1. c
2. d

Cap. 7.6
1. d
2. c

Cap. 8.1
1. b
2. c

Cap. 8.2
1. d
2. d

Cap. 8.3
1. c
2. d

Cap. 8.4
1. b
2. c

Cap. 8.5
1. d
2. b

Cap. 8.6
1. c
2. b

Cap. 8.7
1. c
2. d

Cap. 8.8
1. d
2. b

Cap. 8.9
1. a
2. c

Cap. 8.10
1. c
2. c

Cap. 8.11
1. d
2. c

Cap. 8.12
1. d
2. d

Cap. 8.13
1. d
2. d

Cap. 9
1. e
2. a

Cap. 10
1. d
2. a

Cap. 11.1
1. a
2. a

Cap. 11.2
1. b
2. a

Cap. 11.3
1. b
2. d

Cap. 12
1. a
2. e

Cap. 13.1
1. c
2. a

Cap. 13.2
1. c
2. d

Cap. 13.3
1. d
2. c

Cap. 13.4
1. d
2. b

Cap. 13.5
1. c
2. b

Cap. 13.6
1. d
2. c

Cap. 13.7
1. b
2. a

Cap. 14
1. c
2. d

Cap. 15.1
1. b
2. e

Cap. 15.2
1. b
2. e

Cap. 15.3
1. a
2. a

Cap. 16
1. a
2. b

Cap. 17
1. d
2. d

Cap. 18.1
1. c
2. a

Cap. 18.2
1. b
2. a

Cap. 19.1
1. b
2. d

Cap. 19.2
1. a
2. a

Cap. 19.3
1. a
2. b

Cap. 20.1
1. d
2. a

Cap. 20.2
1. b
2. c

Cap. 21.1
1. b
2. c

Cap. 21.2
1. d
2. c

Cap. 21.3
1. e
2. a

Índice

Nota: Números de página seguidos por f ou t referem-se a figuras e tabelas, respectivamente.

Administração de medicamentos com cateter agulhado, 218
  aspectos legais, 219
  definição, 218
  diagnósticos, 223t
  etapas e justificativas, 220t-223t
  indicação, 218
  intervenções, 223t
  material necessário, 219
  resultados, 223t
Administração de medicamentos por hipodermóclise, 192
  aspectos legais, 195
  contraindicações, 195t
  definição, 192
  diagnósticos, 199t
  etapas e justificativas, 196t-197t
  indicações, 195t
  intervenções, 199t
  material necessário, 196
  punção para hipodermóclise, 198f-199f
  reações adversas, 195t
  resultados, 199t
  uso da hipodermóclise, 194t
Administração de medicamentos via auricular, 154
  aspectos legais, 154
  autocuidado, 156
  definição, 154
  diagnósticos, 157t
  etapas e justificativas, 155t-156t
  indicação, 154
  intervenções, 157t
  material necessário, 154
  resultados, 157t
Administração de medicamentos via endovenosa, 172
  aspectos legais, 172
  autocuidado, 175
  definição, 172
  diagnósticos, 175t
  etapas e justificativas, 173t-175t
  indicação, 172
  intervenções, 175t

  material necessário, 173
  resultados, 175t
Administração de medicamentos via intramuscular em adultos, 185
  aspectos legais, 185
  autocuidado, 189
  definição, 185
  diagnósticos, 189t
  etapas e justificativas, 186t-188t
  indicação, 185
  intervenções, 189t
  material necessário, 186
  resultados, 189t
  volumes máximos e locais de punção, 188t
Administração de medicamentos via nasal, 164
  aspectos legais, 165
  autocuidado, 169
  definição, 164
  diagnósticos, 169t
  etapas e justificativas, 166t-168t
  indicação, 164
  intervenções, 169t
  material necessário, 166
  resultados, 169t
  seios esfenoidais, 168f
  seios etmoidais, 168f
  seios frontais, 168f
  seios maxilares, 168f
  seios paranasais, 168f
Administração de medicamentos via oftálmica em adultos, 159
  aspectos legais, 159
  autocuidado, 161
  definição, 159
  diagnósticos, 162t
  etapas e justificativas, 160t-161t
  indicação, 159
  intervenções, 162t
  material necessário, 160
  resultados, 162t
Administração de medicamentos via oral, 149
  aspectos legais, 149

  autocuidado, 151
  definição, 149
  diagnósticos, 152t
  etapas e justificativas, 150t-151t
  indicação, 149
  intervenções, 152t
  material necessário, 150
  resultados, 152t
Administração de medicamentos via peridural, 202
  aracnoide-máter, 202
  aspectos legais, 204
  cateter peridural, 207
  definição, 203
  diagnósticos, 207t
  dura-máter, 202
  espaço extradural, 202
  espaço peridural, 202
  espaço subaracnóideo, 202
  espaço subdural, 202
  etapas e justificativas, 205t-206t
  indicação, 203
  intervenções, 207t
  material necessário, 205
  meninges do cérebro, 203f
  complicações do cateter peridural, 207
  pia-máter, 202
  resultados, 207t
Administração de medicamentos via sonda enteral, 210
  aspectos legais, 211
  definição, 210
  diagnósticos, 216t
  indicação, 210
  intervenções, 216t
  material necessário, 211
  resultados, 216t
Administração de medicamentos via subcutânea, 178
  administração via SC, 181t
  aspectos legais, 178
  autocuidado, 182
  definição, 178
  diagnósticos, 182
  indicação, 178
  injeção de insulina, 181f

intervenções, 182
material necessário, 179
resultados, 182

Cânulas, aspiração de, 393-412
   pacientes intubados, 393
      aspectos legais, 395
      aspiração endotraqueal, 396t
      complicações, 395t
      definição, 394
      diagnósticos, 400t
      etapas e justificativas, 397t-398t
      indicação, 394
      intervenções, 400t
      material necessário, 395
      presença de secreção, 394t
      procedimento com sistema aberto, 396
      recomendações gerais, 396
      resultados, 400t
      situações especiais, 399, 399t
   pacientes traqueostomizados, 404
      aspectos legais, 405
      complicações, 405
      definição, 404
      diagnósticos, 410t
      etapas e justificativas, 406t-408t
      indicação, 405
      intervenções, 410t
      material necessário, 406
      procedimento com sistema aberto, 406
      resultados, 410t
      situações especiais, 408, 409t
Cateter peridural, curativo de, 317
   aspectos legais, 317
   cateter peridural não tunelizado, 321f
   cateter peridural tunelizado, 321f
   cateter peridural, 321f
   curativo convencional, 322f
   definição, 317
   diagnósticos, 323t
   etapas e justificativas, 319t-321t
   fixação da extensão em zigue-zague e paravertebral, 322f
   indicação, 317
   intervenções, 323t
   material necessário, 317
   película semipermeável, 322f
   resultados, 323t
Cateter periférico, inserção de, 287
   aspectos legais, 288
   definição, 287
   diagnósticos, 293t
   etapas e justificativas, 289t-292t
      antes da punção, 289t-290t
      após a punção, 291t-292t
      no momento da punção, 290t-291t
   indicação, 287
   intervenções, 293t
   material necessário, 288
      cateter "fora da agulha", 289t
      cateteres agulhados, 289t
      procedimento, 289
   resultados, 293t
Cateter venoso central, curativo de, 310
   aspectos legais, 311
   definição, 310
   diagnósticos, 314t
   etapas e justificativas, 312t-314t
   indicação, 311
   intervenções, 314t
   material necessário, 311
   resultados, 314t
Cateter venoso periférico, curativo de, 305
   aspectos legais, 306
   autocuidado, 308
   definição, 305
   diagnósticos, 308t
   etapas e justificativas, 306t-307t
   indicação, 305
   intervenções, 308t
   material necessário, 306
   resultados, 308t
Cateteres, inserção e curativos de, 287-339
   cateter peridural, curativo de, 317
   cateter periférico, inserção de, 287
   cateter venoso central, curativo de, 310
   cateter venoso periférico, curativo de, 305
   hipodermóclise, curativo de, 335
   PICC, curativo de, 327
   PICC, inserção de, 295
Cateterismo vesical de alívio, 463
   aspectos legais, 463
   definição, 463
   diagnósticos, 467t
   etapas e justificativas, 464t-467t
   indicação, 463
   intervenções, 467t
   material necessário, 464
   responsáveis pela prescrição, 464
   responsável pela execução, 464
   resultados, 467t
Cateterismo vesical de demora, 455
   aspectos legais, 456
   definição, 455
   diagnósticos, 460t
   etapas e justificativas, 457t-460t
   indicação, 455
   intervenções, 460t
   material necessário, 456
   responsáveis pela prescrição, 456
   responsável pela execução, 456
   resultados, 460t
Coleta de sangue venoso, 341-348
   aspectos legais, 343
   definição, 343
   diagnósticos, 346t
   etapas e justificativas, 344t-346t
   indicação, 343
   intervenções, 346t
   material necessário, 343
   resultados, 346t
Comunicação não terapêutica, 44-48
Comunicação terapêutica, 37-49
   clarificação, 43
   expressão, 39
   técnicas, 39
   validação, 43
Crioterapia, 373-379
   aspectos legais, 376
   contraindicações, 376

Índice

definição, 376
diagnósticos, 378t
etapas e justificativas, 377t
indicação, 376
intervenções, 378t
material necessário, 377
precauções, 378
resultados, 378t

Dieta enteral, administração de, 422
  aspectos legais, 423
  definição, 422
  diagnósticos, 427t
  etapas e justificativas, 423t-427t
  indicação, 422
  intervenções, 427t
  material necessário, 423
  resultados, 427t
Dieta parenteral, administração de, 235-240
  aspectos legais, 236
  definição, 235
  diagnósticos, 239t
  etapas e justificativas, 237t-239t
  indicações, 235
  intervenções, 239t
  material necessário, 236
  resultados, 239t
Dor, 123
  aguda, 123
  aspectos legais, 124
  autocuidado/educação em saúde, 136
  avaliação da sedação, 131
  avaliação de pacientes com comunicação verbal prejudicada, 128
  avaliação e sintomas associados, 125
  avaliação em pacientes com comunicação preservada, 127
  avaliação em pacientes com prejuízos cognitivos, 128
  avaliação sistematizada da dor, 132
  crônica, 124
  definição, 123
  diagnósticos, 136-137t
  escala comportamental, 129t
  escala de avaliação em demência avançada (PAINAD-Br), 130t
  escala de sedação de Ramsay, 131t
  escalas de avaliação, 127
  escalas unidimensionais, 127t
  estabelecimento da frequência de avaliação, 132
  estabelecimento de metas, 132
  etapas e justificativas, 125, 125t-126t
  indicação, 124
  intervenções, 133, 136-137t
    escada analgésica da OMS, 134f
    pela boca, 133
    pela escada, 133
    pelo relógio, 133
  intervenções de enfermagem, 133
  intervenções não farmacológicas, 135
  material necessário, 125
  outras escalas para avaliação, 131
  registro dos achados, 132
  resultados, 136-137t
  sinais, 129t
Dreno de tórax, manutenção de, 444
  aspectos legais, 445
  autocuidado, 451
  definição, 444
  diagnósticos, 451t-452t
  etapas e justificativas, 445t-451t
  indicação, 444
  intervenções, 451t-452t
  material necessário, 445
  resultados, 451t-452t
Drenos abdominais, manutenção de, 435
  aspectos legais, 439
  curativo, 440
  definição, 435
  diagnósticos, 442t
  etapas e justificativas, 440t-441t
  indicação, 436
  intervenções, 442t
  material necessário, 440
  resultados, 442t
  tipos, 436
Drenos, manutenção de, 435-453
  dreno de tórax, 444
  drenos abdominais, 435

Drenos, tipos de, 436
  sistemas ativos, 438
    drenagem Porto-VAC, 438f
    dreno de sucção (Porto-VAC), 438
    dreno Jackson-Pratt, 439, 439f, 440f
  sistemas passivos, 436
    dreno de Kehr, 437f
    dreno de Penrose, 437f
    dreno tubular, 437f
    laminares (Penrose), 436
    tubular e laminotubular ou "encamisado", 436

Enemas, 470
  aspectos legais, 471
  autocuidado, 473
  definição, 470
  diagnósticos, 474t
  etapas e justificativas, 471t-473t
  indicação, 470
  intervenções, 474t
  material necessário, 471
  resultados, 474t
Enfermagem baseada em evidências, 23-35
  difusão de informações em saúde, 26
  evolução da pesquisa, 24
  habilidades, 25
    assistenciais, 25
    competências, 25
    conceituais, 25
    liderança, 25
    participativas, 25
  projeto de revisão sistemática, 27
    avaliação da qualidade metodológica, 31
    hipótese, 27
    nível de evidência científica, 32t-33t
    pergunta principal, 27
    pergunta, 27
    PICOS, 28
    problema, 27
    protocolo, 28
    questão central da pesquisa, 27
    questão, 27
    referências em bases de dados, 28
    tema, 27

Índice

termos indexadores em bases de dados, 30
tópicos de projetos de revisão, 29f
revisão sistemática, 25, 26
Enfermagem, processo de, 1-9
  coleta de dados, 2
  avaliação de enfermagem, 5
  diagnóstico de enfermagem, 3, 5t-7t
  planejamento de enfermagem, 3, 5t-7t
Enfermagem, registro de, 11-22
  evolução de enfermagem, 19-22
  legislação, 13t
  planejamento do cuidado, 16t-17t

Ferida aberta, curativo de, 357
  aspectos legais, 358
  curativo de feridas cirúrgicas, 360f
  definição, 358
  diagnósticos, 363t
  etapas e justificativas, 361t-362t
  fase de reconstrução, 357
  fase de reparo, 357
  fase inflamatória, 357
  fase proliferativa, 357
  indicação, 358
  intervenções, 363t
  limpeza de feridas crônicas, 359f
  material necessário, 360
  observações, 363
  resultados, 363t
Frequência cardíaca, 110
  aspectos legais, 111
  definição, 111
  diagnósticos, 113t
  estetoscópio, 112f
  etapas e justificativas, 111t-112t
  indicação, 111
  intervenções, 113t
  material necessário, 111
  resultados, 113t
Frequência respiratória, 105
  aspectos legais, 107
  conforme idade, 106t
  definição, 107
  diagnósticos, 108t
  etapas e justificativas, 107t-108t
  difusão, 105
  eupneia, 105
  indicação, 107
  intervenções, 108t
  material necessário, 107
  padrões respiratórios, 106t
  perfusão, 105
  resultados, 108t
  ventilação, 105

Hemocomponentes, administração de, 241-251
  aspectos legais, 242
  diagnósticos, 249t
  etapas e justificativas, 243t-248t
  indicação, 241
  intervenções, 249t
  material necessário, 242
  reações transfusionais, 248t-249t
  resultados, 249t
Higiene do paciente, 253-277
  banho no leito, 266
    aspectos legais, 267
    autocuidado, 273
    definição, 267
    diagnósticos, 273t
    etapas e justificativas, 268t-272t
    indicação, 267
    intervenções, 273t
    material necessário, 268
    resultados, 273t
  higiene íntima, 259
    aspectos legais, 260
    autocuidado, 262
    definição, 260
    diagnósticos, 263t
    etapas e justificativas, 261t-262t
    indicação, 260
    intervenções, 263t
    material necessário, 260
    resultados, 263t
  higiene oral, 253
    aspectos legais, 254
    definição, 254
    diagnósticos, 256t
    etapas e justificativas, 255t-256t
    indicação, 254
    intervenções, 256t
    material necessário, 254
    resultados, 256t

Hipodermóclise, curativo de, 335
  aspectos legais, 336
  definição, 335
  diagnósticos, 338t
  etapas e justificativas, 336t-337t
  indicação, 335
  intervenções, 338t
  material necessário, 336
  resultados, 338t

Incisão cirúrgica, curativo de, 366
  aspectos legais, 367
  definição, 366
  diagnósticos, 370t
  etapas e justificativas, 368t-370t
  indicação, 367
  intervenções, 370t
  material necessário, 368
  resultados, 370t

Lesão por pressão, prevenção de, 349
  aspectos legais, 353
  definição, 352
  diagnósticos, 354t
  indicação, 353
  intervenções, 354t
  observações, 353
  prevenção de lesões por pressão, 350t-352t
  resultados, 354t

Oxigênio por cateter/cânula nasal, administração de, 382
  etapas e justificativas, 382t-384t
  indicação, 382
  material necessário, 382
Oxigênio por máscara, administração de, 384
  indicação, 384
  máscara de Venturi, 386, 386f
    etapas e justificativas, 387t-388t
    material necessário, 387
  máscara facial simples, com reinalação parcial e sem reinalação, 384
    etapas e justificativas, 384t-386t
    material necessário, 384
Oxigenoterapia, 381-392
  aspectos legais, 381
  autocuidado, 390t

definição, 381
diagnósticos, 390t
intervenções, 390t
oxigênio por cateter/cânula nasal, administração de, 382
oxigênio por máscara, administração de, 384
por inalação, 388
    etapas e justificativas, 389t-390t
    indicação, 388
    material necessário, 389
    resultados, 390t

PICC, curativo de, 327
  aspectos legais, 328
  autocuidado, 331
  considerações importantes, 331
  definições, 327
  diagnósticos, 332t
  etapas e justificativas, 328t-331t
  indicação, 327
  intervenções, 332t
  material necessário, 328
  resultados, 332t
PICC, inserção de, 295
  aspectos legais, 296
  autocuidado, 301
  considerações importantes, 300-301
  definição, 295
  diagnósticos, 302t
  etapas e justificativas, 297t-300t
  indicação, 296
  intervenções, 302t
  material necessário, 296
  resultados, 302t
Precauções-padrão e específicas, 73-88
  cadeia de transmissão de microrganismos, 77f
  cadeia de transmissão microbiana, 76
  histórico, 74
  isolamento de substâncias corporais (ISC), 75
  isolamento específico por categoria, 74
  isolamento específico por doença, 74
  precauções de contato, 79, 80t-81t

  precauções específicas, instituição empírica das, 83
  precauções específicas, medidas de, 79
  precauções para transmissão por gotículas, 81, 82t
  precauções para transmissões aéreas/aerossóis, 82, 82t-83t
  precauções universais (PU), 75
  precauções-padrão, 78
  recomendações, 78t-79t
Preparo de medicamentos, 143-233
  administração de medicamentos com cateter agulhado, 218
  administração de medicamentos por hipodermóclise, 192
  administração de medicamentos via auricular, 154
  administração de medicamentos via endovenosa, 172
  administração de medicamentos via intramuscular em adultos, 185
  administração de medicamentos via nasal, 164
  administração de medicamentos via oftálmica em adultos, 159
  administração de medicamentos via oral, 149
  administração de medicamentos via peridural, 202
  administração de medicamentos via sonda enteral, 210
  administração de medicamentos via subcutânea, 178
  preparo e instalação de soluções em maiores volumes, 226
    aspectos legais, 226
    definição, 226
    diagnósticos, 231t
    etapas e justificativas, 227t-231t
    indicações, 226
    intervenções, 231t
    material necessário, 227
    resultados, 231t
  procedimento-padrão, 143
    administração, 144
    aspectos legais, 144
    autocuidado, 146
    definições, 144
    diagnósticos, 146t

    etapas e justificativas, 144t-145t
    indicação, 144
    intervenções, 146t
    material necessário, 144
    preparo, 144
    resultados, 146t
Preparo do corpo pós-morte, 279-285
  aspectos legais, 280
  contraindicações/restrições, 280
  definição, 279
  diagnósticos, 284t
  etapas e justificativas, 281t-283t
  finalidade, 279
  indicação, 280
  intervenções, 284t
  material necessário, 280
  observações, 283
  responsabilidade, 280
  resultados, 284t
Pressão arterial, 96
  aspectos legais, 97
  autocuidado, 102
  circunferência do braço, 100f, 101t
  classificação para indivíduos a partir de 18 anos de idade, 101t
  débito cardíaco, 96
  definição, 97
  diagnósticos, 103t
  estimativa da pressão arterial sistólica, 102f
  etapas e justificativas, 98t-100t
  indicação, 97
  intervenções, 103t
  material necessário, 97
  posicionamento adequado do manguito, 101f
  resistência vascular periférica, 96
  resultados, 103t
  tamanho do manguito, 100f, 101t
Prevenção e curativo de lesões, 349-372
  ferida aberta, curativo de, 357
  incisão cirúrgica, curativo de, 366
  lesão por pressão, prevenção de, 349
Processo de enfermagem, 1-9

Índice

Pulso, 115
    aparelho de Doppler, 119f
    aspectos legais, 120
    braquial, 117f
    carotídeo, 116f
    definição, 120
    diagnósticos, 121t
    dorsal do pé, 119f
    etapas e justificativas, 120t-121t
    femoral, 117f
    indicação, 120
    intervenções, 121t
    material necessário, 120
    pedioso, 117f
    poplíteo, 118f
    radial, 116f
    resultados, 121t
    tibial posterior, 118f
    volume do pulso, 119t

Registro de enfermagem, 11-22
Resíduo gástrico, drenagem e avaliação de, 429
    aspectos legais, 429
    definição, 429
    diagnósticos, 432t
    etapas e justificativas, 430t-431t
    indicação, 429
    intervenções, 432t
    material necessário, 430
    observação, 430
    resultados, 432t

Segurança do paciente, 51-72
    cuidado centrado no paciente e na família, 52
        definição, 52
        família, 53
        paciente, 53
    prática clínica de enfermagem, 57
        cinco momentos para a higienização das mãos, 60f
        conexões de cateteres, 60
        conexões de sondas, 60
        conexões errôneas de cateteres, 61t
        conexões errôneas de sondas, 61t
        cuidado limpo, 58
        identificação do paciente, 57
        técnicas de higienização das mãos, 59f

prevenção de erros de medicação, 61
    comunicação efetiva, 62
    conceitos, 61
    CUS words, 68
    estratégias, 61
    fatores de risco, 61
    incidência, 61
    medicamentos, 62
    problemas relacionados à terapia medicamentosa, 65t-66t
    SBAR, 67t
    segurança nas transições de cuidado, 62
    terapia medicamentosa, 62
    tipos de erros de medicação e estratégias de prevenção, 63t-65t
    tipos, 61
    treinamento SBAR, 67t
segurança e tecnologia em saúde, 68
    estratégias tecnológicas, 69t
segurança na saúde, 51
Sinais vitais, 89-141
    dor, 123
    frequência cardíaca, 110
    frequência respiratória, 105
    pressão arterial, 96
    pulso, 115
    temperatura, 89
Sistema urinário e gastrintestinal, procedimentos relacionados ao, 455-475
    cateterismo vesical de alívio, 463
    cateterismo vesical de demora, 455
    enemas, 470
Sonda nasoentérica e nasogástrica, inserção e cuidados com, 413-433
    sonda oro e nasogástrica, inserção de, 413
    sonda oro e nasoenteral, inserção de, 416
    dieta enteral, administração de, 422
    resíduo gástrico, drenagem e avaliação de, 429
Sonda oro e nasoenteral, inserção de, 416
    aspectos legais, 417

definição, 416
diagnósticos, 419t
etapas e justificativas, 417t-418t
indicação, 416
intervenções, 419t
material necessário, 417
resultados, 419t
Sonda oro e nasogástrica, inserção de, 413
    aspectos legais, 414
    definição, 413
    diagnósticos, 419t
    etapas e justificativas, 414t-416t
    indicação, 414
    intervenções, 419t
    material necessário, 414
    resultados, 419t

Temperatura, 89
    ambiental, 89
    aspectos legais, 91
    corporal, 93t
    crianças e bebês, 89
    definição, 91
    diagnósticos, 94t
    etapas e justificativas, 92t
    frontal, 93f
    idosos, 89
    indicação, 91
    intervenções, 94t
    material necessário, 91
    mulheres, 89
    resultados, 94t
    ritmos circadianos, 89
    termômetro com sensores infravermelhos, 93f
    termômetro digital, 91f
    timpânica, 93f
    tipos de febre, 90
Termoterapia, 373-379
    aspectos legais, 374
    contraindicação, 374
    definição, 373
    diagnósticos, 378t
    etapas e justificativas, 374t-375t
    indicação, 373
    intervenções, 378t
    material necessário, 374
    precauções, 375
    resultados, 378t